Nouveau dictionnaire mémorable des remèdes d’autrefois

Acteurs de la Science

Fondée par Richard Moreau,
professeur honoraire à l'Université de Paris XII
Dirigée par Claude Brezinski et Roger Teyssou

La collection Acteurs de la Science est consacrée à des études sur les acteurs de l'épopée scientifique moderne ; à des inédits et à des réimpressions de mémoires scientifiques anciens ; à des textes consacrés en leur temps à de grands savants par leurs pairs ; à des évaluations sur les découvertes les plus marquantes et la pratique de la Science.

Dernières parutions

Jean-Paul WALCH, *Naissance de la chimie*, 2018.
AMIC, *Le temps, Une approche interdisciplinaire,* 2018.
Jean-Louis MILLOT, *Le discret pouvoir des odeurs*, 2018.
Pierre CHARLES-DOMINIQUE, *Histoire de la découverte des faunes tropicales. Les progrès de la pensée scientifique*, 2018.
Marceau FELDEN, *De Darwin à Einstein, Deux aventuriers du savoir,* 2018.
Auguste MARIE, *La psychanalyse et les nouvelles méthodes d'investigation de l'inconscient*, 2018.
Roger TEYSSOU, *Jérôme Fracastor (1478-1553), De la nature des choses à la nature des germes,* 2017.
Alain GIRET, *Les températures et l'effet de serre. Essai sur l'histoire et l'avenir du climat,* 2017.
Edouard PÉLISSIER, *Ambroise Paré. Chirurgien des soldats et des rois (1510-1590)*, 2017.
Letizia JOUFFROY, *Bach et Händel, Deux musiciens illustres dans le noir, Les barbiers à l'aube de la chirurgie*, 2016.
Michel ROUFFET, *Mais comment en est-on arrivé là ? La terre de 4000 à 4,5 milliards d'années,* 2016.
Roger TEYSSOU, *Jean Wier. Des dieux, des démons, des sorcières,* 2016..
Sofiane BOUHDIBA, *Pavillon jaune, Histoire de la Quarantaine, de la Peste à Ebola,* 2016.
François DEMARD, Pierre MANDRILLON, *Dans l'œil du cyclotron*, 2016.
Gilles GROS, *Pierre Fauchard, ce génie de l'épistémologie en art dentaire*, 2016.
Robert LOCQUENEUX, *L'électricité au Siècle des lumières. Nollet, Franklin & les autres,* 2016.
Jean PERDIJON, *Les physiciens sont-ils des intellectuels ? Petit traité (illustré) de culture physique*, 2016.
Francis WEILL, *Folie du monde et vertige des religions : mémoires d'un vieux médecin,* 2016.

Roger Teyssou

Nouveau dictionnaire mémorable des remèdes d'autrefois

L'Harmattan

Du même auteur

Jérôme Fracastor, De la nature des choses à la nature des germes, Editions L'Harmattan, 2017.

La thérapeutique de Fracastor, lexique des médicaments, Editions L'Harmattan, 2017

Jean Wier, Des dieux, des démons, des sorcières, Editions L'Harmattan, 2016.

Orfila, le doyen magnifique et les grands procès criminels au XIXe siècle, El decano magnifico, Editions L'Harmattan, 2015.

Freud, médecin imaginaire... d'un malade imaginé, Editions l'Harmattan, 2014.

Une histoire de la circulation du sang, Harvey, Riolan et les autres... Des hommes de cœur, presque tous, Editions l'Harmattan, 2014.

Paul Sollier contre Sigmund Freud, l'hystérie démaquillée, Editions l'Harmattan, 2013.

Gabriel Andral, la médecine dans le sang. Un pionnier de l'hématologie, Editions l'Harmattan, 2012.

Charcot, Freud et l'hystérie, Editions l'Harmattan, 2012.

L'aigle et le caducée. Médecins et chirurgiens de la Révolution et de l'Empire, Editions L'Harmattan, 2011.

Une histoire de l'ulcère gastro-duodénal. Le pourquoi et le comment, Editions L'Harmattan, 2009.

Dictionnaire des médecins, chirurgiens et anatomistes de la Renaissance, Editions L'Harmattan, 2009.

Dictionnaire mémorable des remèdes d'autrefois, Editions L'Harmattan, 2007.

Quatre siècles de thérapeutique médicale du XVIe au XIXe siècle en Europe, Editions L'Harmattan, 2007.

La Médecine à la Renaissance, Editions L'Harmattan, 2002.

5-7, rue de l'Ecole-Polytechnique, 75005 Paris

www.editions-harmattan.fr

ISBN : 978-2-343-15148-9
EAN : 9782343151489

A la mémoire du Professeur Richard Moreau

Préface

Il y a quinze ans, mon ami Richard Moreau, créateur et directeur de la collection *Acteurs de la Science*, malheureusement trop tôt disparu, m'avait demandé, dans le cadre d'un projet de réédition du *Théâtre d'agriculture mesnage des champs, 1600,* d'Olivier de Serre (1539-1619), de commenter le *Huictiesme lieu* de cet ouvrage fondateur de l'agriculture moderne. Ce *Huictiesme lieu,* ou chapitre VIII, comportait quatre-vingts pages consacrées par de Serre aux *Remedes aux maladies pour les personnes.* Il me permit de découvrir le contenu de la pharmacie familiale d'un riche hobereau protestant du XVIème siècle et la foisonnante pharmacopée de l'époque mise à la disposition des *doctes médecins* comme les appelait le seigneur du Pradel !

Cette seconde et nouvelle édition du *Dictionnaire mémorable des remèdes d'autrefois* m'a donné l'occasion d'approfondir et d'améliorer la compréhension de la manière dont les médecins utilisaient les ressources des copieuses matières médicales du XVIème au XIXème siècle. J'ai consulté de nombreuses pharmacopées dont celles de Matthiole, Fuchs, Dodoens, Bauhin, Schröder, De Meuve, Chomel, Haller, Chaumeton, Jourdan, Roques, Heursel, qui ne figuraient pas dans la bibliographie du précédent ouvrage. J'ai mis à profit ma récente étude sur Fracastor pour introduire les prescriptions personnelles de l'auteur des *Trois livres sur la contagion* dans la liste des traitements des maladies contagieuses, comme les fièvres éruptives de l'enfant, le typhus, la peste, la tuberculose, la syphilis, la rage et la lèpre. L'ouvrage a pris un certain embonpoint puisque de 288 pages il est passé à plus de 500 !

A la fin du volume, un glossaire répertorie certains termes techniques oubliés, en relation avec l'humorisme galénique, beaucoup néanmoins étant expliqués dans le cours du texte.

Dans le passé, diverses interprétations et diverses classifications des médicaments avaient été proposées. La plus ancienne survécut plusieurs millénaires. Elle reposait sur les qualités organoleptiques des substances utilisées. Le toucher était le sens le plus sollicité : les médicaments étaient chauds ou froids, secs ou humides, subtils ou grossiers, terreux ou fluides, glutineux ou déliés. Venait ensuite la sapidité : les neuf saveurs, trois chaudes (âcre, amère et salée), trois froides (acide, acerbe, austère) et trois tempérées (douce, huileuse, insipide ou fade), étaient la conséquence de la concoction (réchauffement) des diverses substances : on obtenait ainsi une gradation ascendante qui faisait que, par paliers de réchauffement, le doux devenait salé, le salé amer, puis l'amer âcre, proche de l'incandescence. La vue intervenait : le blanc était la couleur de l'eau, de la glace, de la pituite ou phlegme : il correspondait à des substances émollientes, mais parfois très chaudes, comme la chaux ; le jaune était celle du feu et de la bile : synonyme d'amertume, il recélait des qualités apéritives ; le rouge, couleur du vin et du sang, correspondait à la chaleur, comme le *chalcanthum* (sulfate de cuivre), mais aussi au froid, comme la rose ; le noir, celle de la terre et de l'atrabile, dénonçait souvent le poison. L'odorat permettait d'identifier les médicaments chauds, seuls à posséder une odeur. L'ouïe, enfin, distinguait le son plein du son creux.

Le finalisme aristotélicien enseignait que la nature avait doté des plantes, des animaux et des minéraux de vertus spécifiques les rendant aptes à combattre le mal. La théorie des signatures établissait qu'on pouvait déduire les propriétés thérapeutiques des corps à partir de leur ressemblance de formes ou de couleurs avec quelques-unes des parties de l'organisme. Elle illustrait parfaitement tout un mode de pensée à la fois empirique et intuitif. Elle établissait des rapports entre l'aspect de certaines plantes ou substances et l'organe ou la maladie qu'elles étaient aptes à soigner : le polytric, fixé au sol par de nombreuses fibrilles, prévenait et guérissait la calvitie ; le citron, ovale et jaune, fruit du soleil, était bon pour le cœur ; la carotte et le potiron, jaunes, dissipaient l'ictère ; les plantes vésiculeuses, comme l'alkékenge, étaient bonnes pour la vessie ; la pulmonaire, au feuillage tacheté de blanc, comme certains poumons tuberculeux, guérissait la phtisie ; les semences de grémil (millet) étaient excellentes contre la gravelle, car similaires aux graviers urinaires ; les substances de couleur rouge étaient de bons vulnéraires ; l'hermodacte de Paul d'Egine, dont la racine rappelait la forme d'une main aux doigts gonflés, guérissait les inflammations articulaires ; la graisse de cerf ou de gazelle combattait la goutte et le rhumatisme, rendant leur agilité aux membres, car elle recélait la vélocité de ces animaux. La *Phytognomonica octo libris* de Giovanni Battista della Porta (1536-1615), parue en 1583, donnait des exemples concrets de cette croyance selon laquelle l'activité thérapeutique des plantes, des animaux et des minéraux pouvait être déduite de leur apparence, gravures à l'appui.

Cette taxinomie analogique aboutissait à des aberrations dans le classement des médicaments. Ainsi, le goût permettait de regrouper certaines plantes dans la catégorie des amers. S'y côtoyaient des essences végétales aussi diverses que la scille, la coloquinte, l'angustura, la noix vomique ou l'absinthe, dotées de qualités organoleptiques voisines, mais pourvues de vertus thérapeutiques différentes. De l'attribution de propriétés curatives imaginaires à des substances qui en étaient dépourvues, résultait la fausse déduction selon laquelle, lorsqu'une ou plusieurs plantes avaient été reconnues utiles dans le traitement de telle ou telle maladie, ce pouvoir était étendu à toutes les essences de cette même famille. C'était particulièrement vrai pour les solanées : à côté d'espèces vénéneuses, comme la belladone, la mandragore, les divers daturas, l'*Hyosciamus niger,* on comptait des plantes alimentaires comme l'alkékenge, la tomate ou la pomme de terre. Et que dire des légumineuses : là se côtoyaient, le séné, la fève de Calabar, l'orobe, le fénugrec, le tamarin, le caroubier, le haricot, la fève, les pois et le lupin. De surcroît, ces qualités variaient selon la partie de la plante concernée : ainsi pour certaines simples, comme le fraisier, feuilles, fleurs, fruits et racines étaient *restrictifs* (astringents) ce qui expliquait sans doute qu'on ait classé les feuilles comme froides et humides au premier degré. En revanche, le fruit pouvait être considéré comme froid et sec.

Les remèdes possédaient des spécificités qui déterminaient leur action et leur efficacité thérapeutiques. La première qualité ou faculté du médicament découlait du mélange du chaud, du froid, du sec et de l'humide, l'une de ces qualités l'emportant parfois sur les autres : ainsi le poivre était chaud, la mandragore était froide, l'huile était humide et l'eau marine était sèche. Prise isolément, chaque substance conservait sa qualité spécifique. En revanche, mélangée à son contraire, cette qualité dominante serait inhibée et agirait de façon retardée. On distinguait quatre ordres ou degrés différents dans le mode d'action de ces substances : celles qui agissaient modérément et de façon insensible appartenaient au premier degré ; celles qui agissaient de façon plus manifeste, au second ; celles qui agissaient avec véhémence, au troisième ; enfin, celles qui agissaient avec le maximum d'effet, comme les escharotiques, au quatrième. Chacun de ces quatre ordres était subdivisé en trois parties : commencement, milieu et fin. Ainsi, les choses chaudes du troisième ordre étaient, les unes dans le milieu, les autres dans la fin. La seconde faculté des médicaments résultait de leur composition même qui recélait la force du tempérament : c'est pourquoi une substance qui réunissait la chaleur et la sécheresse agissait avec promptitude ; mais la froideur et l'humidité inhibaient son action ; du mélange des deux ressortait la seconde faculté. De ce mélange de la matière et du tempérament résultait l'action *médicatrice*. Ainsi le persil, l'hysope étaient de matière déliée et chaude : ils ouvraient les petits conduits du corps et dissolvaient les humeurs provoquant sueurs et urines. Mais, au quatrième degré, dont nous parlons plus haut, ils pouvaient agir en brûlant, en ulcérant ou en liquéfiant. La troisième faculté des médicaments ne provenait ni du médicament ni de la matière mais de la propriété occulte de la substance. Autrement dit, cette propriété ne tombait pas sous le sens et ne pouvait être appréciée ni par le goût, ni par l'odorat, ni par le toucher, ni par l'ouïe ou la vue, mais seulement par un usage prolongé et une longue pratique médicale. Cette troisième qualité comprenait deux types de remèdes : les évacuatifs et les altératifs. Les évacuatifs étaient des purgatifs s'ils attiraient les humeurs de tout le corps ; s'ils n'agissaient que sur certaines parties du corps, ils se nommaient *apophlegmatiques* pour le cerveau, *nasipurges* pour les narines, évacuatifs pour les urines, les règles ou l'expectoration, alexitères ou alexipharmaques s'ils agissaient en attirant ou en chassant poisons et venins par ressemblance avec ces substances toxiques. Quant aux altératifs, ils modifiaient la composition même de la chose, la détruisaient et la corrompaient. Ils étaient soit délétères, soit antidotes. Dans la première catégorie, on trouvait le mercure, le venin du scorpion ou de l'araignée, la morsure du chien enragé. Dans la seconde, le mithridate, la pimprenelle, l'alysson (vingt espèces différentes), la sauge ou l'agrimoine.

L'étude de la composition du remède phare élaboré et utilisé par Fracastor pour traiter les infections, son célèbre *diascordium*, illustrait bien l'application de ces principes immémoriaux auxquels même un esprit non-conformiste comme celui de l'auteur du *Syphilis sive Morbus Gallicus* se soumettait sans barguinier. On constate que presque tous les ingrédients étaient secs à divers degrés (l'opium au quatrième, le poivre au troisième par exemple), très souvent chauds (dictame, galbanum, gingembre), les deux à la fois pour la plupart, rarement secs et froids comme pour la bistorte, sytématiquement secs et astringents pour les terres argileuses comme le bol d'Arménie ou la terre sigillée : l'objectif était de s'opposer à la fois aux germes de la contagion et aux perturbations qu'ils provoquaient dans le milieu humoral, de s'adapter du mieux possible au tempérament du malade (ce que nous appelons le terrain) en observant strictement les règles qui sont exposées plus haut.

Les cheminements de la pensée humaine et ceux de l'histoire qu'elle sous-tend sont soumis au hasard et à la contingence, c'est-à-dire à l'enchevêtrement inextricable de causes, de conséquences qui associent la génétique, les comportements individuels et sociaux, l'environnement géographique et climatique, la psychologie des masses, les aléas politiques. La thérapeutique des Anciens mettait bien en lumière cette mystérieuse évolution. Ne pas penser par soi-même, mais à travers les spéculations d'un autre, d'un maître, d'un gourou, cela résumait la démarche des thérapeutes d'autrefois. Quand nous contemplons les pesants pots à pharmacie ornés de guirlandes multicolores d'où surgissait le nom en lettres noires de leur contenu, on est frappé par leur obsolescente beauté sagement alignée, comme endormie, sur les rayonnages des musées ou les étagères des collectionneurs. Certains de ces vases portaient inscrits en gothiques ou en capitales : *Theriaca.* Le *Lexicon medicum* de Castelli (?-1607) la définissait comme D*icuntur medicamenta, quae ferrarum morsibus medentur* (On la range parmi les remèdes qui soignent les morsures des bêtes sauvages). D'où son nom issu du grec *thêrion*, bête sauvage. Elle avait été élaborée par Andromachos (1er siècle), médecin de Néron (37-68) à partir du Mithridate ramené par Pompée qui l'avait trouvé dans les archives du roi éponyme, surnommé Eupator le Grand (-111/-63) cent trente ans auparavant. Andromaque y ajouta de l'opium, de la vipère, de la racine d'aristoloche, du bitume de Judée, du daucus, de la centaurée, du galbanum, du sagapenum, du castoréum et le dédia tout spécialement au traitement de la peste, des empoisonnements et des morsures de bêtes venimeuses. Elle résultait de la fermentation de nombreux ingrédients après 40 à 60 jours d'exposition au soleil dans un récipient de verre ou d'argent. Pour bien homogénéiser cette étrange mixture, il fallait l'agiter une fois par semaine. La coloration noire, due à la combinaison des tannins et des sels de fer contenus dans le mélange, indiquait la maturité. Mais il était préférable d'attendre sept années avant de l'utiliser. On estimait sa durée de conservation entre trente et soixante ans ! Autant elle était contre-indiquée chez l'enfant, *car de même qu'un grand feu en éteint un petit, de même la thériaque composée d'une certaine quantité de médicaments chauds, les affaiblit et éteint leur chaleur naturelle*[1], autant elle bénéficiait aux vieillards qu'elle stimulait, à condition de la prendre à jeun. Les empereurs romains comme Antonin (86-161), Marc Aurèle (121-180), Commode (161-192), Sévère (?-307) en raffolaient : il était vrai que Locuste (?-68), qui avait empoisonné Claude (-10/54), pouvait toujours faire des émules et que la thériaque passait pour un puissant contrepoison. Cette préparation était l'archétype de cette polypharmacie que Hiérophile (-344/-300) aurait introduite en thérapeutique, s'acharnant à combiner en des formules tarabiscotées une foule d'ingrédients, l'objectif étant de traiter en une préparation le plus grand nombre de maladies possibles. Les médecins rivalisaient d'ingéniosité pour suivre cette voie, et, gagnés par une émulation de mauvais aloi, multipliaient les confections, les condits (confitures), les robs, les sirops, les loochs, les poudres aromatiques, les électuaires, les opiats, les hieres (électuaires sacrés), les pilules, les trochisques, les huiles simples ou composées, les onguents froids ou chauds, les cérats, les emplâtres. Bauderon (1540-1623) expliquait très bien les raisons qui justifiaient à ses yeux et à ceux de ses collègues de l'époque l'utilisation de multiples composants dans la fabrication des remèdes : les adjuvants exaltaient l'action du médicament principal, les correctifs tempéraient les défauts éventuels de ces additifs. Certaines substances étaient dotées de vertus qui orientaient l'activité de la préparation vers la tête, le cœur, la poitrine, l'estomac ou les reins. Bauderon justifiait, avec minutie, la présence des divers et multiples ingrédients qui entraient dans la composition de la thériaque dont *la base est la chair de Vipere, ou les Trochises* (trochisques) *qui en sont faits : la vertu Alexitaire* (antidote) *est augmentée, par les trochises de Scille, & d'Hedychroon* (à base de quinze ingrédients dont la

[1] Bernhard L., *Les médicaments oubliés*, Paris, 1893, 29.

casse, le spicanard, la myrrhe, la cinnamome, l'aspaltath, le mastic, etc. : spécifique de la peste). *Le Poivre, Scordeum, Castor, & Agaric qui n'est pas icy mis comme purgatif, mais comme Alexitaire. (Dioscoride & Galien). Pentaphyllum, Gentiane, Aristoloche, Dictam, la Canelle, & Casse aromatique, le Costus, Cardamome, semence de naveau, de Thlaspi, & la terre sigillée. Les autres médicamens aromatics y sont mis pour inciser, & attenuer les matieres crasses, & pour corroborer les viscères, par leur legere astriction : tels sont le Nard Indique, & Celtique, le Gingembre, Schoenanthe, le Folium Indum, le Meon, l'Acore, l'Iris, Styrax, & Stoechas, le Rhapontic, Prassium, Opobalsam, ou son succédané l'huile de Gérofle ou de Muscade, la Valériane, &c. Les autres pour déterger, & ramollir la dureté des viscères si aucune y en a : tels sont la Myrrhe, l'Encens, le Galbanum, Sagapenum, Opoponax, Styrax calamite, Terebenthine, &c. Les autres pour réprimer leur ténuité & siccité : tels sont les Roses, le suc de Reglisse, la Gomme arabique, l'Acacia, l'Hypocystis &c. L'Opium y est mis pour corriger leur chaleur, & empêcher leur exhalation soudaine, afin que de plusieurs qualitez contraires, mutuellement agissant l'une contre l'autre, en résulte une Alexitaire, c'est à dire, convenable aux venins & poisons. Sa vertu narcotique, & nuisante est corrigée par la castor, Saffran, & Myrrhe : les semences y sont mises pour consumer les matières flatulentes, resister aux venins, qu'ils conduisent par la voye de l'urine : le vin pour conduire la vertu de la base, & des autres alexitaires jusques au cœur, que les venins combattent directement, par une puissance secrette, plutôt qu'autre partie qui soit. Le miel y est mis pour déterger, & rendre leur action meilleure, donner la forme, conserver le tout*[2]. L'introduction de trochisques dits d'Hedichroon[3] dans le mélange des ingrédients montrait bien ce besoin de multiplier les substances qui faisaient de la thériaque une sorte de poupée gigogne, matriochka polypharmaque aux innombrables rejetons encastrés les uns dans les autres, assemblages à côté desquels ceux qui préludent à la confection d'un grand cru de champagne apparaîtraient d'une déconcertante simplicité ! Après cette défense et illustration de la Thériaque, on voit un peu plus clairement ce qui motivait les pharmacologues de ce temps. Le même Bauderon expliquait avec une identique clarté apriorique les raisons du choix des ingrédients des pilules aggrégatives, de l'opiat de Salomon, du lithontripticon ou de la poudre de xylaloës de Mésué. Recettes surréalistes d'une folle complexité illustrant des interactions imaginaires entre des substances dissemblables !

Dans l'Antiquité, le seul, semble-t-il, à protester contre ces excès avait été Pline l'Ancien (23-79) qui écrivait : *On entend vanter constamment des compositions et des recettes incroyables, tandis que les vrais remèdes se*

---

[2] Bauderon, *Ibid., 1681*, 272-273, 356.
[3] Lémery, *Pharmacopée universelle 1697*, 393.

trouvent dans les productions les plus communes, celles qui font journellement la nourriture des pauvres[4]. Il portait déjà un jugement sans appel sur la thériaque : *Cette composition est manifestement un monstrueux produit de la vanité de la science et de la jactance de l'art*[5]. Il ajoutait : *On donne le nom de thériaque à une composition que le luxe a imaginé, on la prépare avec des substances étrangères tandis que la nature a donné tant de remèdes qui suffiraient pris un à un*[6]. En revanche, Galien (129-201) était fort aise d'afficher ce que Pline qualifiait de fausse ostentation, d'étalage effronté de science. Son influence fut certainement néfaste dans ce domaine. Quant aux médecins et aux pharmaciens arabes, héritiers de ces formules obsolètes, mais ancestrales, non seulement ils les conservèrent pieusement, mais encore, ils les compliquèrent à loisir. *Et les pharmacologues qui les suivirent jusqu'au XVIIème siècle, en disciples soumis et respectueux de la tradition, ils se firent un devoir étroit de maintenir intact cette polypharmacie telle qu'elle leur avait été transmise par les maîtres anciens*[7]. Mais le record absolu du nombre d'ingrédients présents dans une préparation pharmaceutique était détenu par *l'antidote singulier contre tout poison* de Matthiole (1500-1577). Voici ce qu'il en disait : *Or à fin qu'on ne puisse desirer en ces miens commentaires quelque excellent antidote, faisant le devoir, ce me semble, d'un bon & fidele Medecin j'en decriray ici quelcuns que j'ai apprins non sans grand labeur, bons contre les venins, & lesquels j'ai essaié servir de tressoudain & tressouverain remede tant contre les poysons prins par la bouche, que contre les piqueures ou morsures de toustes bestes venimeuses*[8]. Il le recommandait également contre la peste, tant à titre préventif qu'à titre curatif. Suivait l'interminable énumération des composants de ce premier antidote aux *merveilleuses vertus* en vingt six lignes totalisant deux cent quarante neuf ingrédients végétaux, animaux et minéraux, allant de la rhubarbe jusqu'au miel, en passant par l'opium, le fenouil, le scordium, le nard, la cannelle, la corne de licorne, les pierres précieuses, les terres argileuses, la vipère etc.

Comme le rappelait le Professeur Richard Moreau dans sa préface, la thérapeutique était née à Babylone et en Egypte avec les premières tentatives pour échapper à la pensée magique. Les tablettes cunéiformes et les papyrus nous révélaient l'existence de nombreux remèdes végétaux comme l'absinthe, la jusquiame ou l'opium. Dioscoride, dont Matthiole a immortalisé la *matière médicale*, influença la thérapeutique jusqu'au XVIIème

---

4 Bernhard, *Ibid.*, 37.
5 Forget Charles, *Des obstacles aux progrès de la thérapeutique positive*, Strasbourg, 1842, 9.
6 Pline, *Histoire naturelle... avec la traduction en français par M. E. Littré*, Paris, 1877, **2**, 201.
7 Bernhard, *Ibid.*, 40.
8 Matthiole Pierre André, *Commentaires... sur les six livres de Ped. Dioscoride...*, Lyon, 1579, 797.

siècle. L'imprimerie allait donner un essor inédit à la connaissance des ouvrages de l'Antiquité, tout particulièrement à travers les manuscrits authentiques ramenés en Italie par les marchands génois, dès 1453, dès la chute de Contantinople. Elle devait permettre de corriger les références systématiques aux auteurs de l'Antiquité rapportées déformées par les Arabes. Cela n'empêchera pas la persistance dans le corps médical, et ce jusqu'aux premières décennies du XIXème siècle d'une crédulité, d'un déni de la réalité, d'une soumission au principe d'autorité, à la routine et à la tradition qui défiaient souvent le plus élémentaire bon sens ! Parmi ces puériles sottises, la moindre n'était pas l'usage immodéré des laxatifs et des vomitifs qui épuisaient les malades et les menaient rapidement à la mort ou la pratique effrénée de la saignée qui connaîtra son âge d'or avec Broussais (1772-1838) à l'époque romantique et tuera, dit-on, plus de gens que les guerres de la Révolution et de l'Empire !

Pendant des siècles, les empiriques avaient manipulé les médicaments sans avoir aucune idée de leur force et de leur activité. Ils ignoraient les mécanismes d'absorption et de diffusion des drogues qu'ils administraient. La thérapeutique n'était alors que l'art de soigner ou de faire semblant. Erasme (1466-1536) n'était pas loin de le penser lorsqu'il écrivait parlant des praticiens de son temps : *Malgré la difficulté de son art, plus il est ignorant, étourdi, effronté, plus il lui est facile de gagner la confiance du public et même celle des princes les plus huppés. D'ailleurs la médecine, surtout comme la plupart des médecins la pratiquent aujourd'hui, n'est qu'une espèce de flatterie et, à cet égard, on peut dire qu'elle ressemble pas mal à la rhétorique...* Il ajoutait : *Je n'appelle le médecin que lorsque je suis presque dégoûté de la vie et que le mal semble devoir l'emporter.*

Les apothicaires portaient une lourde responsabilité, car ils étaient soumis, comme les médecins du reste, aux préceptes de Galien. Ils les mettaient en pratique sans contrôle ni critique comme autant d'oracles. Adeptes complaisants de l'autorité et de la tradition, ne sachant pas ou n'osant pas se libérer d'entraves immémoriales, ils subissaient le joug des doctrines du Maître de Pergame et négligeaient l'observation des faits comme la recherche des causes. Plus gravement, Matthiole les accusait d'être parfois malhonnêtes et conseillait à ses collègues d'apprendre à identifier les plantes sur le terrain et pas seulement dans les livres : *Si sans maistre, par la lecture de quelques livres, comme ceux d'Heraclide, Crateue, Dioscoride, quelcun veut parvenir à la cognoissance des simples, il lui faut user de la plus grande considération* (prudence), *pour bien discerner les bons & naturels medicamens des mauvais & falsifies, car ceux qui les vendent, les accoutrent & les sophistiquent si finement, que les plus expers quelquesfois y sont trompes*[9]. Empirisme et incertitude se perpétuèrent ainsi chez les Arabes : ils firent néanmoins de la pharmacie une discipline à part entière, introduisant l'alcool, le camphre, la fève de Saint Ignace, la noix vomique, le pirèthre, le galanga, les épices, le goudron dans la pharmacopée ; ils conseillèrent l'emploi de purgatifs relativement doux comme la rhubarbe, la manne, le tamarin, la casse ou le séné pour remplacer les purgatifs drastiques utilisés jusque là. L'Ecole de Salerne, et les auteurs du XVIème et du XVIIème siècle ne dérogèrent pas aux préceptes galénistes. A l'exception de Paracelse (1495-1541), de Duchesne (1546-1609) et de Lémery (1645-1715) qui tous trois entreprirent d'imposer les remèdes chimiques, de simplifier les procédés et de codifier les formules, le panurgisme régna en maître. Paracelse retenait particulièrement l'attention : il voulait bouleverser totalement la façon de voir la maladie et proposait qu'on parlât non pas de l'affection elle-même, mais de la façon dont on la soignait, affirmant : ceci n'était pas le choléra ou la mélancolie, mais ceci était arsenical ou ceci était alumineux. On lui devait la notion de dose qui permettait d'employer des toxiques à des posologies faibles ce qui leur enlevait toute nocivité, notamment quand il maniait le fer, le plomb, l'or, l'argent, l'étain. Son orgueilleuse démesure et son farouche rejet du principe d'autorité, érigèrent sur les cendres de Galien et d'Avicenne, un nouveau système thérapeutique basé sur l'emploi des minéraux dont un certain nombre, selon lui, étaient chassés du corps humain par la maladie et qu'il fallait lui restituer pour en rétablir la santé. Métaux, métalloïdes, sels minéraux, appartenaient à cet arsenal médicamenteux, substances souvent toxiques, mais néanmoins bénéfiques données à dose modérée. Les plantes y figuraient également dont il fallait extraire la quintessence : nous dirions aujourd'hui les glucosides, les alcaloïdes ou tout autre principe actif. Il enseignait l'extraction des végétaux par l'eau ou l'alcool pour en tirer des teintures et des extraits qui devinrent rapidement des produits officinaux[10]. Prenant le contre-pied du dogme affirmant que le contraire était guéri par le contraire, il soutenait que le semblable est guéri par le semblable, autrement dit ce qui provoquait la maladie pouvait, le cas échéant, rendre la santé. Adversaire de la polypharmacie, il accréditait, surprenante ambiguïté, les causes occultes, parant les médicaments d'arcanes, de signatures cabalistiques ou d'influences astrales : *A chaque étoile dans le ciel correspond une fleur sur la terre*[11]. La pensée magique était puissante chez lui et la théorie des signatures qui établissait qu'on pouvait déduire les propriétés thérapeutiques des corps à partir de leur ressemblance avec certains organes, et dont il fut le

[9] Matthiole, *Commentaires de M. Pierre André Matthiole sur les six livres de Ped. Dioscor. Anarzeeben de la matière médicinale... mis en françois sur la dernière édition latine de l'autheur par M. Iean des Moulins*, Lyon, 1579, 4.

[10] Reuter de Rosemont Louis, *Traité de matière médicale, drogues végétales, drogues animales et de chimie végétale*, Paris, 1923, 14.

[11] Paracelse, *Herbarius*, trad. H. Hombourg, Ch. Le Brun, Paris, Dervy, 1987, frontispice.

promoteur, peut-être inspiré par la kabbale, renforçait sa conviction selon laquelle l'intuition jouait un rôle déterminant dans le choix d'un remède par le médecin pour une affection donnée.

Charles Forget (1800-1861) qui parlait de *crétinisme scientifique* à propos de certaines pratiques thérapeutiques, exprimait un point de vue lucide, original et sévère concernant la collusion manifeste à son époque entre le médecin et le pharmacien. Nous parlerions aujourd'hui de conflit d'intérêts. Forget dénonçait une thérapeutique batarde, confuse, supertitieuse, absurde, insensée, imaginative, hermétique, cabalistique, remontant dans le passé jusqu'aux Romains, aux Arabes et aux quêteurs de pierre philosophale pour conclure : *C'est que la médecine n'est pas seulement une science, c'est aussi un art ; ce n'est pas seulement une profession, mais encore une industrie, j'allais dire un métier... Or un art réclame des instruments variés, une industrie exige de petits ressorts, de ténébreuses ressources. Les instruments, les ressources, ce sont les formules : il en faut pour tous les goûts, pour toutes les conditions ; il en faut pour tout le monde et pour tous les jours. Peu importe après cela qu'il en faille pour toutes les maladies. Plus on dépense de formules, plus on a de chances pour réussir... sinon pour guérir. Ce n'est pas que les instruments aient tous une utilité particulière, mais leur étalage donne l'air d'un ouvrier habile ; ce n'est pas que les ressources soient toutes efficaces, mais elles donnent une apparence de finesse et de fécondité... On conçoit maintenant le succès des compilateurs et le débit des formulaires ; c'est que leurs fortunes sont liées à celles des praticiens ; il y a là contrat synallagmatique, assuré par la réciprocité des intérêts*[12].

Le reflux du galénisme s'amorça dès la fin du XVIIIème siècle avec Carl Wilhelm Scheele (1742-1786) et Antoine Lavoisier (1743-1794). L'avènement de la chimie moderne annonçait la disparition des prescriptions empiriques. Déjà, en 1817, Auguste François Chomel (1788-1858) écrivait : *Plus il est difficile d'apprécier l'action des médicaments et plus il importe de ne pas en employer un grand nombre à la fois. Pendant longtemps un médecin ne pouvait guère se dispenser de charger ses prescriptions d'une multitude de remèdes dans les cas mêmes où la maladie n'en exigeait aucun ; une potion qui n'aurait pas contenu au moins cinq espèces de substances eût été mal composée, et celui qui l'aurait écrite aurait été taxé d'ignorance, ou au moins de distraction. Il semblerait qu'à cette époque, il se fût établi une sorte de lutte polypharmaceutique entre les hommes de l'art, et que le public mesurât d'après le nombre de leurs remèdes, le degré d'estime et de confiance qu'il leur accordait. Le temps a fait justice de cette erreur, et la polypharmacie ne compte plus que quelques prosélytes*

[12] Forget Charles, *Ibid.*, 13, 11-12.

intéressés ou crédules dont le nombre diminue tous les jours[13]. Bientôt, devant l'offensive triomphante des François Magendie (1783-1855), Claude Bernard (1813-1878), Carl Binz (1832-1913) ou Thomas Brunton (1844-1916), les vieilles recettes thérapeutiques aux multiples ingrédients disparurent. Elles furent remplacées par des principes actifs de plus en plus affinés, ce qui permettra à Magendie (1783-1855) d'écrire, en 1822, à propos de l'utilisation du sulfate de quinine : *On conçoit quel avantage il peut résulter, dans le traitement des maladies, de connaître précisément la dose de la substance active que l'on emploie*. Ce qui nous paraît désormais une évidence avait mis plusieurs millénaires avant de le devenir ! L'accélération inéluctable et constante des progrès en pharmacologie fera écrire à Brunton, en 1892 : *At the present moment new drugs are being constantly introduced by the chemist to the notice of the physician, so rapidly, indeed, that is become a little difficult to keep* au courant *with all the recent introductions*.

[13] A. F. Chomel, *Elémens de pathologie générale*, Paris, 1817, p. 505-506.

A

Abeille. L'abeille, la mouche à miel, l'avette, *Apis mellifica* L., naissait, disait-on, du lion ou du taureau morts. Elle possédait des vertus diurétiques et se prescrivait, macérée dans du vin blanc, contre les maladies de la vessie. Les Anciens l'utilisaient à l'extérieur grillée et pulvérisée puis mêlée à de l'huile de lézard, contre l'alopécie. Schröder (1600-1664) confirmait cette indication : *Les abeilles desséchées & pilées sont épreuvées contre l'alopécie enduite avec du miel, & prises intérieurement calcinées, l'eau distillée a les mêmes usages...* En 1898, le Dorvault proposait, contre les rétentions d'urine, le thé d'abeilles, obtenu en jetant 200 g d'eau bouillante sur une soixantaine d'abeilles au préalable tuées. Schröder J., *La pharmacopée raisonnée de Schröder commentée par Michel Ettmuller*, Lyon, 1698, **2**, 196-197 ; Lémery, *Dictionnaire universel des drogues simples...*, Paris, 1760, 48-49 ; Mérat F.V., de Lens A.J., *Dictionnaire universel de matière médicale...*, Paris, 1829-1834, **1**, 363 ; Dorvault François L. M., Würtz Frédéric, *L'officine ou répertoire général de pharmacie pratique...* Paris, 1898, 189. Voir : guêpe.

Abrotanum. Il s'agissait de l'aurone mâle ou citronelle, Auronne pour les Anciens, *Artemisia abrotanum* L., qui était estimée comme aromatique, stomachique, fébrifuge et emménagogue (qui déclenchait les règles). Elle était atténuante (qui fluidifiait les humeurs), apéritive (qui ouvrait les canaux et pores de l'organisme), détersive (qui nettoyait plaies et ulcères), incisive (qui divisait les humeurs épaissies coagulées et faisait disparaître les obstacles qu'elles opposaient à la circulation des fluides), vulnéraire (qui cicatrisait des plaies) et résolutive (anti-inflammatoire). Ses feuilles faisaient repousser les cheveux quand on en frottait le cuir chevelu. Matthiole (1500-1577) prescrivait la graine broyée et bouillie dans de l'eau dans l'essoufflement (asthme), dans les convulsions, dans la sciatique, dans les dysménorrhées, dans la dysurie. La même graine prise dans du vin était alexitère (antidote aux venins). L'aurone avait la réputation de chasser les serpents. En onction huileuse, elle évitait le frisson fébrile. Selon Dodoens (1517-1587) son tempérament était chaud et sec au troisième degré, sa nature, subtile. Il ajoutait : *Pline écrit que si elle est mise sous le lict ou chevet du lict, elle incite à copulation charnelle, & elle chasse tous enchantemens qui pourraient empescher lesdites œuvres & incitations.* Au

XVIIème siècle, Schröder (1600-1664) lui attribuait de nombreuses qualités thérapeutiques : elle desséchait, incisait, ouvrait, resserrait, détergeait, dissolvait, agissait contre la pourriture, les poisons, les venins. Elle était aussi vermifuge, diurétique, et, en topique, efficace sur la pelade et l'alopécie. A la fin du XVIIIème siècle, Louis Vitet (1738-1809), qui sera, un temps, député à la Convention nationale, récusait une partie des indications admises par ses prédécesseurs comme l'asthme, les ictères non inflammatoires, la fièvre quarte, les leucorrhées ou l'aménorrhée. Il lui reprochait de provoquer chez l'enfant de l'asthénie et des coliques. Néanmoins, il admettait l'action favorisante des feuilles *sur l'effet des terres absorbantes sur les humeurs acides contenues dans les premières voies : elles échauffent.* L'activité anthelminthique de l'aurone était pour lui incertaine. Elle n'était plus guère employée au XIXème siècle, malgré ses vertus tonifiantes, amères et vermifuges. Néanmoins Gubler (1821-1879) signalait son emploi comme tisane stomachique, carminative et anthelminthique en 1868. Matthiole, *Ibid.*, 416 ; Dodoens Rembert, *Histoire des plantes, en laquelle est contenue la description entiere des herbes, c'est à dire, leurs Especes, Forme, Noms, Temperament, Vertus et Operations : non seulement de celles qui croissent en ce païs, mais aussi des autres estrangeres qui viennent en usage de Medecine.* Par Rembert Dodoens Medecin de la Ville de Malines. Nouvellement traduite de bas Aleman en François par Charles de l'Escluse, Anvers, 1557, 2 ; Schröder J., *La pharmacopée raisonnée de Schröder commentée par Michel Ettmuller,* Lyon, 1698, **1**, 11 ; Dom Alexandre, *Ibid.*, 27 ; Lémery, *Dictionnaire univ.*, 2-3 ; Vitet Louis, *Matière médicale réformée ou pharmacopée médico-chirurgicale contenant l'exposition méthodique des médicaments simples...*, Lyon, 1780, 451 ; Mérat, de Lens, *Ibid.*, 447 ; Gubler Adolphe, *Commentaires thérapeutiques du codex medicamentarius,* Paris, 1868, 30 ; Dorvault, Würtz, *Ibid.*, 261.

Absinthe. Appelée *bathypicron* par Dioscoride (1er siècle), l'aluine ou aluyne, la Grande Absinthe, l'*Artemisia absinthium* L., renforçait l'estomac, aidait à la digestion, tuait les parasites et provoquait les règles. Matthiole (1500-1577) la tenait en haute estime pour restreindre et échauffer. A ce titre, *elle purge la cholère qui tient entre l'estomac & le ventre : elle fait uriner, & prinse à jeun garde d'enyurer* (enivrer) *: prinse en breuvage avec du seseli ou du nard Celtic, est bonne aux ventosités du ventre, & douleurs d'estomac.* Tout ceci était conforme à l'appréciation de Fuchs (1501-1566) et de Dodoens (1517-1587) qui jugeaient l'absinthe de tempérament chaud au premier degré et sec au troisième, amère, âcre, astringente et lui attribuaient des vertus alexitères vis-à-vis des champignons vénéneux et des venins. Fuchs recommandait le vin d'absinthe pour faciliter la digestion, pour stimuler la diurèse et pour la gravelle, pour la jaunisse et les douleurs hépatiques, comme vermifuge et comme emménagogue. Ce vin se préparait en laissant fermenter un broyat d'absinthe dans du vin additionné de moût. L'infusion d'absinthe guérissait l'anorexie et l'ictère, selon Brice Bauderon (1539-1623) qui écrivait à propos du sirop d'absinthe : *Il fortifie le ventricule, le foie, les autres organes dédiés à la digestion, excite l'appétit, aide à guérir la jaunisse, discute* (dissipe) *les vents et dispose les humeurs à la voye des selles et des urines, selon Dioscoride.* On prescrivait également l'absinthe dans l'hydropisie et comme antidote de la ciguë. En topique, mêlée à du miel, elle guérissait les contusions de l'œil et les écoulements de l'oreille. Vitet (1738-1806) qui préférait ses feuilles à celles de la petite absinthe (Arthémisia pontica, Absinthium minus) moins active, soulignait son action fluidifiante sur l'expectoration, réductrice sur les humeurs pituiteuses, dynamisante sur les forces vitales et musculaires, stimulante de l'appétit. On sait la réputation de toxique qu'eut la liqueur d'absinthe à la fin du XIXème siècle, véritable fléau social qui aboutit à la loi de 1915 interdisant sa fabrication, sa détention et son usage. Armand Trousseau (1801-1867) et Hermann Pidoux (1808-1882) lui attribuaient des vertus narcotiques, estimant que *la liqueur connue sous le nom d'eau ou de crème d'absinthe, enivre très facilement, produit des vertiges et un état nauséeux qui n'appartient pas alors à l'alcool, mais à l'absinthe ; cet état retrace à un faible degré et incomplètement une légère intoxication par quelque substance narcotique.* Les médecins la prescrivaient encore il y a un siècle, à titre de stimulant de la digestion, comme roboratif (fortifiant) chez les convalescents et les cachectiques ou encore comme fébrifuge. Matthiole, *Ibid.*, 415 ; Fuchs, *Ibid.*, I, 2 ; Dodoens, *Ibid.*, 4 ; Bauderon, *La pharmacopée de Bauderon reveüe, et exactement corrigée en plus de treize cens endroits...*, Lyon, 1681, 79-80 ; Renou, *Le grand dispensaire médicinal*, Lyon, 1623, 353 ; James Robert, *Dictionnaire universel de médecine...*, Paris, 1746-1749, **1**, 169 ; Vitet, *Ibid.*, 453 ; Trousseau et Pidoux, *Traité de thérapeutique et de matière médicale*, Paris, 1841, **2**, 462 ; Gubler, *Commentaires thérapeutiques du codex medicamentarius,* Paris, 1868, 2. Voir : genépi, ratafia.

Acacia, Mimosa nilotica. L'*Acacia arabica* Lam., seul connu dans l'Antiquité, fournissait, avec d'autres essences de la même espèce, de la gomme arabique. Mais, c'était surtout le pouvoir astringent du suc de ses gousses qui était utilisé. Ce suc d'acacia était obtenu en pressant des gousses vertes. On laissait ensuite sécher ce suc au soleil et l'on obtenait des boules d'un suc épaissi, rougeâtre, riche en tannins. Ce pouvoir *de restraindre & de refroidir*, selon Matthiole (1500-1577), était mis à profit par les médecins pour traiter les affections des yeux, les érésipèles, l'ongle incarné, les mules (engelures) des talons, les ulcérations de la cavité buccale. La plus grande confusion régnait pour identifier cet arbre. Bauhin (1560-1624) lui attribuait un tempérament froid au premier degré et sec au troisième. Il précisait : *Et* *c'est l'Acacie des Anciens qu'ils employoient dans la Thériaque, & dont ils parlent ordinairement dans leurs écrits*. Il signalait l'existence de l'*Acacia Pontic.*, qui croissait en Cappadoce et à Thèbes. Froid au premier degré, sec au troisième, astringent, son jus était bénéfique aux maladies des yeux, au feu de Saint-Antoine (ergotisme), aux ulcères chancreux et corrosifs, aux mules des talons, aux ulcères buccaux. Schröder (1600-1664) en décrivait deux : d'une part, le véritable dont le suc hémostatique et antigoutteux venu d'Egypte était rare et dispendieux ; d'autre part, l'*Acacia germanica*, prunier sauvage, dont on utilisait les feuilles, les fruits, l'écorce. Il rafraichissait, desséchait, resserrait et *incrassait* (épaississait). On l'utilisait dans la diarrhée, les ménorragies, les rages de dents, les ulcères syphilitiques de la bouche. Nicolas Lémery (1645-1715) qui se ralliait à la nomenclature de Schröder le recommandait contre les hémorragies, les diarrhées et les venins, mais, faute de pouvoir se procurer facilement le suc de l'*Acacia vera, seu Aegyptiaca,* utilisait celui d'un prunier, *Acacia nostras*... Vitet (1738-1809), en 1780, distinguait également l'*Acacia vera* ou *Mimosa nilotica*, dont on extrayait le suc et la gomme arabique, substances venant d'Egypte et transitant par Marseille. Dans le commerce, on leur substituait le suc épaissi du prunier sauvage, *Prunus spinosa*, comme laxatif et la gomme du cerisier, du prunier. Gubler (1821-1879) éclaircira le mystère : c'était bien l'*Acacia vera* qui fournissait la gomme arabique dont on utilisait encore à son époque les vertus hémostatiques pour tarir les saignements consécutifs aux piqûres de sangsues. On le remplaça par le cachou à la fin du XIXème siècle. Matthiole, *Ibid.*, 139, 140 ; Bauhin Gaspard, *Histoire des plantes de l'Europe et des plus usitées qui viennent d'Asie, d'Afrique et d'Amérique...*, Lyon, 1706, 715-717 ; Schröder, *Ibid.*, **1**, 17 ; Lémery, *Dictionnaire univ.* 3-4 ; Lewis W., *Connoissance pratique des médicamens les plus salutaires, simples et composés, officinaux et extemporanés ou magistraux, internes ou externes ou Nouveau Dispensaire*... Paris, 1775, **1**, 175 ; Vitet, *Ibid.*, 341-342 ; Mérat, de Lens, *Ibid.,* **1**, 10-11 ; Gubler, *Ibid.*, 138-139 ; Dorvault, Würtz, *Ibid.*, 190.

Acéteux : sirop de sucre vinaigré.

Ache, ou persil des marais, céleri sauvage, *Apium graveolens* L. : on l'utilisait comme diurétique. On pensait qu'elle rendait stérile. Fracastor (1478-1553) recommandait l'eau d'ache dans la syphilis pour chasser la matière corrompue, mélange de germes et de substances visqueuses que cette plante liquéfiait, permettant ainsi son élimination par la sueur notamment. Pour Leonhart Fuchs (1501-1566), l'ache de *maretz* avait le même *tempérament* que le persil, *chaut au second degré, & sec au milieu du troisiesme*. Rembert Dodoens (1517-1585) en prescrivait le jus pour mondifier (déterger) les ulcères malins de la bouche et du pharynx ; il la recommandait également contre les morsures d'araignées. Ses vertus fébrifuges étaient attestées par Joseph Tournefort (1656-1708). On la classait avec les cinq grandes racines apéritives (qui ouvraient les pores et les canaux de l'organisme) : le persil, l'asperge, le fenouil, le *bruscus* (fragon ou petit houx). Les graines d'ache faisaient partie des cinq semences chaudes carminatives (qui chassaient les gaz intestinaux), avec l'anis, la coriandre, le carvi et le fenouil. Albrecht von Haller (1708-1777) recommandait l'huile de la semence qui concentrait l'odeur et les vertus de la plante. Il prescrivait la racine comme diurétique et affirmait qu'*appliquée à l'extérieur elle résout le lait caillé : son suc dissous puissamment le calcul.* Vitet (1738-1809) préconisait sa racine essentiellement dans les affections de l'appareil urinaire : troubles de la miction, obstructions urétérales, lithiases urinaires et dans les maladies hépatiques, notamment les ictères par obstruction. Dès la fin du XIXème siècle, l'ache fut surtout connue comme plante potagère. Fracastor, *Les trois livres de Jérôme Fracastor sur la contagion, les maladies contagieuses et leur traitement*, traduction et notes par Léon Meunier, Paris, 1891, 328 ; Dodoens Rembert, *Ibid.*, 421 ; Fuchs, *Ibid.*, CIV, 190 ; Haller Alb. de, *Histoire des plantes suisses ou matière médicale et de l'usage économique des plantes...* traduit du latin..., Berne, 1791, **1**, 285 ; Vitet, *Ibid.*, 88 ;. Renou, *Ibid.*, 263-266 ; Mérat, de Lens, *Ibid.*, **1**, 10-11 ; Antonin Bossu, *Traité des plantes médicinales indigènes*, Paris, 1862, **2**, 69.

Achillée. Millefeuille, herbe militaire, herbe aux charpentiers, herbe aux voituriers, herbe aux coupures, herbe de Saint-Jean, sourcil de Vénus. Peu de plantes portaient autant de noms que l'achillée, *Achillea millefolium* L.. Sa réputation de vulnéraire (cicatrisant des plaies) était très populaire. Mais on la prescrivait aussi dans les hémorragies, les fièvres intermittentes, l'avortement, l'épilepsie. Dodoens (1517-1587), qui ne parlait que de la *Millefueille*, appelée par les Grecs et les Latins *Achillea, Myriophyllo, Chiliophyllo, Myriomorphos...*, la disait *fort seche et astringente.* Il lui connaissait trois propriétés : antidiarrhéique, hémostatique, et antiphlogistique (anti-inflammatoire). Schröder (1600-1664) affirmait que la *Millefeüille* était souveraine contre tous les flux qu'ils soient sanguins ou pituiteux et quel que soit l'organe concerné ou la cause, maladie ou plaie. Il ajoutait que, outre son efficacité contre les morsures venimeuses, *quelques uns font passer pour secret cette herbe avec ses fleurs, pour garantir que pour guerir de la peste*. Haller (1708-1777) avait trouvé dans la littérature de son époque, des indications de l'achillée pour le cancer, la phtisie, les cardialgies, les fièvres intermittentes, l'hypocondrie et l'éclampsie. L'achillée entrait dans la formule de l'eau vulnéraire, dite d'arquebusade, aux côtés de la grande consoude, de la sauge, de l'armoise, du bugle, de la bétoine, de la sanicle, de la marguerite, de la grande scrophulaire, du plantain, de l'agrimoine, de l'absinthe, du fenouil, du millepertuis, de l'aristoloche, de l'orpin, de la véronique, de la petite centaurée, du tabac vert, de la piloselle, de la menthe, de l'hysope, le tout pilé, mêlé à du vin blanc, laissé dans un récipient clos dans du fumier de cheval puis distillé. On l'utilisait à l'extérieur pour les plaies d'armes à feu, les ulcères. Les plantes qui la composaient étaient réputées pour leur pouvoir astringent, détersif, cicatrisant, résolutif, mais leur multiplicité correspondait plus à une mode qu'à une nécessité. Chaumeton (1775-1819) affirmait que Stahl (1660-1734) avait le premier déterminé les qualités de cette *simple* pour traiter les maladies du système nerveux : hypocondrie, épilepsie, hystérie. Chaumeton attribuait ces propriétés aux vertus toniques, antispasmodiques, apéritives, emménagogues, vulnéraires de la millefeuille : il rappelait que Chomel (1671-1740) la prescrivait dans les suppurations internes, que Frédéric Hoffmann (1660-1742) l'utilisait pour calmer les douleurs provoquées par les calculs. Gubler (1821-1879) souhaitait qu'on vérifie scientifiquement son activité thérapeutique avant de continuer de la prescrire, malgré ses indéniables qualités astringentes et aromatiques. En 1898, la quatorzième édition du Dorvault signalait encore ses propriétés excitantes, toniques, emménagogues, vulnéraires, antihémorroïdales, tout en rappelant sa désuétude. Dodoens, *Ibid.,* 109 ; Schröder, *Ibid.,* **1**, 336 ; Haller Alb. de, *Histoire des plantes suisses ou matière médicale et de l'usage économique des plantes...* traduit du latin..., Berne, 1791, 35, 35 ; Lewis, *Ibid.*, **2**, 265-266 ; Dom Alexandre, *Ibid.*, 153 ; Chaumeton, *Ibid.*, **5**, 25-26 ; Gubler, *Ibid.*, 204 ; Dorvault, Würtz, *Ibid.*, 623.

Achillée sternutatoire : voir *ptarmica.*

Aconit. L'*Aconitum napellus* L. était la plus connue des plantes de cette espèce. La légende la disait engendrée par la bave de Cerbère ou par le sang de Prométhée. Il semblerait que Théophraste (-372/-287) en ait parlé le premier. Dioscoride (1er siècle) en décrivait deux sortes. Pierre André Matthiole (1500-1577) s'exprimait ainsi à propos de cette plante : *L'Aconit est appelée d'aucuns Pardalianches, ou Cammoron, ou Telyphonum, Myoctonum, ou Theriophonon. Il a les feuilles comme le pain de pourceau, ou concombre, moindres, aucunement velues, trois ou quatre en nombre : la tige haute d'un empan* (15 cm) *: la racine est ne plus ne moins que la queuë d'un scorpion, luisante comm'albastre. On dit que les scorpions touchés de la racine devienent tous étourdis, & amortis, & reviennent en leur naturelle vigueur touchés d'ellebore. On en met aux medic. des yeux pour appaiser la douleur. Meslé parmi la chair tue les sangliers, loups, pantheres, & toutes autres bestes sauvages.* Il aurait expérimenté ses mortels effets sur des condamnés à mort. Fuchs (1501-1566*) parlait de l'Aconit, ou Estrangleliepard,* comme d'une plante redoutable *: Les deux espèces d'Aconit tuent tout à coup, par érosion des entrailles, & putrefaction des bonnes humeurs. Et par ce, & l'une, & l'autre est mortel venin et poison.* Jean Bauhin (1541-1613), qui l'appelait également *Aconitum Pardalianche*, la disait d'un tempérament chaud et sec au quatrième degré. Il partageait avec Matthiole la croyance selon laquelle une personne piquée par un scorpion survivait à l'administration de l'aconit, les deux venins se neutralisant mutuellement, alors qu'un individu indemne périssait. Il prévenait ses lecteurs contre *une plante qui compense l'élégance passagère de ses fleurs par les terribles effets du poison contenu dans ses racines.* Nicolas Lémery (1645-1715) était formel : *On peut se servir de cette plante en fomentations ou dans les onguents, pour faire mourir les poux et pour la galle* (sic)*, mais on doit bien se garder d'en faire prendre intérieurement, car elle est un grand poison.* Haller (1708-1777) rappelait ses divers noms : *Napel, cappe de moine, tue loup* et signalait son emploi à l'intérieur de l'extrait d'aconit à la dose de trois ou quatre grains (le grain valait 50 mg) dans toutes les maladies par épaississement de la lymphe dont les fièvres quartes. Certains médecins portaient cette dose à quarante grains dans certaines fièvres intermittentes. Jonathan Pereira (1804-1853) l'utilisait en topique pour les névralgies et les douleurs rhumatismales. En 1840, il rappelait que, dans la deuxième moitié du XVIIIème siècle, Antoine de Störck (1731-1803) avait essayé l'aconit par voie orale dans les rhumatismes, la goutte, la phtisie, la syphilis, quelques dermatoses, le squirre et le cancer, les fièvres intermittentes, l'hydropisie, la paralysie, l'épilepsie, l'amaurose, les affections utérines et l'hypertrophie cardiaque, tout cela sans résultats probants. En 1809, Brandes (?-?) obtenait un principe actif de la plante dont Hesse (?-?), en 1833, devait extraire l'alcaloïde, l'aconitine. Dans la seconde moitié du XIXème siècle, on prescrivait l'aconit, et l'aconitine, contre les laryngites, la toux, la coqueluche, l'asthme, les névralgies, dont celle du trijumeau, la tuberculose et les rhumatismes. Matthiole, *Ibid.*, 604-608, Fuchs, *Ibid.*, XXX ; Bauhin, *Ibid.*, 305, 306 ; Lémery, *Dictionnaire univ.* 11 ; Haller, *Ibid.*, **2**, 113 ; Pereira, *The elements of materia medica*, Philadelphie, 1846, **2**, 755 ; Dorvault, Würtz, *Ibid.*, 218 ; Henri Leclerc, *Précis de phytothérapie*, Paris, 1922, 250.

Acore. Fracastor (1478-1553) conseillait, dans la vérole, à défaut de racine de squine, de provoquer la sudation par un décocté de racine de canne additionné d'acore odorant. Matthiole (1500-1577) écrivait dans ses *Commentarii in sex libros Pedanii Dioscoridis* (Commentaires en six livres de Pedanius Dioscoride), en 1554 : *Le vrai acore, que faussement on appelle calamus aromaticus, canne aromatique, a les feuilles plus étroites que le flambe, plus longues, odorantes, fort chaudes au gouter... Telles sont les vrayes plantes d'acore, duquel vous avez ici le pourtraict, lesquelles m'ont été envoyées de Constantinople par Augier de Busbeck Ambassadeur de l'Empereur Ferdinand au Turc, les ayant cueillies accompagné dudit Quacelbene en un lac de Nicomédie* (Bithynie, sur le littoral de la mer noire) *merveilleusement grand, là où l'acore croît en grande quantité.* Selon Matthiole, les médecins et les apothicaires de son temps le confondaient avec la racine de galanga, grand galanga pour Leonhard Fuchs (1501-1566), petit pour Antonio Musa Brassavole (1500-1550). De qualité chaude et d'essence subtile, on le recommandait, mangé à jeun contre la mauvaise haleine ; en fumigation, contre la toux ; associé à l'absinthe et au cinnamome, contre la froideur et la débilité gastrique ; dans du vinaigre miellé, contre la froideur du foie et de la rate. Jean de Renou (1568-1620) le classait parmi les remèdes chauds et secs. L'apothicaire François Verny (?-?), commentant Brice Bauderon (1539-1623), rappelait son prix élevé : 10 francs la livre en 1682 quand le même poids de son substitut, le faux acorus (*Iris pseudoacorus* L.), ne coûtait que 16 sols, ce qui entraînait de nombreuses fraudes. Nicolas Lémery (1645-1715), qui l'appelait Calamus verus, lui attribuait des vertus apéritives et emménagogues. Louis Vitet (1738-1809), qui distinguait le roseau aromatique des boutiques du vrai acorus, Acorus verus, Acorus asiaticus, radice tenuiore, ajoutait, avec son scepticisme habituel : *Il n'existe aucune observation qui constate les bons effets de ces deux racines dans les maladies de faiblesse par sérosités ; elles échauffent, elles altèrent, particulièrement celles de la dernière variété.* François V. Mérat (1780-1851) et Adrien de Lens (1786-1846), pour qui l'origine de cette plante, très appréciée des Anciens pour ses vertus apéritives, emménagogues et reconstituantes des esprits vitaux, restait indéterminée, la recommandaient dans les gastralgies, les indigestions, les douleurs intestinales, la toux, en particulier celle des catarrhes humides. Nicolas Guibourt (1790-1867) signalait après Matthiole, la confusion, peut-être volontaire, pour des raisons mercantiles, entre la racine d'acore vrai, *Acorus calamus* L., et celle de l'iris faux acore, Iris pseudoacorus L., au feuillage ressemblant, mais à la racine inodore. En 1862, Antonin Bossu (1809-1897) rappelait son emploi comme hémostatique, tout en admettant qu'on ne le prescrivait plus guère. A la fin du XIXème siècle, on pouvait lire dans le Dictionnaire Dechambre : *Avant les recherches de Guibourt, on avait attribué le Calamus à des espèces de familles diverses, à une Graminée du genre Lysimachia, à une Ombellifère, à une Primulacée, à l'Acorus calamus, devenu, comme nous l'avons vu, extrêmement rare. Il venait autrefois des Indes en Europe, par la voie de l'Egypte, en petites bottes de 2 à 3 pieds, et entrait dans la thériaque. On lui attribuait des propriétés toniques, emménagogues* (qui provoquaient les règles) *et antihystériques. Infusion : 20 grammes par litre. Poudre : 2 à 4 grammes. Essence : 4 à 5 gouttes. Ce fut donc définitivement comme Acorus Calamus L. que le rhizome amylacé, aromatique, émétique à l'état frais, de l'acore aromatique, fut rangé par les botanistes et les médecins du XIXème siècle finissant, parmi les aracées.* La médecine populaire l'utilisera encore longtemps comme astringent et les fabricants de liqueurs, ou de parfums, comme aromate. Fracastor, *Trois livres*, 343 ; Matthiole, *Ibid.*, 19-22 ; Bauderon, *Ibid.*, 294 ; Renou, *Ibid.*, 300-301 ; Lémery, *Dictionnairet univ.*, 142 ; Vitet, *Matière médicale réformée…*, Lyon, 1780, 515 ; Mérat, de Lens, *Ibid.*, **1**, 63, **2**, 16-19 ; Guibourt, N., *Histoire des drogues simples*, Paris, 1869, **1**, 90-92 ;

Bossu, *Ibid.*, **2**, 73 ; Dechambre A, *Dictionnaire encyclopédique des sciences médicales*, Paris, 1864-1889, **11**, 603 ; Perrot, *Matières premières usuelles du règne végétal...*, Paris, 1943-1944, **1**, 559.

Adiante : voir capillaire.

Adracanthe : voir gomme adragante.

Agalloche : Pour Pierre André Matthiole (1500-1577), *toutes espèces d'agalloche échauffent et dessèchent au second degré. Il est bon, selon Avicenne, aux passions du cœur. Pource il l'a mis au nombre des drogues propres pour le cœur.* Voir bois d'aloès. Matthiole, *Ibid.*, 52.

Agaric. Cette variété de champignon parasite à chapeau sans pétiole et formant la moitié d'un cercle, comprenait notamment l'agaric du chêne, *Agaricus quercinus*, et l'agaric du bouleau, *Agaricus betulinus*. Au lieu d'employer des remèdes violents pour traiter la matière corrompue du typhus, Fracastor (1478-1553) prescrivait de préférence, un médicament fait d'agaric et de sirop rosat résolutif. Dans la syphilis, pour évacuer la matière digérée auparavant par les applications d'onguents gras à base de thériaque, il recourait à l'agaric, entre autres, mélangé à des liquéfiants comme le galbanum ou le bdellium. Matthiole (1500-1577) prescrivait l'agaric du mélèze (conifère), *Agaricus larignus, agaric blanc, Polyporus officinalis,* contre les tranchées, les humeurs crues et indigestes, les plaies et les contusions. On en confectionnait une boisson avec de l'eau miellée *à ceux qui ont la jaunisse, qui ont l'aleine courte, qui ont mal au foye & aux reins, & aux dysenteries. On en ordonne une drachme* (3,6 g) *à la difficulté d'urine, à la suffocation de la matrice, à la palleur et à la mauvaise couleur de toute la personne, aux tabides* (consumé par le marasme) *avec du vin faict de raisins cuits en la vigne, au mal de ratelle* (rate) *avec miellé, aux devoyemens d'estomac tel qu'il ne peut retenir la viande... il est bon aux sciatiques, douleurs de jointures... c'est un souverain remède contre les morsures & piqueures des serpens.* Gaspard Bauhin (1560-1624) affirmait qu'il était *bon à toutes les maladies causées par de mauvaises humeurs & on le donne dans du vin ou dans de l'hydromel, selon les maux, l'age et la force du malade ; mais on le corrige avec du gingembre & de l'oxymel. On le fait bouillir dans de l'eau de lessive*[14] *avec des herbes cephaliques pour fortifier le cerveau, arrester le catharre & guerir le vertige.* L'agaric blanc, polypore

[14] Il existait diverses sortes de lessive. Elles résultaient de l'infusion de diverses cendres de plantes dans de l'eau de chaux notamment ou dans un autre excipient liquide comme du vin blanc. La lessive dite *avec la chaux vive, lixivium cum calce viva*, à base de cendres d'absinthe et de vin blanc, était considérée comme un remarquable diurétique prescrit dans les hydropisies. Quincy, *Ibid.*, 504-505.

du mélèze, agaric-amadouvier, était un champignon dont Jean de Renou (1568-1620) disait qu'il *purge très bien le phlegme* (la pituite), *il désoppile* (désobstrue), *atténue et dissipe les ventosités et, avec cela, soulage grandement tous ceux qui sont affligés par les humeurs froides, épaisses et visqueuses*. Chaud et dessicatif (qui desséchait les ulcères en absorbant le pus ou en arrêtant sa sécrétion), il purgeait la pituite du mésentère, de la tête et des poumons. On l'associait au sirop rosat résolutif (qui faisait disparaître les engorgements en ouvrant les pores ou en ramollissant l'humeur ou en calmant les mouvements des esprits) dans la fièvre pétéchiale et il figurait dans le traitement de la vérole. *L'agaric est un champignon qui nait sur le tronc du mélèze*, nous apprenait Chomel (1671-1740) dans son *Abrégé de l'histoire des plantes usuelles...*, en 1712. Il l'employait *en infusion dans de l'eau à la dose de deux dragmes* (7g) *jusqu'à celle d'une demi once* (12,4g) ou en poudre *depuis un gros* (3,6g) *jusqu'à deux*. Il lui reprochait d'être irritant, de provoquer des nausées, de fatiguer le malade et d'agiter les humeurs plus que de les purger. Aussi le prescrivait-il avec du gingembre ou de la cannelle et jamais seul. L'agaric gardait néanmoins de nombreuses indications : maladies du foie, de la rate, du mésentère, la jaunisse, le météorisme, l'asthme humide, la sciatique, le rhumatisme, la rétention d'urine, l'aménorrhée et, pour certains, l'épilepsie. Depuis le XVIIIème siècle, on lui attribuait des propriétés antisudorales. L'agaric, le plus souvent sous forme d'amadou, servait, en topique, à arrêter les hémorragies. J.-L. Jourdan (1788-1848) le faisait encore figurer dans sa Pharmacopée comme un purgatif peu usité. Par voie interne, il donnait lieu *à des vomissements et à de la diarrhée. Il est entièrement superflu*, écrivait, en 1880, Hermann Nothnagel (1841-1909). Son prétendu principe actif, l'agaricine, était en réalité composé de quatre substances : une résine blanche, une résine rouge, de l'acide agaricique, seul véritable principe actif, de l'acide pseudo-agaricique. En 1891, ses remarquables propriétés anhydrotiques (antisudorales) furent confirmées par Franz Hofmeister (1850-1922) et Combemale. Fracastor, *Les trois livres,* 270, 329, 330, 369 notes ; Matthiole, *Ibid.*, 387 ; Bauhin, *Ibid.,* **2**, 688 ; Bauderon, *Pharmacopée*, 429 ; Renou, *Ibid.*, 285 ; Chomel, *Ibid.,* **1**, 88-89 ; Vitet, *Ibid.*, 242 ; Alexandre, *Dictionnaire botanique et pharmaceutique*, 1748, 5 ; Jourdan A. J. L., *Pharmacopée universelle ou conspectus des pharmacopées...*, Paris, 1828, **1**, 56 ; Gubler, *Ibid.*, 4-5 ; H. Nothnagel, M.J. Rossbach, *Nouveaux éléments de matière médicale et de thérapeutique, exposé de l'action physiologique et thérapeutique des médicaments*, Paris, 1880, 733 ; Leclerc, *Ibid.*, 80-81 ; Leclerc Henri, *Précis de phytothérapie*, Paris, 1922, 80-81 ; Perrot, *Ibid.*, **1**, 405.

Agnus castus. L'*agnus castus*, agneau chaste, petit poivre, lygos ou gattilier, *Vitex agnus castus* L., était connu depuis l'Antiquité et renommé pour ses vertus anaphrodisiaques : les femmes grecques, avant de célébrer la déesse

Cérès, dormaient sur une couche constituée des feuilles de cette plante, pour chasser les idées impures. On préparait avec ses fruits un sirop distribué dans les couvents. Dioscoride (1er siècle) la recommandait en applications externes sur les morsures de serpents. On l'employait au traitement des plaies, des contusions et des abcès. Les femmes utilisaient la décoction des feuilles de l'*agnus castus* pour leur toilette corporelle. En dehors des résines, avec lesquelles il partageait des qualités chaudes et sèches, l'Agnus castus était recommandé par Fracastor (1478-1553) au début du processus infectieux des maladies contagieuses. Il avait également la possibilité de prescrire le gaïac, le bois d'aloës, le scordium qu'il affectionnait particulièrement et une trentaine d'autres *simples* dont la gentiane, le romarin, la noix de muscade entre autres plantes médicinales aromatiques. Matthiole (1500-1577) le situait dans les *médecines* échauffantes (substances médicamenteuses qui excitaient l'action organique, accéléraient la circulation et augmentaient la chaleur animale) et restrictives. En breuvage, la semence était alexitère, bonne pour l'hydropisie, et pour les maladies de la rate. Bue avec du vin, elle favorisait la lactation, inhibait la spermatogenèse, faisait dormir. La décoction des feuilles et de la graine était indiquée, en fumigations locales, pour les inflammations et les maladies utérines. La semence associée à du pouliot prise en boisson faisait venir les règles, surtout à la dose d'une drachme avec du vin, si l'on en croyait Bauhin. Inhalée ou appliquée sur le front, cette même préparation calmait les céphalées. Mélangée à l'huile et au vinaigre, cette semence était indiquée en applications sur la tête des malades atteints de *phrénésie* ou de léthargie. Bauhin (1560-1624) le mettait au nombre des médicaments chauds et secs au troisième degré, qui ouvraient, résolvaient, nettoyaient, amollissaient et provoquaient... des céphalées. De Meuve (circa 1677) confirmait le *tempérament* de l'*Agnus castus* comme chaud et sec au troisième degré. Apéritif (qui ouvrait les pores et les canaux de l'organisme), il élaborait l'humeur mélancolique, et agissait comme un anaphrodisiaque. On l'utilisait au début des infections. Nicolas Lémery (1645-1715) recommandait les fleurs, les feuilles et surtout les semences de l'*agnus castus* comme résolutif (ayant une activité anti-inflammatoire qui dissipait les engorgements) et atténuatif (qui fluidifiait les humeurs). Il le prescrivait comme emménagogue (qui déclenchaient les règles), diurétique, carminatif (qui dissipait les gaz intestinaux) et pour *chasser les duretés de la rate*. Chaumeton (1775-1819) écrivait déjà dans sa *Flore médicale*, en 1820 : *Par quel singulier caprice a-t-on choisi pour emblême, et en quelque sorte pour palladium de la chasteté, une plante qui, loin de calmer l'éréthisme des organes génitaux, doit au contraire leur donner une énergie nouvelle ?* Antonin Bossu (1809-1897) manifestait pareillement ce sentiment quand il écrivait que *les semences étaient particulièrement employées, le croirait-on ? pour émousser les désirs vénériens, malgré leur action véritablement stimulante. Mais autrefois, les préjugés, la superstition, une absurde tradition, décidaient des vertus qu'il fallait attribuer aux plantes*. Fracastor, *Les trois livres*, 238 ; Matthiole, *Ibid.*, 141 ; Bauhin, *Ibid.*, 830 ; Lémery, *Ibid.*, 16 ; Renou, *Ibid.*, 386 ; de Meuve, *Ibid.* 1789, 20 ; James, *Ibid.*, **6**, 709-710 ; Mérat, de Lens, *Ibid.*, **6**, 924-925 ; Chaumeton F.P., *Flore médicale... peinte par M.me E. P ...., et par P. J. F. Turpin*, Paris, 1814-1820, 22 ; Bossu, *Ibid.*, **2**, 75.

Agrimoine. L'agrimoine ou aigremoine, *Agrimonia eupatoria* L., astringente, détersive, était employée dans les maladies de la gorge, du foie et contre les diarrhées. Elle entrait dans la confection des apozèmes (décoctions d'une ou de plusieurs plantes auxquelles on ajoutait de multiples principes actifs). Matthiole (1500-1577) après avoir vitupéré, à tort, ceux qui confondaient Eupatoire et Agrimoine, n'hésitait pas à écrire à propos de Cordus et de Fuchs qui défendaient cette opinion : *Si un aveugle conduit un autre aveugle, tous deux tomberont dans la fosse* ! Dodoens (1517-1587) plus débonnaire, admettait l'identité des deux noms désignant une seule et même plante, et précisait qu'elle *est de parties subtiles sans chaleur manifeste, elle a puissance d'inciser, & a quelque peu d'adstriction.* Il lui attribuait quatre indications : en décoction, dans les obstructions du foie ; bouillie dans du vin, dans les morsures venimeuses et les hématuries ; la semence bue dans du vin, dans la dysenterie et la diarrhée ; enfin, les feuilles d'agrimoines malaxées avec du suif et appliquées chaudes sur les plaies atones en hâtaient la cicatrisation. Au XVIIème siècle, les indications restaient les mêmes, mais Schröder (1600-1664) prescrivait également l'*Eupatorium veterum seu agrimonia* pour purifier le sang dans les maladies chroniques, pour traiter les plaies, les ulcères invétérés et malins, le prolapsus rectal, les ulcères des reins. Louis Vitet (1738-1809), en 1780, remettait en question ses vertus thérapeutiques et contestait son efficacité tant dans le traitement des ictères que dans celui de l'hydropisie. On ne l'employait plus guère, au XIXème siècle, qu'en gargarismes, dans les inflammations du pharynx. Matthiole, *Ibid.*, 572 ; Dodoens, *Ibid.* 45 ; Schröder, *Ibid.*, **1**, 29-30 ; Dom Alexandre, *Ibid.*, 6-7 ; Vitet, *Ibid.*, 422 ; Mérat, de Lens, *Ibid.*, **1**, 114 ; Bossu, *Ibid.*, **2**, 77.

Ail. L'ail commun, *Allium sativum* L., originaire de Sicile, était et reste avant tout un assaisonnement. La médecine populaire lui attribuait des vertus antiseptiques, alexitères (qui préservaient des poisons) et le considérait comme la thériaque des pauvres. Pour Dodoens (1517-1587), l'ail était de tempérament chaud et sec au quatrième degré, ou peu s'en fallait ! Mangé cru, il engendrait du mauvais sang, inconvénient que faisait disparaître la cuisson. Il dissipait les humeurs froides génératrices de crudité et de viscosité. Au surplus, il était vermifuge, diurétique, carminatif et alexitère, y compris contre la rage. Antalgique, il calmait les douleurs de dents, les otalgies et les céphalées. Cru ou cuit, il guérissait la toux, la laryngite, l'hydropisie. Bue, sa décoction dans du vin guérissait la phtiriase. En topique, Dodoens le recommandait contre l'alopécie, les hématomes, la rongne (gale) et le feu volage (érythème facial). Authentique panacée, l'ail avait enfin des vertus cataméniales et facilitait l'expulsion de la secondine (placenta) en bains de siège ou en fumigations pelviennes. Amatus Lusitanus (1511-1568) le tenait pour un remarquable vermifuge. Félix Platter (1536-1614) recommandait l'ail, infusé dans l'hydromel, comme préservatif de la peste. Ambroise Paré (1509-1590) disait que c'était *le bahazard* (antidote) *des champignons délétères*. A l'instar de Platter, on le préconisait comme diurétique. Thomas Sydenham (1624-1689) puis William Cullen (1712-1790) affirmaient avoir guéri des hydropisies en l'administrant à leur malade. La lithiase urinaire faisait partie de son champ d'activité thérapeutique. James Lind (1716-1794) le conseillait pour prévenir le scorbut. Adolphe Gubler (1821-1879) le mentionnait, en 1868, en topique, comme révulsif, comme désinfectant sur les morsures d'animaux venimeux et, en clystère, contre les oxyures ; il le recommandait, à l'intérieur, comme antidote des poisons dépressifs et du scorbut. Et le moly ? Il y a fort longtemps, Ulysse reçut des mains du dieu Mercure, une plante dont la fleur était blanche et la racine, de couleur noire, difficile à arracher. Elle lui permit de résister aux philtres vénéneux de la perfide Circé. Il s'agissait du moly ou molu, sur la nature exacte duquel la controverse fit rage pendant des siècles. Hermann Boerhaave (1668-1738) dénombrait sept espèces de molys, mais beaucoup de médecins pensaient qu'il s'agissait de l'ail de Chypre, *Allium niger* L.. Augustin de Candolle (1778-1841) l'assimilait tout simplement à l'ail commun et Carol von Linne (1707-1778) croyait le reconnaître dans l'espèce qu'il désignait comme *Allium Moly* L., plante ornementale aux superbes fleurs jaunes. Certains pensaient qu'il s'agissait de la rue sauvage, puissant contrepoison qui figurait dans le mithridate. *Des auteurs virent encore dans le colchique, la pivoine, l'hellébore, le nénuphar, et même, nous rougissons de le dire, jusque dans l'organe générateur, l'enchanteur moly.* *L'Odyssée*, Paris, Les Belles Lettres, 1953, **2**, chant X, 68 ; Lémery, *Dictionnaire univ.*, 496-497 ; James, *Ibid.*, **4**, 1378-1379 ; Mérat, de Lens, *Ibid.*, **1**, 183-186, **6**, 140-141 ; Gubler, *Ibid.*, 6 ; Leclerc, *Précis de phytothérapie*, Paris, 1922, 32.

Airain ou **bronze,** *Aes*, Erain. On obtenait la fleur d'airain en projetant de l'eau froide sur l'airain, alliage de cuivre et d'étain, en fusion. Pour Matthiole (1500-1577), elle *restraint et reprime toute excroissance, ell'oste tous eblouissements des yeux : mais elle cause grande cuiseur. Prinse du poids de 4 oboles purge les grosses humeurs, consume les carnosités qui viennent ès narines, & au siege : appliquee avec du vin guerit les pustules qui sortent par le corps. Cette fleur blanche broiee & soufflee dans les oreilles avec un tuyau, est bone contre la surdité ancienne : la poudre d'icelle appliquee avec miel repercute les fluxions qui tombent sur la luette*

& sur le gosier. Pour Renou (1568-1620), ses indications étaient les mêmes que celles du verdet : astringente, atténuante, répercussive et corrosive, la fleur d'airain cicatrisait les ulcérations cutanées, particulièrement les ulcères corrosifs. Matthiole, *Ibid.*, 734 ; Renou, *Ibid.*, *1624*, 539-540.

Album graecum. On désignait sous ce nom les excréments obtenus de chien privés de boisson et nourris uniquement d'os de moutons. Abandonné dès le XIXème siècle, ce médicament était recommandé autrefois dans l'hydropisie, la dysenterie, la gale et les angines. On l'appliquait sur les tumeurs et les ulcères malins. Mérat, de Lens, *Ibid.*, **1**, 138-139.

Album nigrum. Il s'agissait des crottes de souris et de rats que la médecine stercoraire administrait comme diurétique et purgatif. En topique, elles traitaient la grattelle et l'alopécie. Mérat, de Lens, *Ibid.*, **1**, 139.

Alchemilla. Appelée pied de lion, manteau des dames, sourbeirette, porte-rosée, l'*Alchemilla vulgaris L.* devait son nom au fait que les alchimistes recueillaient la rosée sur ses feuilles pour la confection de la pierre philosophale. Les Druides l'employaient pour dénouer l'aiguillette (traiter l'impuissance) en faisant boire une infusion, obtenue par l'ébullition dans de l'eau de sept tiges de pied de lion, séparées de leurs racines, à l'époque des décroissements de la lune. Dodoens (1517-1587) la rangeait parmi les plantes sèches et froides, la jugeant susceptible, en applications, de calmer la douleur, d'atténuer la chaleur des plaies enflammées, des ulcères et des phlegmons, d'affermir les seins... L'alchemille, qui appartenait à la famille des plantes vulnéraires ou thés suisses, avait la réputation de raffermir les tissus et Frédéric Hoffmann (1660-1742) l'ordonnait pour effacer les outrages du temps. On la croyait également capable de restituer la virginité perdue. Au XVIIIème siècle, elle n'était plus employée que dans les leucorrhées et les hémorragies utérines. Dès la première moitié du XIXème, on ne la prescrivait guère et J.-B. Fonssagrives (1823-1884), en 1878, la considérait comme une *plante légèrement astringente, assez insignifiante.* Dodoens, *Ibid.*, 106 ; Lémery, *Dictionnaire univ.*, 21-22 ; James, *Ibid.*, **1**, 671 ; Vitet, *Ibid.*, 302-303 ; Mérat, de Lens, *Ibid.*, **1**, 149 ; Bossu, *Ibid.*, **2**, 80-81 ; Dechambre, *Ibid.*, 1865, **1**, 560-562 ; Fonssagrives J.-B., *Traité de thérapeutique appliquée basé sur les indications, suivi d'un précis de thérapeutique et de posologie infantiles...*, Paris, 1878, **2**, 633.

Alexitère ou alexétère : signifiait en grec, secourable et désignait un contrepoison, un remède qui préservait des substances toxiques comme les venins, autrement dit, un antidote.

Algaroth (poudre d') : voir antimoine.

Alkékenge. La coquerelle ou coqueret ou alkékenge, *Physalis alkekengi* L., était appelée par Matthiole (1500-1577) baguenaudier. Il en donnait une description pittoresque disant que cette plante *produit des gosses* (gousses) *premierement rougeatres, puis enflées & pleines de vent, lesquelles pressees font un grand pet : dedans y a une petite graine ronde de la figure d'une lentille.* Dodoens (1517-1587) classait les feuilles et la graine du baguenaudier parmi les simples modérément chaudes et humides. L'infusion dans de l'eau, bue avec du vin, favorisait la montée laiteuse chez les femmes. Par ailleurs, il décrivait sous le nom d'*Halicacabon*, alias *Alquequange* une plante voisine, plus proche de la physalis des Modernes, caractérisée par *l'apparition, à maturité, de vessies rondes, creuses, verdes au premier, puis rouges, dedans lesquelles croissent rondes baies, rouges, pleines d'une graine platte & jaulnatre*. Les feuilles étaient froides, comme la morelle, le fruit moins froid et de parties subtiles. Le fruit ouvrait *les oppilations du foye, & des rognons, nettoyans la vessie, & provoquant l'urine, pourtant sont elles fort bonnes contre la jaulnisse, douleurs & mal de rein, & de la vessie, contre difficultés ou acrimonie d'urine, & contre la pierre & gravelle*. Pour Fuchs (1501-1566), le baguenaudier était d'un tempérament chaud au second degré et sec au premier. Il lui attribuait les mêmes qualités qu'au séné, ce qui, selon lui, en faisait un spécifique des maladies dites *mélancholiques*, au grand dam de Matthiole ! Pour Jean de Renou (1568-1620) le baguenaudier était *très excellent en médecine pour délivrer les reins et la vessie, de toutes sortes de calculs étant encore petits, de toute mucosité et sable, qui peut empêcher* (obstruer) *les conduits urinaux, faisant sortir le tout fort heureusement*. Au temps de Dioscoride (1er siècle), déjà, on le prescrivait dans cette indication, mais aussi dans la jaunisse ou l'épilepsie. Haller (1708-1777), rapportait que ses baies étaient propres *à chasser les vers nichés dans les dents*. Surtout, il confirmait l'action puissamment diurétique des baies à condition d'en manger quatre, cinq, voire plus. Il les prescrivait dans la lithiase vésicale, les coliques néphrétiques, les hémoptysies et à l'occasion comme narcotique En 1780, Louis Vitet (1738-1809) lui concédait, du bout des lèvres, une faible activité diurétique et une certaine utilité dans les coliques néphrétiques. Dans les années 1850, Esprit Gendron (1794-1860), de Château-du-Loir, le préconisait dans les fièvres intermittentes, à la place de la quinine. Plus tard on le donnera contre l'hydropisie et la goutte. Thérapeutique issue de la théorie des signatures et tombée dans l'oubli dès le début du XIXème siècle, l'alkékenge entrait néanmoins dans le sirop de chicorée composé, dépuratif et laxatif, encore prescrit à l'aube du XXème siècle. Matthiole, *Ibid.*, 462 ; Dodoens, *Ibid.*, 516, 301-302 ; Fuchs, *Ibid.*, CLXX, 313 ; Haller, *Ibid.*, 1, 174-175 ; Renou, *Ibid.*, 394 ; Vitet, *Ibid.*, 71 ; Mérat, de Lens, *Ibid.*, **2**, 423, **5**, 295 ; Gendron E., « De l'alkékenge ou coqueret des vignes », Jour. des Conn. Médico-Chir., **2**, 15 janv. 1851, 29-34 ; Dorvault, Würtz, *Ibid.*, 240. Voir : signatures.

Alkermès (confection d') : voir confection.

Alleluia. Fracastor (1478-1553) la prescrivait dans le typhus et les fièvres véritablement pestilentes. Elle s'opposait à la contagion, car agissant par une double antipathie. Leonhart Fuchs 1501-1566) l'appelait Pain à cocu ou *Panis cuculi, par ce que le cocu* (coucou) *en mange volontiers ou par ce que quand elle commence à sortir de terre, le cocu commence à chanter.* Une floraison inhabituellement abondante de cette plante était annonciatrice de pluies abondantes et d'inondations. L'éventualité inverse annonçait la sécheresse. Fuchs précisait : *Elle porte medecine contre ulceres, playes & fistules, signamment contre celles de la bouche. Elle engarde d'avoir soif, & pour dire en sommaire, elle ha telle vertu que l'ozeille, ou la vinette* : son *tempérament* était donc froid et sec. Dodoens (1517-1585) la disait excellente *à ceux qui ont l'estomach debile et maladieux, car il seche & renforcit l'estomach, & reveille l'appetit.* Bauhin (1560-1624) qui l'appelait *Trifolium acetosum vulgare* recommandait l'eau distillée de toute la plante dans les fièvres chaudes bien que le suc ingéré avec du sucre soit plus efficace. Il soulignait son action rafraîchissante (qui diminuait la température du corps) sur le foie et apaisante sur les brûlures gastriques. Pierre-Jean-Baptiste Chomel (1671-1740) utilisait toute la plante en infusions, destinées à modérer l'agitation du sang, de préférence à l'oseille, dans les fièvres malignes avec délire et menace pour le cerveau. Le *Trifolium acetosum* était identifié à l'*Oxalis Acetosella* L., par Vitet (1738-1809) qui l'indiquait dans le scorbut, les fièvres putrides, ardentes ou inflammatoires. En 1834, François V. Mérat (1780-1851) et Adrien De Lens (1786-1846), dans leur *Dictionnaire universel de matière médicale,* confirmaient sa parenté botanique et thérapeutique avec l'oseille. Connue de Pline (29-79), qui la nommait oxys, l'alleluia ou petite oseille ou surelle ou pain de coucou, fortifiait le cœur, excitait l'appétit, résistait au venin et à la corruption, arrêtait diarrhées et saignements, préservait de la peste et du scorbut. Elle était prescrite dans les inflammations des gencives et de la gorge. Elle était encore utilisée pour combattre les hémorragies, à la fin du XIXème siècle. Fracastor, *Les trois livres,* 271, 280, 281, 293, 297 ; Fuchs Leonhart, *L'histoire des plantes mis en commentaire par Leonart Fuschs medecin tresrenomme et nouvellement traduict de Latin en Françoys avec vraye observation de l'auteur, en telle diligence que pourra temoigner cette œuvre presente,* Lion, 1560, 393 ; Dodoens *Ibid.*, 344 ; Bauhin, *Ibid.*, 625 ; Chomel, Pierre-Jean-Baptiste, *Abrégé de l'histoire des plantes usuelles, contenant leurs différens noms latins, français et vulgaires, leur dose, leurs principales compositions en pharmacie, et la manière de s'en servir,* Paris, 1804, **1**, 394 ; Alexandre, *Ibid.*, 8.

Aloès. On employait le suc, fourni par les feuilles, puis déshydraté par évaporation. Il se présentait alors sous forme de fragments ou de masses irréguliers, brun rouge à brun noir, opaques ou translucides, facilement pulvérisés. Les anciens auteurs en connaissaient trois sortes : le sucotrin, originaire de l'île de Socotora, l'hépatique et le cabalin. En topique, il resserrait, consolidait et détergeait, répondant aux qualités d'un excellent vulnéraire (cicatrisant des plaies). Pris à l'intérieur, non seulement il purgeait, mais encore il était bénéfique pour le cœur, fortifiait l'estomac, ouvrait les hémorroïdes et provoquait les règles. L'aloès, au XVIème siècle, était unanimement reconnu pour ses multiples vertus thérapeutiques : avant tout, c'était un cordial (qui augmentait rapidement la chaleur du corps). Mais il possédait également des qualités alexitères (antipoison), sudorifiques et emménagogues (provoquant les règles). D'une manière générale, tout le monde lui accordait le pouvoir de dessécher et d'échauffer (activité de substances médicamenteuses qui excitaient l'action organique, accéléraient la circulation et augmentaient la chaleur animale). Purgatif doux, il chassait les humeurs excrémenteuses bilieuses ou pituiteuses. Fracastor (1478-1553) l'employait dans la syphilis pour atténuer et couper la matière épaisse, sordide et lourde puis l'évacuer. Selon Matthiole (1500-1577), *il purge l'estomac prins en breuvage avec eau fraiche ou tiède... il restraint les crachements de sang... il guerit la jaunisse... lasche le ventre... il cicatrise les ulcères... il est spécialement bon aux génitoires ulcérés...* Fuchs (1501-1566), qui l'appelait Perroquet, lui attribuait *la vertu de restreindre*, de *concilier, & de moyenner sommeil, de dessecher, espessir les corps, lascher le ventre, & purger l'estomach.* Dodoens (1517-1585) lui attribuait un tempérament chaud presque au deuxième degré et sec jusqu'au troisième. Pierre Pomet (1658-1699) lui reconnaissait des vertus cordiales (qui augmentait rapidement la chaleur du corps), aromatiques, céphaliques et vermifuges et confirmait sa très grande rareté. Le bois d'aloès, cordial et vermifuge, qui était très recherché au XVIIème siècle, car *venant de contrées des Indes peu accessibles et peuplées d'animaux sauvages*, provenait d'arbres résineux d'Extrême-Orient et n'avait rien de commun avec les liliacées du genre *aloe*. Si l'on en croyait Dom Nicolas Alexandre (1654-1728) : *Il est propre pour tuer les vers et les chasser dehors ; il résiste à la corruption étant appliqué extérieurement, il resserre, consolide et déterge ; en un mot c'est un excellent vulnéraire* (cicatrisant des plaies). Vitet (1738-1809) en décrivait surtout les effets indésirables, le jugeant nocif chez les pléthoriques, les bilieux, les femmes enceintes, les *hémoptisiques*, les malades de la poitrine. Il le contre-indiquait formellement dans toutes les maladies inflammatoires, dans les affections douloureuses et convulsives. Néanmoins, il admettait son action fortifiante, à dose faible, sur l'estomac et l'intestin *relâchés par d'abondantes sérosités*, et un certain pouvoir vermifuge. Adolphe Gubler (1821-1879) le prescrivait encore dans trois indications : d'une part comme apéritif (qui ouvrait les pores et les canaux de l'organisme) et stomachique sous forme par exemple de pilules *ante cibum* ou pilules de vie, contenant 10 cg d'aloès, 5 cg d'extrait de quinquina, 2 cg de cannelle, qsp sirop d'absinthe ; d'autre part, comme purgatif, notamment sous la forme de pilules d'Anderson ou pilules écossaises, dosées à 8 cg d'aloès et de gomme gutte, essence d'anis et sucre, 4 cg ; enfin la troisième indication était gynécologique et recherchait l'action emménagogue (qui déclenchait les règles) de l'aloès : on prescrivait alors, entre autres, les pilules de Rufus, 10 cg d'aloès, 5 cg de myrrhe, 25 mg de safran, qsp sirop d'absinthe. Heursel était plus explicite : *l'aloës amer et purgatif congestionne l'utérus, devient ainsi emménagogue et abortif.* Fracastor, *Les trois livres,* 231, 238, 260, 270, 280, 328, 329, 331, 369 notes ; Matthiole, *Ibid.*, 412 ; Fuchs, *Ibid.,* 104 ; Dodoens, *Ibid.,* 239 ; Framboisière, *Ibid.*, 888 ; Alexandre, *Ibid.*, 10 ; Vitet, *Ibid.*, 36 ; Renou, *Ibid.*, 315 ; Pierre Pomet, *Histoire générale des drogues simples et composées*, Paris, 1735, **1**, 116 ; Dom Alexandre, *Ibid.*, 9-10 ; Guibourt, *Ibid.*, **3**, 336-338 ; Gubler, *Ibid.*, 11-12 ; Heursel-Meester V., Delmotte Robert, *Archéologie végétale des simples...*, Ypres, 1912, 21 ; Perrot, *Ibid.*, **1**, 594-603.

Altérants. Les médicaments altérants modifiaient le fonctionnement de l'organisme et changeaient l'état des solides et des liquides, sans vomissements, purgations ou sudation. Ils pouvaient échauffer ou rafraîchir, humecter ou dessécher, amollir ou raffermir, raréfier ou condenser, corroder ou épaissir. Leur finalité était de purifier les humeurs. Le quinquina, le mercure et l'aloès, à faible dose, les antiscorbutiques, en faisaient partie. Robert James (1705-1776) dénombrait quatre classes d'altérants : ceux qui agissaient sur les solides, comme le mercure, le soufre ou l'antimoine ; ceux qui tempéraient les humeurs, comme le lait, la décoction de corne de cerf ou de vipère ; ceux qui incisaient les humeurs, comme l'acore, le cabaret ou l'iris de Florence ; ceux qui amollissaient et adoucissaient, comme la guimauve, la réglisse ou le safran. James, *Ibid.*, **4**, 847-855 ; Mérat, de Lens, *Ibid.*, **1**, 202.

Aluine : voir absinthe.

Alun. L'alun était connu depuis l'Antiquité. On le trouvait à l'état naturel au voisinage des volcans. Fracastor (1478-1553) l'ordonnait au début des maladies putrides et dans la syphilis pour traiter les ulcérations buccales. Selon Matthiole (1500-1577), *presque toutes les especes d'alum se trouvent en Egypte, & en mesmes mines.* Ce même auteur signalait des gisements en Macédoine, en Sardaigne, en Arménie, en Afrique, *& plusieurs autres regions, comm'on trouve en plusieurs lieux la terre rouge.* Ses propriétés astringentes (qui provoquaient une rétraction au niveau des parties au contact et ralentissaient ou arrêtaient les évacuations), échauffantes (qui excitaient l'action organique, accéléraient la circulation et augmentaient la chaleur animale) et détergentes (qui enlevaient les matières visqueuses ou putrides

des surfaces auxquelles elles adhéraient : synonyme d'abstersives), le prédestinaient au traitement des ulcères pourris, des flux de sang, des gingivites. Associé au miel et au vinaigre, il soignait les parodontites ; associé au miel seul, on le prescrivait pour les ulcères buccaux, les bubons. On l'appliquait aux excroissances de chair de la cavité buccale, des oreilles et des organes génitaux. L'alun de potassium, le plus répandu, était utilisé à l'extérieur pour cicatriser les ulcères, faire disparaître les démangeaisons. Il entrait dans la composition des gargarismes, des collutoires. Hippocrate (-460?/-377?) l'employait dans les maladies des gencives. Pris à l'intérieur, il était utile dans les hémorragies, les diarrhées, les gonorrhées. On utilisait encore le sulfate d'alumine et de potasse, peu avant 1900, à l'intérieur et à l'extérieur, dans les diarrhées, les hémorragies, la coqueluche, les aphtes et les angines. J.-L. Jourdan (1788-1848) le citait dans sa pharmacopée comme adjuvant au traitement de la gonorrhée et pour l'hémoptysie légère, mêlé à la teinture de cannelle ou au sirop de coquelicot. L'alun de potassium, le plus répandu, était utilisé à l'extérieur pour cicatriser les ulcères, faire disparaître les démangeaisons. Il entrait dans la composition des gargarismes, des collutoires. Hippocrate (-460?/-377?) l'employait dans les maladies des gencives. Pris à l'intérieur, il était utile dans les hémorragies, les diarrhées, les gonorrhées. On utilisait encore le sulfate d'alumine et de potasse, peu avant 1900, à l'intérieur et à l'extérieur, dans les diarrhées, les hémorragies, la coqueluche, les aphtes et les angines. Fracastor, *Les trois livres*, 236, 237, 325, 348, 354, 368 notes ; Matthiole, *Ibid.*, 760 ; Renou, *Ibid.*, 501-502 ; Mérat, de Lens, *Ibid.*, **1**, 207-209 ; Jourdan A. J. L., *Pharmacopée universelle ou conspectus des pharmacopées*..., Paris, 1828, **1**, 103 ; Dorvault, Würtz, *Ibid.*, 906.

Alysson. L'Alyssa ou Alysson, *Alysson Dioscoridis, Alyssum maritimum, Alyssum clipeatum, Alysum L.*, alysse odorant, arabette, corbeille d'or ou d'argent selon la couleur des fleurs, était une plante crucifère à étamines qu'on trouvait en Europe, en Afrique et en Asie occidentale. Ses fleurs jaunes ou blanches étaient en grappes, ses feuilles alternes étaient duveteuses. Fracastor (1478-1553) le préconisait contre la rage sans être certain de l'avoir bien identifié. Matthiole (1500-1577), ajoutait que *pendue es maisons est salutaire, & sert de contrecharme aux homes & aux bestes. Liée dedans un linge purpuree chasse toutes maladies des bestes*. Dodoens (1517-1585) rappelait que certains auteurs modernes le désignaient comme *Lunaria major,* le classaient parmi les plantes de *tempérament* desséchant (qui desséchait les ulcères en absorbant le pus ou en arrêtant sa sécrétion) et affirmaient que bu ou flairé il faisait cesser le hoquet, qu'il guérissait la rage, que suspendu dans le logis, il protégeait gens et bêtes de toute sorcellerie, ce que Matthiole nous avait déjà enseigné ! Bauhin (1560-1624), en accord avec Dodoens, reconnaissait à l'alysson des propriétés modérément asséchantes. Néanmoins, il convenait de son action digestive (qui désagrégeait et dispersait les matières stagnant dans les tissus) et abstersive (qui enlevait les sécrétions à la surface des tissus lésés). Sa décoction bue arrêtait les sanglots (hoquets, du latin *singultus*) en l'absence de fièvre, cette propriété se retrouvant en humant la plante ou en la portant dans la main, ou bien encore en mélangeant son broyat aux aliments. Il le préconisait dans les morsures de chiens enragés. Schröder (1600-1664) le comparait au marrube et confirmait sa spécificité pour traiter la rage. Fracastor, *Les trois livres,* 316 ; Matthiole, *Ibid.* IIIème livre, 478 ; Dodoens, *Ibid.*, 81 ; Bauhin, *Ibid.*, 124 ; Schröder J., *La pharmacopée raisonnée de Schröder commentée par Michel Ettmuller,* Lyon, 1698, **1**, 36 ; *Lémery*, *Dictionnaire universel*... 29 ; Dechambre, *Ibid.*, S1, **3**, 467 ; Heursel-De Meester V., Delmotte Robert, *Ibid.,* 25.

Amandes. Les fruits de l'*Amygdalus communis* L., le *Prunus amygdalus* (L.) Stokes, étaient l'amande douce, *Amygdalae dulces* et l'amande amère, *Amygdalae amara,* très proches au point de vue botanique. Mais leurs indications étaient différentes. L'amande douce, amollissante, apéritive, pectorale, restaurante, modérément chaude, était employée chez l'enfant comme antitussif et fluidifiant bronchique. L'huile d'amande douce avait la réputation d'atténuer l'irritation et de faciliter le passage des humeurs et leur expulsion : on l'administrait dans les douleurs néphrétiques et la constipation. En revanche, l'amande amère, détersive et apéritive, était censée empêcher l'ivresse et atténuer les céphalées, appliquée sur le front. Dodoens (1517-1587) écrivait : *Les amandes ont le temperament asses chaud, signamment les amers, lesquelles non seulement sont chaudes, mais aussi seches abstersives & incisives.* Elles levaient les obstructions des poumons, du foie, de la rate, des reins. Prise avec de la térébenthine, elle était indiquée dans l'essoufflement, la toux, les ulcères du poumon. Prise avec de l'amidon, elles l'étaient dans l'hémoptysie. Prise avec du vin doux, les amandes amères étaient diurétiques, traitaient les dysuries et les lithiases urinaires. En application locale, les amandes étaient indiquées contre les ulcères malins, *rongeant* et les morsures de chien enragés. Renou (1568-1620) insistait sur l'activité tempérante (calmant léger modérant l'activité excessive de la circulation) et mondifiante des amandes sur les parties intérieures du corps et de la poitrine. Vitet (1738-1809) doutait de l'action anthelminthique de l'amande amère et remettait en cause leur efficacité dans les fièvres violentes et inflammatoires, la phtisie, le marasme. En revanche, il confirmait leur activité anaphrodisiaque, leur action sur la blennorragie, la toux essentielle ou convulsive, la soif. Le Dorvault de 1898 leur attribuait des vertus ténifuges et vermifuges, prise à l'intérieur, et les recommandait comme antiprurigineux sur les dartres et les lésions de la variole, en application locale. Dodoens, *Ibid.*, 498 ; Renou, *Ibid. 1637*, 351 ; Vitet, *Ibid.*, 372 ; Dom Alexandre, *Ibid.*, 11 ; Quincy, *Pharmacopée universelle* *raisonnée où l'on trouve les critiques des principales préparations...*, Paris, 1749, 202 ; Dorvault, Würtz, *Ibid.*, 243.

Ambre blanc. Matthiole (1500-1577) lui prêtait une surprenante propriété : *Il a cette vertu merveilleuse de faire connoistre si une femme est pucelle ou non. Car si on en baille à boire à jeun avec du vin, la femme depucellee sera incontinent contrainte de pisser.* Selon Lémery (1645-1715) : *On trouve quelquefois chez les droguistes un ambre blanc qui diffère de l'ambre gris, non seulement en couleur, mais en ce qu'il est moins fort ; il sert pour les mêmes usages.* Pierre Pomet (1658-1699) le vendait à ses clients fortunés qui le prenaient dans du bouillon comme cordial et remontant. Il s'agissait peut-être de blanc de baleine ou d'écume de mer. Lémery, *Dictionnaire univ.*, 31 ; Pomet, *Ibid.*, **2**, 175 ; Mérat, de Lens, *Ibid.*, **1**, 224.

Ambre gris, *Ambra grisea ou cineritia*. Peu de substances auront suscité plus d'hypothèses sur leur nature et leur origine exactes. Averroes (1126-1198) pensait que l'ambre surgissait de sources marines, comme le naphte en Babylonie. Léonhart Fuchs (1501-1566) le croyait composé d'un mélange d'aloès, de storax, de ladanum et de civette. D'autres y voyaient un excrément de monstres marins et certains le comparaient à du guano. On savait, dès la fin du XVIIème siècle, qu'il s'agissait d'une concrétion de l'intestin de certains cétacés, comme le cachalot, grand consommateur de poulpes. Selon Jean de Renou (1568-1620), *il a la vertu d'échauffer, de résoudre et de fortifier les parties nobles et notamment le cœur et le cerveau ; il répare grandement les esprits vitaux et les forces corporelles, il réjouit l'esprit et guérit la défaillance et la palpitation du cœur.* Lémery (1645-1715) partageait cette opinion et lui attribuait d'autres qualités : *Il excite la joie, il provoque la semence, il resiste au venin...* Vitet (1738-1809) lui déniait toute action thérapeutique, notamment dans les convulsions des enfants. Plus employé en parfumerie qu'en pharmacie, l'ambre était encore apprécié, à la fin du XIXème siècle, comme aphrodisiaque et stomachique. Bauderon, *Ibid.*, 158 ; Renou, *Ibid.*, 507-508 ; Lémery, *Ibid.*, 30 ; Vitet, *Ibid.*, 528 ; James, *Ibid.*, **1**, 977-981 ; Dorvault, Würtz, *Ibid.*, 244.

Ambre jaune. L'ambre jaune, carabe ou karabe, *Succinum electrum*, succin, était cette résine fossile qui, pour Dioscoride (1er siècle), provenait soit de l'urine du lynx, soit des larmes du peuplier noir. Pline 23-79) prétendait qu'il s'agissait des larmes des oiseaux maléagrides (pintades blanches), pleurant Méléagre, fils d'Enée[15]. On le faisait porter en collier au cou des enfants pour faciliter la venue des dents et prévenir les convulsions. En réalité, ces colliers empêchaient l'intertrigo des plis du cou (Gubler). Pulvérisé et réduit en poudre, on le donnait comme astringent (qui provoquait une rétraction au

[15] Pline, *Ibid.*, **1**, XI.

niveau des parties qu'il touchait et de ralentir ou d'arrêter les évacuations), diurétique et aphrodisiaque. *Il convient aux catarrhes, à l'apoplexie, épilepsie, léthargie, au vertige, aux flux de ventre, flux de sang, il résiste aux venins.* Fracastor l'utilisait comme antidote au début des infections au même titre que le musc, le mithridate, la thériaque ou les trochisques de vipère. Matthiole (1500-1577) recommandait les trochisques d'ambre dans les hémoptysies, les toux rebelles, *et à ceux qui commencent être phtisics, à ceux qui gettent hors de la poitrine grande pourriture...* En 1842, Alexandre Gérard (1776-1858), ancien médecin de la Grande Armée installé à Etain, décrivait le cas d'une jeune femme guérie d'une maladie convulsive en portant, en permanence, un collier d'ambre jaune. Ce praticien attribuait la guérison à un champ magnétique agissant sur le système nerveux. Armand Trousseau (1801-1867) abondait dans son sens et relatait une observation identique concernant une de ses malades. Cette croyance persistait encore à la fin du XIXème. Gubler (1821-1879) rappelait qu'autrefois on le donnait en poudre à la dose de 50 cg jusqu'à 4 g comme antispasmodique, anticatarrhal et emménagogue. Fracastor, *Les trois livres,* 240 ; Matthiole, *Commentaires,* 111 ; Alexandre, *Ibid.*, 12 ; Lémery, *Dictionnaire univ.*, 399 ; Mérat, de Lens, *Ibid.*, **6**, 576-579 ; A. Gérard, *Observation et expériences sur la vertu de l'ambre jaune dans une maladie nerveuse de forme convulsive*, Jour. des Conn. Médico-Chir., **9**, *1*, 14-17 ; Gubler, *Ibid.*, 337.

Amidon. L'amidon était utilisé comme pectoral, comme adoucissant dans la rhinite et comme hémostatique dans les crachements de sang. L'*amydon* ou *amylun*, pour Matthiole (1500-1577), n'avait pas d'utilisation en médecine. Son utilisation s'était perpétuée et le XIXème siècle l'employait comme émollient, en clystères, en bains, en cataplasmes, dans les maladies intestinales inflammatoires et dans certaines dermatoses prurigineuses. Dom Alexandre, *Ibid.*, 13 ; Dorvault, Würtz, *Ibid.*, 244-245.

Ammoniaque. Le sel ammoniac des Anciens, selon le Mérat et De Lens, aurait été du sel gemme. Dom Nicolas Alexandre (1654-1728) ne s'intéressait qu'à l'ammoniaque saline. Il affirmait qu'autrefois, on la tirait de l'urine des chameaux ou d'autres animaux, et donnait la recette pour la fabriquer : cinq parties d'urine, une partie de sel marin, une demie-partie de suie de cheminée, cuits ensemble puis sublimés pour en extraire le sel d'ammoniaque. Il le prescrivait comme sudorifique, apéritif (qui ouvrait les pores et les canaux de l'organisme) et le considérait comme actif contre la gangrène. Selon Pierre Pomet (1658-1699), *il est apéritif, sudorifique, résiste à la corruption et à la gangrène ; on l'ordonne dans les fièvres quartes, pris intérieurement, le soir de l'intermission, ou avant l'accès.* Il entrait dans la composition de l'eau bleue des oculistes, pour ôter les taches des yeux. On utilisait encore au XIXème siècle une potion diaphorétique (qui faisait transpirer) composée de sous carbonate d'ammoniaque, de suc de citron, de sucre et d'eau de menthe (Jourdan). L'origine commune attribuée à l'époque à la gomme ammoniaque et au sel ammoniac, le temple d'Ammon en Libye, était certainement due à une confusion de nom. Du reste Fracastor (1483-1553) et Matthiole (1500-1577) ne parlaient que de la gomme ammoniaque, suc d'un certain arbrisseau, l'*Agasyllis*. Ce *jus* possédait des vertus amollissantes, attractives (remèdes vésicants ou suppuratifs, qui provoquaient une irritation attirant les fluides là où ils avaient été appliqués), échauffantes (substances médicamenteuses qui excitaient l'action organique, accéléraient la circulation et augmentaient la chaleur animale), eupnéisantes et résolutives (qui faisaient disparaître les engorgements). En onctions, mêlé à du *vinaigre, il faisait fondre les duretés du foie, & de la ratelle (rate) : incorporé avec miel ou poix resout les nœuds qui survienent aux jointures. Il est bon d'en oindre les sciatiques, & les membres lassés avec nitre, & huile cyprin.* De Meuve (circa 1677), en 1678, consacrait un article de son *Dictionnaire pharmaceutique* à cette gomme recueillie d'un arbre nommé, selon Pline, *Metopium*, près du sanctuaire de Jupiter Ammon, en Egypte. Il la considérait comme chaude et sèche, appropriée en topique au traitement des écrouelles. Prise par voie buccale, ses qualités apéritives (qui ouvraient les pores et les canaux de l'organisme) en faisaient le remède miracle pour dissiper les obstructions les plus tenaces. Fracastor, *Les trois livres*, 329, 353 ; Matthiole, *Ibid.*, 474 ; De Meuve, *Ibid.*, 34 ; Pomet, *Histoire générale des drogues*, Paris, 1735, **2**, 129 ; Dom Alexandre, *Ibid.*, 658 ; Jourdan, *Ibid.*, **1**, 149 Mérat, de Lens, *Ibid.*, **1**, 245-246.

Amomon. C'était la graine de paradis, *Amomum granum paradisi* L., confondue jadis avec la grande cardamome, *Cardamomum longum*. On la dénommait également maniguette, poivre de Guinée. Ses indications étaient identiques à celles de la cardamome. Comme elle, elle facilitait la digestion et dissipait les gaz intestinaux. On l'employait comme expectorant en la mâchant. Sinon, elle était censée raréfier les humeurs grossières, chasser les vents, fortifier le cerveau et l'estomac, exciter la sécrétion des urines. Appliquée sur le front, elle calmait les maux de tête, murissait et résolvait les inflammations. En pessaire, elle traitait les maladies de la matrice. Associé à une multitude de composants végétaux mêlés à du miel, à de l'oxymel, à du sirop d'origan, Fracastor (1478-1553) recommandait l'amomon comme substance susceptible, par sa chaleur, d'atténuer puis de couper la matière *épaisse, sordide et lourde* qui caractérisait la rage. Dodoens (1517-1585) jugeait la cardamome chaude et sèche au second degré. Il la prescrivait dans l'épilepsie, la sciatique, la toux, la paralysie, les convulsions, les ruptures internes, les douleurs abdominales, les vers plats. Avec du vin, elle était diurétique et aussi pouvait être *utile à gens qui ne peuvent pisser sinon goute à goute, & contre douleurs des rognons : & si on la boit avec l'écorce de la racine du laurier, elle rompt la pierre & la pousse hors.* Il existait trois autres espèces de cardamomes dans les officines : la petite ou cardamome de

Malabar, fruit de l'*Elettaria cardamomum* ; la moyenne ; la grande ou cardamome de Ceylan, produite par *l'Elettaria major.* Aromates appréciés en Orient, elles avaient toutes les mêmes indications thérapeutiques. Pierre-Jean-Baptiste Chomel (1671-1740) parlait de l'*Amomum cardamomum* L., proche de la maniguette, possédant les mêmes vertus thérapeutiques, les deux plantes étant souvent utilisées indifféremment. Alexitère, tonicardiaque, on la donnait pour *ranimer un sang trop ralenti,* et... *réparer les esprits dissipés*, à la dose d'une dragme (3,6g) de poudre infusée dans du vin blanc. J.-L. Jourdan (1788-1848) la citait comme une graine excitante et diurétique. Pour Adolphe Gubler (1821-1879), en 1868, la graine de paradis était un stimulant à usage vétérinaire et un additif industriel employé dans la confection de la bière, du vin, du vinaigre et des alcools, pour en renforcer la saveur. Fracastor, *Les trois livres*, 328 ; Matthiole, *Ibid.,* 42 ; Chomel, *Ibid.,* **1**, 406 ; Jourdan, *Ibid.*, **1**, 150 ; Dodoens, *Ibid.*, 572-573 ; R. Dom Alexandre, *Ibid.*, 251-252 ; Mérat, de Lens, *Ibid.*, **1**, 257, 308 et **5**, 199 ; Dorvault, Würtz, *Ibid.*, 332.

Amulette. Les amulettes, ou *amuleta, sont des remèdes qu'on porte pendus au col ou attachés au poignet, pour guérir la fièvre, ou pour résister aux venins ; ils agissent par leurs parties volatiles qui, étant chauffées, pénètrent les pores jusque dans les humeurs, où elles apportent diverses altérations par les fermentations qu'elles y excitent.* Lémery, *Pharmacopée universelle*, Paris, 1763, **1**, 12.

Anacarde. Les anacardes, ou anacardys, ou fèves de Malac, *fructus semecarpi*, provenaient d'une Thérébinthacée originaire de l'Inde, le *Semecarpus anacardium* L.F. ou *Anacardium officinarum* Gaertn. *Les anacardes sont chauds & secs au tiers degré*, disait Matthiole (1500-1577) qui les recommandait pour *restorer les sens corrompus, pour reparer la memoire*, ajoutant : *ils servent grandement aux maladies des nerfs, & du cerveau venues de froideur.* Il mettait en garde contre leurs effets indésirables, car ils brûlaient le sang et ulcéraient les téguments. Nicolas Lémery (1645-1715) les recommandait pour éliminer la pituite et, en décoction, pour stimuler le cerveau et améliorer la mémoire. Louis Vitet (1738-1809) signalait l'utilisation du suc contenu entre les enveloppes du fruit, comme cathérétique pour déterger les plaies ou détruire les condylomes, mais faisait remarquer que l'*observation n'a rien établi de certain sur les vertus de ce médicament.* Julien Joseph Virey (1775-1845), beaucoup plus confiant que son prédécesseur, admettait l'opinion de Lémery concernant l'atténuation des humeurs, la stimulation des organes sensoriels et de la mémoire. Le suc, selon lui, était applicable sur les dartres et les écrouelles. Adolphe Gubler (1821-1879) confirmait cette action caustique qui en faisait l'égal du nitrate d'argent pour aviver les plaies, pour détruire les bourgeons charnus et les végétations tissulaires. Il attribuait des propriétés vermifuges à l'huile de la fève de Malac. Matthiole, *Ibid.*, 185 ; Lémery, *Dictionnaire univ.*, 36 ; Vitet, *Ibid.*, 224 ; Virey, *Ibid.*, 288 ; Mérat, de Lens, *Ibid.*, **1**, 274-275 ; Gubler, *Ibid.*, 16 ; Dorvault, Würtz, *Ibid.*, 191.

Anagallis. Le mouron à fleurs bleues ou mouron femelle, *Anagallis foemina* Dod. ou *Anagallis coerulea* Schreb., était connu de Dioscoride (1er siècle) qui le recommandait contre le venin de vipère, les douleurs, l'inflammation, la pituite, les odontalgies, les taies et les ulcères cornéens, la berlue (mouches volantes, scotomes), les affections rénales ou hépatiques chroniques. Rufus d'Ephèse (2ème siècle) le prescrivait dans la rage. Il avait la réputation de déterger les ulcérations chroniques. *Il y a deux sortes de mourons*, écrivait Matthiole (1500-1577), *qui ne sont differentes que de fleurs. Celui qui a la fleur bleuë est appelé femelle, celui qui l'a rouge, masle*. Il utilisait indifféremment l'un ou l'autre pour le traitement des inflammations, des plaies par flèches ou par dards dont il facilitait l'extraction, des ulcères rongeants, des maladies pituiteuses du cerveau, en gargarisme, les morsures de vipères, mêlés à du miel. Leonhart Fuchs (1501-1566), qui définissait le tempérament du mouron comme chaud, sec, détersif, l'utilisait dans les blessures et le recommandait aux femmes pour nettoyer et éclaircir la peau du visage. L'activité antalgique était commune aux deux mourons tout comme leur activité anti-inflammatoire, et cicatrisante et apaisante sur les ulcères malins et extensifs. Il indiquait de nombreuses applications thérapeutiques du mouron en ophtalmologie comme dans les ulcères ou les abcès. Bu avec du vin, son jus guérissait les morsures de vipère, les vices des reins ou du foie. Il résumait ainsi les pouvoirs thérapeutiques des mourons : *Et pour dire tout en brief, elles hont vertu de dessecher sans faire aucunement cuyre, sans mordication ne douleur, parquoy elles sont bonnes pour soulder les playes récentes, pour ayder & mitiguer & nettoyer les vieilles*. Nicolas Lémery (1645-1715) disait du mouron que, donné à l'intérieur ou appliqué à l'extérieur, il était détersif, vulnéraire et conseillé contre les morsures de chiens enragés. Encore que le mouron rouge fût dénommé mouron mâle, il s'agissait, dans les deux cas, de *l'Anagallis arvensis* L., variétés d'une seule et même plante. Mais, comme il existe un mouron bleu, *Anagallis foemina* Miller, les anciens auteurs utilisaient les deux variétés à des fins thérapeutiques différentes. Néanmoins on disait du mouron bleu qu'il réduisait les prolapsus rectaux alors que le rouge les provoquait… Le XIXème siècle, notamment après des études de M. J. B. Orfila (1787-1853) démontrant sa toxicité, ne l'utilisait plus comme sédatif et adoucissant et ne croyait guère à ses vertus curatives dans la phtisie pulmonaire, l'hydropisie ou la manie. Matthiole, *Ibid.*, 378, 379 ; Dodoens, *Ibid.*, 399 ; Fuchs, *Ibid.*, VI, 15-17 ; Lémery, *Dictionnaire univ.*, 36-37 ; Orfila, *Traité des poisons*, Paris, 1815, **2**, partie 1, 275-276 ; Mérat, de Lens, *Ibid.*, **1**, 276-277 ; Dechambre, *Ibid.*, S1, **4**, 57-59.

Analepticum. L'électuaire analeptique de Fernel était une poudre renfermant des santaux blancs et rouges, de la réglisse, de la cannelle, du girofle, des semences de coing, de la mauve, de la viole, du pavot, de la laitue, du pourpier, de la chicorée et des roses, auxquels on ajoutait de la gomme, de l'amidon, du spodium, de la pulpe de sebeste, des pénides séchés, des amandes, des pistaches et des pignons, de la graine de coton et les quatre semences froides (semences froides majeures : calebasse, pastèque, melon et concombre ; semences froides mineures : chicorée, endive, laitue et pourpier). On l'administrait mêlée à du sirop violat ou, tout simplement, à quatre ou six fois son volume de sucre. Ce reconstituant rendait leurs forces aux personnes victimes d'une longue maladie ou de *quelque évacuation immodérée que ce soit*, combattait les syncopes, les défaillances cardiaques et les douleurs gastriques. De Meuve, au XVIIème siècle, distinguait les analeptiques, qui rendaient au corps toute sa vigueur, des restauratifs, qui rétablissaient les forces abattues et languissantes. Bauderon *Ibid.*, 195-196 ; De Meuve, *Ibid.*, 39 ; Lémery, *Pharmacopée univ.*, **1**, 404.

Andropogon : voir schoenanthe.

Androsemum. Cette plante, appelée toute-bonne, *Androsemum officinale* All. ou *Hypericum androsaemum* L., qui appartient aux millepertuis, donnait des fruits purgatifs, et des feuilles vulnéraires, qu'on appliquait sur les brûlures et les plaies hémorragiques. Par voie orale, la plante entière guérissait la rage. *Il eschauffe & desseche* disait Fuchs (1501-1566) qui prescrivait l'Androsemum à l'intérieur pour chasser les excréments bilieux et *mélancholiques* de l'organisme, et, à l'extérieur, comme anti goutteux, hémostatique et cicatrisant des brûlures. Dodoens (1517-1587) l'appelait *Toute bonne*, *Chrysolachanon* ou *Aureum olus*, en raison de ses qualités médicinales. Sèche et abstersive, *prinse en viande* (aliment) *ou potage, amollit le ventre & faict aller à selle... verde pilée, mondifie les vieux ulcères, & guerit playes freches appliquée dessus & tue & faict sortir les vers engendrez en iceux.* Bauhin (1560-1624) le disait sec au deuxième degré et discernait l'action purgative des graines de celle abstersive et siccative des feuilles. Jean de Renou (1568-1620) l'appréciait dans toutes ces indications, mais aussi pour traiter la sciatique et, en ce qui concerne les graines, pour purger *très bien par le bas, les humeurs bilieuses.* Nicolas Lémery (1645-1715) l'employait par voie locale ou orale, non seulement dans les mêmes indications, mais encore pour traiter les lithiases urinaires, pour vermifuger et *pour résister à la malignité.* On ne l'utilisait plus guère au XIXème siècle, sauf dans certaines campagnes, comme hémostatique et sur les brûlures. La plante, disait le Dorvault, était appliquée sur les plaies, et les fruits utilisés comme purgatifs. Fuchs, *Ibid.*, XXV, 57 ; Dodoens, *Ibid.*, 385-

386 ; Bauhin, *Ibid.*, 511-512 ; Renou, *Ibid.*, 369 ; Lémery, *Dictionnaire univ.*, 40-41 ; Mérat, de Lens, *Ibid.*, **1**, 291-292 ; Dorvault, Würtz, *Ibid.*, 247.

Anémone. Les anémones médicinales comprenaient l'anémone pulsatille, *Anemone pulsatilla* L., ou coquelourde, aux fleurs pourpres-violacées ; l'anémone des prés, *A. pratensis* L., aux fleurs plus petites et plus foncées ; l'anémone des bois, *A. nemorosa* L. ou sylvie ; l'anémone hépatique, *A. hepatica* L., aux fleurs de couleur bleue. Voisines botaniquement, elles partageaient les mêmes propriétés médicales. Dodoens (1517-1587) recommandait de prendre *deux drachmes* (7 g) *de cette racine encore fresche, bouillie en vin ou en eau avec un peu de semence d'anis ou de fenouil, & quelque petit de gingembre, puis beues, pousse hors par bas & purgent la phlegme lente & visqueuse : Parquoy la mesme racine est bonne contre toutes maladies causées de phlegme visqueuse.* Nicolas Lémery (1645-1715) considérait les anémones comme *détersives, apéritives, incisives, vulnéraires, dessicatives.* Haller (1708-1777) déconseillait l'eau distillée des fleurs et des feuilles pour les affections des poumons en raison de son action vomitive et signalait un cas d'intoxication mortelle par la pulsatille. Anton Störck (1731-1803) recommandait l'extrait de coquelourde, *Anemona pulsatilla* L., par voie interne, contre l'amaurose, la cataracte, les taies cornéennes, les paralysies, les maladies vénériennes, et les dartres. Toutes vénéneuses à l'état frais, elles étaient utilisées essentiellement à l'extérieur, comme topiques dans les maladies cutanées et pour le traitement des teignes du cuir chevelu, en collyre pour les ulcères oculaires, en instillation nasale comme errhines (se dit des médicaments qu'on introduit dans les narines). Antonin Bossu (1809-1897), en 1862, conseillait de limiter leur emploi à l'usage externe, *l'usage interne de ces plantes offrant de grands dangers*. Dodoens, *Ibid.*, 150 ; Lémery, *Traité univer.*, 41 ; Haller, *Ibid.*, 81 ; Mérat, de Lens, *Ibid.*, **1**, 292 ; Gubler, Ibid., 17 ; Dorvault, Würtz, *Ibid.*, 247.

Aneth. L'aneth ou anet, *Anethum graveolens* L., était recommandé comme somnifère par Galien. On le prescrivait contre le hoquet, les vomissements et les spasmes intestinaux. Dodoens (1517-1587) le jugeait chaud au troisième degré et sec au second. Il lui attribuait des vertus galactogènes, carminatives, sédatives dans les suffocations de matrice et dans le hoquet. La graine brûlée cautérisait les condylomes et les cendres de l'herbe guérissaient les ulcérations des organes génitaux. Enfin, cuit dans l'huile, l'aneth murissait les tumeurs crues, avait une action antalgique et aphrodisiaque. Pour Vitet (1738-1809), les graines d'aneth étaient échauffantes, constipantes, et modérément diurétiques. En revanche, il ne croyait guère à leur action assoupissante ou carminative ou calmante du hoquet, des cardialgies et de la passion iliaque (crise d'appendicite). Les graines, carminatives, recommandées dans les coliques venteuses, étaient encore utilisées, à la fin du XIXème siècle, comme stomachique. Dodoens, *Ibid.*, 190 ; Lewis W., *Ibid.*, **1**, 207 ; Vitet, *Ibid.*, 499 ; Mérat, de Lens, *Ibid.*, **1**, 295 ; Dorvault, Würtz, *Ibid.*, 248.

Angélique. L'angélique, *Angelica archangelica* L., était apéritive, atténuante (qui diluait les humeurs épaisses), digérante (qui fluidifiait les humeurs superflues, causes des maladies). Elle protégeait des poisons, des venins, de la contagion et de la peste. Elle donnait, par incision de sa racine, un suc résineux. Voici quelques réflexions inspirées à Matthiole (1500-1577) par la racine d'angélique *: Elle est chaude & dessicative au second degré complet, ou au commencement du tiers. Parquoi elle est aperitive, attenuative &, resolutive. Elle est singuliere contre les poisons : par ainsi prinse en breuvage, ou machee souvent contregarde de la peste. Prinse seule, digere les humeurs phlegmatiques, & visqueuses. Autant en fait la decoction de la racine, laquelle tost gueri la toux prinse de froid : car elle fait fort cracher & getter hors le phlegme gros & visqueux. Cette mesme decoction prinse en vin ou eau guerit les ulceres des membres inférieurs, dissout le sang caillé, & fortifie l'estomac. La racine mise en poudre est souveraine aux défaillances de cœur, & autres passions d'icelui. Ell'est singulière contre les morsures des bestes enragées, & venimeuses, appliquee dessus avec de la rue, ou prinse par la bouche. D'ou vient que plusieurs modernes l'emploient en leurs contrepoisons, & preservatifs. On baille une demie drachme de la racine avec une drachme de Theriaque avec l'eau distillee d'icelle mesme, à ceux qui ont la peste*... Louis Vitet (1738-1809), à Dieu ne plaise, attribuait à l'angélique de multiples qualités : tonicardiaque, sialagogue (provoquant la salivation), eupeptique (facilitant la digestion), carminative (dissipant les gaz intestinaux), tussiplégique (calmant la toux), eupnéisante (facilitant la respiration), fortifiante, elle ranimait les forces vitales, surtout sous forme d'eau distillée, à forte dose. Armand Trousseau (1801-1867) et Hermann Pidoux (1808-1882) la préféraient à l'anis comme tonifiant, dans les maladies muqueuses et les fièvres catarrhales ; ils lui attribuaient également une activité sudorifique et alexitère (contrepoison). En 1898, elle était mentionnée comme stomachique dans le Dorvault, qui rappelait l'usage de sa tige confite en confiserie et l'emploi de sa graine, avec celle de l'anis, de la coriandre et du fenouil, dans le Vespetro, liqueur d'eau-de-vie sucrée, aux propriétés carminatives. Matthiole, *Ibid.*, 641 ; Renou, *Ibid.*, 330 ; Vitet, *Ibid.*, 493 ; Armand Trousseau, Pidoux, Ibid., **2**, 425-426 ; Dorvault, Würtz, *Ibid.*, 248, 1266.

Anis. L'anis, l'ancien *Anisum officinale, Pimpinella anisum* L., était une des quatre semences chaudes majeures avec le carvi, le cumin, le fenouil. Il partageait avec elles des qualités carminatives (qui chassaient les gaz du tube digestif). Selon Dioscoride (1er siècle) la graine d'anis stimulait la diurèse, la lactation et le désir amoureux. Chaud et sec au troisième degré, tel était le *temperament* de l'anis d'après Fuchs (1501-1566). Il vantait sa propriété eupnéisante, sa faculté de rafraîchir l'haleine, son effet antalgique, sa vertu diurétique bénéfique aux hydropiques, son action galactogène, son pouvoir aphrodisiaque. Vitet (1738-1809) devait reprendre ces indications deux siècles plus tard à l'exception de l'activité diurétique ou aphrodisiaque et en ajoutant une prescription dans les ophtalmies et dans la cataracte prise au début. L'anis restera, comme le fenouil, la référence dans le traitement des dyspepsies, jusqu'à la fin du XIXème siècle, où elle était encore prescrite comme excitant et eupeptique (facilitant la digestion). Ainsi, Gubler (1821-1879) le conseillait pour stimuler la digestion, pour expulser les gaz, pour activer la sécrétion lactée ou réduire la purulence de l'expectoration. Fuchs, *Ibid.*, XIX, 45 ; Vitet, *Ibid.*, 497-498 ; Dom Alexandre, *Ibid.*, 15, 217 ; Bossu, *Ibid.*, **2**, 91-92 ; Gubler, *Ibid.*, 20 ; Dorvault, Würtz, *Ibid.*, 248-249.

Antidote de Matthiole : Voir Avant-propos. Matthiole, *Ibid.*, 797.

Antimoine. L'antimoine, ou *stibium*, était déjà mentionné, avec d'autres substances minérales, par Dioscoride (1er siècle). Ses minerais et ses composés étaient connus depuis longtemps, mais il aurait été décrit pour la première fois par Basile Valentin (?-?) au XVème siècle. Le chlorure d'antimoine ou poudre d'Algaroth, du nom du médecin de Vérone, Victor Algarotto (?-?) qui l'inventa au XVIème siècle, était utilisé comme purgatif et vomitif. Matthiole (1500-1577) tenait l'antimoine en haute estime. Il agissait favorablement sur les maladies procédant de l'humeur *mélancholique,* disait-il. On le prescrivait donc chez les malades affaiblis par une longue fièvre, aux asthmatiques, aux épileptiques, aux léthargiques, aux paralysés. En résumé, pour Matthiole, l'antimoine, véritable *Main de Dieu, purge les corps humains de tous excremens*. Néanmoins, un décret du Parlement de Paris, en 1566, en interdit l'usage qui ne fut rétabli qu'un siècle plus tard. Longtemps, l'antimoine métallique fut utilisé comme purgatif, sous forme de petites sphères qu'on avalait. Comme elles étaient récupérables, on les avait baptisées pilules perpétuelles et elles faisaient partie du patrimoine familial. Schröder (1600-1664) n'était pas moins élogieux : *Ce mineral... a mille proprietés, excellentes, il altere, il purge par haut & par bas, & il produit une infinité de bons effets, en un mot, c'est un remede qu'on ne saurait assez loüer.* Et d'énumérer l'action astrictive, dessicative, nécrosante, cicatrisante, mondifiante, dudit antimoine, sans parler de ses vertus curatives dans les maladies des yeux. Vitet (1738-1809) ne dénombrait pas moins de vingt et une spécialités à base d'antimoine toutes classées dans les vomitifs : l'antimoine macéré dans du vin ; la régule d'antimoine composée de crème de tartre et de nitre ; le foie d'antimoine association de soufre et de régule ; la chaux grise d'antimoine : antimoine privé de soufre ; le verre d'antimoine : chaux grise surchauffée ; les fleurs sulfureuses d'antimoine : soufre additionné de régule ; fleurs argentines de régule : régule calciné ;

antimoine diaphorétique : tartre, nitre, alcali et chaux d'antimoine ; chaux d'antimoine : calcination par le nitre ; matière perlée : chaux d'antimoine blanche ; Kermès minéral : antimoine, alcali, soufre ; soufre doré d'antimoine : à base de foie d'antimoine calciné ; tartre émétique : à base d'antimoine porphyrisé et de crème de tartre ; tartre émétique avec le verre d'antimoine : verre d'antimoine porphyrisé et crème de tartre ; verre d'antimoine ciré : verre d'antimoine porphyrisé et cire ; vin émétique : verre d'antimoine, vin blanc ; sirop émétique de Charas : association de foie d'antimoine, de verre d'antimoine, de sucre et d'eau ; sirop émétique de Glauber : fleurs d'antimoine, crème de tartre, sucre, esprit de vin et eau ; teinture d'antimoine : antimoine cru, alcali, esprit de vin ; beurre d'antimoine : régule d'antimoine porphyrisé, sublimé corrosif ; poudre d'Algaroth : beurre d'antimoine, acide marin. L'emploi médical de l'antimoine métal disparut au XIXème siècle. En revanche, il entrait dans de nombreuses préparations pharmaceutiques dont beaucoup étaient tombées dans une complète désuétude dès 1830. L'oxyde d'antimoine était émétisant, anti-épileptique et fébrifuge ; l'acide antimonieux, ni émétique, ni purgatif, était prescrit dans la scrophule, la coqueluche et certaines dermatoses ; le sulfure d'antimoine, stomachique, néanmoins émétisant, était prescrit dans les engorgements viscéraux, la fièvre hectique, la syphilis, le rhumatisme, la goutte, et les maladies cutanées chroniques ; le kermès, poudre des Chartreux, longtemps remède secret, acquis par l'Etat en 1720 , était une composition soufrée dont la formule variait avec le chimiste qui la préparait. Contrairement aux autres spécialités d'officine, le kermès resta à la mode, depuis sa découverte par Johann Rudolph Glauber (1603-1668), jusqu'au début du XXème siècle. Il figurait dans le *Codex* de 1908, comme électuaire expectorant et calmant, en compagnie du tartrate de potasse et d'antimoine ou émétique ou tartre stibié, *le vomitif par excellence*, comme le proclamait encore le Dorvault, dans son édition de 1898. Matthiole, *Ibid.*, 740-741 ; Schröder, *Ibid.*, **2**, 566 ; Vitet, *Ibid.*, 6-19 ; Mérat, de Lens, *Ibid.*, **1**, 338-350 ; Dechambre, *Ibid.*, 1865, **2**, 747-748 ; Dorvault, Würtz, *Ibid.*, 937 ; *Codex medicamentarius gallicus, pharmacopée française...,* Paris, Masson, 1908., 50, 368.

Apéritifs. Les substances apéritives ouvraient le passage des voies urinaires ou biliaires obstruées. On comptait parmi les racines apéritives majeures : l'ache, le fenouil, l'asperge, le persil, le fragon. Les racines apéritives mineures étaient : capillaire, chiendent, chardon, bugrane épineuse et fraisier.

Apium graveolens L. : voir ache.

Apone : voir piment.

Apophlegmatisme. Ce nom désignait autrefois toute action médicamenteuse stimulant les sécrétions nasales ou salivaires, et concernait le *remède qui attire et fait vuider la pituite et l'humeur séreuse amassées dans le cerveau.* Joseph Duchesne, *La pharmacopée des dogmatiques*, Paris, 1629, 397.

Apozèmes. Les apozèmes étaient *des médicaments magistraux, formés par la macération, l'infusion, la décoction ou la solution, séparée ou réunie, de substances médicinales dans un liquide aqueux, destiné à être pris en deux ou trois verres, le même jour.* Selon leur composition, ils pouvaient être laxatifs, fébrifuges, dépuratifs. Le Dechambre, en 1876, les définissait comme une solution obtenue par l'action de l'eau sur diverses substances médicamenteuses, d'origine essentiellement végétale, mais également animale, comme la corne de cerf calcinée, ou minérale, comme le sulfure d'antimoine. C'étaient un peu des tisanes, mais beaucoup plus concentrées en principes actifs. Pour l'élaboration de chaque apozème, le codex donnait des indications à respecter scrupuleusement et chacune de ces préparations magistrales devait être utilisée peu de temps après sa confection ; on en dénombrait encore une dizaine, à l'époque, parmi lesquelles la décoction blanche de Sydenham, l'apozème vermifuge de cousso ou le sérum purgatif de Weiss. Mérat, de Lens, *Ibid.*, **1**, 370 ; Dechambre, *Ibid.*, S1, **5**, 740.

Araignée. Les paysans utilisaient les toiles d'araignée en potion pour prévenir les fièvres intermittentes, à l'instar de certains indiens d'Amérique du Nord. Selon Dioscoride (1er siècle), *l'araigne qu'on appelle Holcos ou Lycos, c'est à dire loup, broyée avec une pièce de lin, mis sur un linge et appliquée aux deux temples* (tempes) *ou au front, guérit la fièvre tierce. Sa toile estanche le sang et garde d'inflammation les plaies superficiaires. Il y a une autre sorte d'araigne qui fait une toile blanche, fine, espaisse, laquelle liée dans du cuir et attachée au bras, guérit, comme on dit, des fièvres quartes ; cuit en huile rosat, est bon aux douleurs d'oreille, si on en met dedans.* Une araignée, enfermée vivante dans une noix et pendue au cou, avait les mêmes propriétés. Schröder (1600-1664) partageait le même avis et attribuait à la toile des vertus *astrictives, glutinatives, & vulnéraires...* Il ajoutait : *Elle est febrifuge non seulement extérieurement, mais même interieurement, car on a été assez hardi que d'en donner par la bouche.* Dans ses commentaires sur Schröder, Michel Ettmuller (1644-1683) accréditait les qualités diurétiques de la poudre d'araignées principe actif de la poudre de Jean Etienne Strobelberger contre la fièvre quarte et recommandait l'huile d'araignée obtenue par infusion pour confectionner onguents et emplâtres appliqués sur les charbons, les bubons pesteux, les ulcères malins ou *cacoëthiques* (de mauvaise nature). On pouvait également en frictionner les poignets et la région précordiale *dans les fièvres pestilentielles* (typhoïdes) *et pétéchiales* (typhus), *seule ou mêlée avec l'huile de Scorpion composée de Matthiole, ou avec l'huile de succin, de* *camphre ou quelques autres. C'est un remede éprouvé*, ajoutait Ettmuller. Vitet (1738-1809) s'il admettait les pouvoirs hémostatiques et cicatrisants d'une toile d'araignée appliquée sur une plaie superficielle et récente, mettait en doute l'activité thérapeutique d'une araignée vivante écrasée sur le poignet pour guérir la fièvre quarte ! En 1828, Jourdan (1788-1848) signalait l'utilisation, dans le passé, des araignées per os dans les fièvres intermittentes et celle des toiles en interne comme fébrifuge ou en externe, sur les plaies, comme astringent. C'était plus l'évocation d'un passé révolu qu'une citation d'actualité… Matthiole, *Ibid.*, 236 ; Schröder, *Ibid.*, **2**, 202 ; Vitet, *Ibid.*, 245-246 ; Matthiole, *Ibid.*, 236 ; James, **2**, *Ibid.*, 376 ; Dom Alexandre, *Ibid.*, 18 ; Jourdan A. J. L., *Pharmacopée universelle ou conspectus des pharmacopées…*, Paris, 1828, **1**, 200.

***Arctium lappa* L.** : voir bardane ou glouteron.

Argent. On pensait que la lune étant constituée d'argent, ce métal lui était donc astrologiquement dédié et en recevait constamment les influences : comme la lune régissait le cerveau, les préparations médicinales à base d'argent avaient *plusieurs vertus pour les maladies de la tête*. Aussi les chimistes l'appelaient-ils *Lune & cerveau* ! Cette théorie du macrocosme et du microcosme, introduite par Sérapion (870-930), professait que chaque métal correspondait à un corps céleste. On utilisait la limaille d'argent dans un peu d'eau contre les fièvres intermittentes. Avicenne (980-1037) la prescrivait contre la mauvaise haleine, les catarrhes et les palpitations cardiaques. Les cautérisations d'argent incandescent étaient préconisées par Fracastor (1478-1553) sur les blessures provoquées par un animal enragé. Duchesne (1546-1609) prescrivait l'argent dans la manie et les affections *mélancholiques*. Il affectionnait particulièrement une huile d'argent qu'il prescrivait avec de l'eau des fleurs de bétoine, de sauge et de mélisse dans l'épilepsie. Angelo Sala (1576-1637) aurait été le premier à avoir préconisé l'usage interne du nitrate d'argent comme dérivatif, purgatif, contre l'hydropisie et les maladies de l'encéphale. Schröder (1600-1664) l'utilisait dans l'hydropisie et les maladies cérébrales. L'argent n'était mentionné par Vitet (1738-1809) qu'à propos de la pierre infernale, *lapis infernalis,* obtenue par l'action de l'acide nitrique sur la limaille d'argent. C'était un puissant *escharotique* qui *détruit avec succès les chairs fongueuses des ulcères, même celles qui sont entretenues par un pus avec disposition vers la putridité.* Aux XIXème siècle, selon Gubler (1821-1879), ses applications furent innombrables. Les unes, empiriques, concernaient le traitement d'affections neurologiques aussi disparates que l'épilepsie, la chorée, l'ataxie locomotrice, la paralysie générale. Les autres, plus rationnelles, s'appliquaient aux gastralgies, aux vomissements, aux ulcérations accompagnant certaines dysenteries ou entérites chroniques. En injection, le nitrate d'argent était utilisé dans les *uréthrites* et les leucorrhées blennorragiques. En collyre, il était indiqué dans les ophtalmies conjonctivales. En revanche, Gubler lui déniait toute efficacité dans l'ictère, l'angine diphtérique, la syphilis et l'aménorrhée. Fracastor, *Les trois livres*, 309 ; Duchesne, *Traicté familier de l'exacte preparation spagyrique des medicamens...*, Paris, 1630, 6-7 ; Bauderon, *Ibid.*, 908 ; Schröder, *Ibid.*, **2**, 389 ; Vitet, *Ibid.*, 237 ; Quincy, *Ibid.*, 367 ; Mérat, De Lens, *Ibid.*, **1**, 397 ; Gubler, *Ibid.*, 555 ; Dechambre, *Ibid.*, S1, **6**, 65-66.

Aristoloche. Dans les débuts des infections, dans les fièvres pestilentes, dans la phtisie, dans la syphilis, cette plante aux vertus abstergentes et desséchantes, faisait partie de l'arsenal thérapeutique de Fracastor (1478-1553). Selon Matthiole (1500-1577), *elle est fort utile aux hoquets, difficultés d'aleine, aux frissons, mal de ratelle (rate), convulsions, douleurs de costés...* L'aristoloche longue, *Aritolochia longa*, l'aristoloche des vignes, *A. Clematitis,* l'aristoloche ronde, *A. rotunda* L., enfin, la petite, *A. pistolochia* L. possédaient les mêmes indications. Dioscoride, cité par Fuchs (1501-1566) décrivait trois espèces d'aristoloches : la ronde qui serait femelle (Sarrasine ronde), la longue qui serait mâle (Ratelou) et enfin la Clematis. Seule la longue se trouvait chez les apothicaires allemands. L'auteur de l'*Historia stirpium* décrivait l'aristoloche comme très amère, nullement âcre, chaude et sèche au second degré, peut-être même au troisième... L'aristoloche ronde était souveraine contre tous les venins. Dodoens (1517-1585) conseillait de frotter souvent les dents avec la poudre d'aristoloche ronde pour les embellir, les nettoyer et les raffermir. Sa décoction dans du vin guérissait *les ulcères & vices des parties honteuses.* Jean de Renou (1568-1620) rappelait l'autre dénomination de cette plante, sarrazine, dont il dénombrait cinq sortes : la ronde, la longue, la clematitis ou sarmenteuse, la sarrazine ou sarrazinesque et enfin la pistolochie dite aussi polyrhison. Il ajoutait *qu'elle est souveraine pour faire sortir tout ce qui reste après l'enfantement...* Pierre Pomet (1658-1699) écrivait : *Toutes les aristoloches emportent les obstructions et sont purgatives. On s'en sert tous les jours avec succès pour les décoctions, injections, lotions et potions détersives et vulnéraires. On emploie surtout la ronde et la longue, pour* (déterger) *les ulcères et dans la gangrène.* Dom Nicolas Alexandre (1654-1728), Nicolas Lémery (1645-1715) et Louis Vitet (1738-1809) connaissaient également ces quatre espèces d'aristoloches : la ronde, la longue, la clématite et la petite. La ronde, appelée sarrazine par Fernel, *Aristolochia rotunda* par Clusius (1526-1609), était proposée sous forme de macération de graines dans du vin, contre le mal de côté. Elle était, comme ses semblables, eupnéique (qui rendait la respiration facile et normale), détersive (qui nettoyait les plaies), vulnéraire (qui cicatrisait des plaies), diurétique, sudorifique, alexitère (qui protégeait des poisons) et surtout emménagogue (qui provoquait les règles). On employait ses racines, plus rarement ses feuilles, contre l'asthme et la toux. En 1862, Antonin Bossu

(1809-1877) déconseillait son emploi, *d'abord à cause de son énergie qui peut être dangereuse (Orfila a fait périr des chiens en leur en donnant 1 à 2 grammes), ensuite parce que son action thérapeutique est mal déterminée ou infidèle, et qu'enfin ses propriétés varient considérablement, suivant les localités où on la récolte*. Heursel-De Meester et Delmotte préconisaient la racine de l'Aristolochia clematitis, *A. boetica* L. et *sarracenica* L. dans le traitement de la goutte et des rhumatismes tout en précisant que le rhizome était âcre, amer, toxique. En revanche, ils considéraient l'*Aristolochia longa* L. et *rotunda* comme emménagogues. Fernel, *Ibid.*, 19-20, 387 ; Fracastor, *Les trois livres*, 238, 296, 303, 307, 343, 346 ; Matthiole, *Ibid.*, 393 ; Fuchs, *Ibid.*, 71 ; Dodoens, *Ibid.*, 212 ; Renou, *Ibid.*, 1637, 291 ; Bauderon, *Ibid.*, 317-323 ; Lémery, *Ibid*, 67-69 ; Pomet, *Ibid.*, **1**, 87-88 ; Vitet, *Ibid.* 460, 461, 462-463 ; Orfila, *Traité des poisons*, Paris, 1815, **3**, 276-279 ; Mérat, De Lens, *Ibid.*, **1**, 411-417 ; Bossu, *Ibid.*, **2**, 95 ; Dechambre, *Ibid.*, S1, **6**, 113 ; Dorvault, Würtz, *Ibid.*, 254 ; Heursel-De Meester V., Delmotte Robert, *Ibid* , 40.

Armoise ou *Artemisia vulgaris* L., herbe de la Saint-Jean, plante vulnéraire (cicatrisant des plaies), apéritive (qui ouvrait les pores de l'organisme) et fortifiante. Manifestement, Dodoens (1517-1597) la réservait à l'usage externe puisqu'il l'utilisait, pilée avec de l'huile d'amande douce, en emplâtres appliquées sur le ventre pour calmer les gastralgies, ou bien encore, mêlée à de l'huile rosat, en onction sur les articulations douloureuses ou contracturées. Porter de l'armoise sur soi protégeait de toute bête venimeuse. Chaude au deuxième degré, elle échauffait et desséchait médiocrement, Bauhin (1560-1624) la destinait à des applications gynécologiques et urologiques, soit cataméniales et eutocyques (qui facilitaient les accouchements), soit lithontriptiques (qui brisaient les calculs) et diurétiques. Louis Vitet (1738-1809), en 1780, lui déniait toute efficacité dans le traitement de l'épilepsie, de la fièvre tierce, de l'ictère par obstruction, de l'hypocondrie et, en topique, lui refusait tout action thérapeutique sur les plaies d'armes à feu. Néanmoins, on employait encore au XIXème siècle, ses feuilles et ses racines, contre la chorée, l'épilepsie (poudre de Brumser) et surtout pour déclencher les règles. Stimulante et antispasmodique, ses indications étaient proches de celles de l'absinthe. Dodoens, *Ibid.*, 12 ; Bauhin, *Ibid.*, **1**, 187 ; Renou, *Ibid.*, 353-354 ; Vitet, *Ibid.*, 139 ; Mérat, De Lens, *Ibid.*, **1**, 451 ; Bossu, *Ibid.*, **2**, 96 ; Dorvault, Würtz, *Ibid.*, 255.

Aromatique rozat. Cet électuaire contenait de la rose, de la réglisse, de la cannelle, de l'aloès, du santal, de la gomme arabique, de la gomme de tragacanthum, de la myrte (*caryophillorum*), de la muscade, de la valériane, de la cardamome, de la galanga, de l'ambre et du musc. Bel exemple de polypharmacie, il était recommandé par Joseph Duchesne (1544-1609), car, *il subvient à l'imbécillité* (faiblesse*) de l'estomac, avance la digestion, provoque l'appétit et est principalement commode à ceux dont la chaleur naturelle ébranlée par quelque longue maladie, languit, même après que le mal est vaincu.* Jean de Renou (1568-1620), ajoutait : *Il fortifie le cerveau, le cœur, l'estomach et tout le ventre inférieur et, qui plus est, dissipe insensiblement toutes les humiditéz excrémentielles qui s'amassent en ses parties, arreste toute pourriture, excite l'appétit, aide à la digestion, apaise tout vomissement et tout appétit de vomir, voilà pourquoy il est grandement salutaire à ceux qui relèvent de maladie.* Joseph Duchesne, *Ibid.* 409 ; Bauderon, *Ibid.*, 154 ; Renou, *Ibid.*, 781.

Arum. L'arum ou Gouet, Aron, Pied de veau, Langue de bœuf, Cornet, Manteau de la vierge ou Vit de prêtre (*Sacerdotis virile*), *Arum maculatum L.*, était une plante herbacée facilement identifiable dans les bois ou les fossés par ses grandes feuilles vert foncé et ses petites baies rouges en épis. Son tubercule blanc avait la taille d'un marron et contenait un suc lactescent. A l'état frais, c'était une plante vénéneuse, proche de l'aconit. C'était un émétique, un diurétique et un purgatif. La racine était indiquée dans les maladies associées à la cachexie et à la débilité, dans le catarrhe pulmonaire et les céphalées. Fracastor (1478-1553) écrivait à propos de son emploi dans le traitement de la tuberculose : *Vous rendront encore des services la racine d'Arum ou d'un autre Dracunculus administrée en bonbon ou dans une décoction*, ceci au début de la maladie. Matthiole (1500-1577) la recommandait cuite avec du miel pour soigner les phlegmasies de la poitrine et l'asthme, en raison de ses propriétés expectorantes. Fuchs (1501-1566) la classait comme échauffante (substance médicamenteuse qui excitait l'action organique, accélérait la circulation et augmentait la chaleur animale) et desséchante (qui desséchait les ulcères en absorbant le pus ou en arrêtant sa sécrétion) au premier degré, sauf pour certaines variétés qui l'étaient au troisième en raison de leur mordacité spécifique. Il recommandait également les racines qui *digerent moyennement les grosses, & lentes humeurs, & par ce, sont propres & idoines à chasser les phlegmes de la poictrine...* Matthiole et Fuchs appliquaient la même recette mélangeant la racine à la fiente de bœuf pour enduire les pieds des goutteux. Pierre-Jean-Baptiste Chomel (1671-1740) prescrivait la poudre de racine d'arum avec un peu de sucre et de la cannelle, d'un demi à un gros, dans la chlorose, la jaunisse, les embarras du foie et des autres viscères. La racine d'arum non seulement était hépatique et hystérique, mais encore béchique (antitussive) et purgative : elle fluidifiait la lymphe épaisse et glaireuse qui dans l'asthme et les toux anciennes encombrait les vésicules bronchiques. Elle luttait contre cette même lymphe qui corrompait les humeurs dans la cachexie, le scorbut, les fièvres intermittentes, les maladies chroniques et opiniâtres. Chomel donnait la recette d'un excellent opiat pour purger les cachectiques, électuaire qui associait la racine fraiche d'arum, pilée et tamisée, à de la poudre de menthe et d'absinthe, le tout malaxé avec du miel et du suc de coing. Quatre-vingt ans plus tard Vitet (1738-1809), qui ne partageait plus cet enthousiasme, considérait l'arum comme un purgatif violent, irritant pour l'estomac et l'intestin, bien qu'il perdît sa causticité lorsqu'il était sec. Il déconseillait son emploi dans l'asthme, la fièvre tierce, la chlorose. Au XIXème siècle, pour Gubler (1823-1879), c'était un émétique, un diurétique et un purgatif. On le prescrivait dans les maladies associées à la cachexie et à la débilité, dans le catarrhe pulmonaire et les céphalées. Il précisait : *Rien de démontré ni même de rationnel dans la plupart de ces applications...* Desséchée, la racine, inactive, pouvait servir d'excipient farineux. Fracastor, *Les trois livres*, 301 ; Matthiole, *Ibid.*, 367 ; Fuchs, *Ibid.*, 52 ; Chomel, *Ibid.*, **2**, 72-73 ; Vitet, *Ibid.*, 44 ; Dorvault, *Ibid.*, 1850, 312 ; A. Gubler, *Commentaires thérapeutiques du Codex medicamentarius*, Paris, 1868, 25-26. Voir : Jarrus.

Asa foetida : voir ferula.

Asaret : voir cabaret.

Asperge. L'asperge, *Asparge, Esparge*, *Asparagus officinalis* L., faisait partie des cinq racines apéritives. Elle était employée comme diurétique. On la recommandait dans les maladies des yeux. Elle était prescrite pour désobstruer les reins, le foie et la rate. Abstersive (qui enlevait les sécrétions à la surface des tissus lésés) sans chaleur ni froidure, elle était, d'après Fuchs, un excellent anti-inflammatoire pour l'estomac et le colon, surtout associée au cumin. Il rappelait que les asperges *esmeuvent à la paillardise, & provoquent fort bien l'urine*. Bauhin (1560-1624) soulignait leur rôle favorable sur la spermatogenèse, les recommandait contre les obstructions du foie et mettait en garde sur l'excès de leur consommation qui rendait stérile. Accessoirement il signalait qu'elles rendaient *l'urine puante*. Haller (1708-1777) la disait efficace comme remède apéritif, comme diurétique et comme traitement des ictères. Le XIXème siècle la remit à la mode à travers le sirop de pointes d'asperge, loué par F.J.V. Broussais (1772-1838) comme sédatif puissant et bien toléré, puis par Gabriel Andral (1797-1876), ou Pierre Adolphe Piorry (1794-1870), qui le prescrivaient dans les hydropisies consécutives aux insuffisances cardiaques. Fuchs, *Ibid.*, XVII, 41-42 ; Bauhin, *Ibid.*, **2**, 851 ; Haller, *Ibid.*, **2**, 141 ; James, *Ibid.*, **2**, 585 ; Mérat, de Lens, *Ibid.*, **1**, 470 ; Bossu, *Ibid.*, **2**, 107.

Aspalathe. C'était un arbrisseau épineux au bois dense, oléagineux et amer originaire d'Istrie, de Syrie, de l'île de Nisyros, et de l'île de Rhodes, *duquel les parfumeurs usent pour donner corps à leurs unguens*, si l'on en croit Matthiole. Il était odorant et d'une couleur rougeâtre, proche par sa texture du bois d'aloès. Les anciens auteurs en décrivaient quatre types, caractérisés par la couleur de leur bois. L'un de couleurs pourpre, l'autre couleur de buis, le troisième blanchâtre à liseré jaune et le quatrième, rouge, surnommée bois de rose. Sa rareté faisait qu'on le remplaçait souvent par des semences d'*Agnus castus*, des santaux, la zédoaire, l'aloès étant son meilleur substitut. Il était vraisemblable que l'aspalathus utilisé en décoction par Fracastor (1478-1553) dans les infections débutantes était le bois décrit par Matthiole ou Lémery. Il avait, selon Matthiole (1500-1577), des vertus échauffantes (substances médicamenteuses qui excitaient l'action organique, accéléraient la circulation et augmentaient la chaleur animale) et astringentes (substances qui avaient la propriété de provoquer une rétraction au niveau des parties qu'elles touchaient et de ralentir ou d'arrêter les évacuations). Aussi l'employait-on mélangé à du vin, pour traiter les ulcères de la muqueuse buccale ou, en injection avec une seringue, pour les ulcères corrosifs des organes génitaux. Il était abortif appliqué en pessaires. Sa décoction prise par la bouche constipait, réduisait les hémoptysies, était carminative (qui expulsait les gaz intestinaux) et diurétique. Dodoens (1517-1585) décrivait le souchet ou *Cyperus L.*, plus connu comme papyrus pour sa variété *Cyperus papyrus L.*, comme un aspalathus dont la racine était chaude et sèche au troisième degré, ce qui n'éclaircissait pas l'énigme de la véritable identification de l'aspalathe par les Anciens... De Meuve (circa 1677) le jugeait chaud et sec et confirmait les appréciations et les indications de Matthiole et de Dodoens. Schröder (1600-1664) disait que son principal emploi était la fabrication de trochisques destinés à la confection de la thériaque. En 1637, Jean de Renou (1568-1620) rappelait déjà que la recherche sur la nature et l'origine de cette plante relevait des choses inconnues ou douteuses, que tout ce qu'on avait écrit sur elle était incertain, y compris le témoignage de Prosper Alpinus (1553-1617) qui prétendait en avoir découvert au cours de ses pérégrinations maritimes. Renou louait par ailleurs les qualités thérapeutiques de l'aspalathus, qu'il appelait également *adipsatheum & diaxylon*, car *il eschauffe, refroidit, & desseche ; la raison est qu'il est composé de plusieurs parties dissimilaires, dont les unes sont chaudes & acres, les autres rudes & stiptiques.* Lémery (1645-1715) était catégorique : pour lui l'Aspalathus était *un bois compact, pesant, oléagineux, odorant, de couleur purpurine obscure & marbrée, d'un goût un peu amer & piquant.* A ce signalement précis correspondait une réponse évasive quant à l'identité et à l'origine de l'arbre en question. En revanche, Lémery soulignait les ressemblances avec le bois d'aloès auquel il se substituait souvent. Il était dessicatif, modérément astringent (qui avait la propriété de provoquer une rétraction des parties qu'il touchait et de ralentir ou d'arrêter les évacuations), résistant à la malignité des humeurs et diaphorétique (qui provoquait la transpiration). Ce commentaire désabusé de Vitet (1738-1809) illustrait le discrédit dans lequel l'*Aspalatus,* qu'il identifiait comme *l'Agallochum praestantissimum,* était tombé au siècle des Lumières : *Il paroît qu'on n'a consulté ni l'expérience, ni l'observation pour déterminer les vertus du bois, particulièrement celles d'augmenter la transpiration insensible, de calmer les coliques venteuses, de résister à la gangrène, de faire mourir les vers contenus dans les premières voies, & d'accélérer le cours des urines.* La devinette se poursuivit dans le *Dictionnaire universel de matière médicale* de François V. Mérat (1780-1851) et Adrien De Lens (1786-1846), qui, en 1829, rejetaient le *Genista canariensis L.* comme étant à l'origine de ce bois mystérieux, car il n'était pas épineux, pour finalement l'attribuer à l'aloès ce qui, à défaut d'originalité, éludait toute polémique par une pirouette. On trouve dans le Dechambre un bref article sur l'aspalath rappelant la présence de cet ingrédient dans la thériaque et l'Eau générale,[16] mais n'apportant guère d'informations sur la nature exacte de cette essence végétale : bois d'aloès ? bois de Rhodes[17] ? Indigofera ? Fracastor, *Les trois livres*, 238 ; Matthiole, *Ibid.*, 49 ; Dodoens, *Ibid.*, 233 ; Renou Jean de, *Les œuvres pharmaceutiques*, Lyon, 1637, 255-256 ; De Meuve, *Ibid.*, 90 ; Schröder, *Ibid.*, **1**, 66 ; Lémery, *Ibid.*, 70-71 ; Vitet, *Ibid.*, 427 ; Mérat, De Lens, *Ibid.*, **1,** 469 ; Dechambre, *Ibid.*, (1876), S1, **6**, 569.

Asphaltite. Comme l'indiquait son nom, ce bitume de Judée, appelé également Karabé de Sodome, Poix minérale scoriacée, Baume de momie, provenait du lac d'Asphaltite ou mer Morte. Solide, noir, à cassure vitreuse, acquérant de l'électricité statique et de l'odeur au frottement, il brûlait avec une épaisse fumée et une odeur âcre. Les momies qui en étaient imprégnées, lui devaient leur réputation thérapeutique inégalée pendant des siècles. L'asphaltite faisait partie de l'arsenal thérapeutique de Fracastor (1478-1553) pour traiter la lèpre, mais, en seconde ligne, après le mercure et en compagnie du vin vipère de salamandre ou de merlus, du trèfle, de la syderitis, du jonc odorant, de la raclure d'ivoire. Matthiole (1500-1577) écrivait : *Tout bitume resout, soude, remollit, & empesche l'inflammation. Il guerit les relaxations & suffocations de la matrice appliqué dessus, ou au nez, ou en fomentation. En parfum il descouvre ceux qui sont sugets au haut mal, comme la pierre gagate*[18]. *Prins en breuvage avec du vin & du castoree, fait venir les fleurs aux femmes. Il est bon à la toux inveteree, à la difficulté d'aleine, morsures de serpens, sciatiques, & douleurs des costés. On en baille des pilules aux celiaques : beu avec vinaigre dissout le sang caillé. On en detrampe avec decoction d'orge mondé, pour en faire clysteres aux dysenteries : il sert en parfum contre les catarres : il apaise la douleur*

---

[16] Sudorifique, cordiale (qui augmentait rapidement la chaleur du corps), stomachique, cet alcoolat était proche de l'alcoolat de thériaque composé, à base des racines d'angélique, d'aunée, de souchet, de contrayerva, d'impératoire, de serpentaire, de valériane, de zédoaire et de galanga, le tout associé à la cannelle, à la girofle, au genièvre, au laurie, à l'orange et au citron, au romarin, à la sauge, à la rue et bien évidemment à la thériaque... Dorvault, 1928, 372.

[17] Le bois de Rhodes des apothicaires et des parfumeurs, était fourni par deux liserons arborescents des Canaries, Convolvulus floridus et scoparius. Dorvault, 1928, 479.

[18] Il s'agissait du jais, gemme fossile proche de la lignite.

des dens mis dessus : estant sec & appliqué avec une spatule sur les bords des paupieres, raffermit et replie le poil d'icelles. Chauffé & meslé avec farine d'orge, nitre, & appliqué sur les gouttes des piés & autres jointures, est fort bon : & à la lethargie aussi. Toutes les espèces de bitumes, selon De Meuve (circa 1677), *sont remollitives, discussives* (qui dissipaient les humeurs accumulées dans un engorgement ou une tumeur), *& remedient aux relaxations et suffocations de matrice, soit en l'appliquant, soit en flairant, soit en fumigations, mais il s'en trouve fort peu qui ne soit falsifié avec de la poix, ce que l'odeur & la couleur de la mesme poix découvre assez aisément.* Sous forme d'huile, l'asphalte était prescrit dans la tuberculose pulmonaire et comme excitant. Fracastor, *Les trois livres*, 362-363 ; Matthiole, *Ibid.*, 94 ; De Meuve, *Dictionnaire pharmaceutique ou plûtost apparat medico pharmaco-chymique dans lequel est contenu en francoys...*, Paris, 1678, 174 ; Dorvault, *Ibid.*,1898, 295.

Asphodèle. Connue d'Hippocrate (-460/-377), de Pline (29-79) et de Dioscoride (1er siècle), l'asphrodille ou asphodèle, *Asphodelus ramosus* L., dont la racine *fait croître les cheveux et le poil en très peu de tems*, était réputée pour traiter les engelures, les plaies, les ulcères, la *puanteur des pieds*, la gale et les lésions cutanées du scorbut. Les Anciens mangeaient les bulbes d'asphodèles et les plantaient près des tombeaux, persuadés que les morts s'en nourrissaient. Pour Dodoens (1517-1587), l'asphodèle ou Hache royale ou *Affodilus*, était de tempérament chaud et sec au deuxième degré pour l'asphodèle mâle et au troisième degré pour l'asphodèle femelle. La racine était diurétique et provoquait la leucorrhée. Prise avec du vin, elle guérissait la toux, le mal de côté, les convulsions, les crampes, les rompures (fractures), les morsures venimeuses. Pour améliorer la vue, Dodoens conseillait la racine cuite dans du vin avec de la myrrhe et du safran. Vitet (1738-1809) disait que la racine d'asphodèle était quelquefois indiquée dans l'œdème aigu du poumon, dans l'ascite, dans la colique néphrétique, dans certaines dysuries, dans l'asthme, dans la toux catarrhale. Sa faible conviction quant aux vertus thérapeutiques de cette plante se transformait en franc scepticisme quant à son efficacité dans l'aménorrhée et, en topique, pour résoudre les tumeurs *scrophuleuses*. Le Dorvault de 1898 lui consacrait encore dix lignes : *La racine tuberculeuse* (de l'asphodèle), *a été proposée pour combattre la gale et comme succédanée du Curcuma. Les anciens s'en servaient dans différentes maladies. On en retire de l'alcool. Les Arabes se servent d'une pommade composée de beurre et d'asphodèle, introduite dans les cavités nasales, pour guérir les ulcérations syphilitiques ou autres dont elles sont le siège.* Dodoens, *Ibid.*, 453 ; Vitet, *Ibid.*, 111 ; James, *Ibid.*, **2**, 589 ; Mérat, De Lens, *Ibid.*, **1**, 473 ; Dorvault, Würtz, *Ibid.*, 260.

Aspic : voir spica.

Atractylis. Les Anciens n'ayant pas laissé de descriptions convaincantes, la nature exacte de cette plante restait hypothétique. Matthiole (1500-1577) l'identifiait comme *un'épine semblable au cartame ou saffran bastard* et ajoutait : *Les testes, la graine, & les feuilles broyees avec poivre & vin sont tresbone contre les piqueures des scorpions. On dit que ceux qui en sont piqués, tant qu'ils tiendront cett'herbe, ne sentiront aucune douleur, icelle laissee, qu'elle revient, & s'augmente*. Fuchs (1501-1566) confirmait cette indication ainsi que Bauhin (1560-1624). Tous deux jugeaient le tempérament de l'atractylis chaud et sec. Nicolas Lémery (1645-1715) pensait qu'il s'agissait d'un chardon aux vertus apéritives, sudorifiques et alexitères, proche du chardon bénit. François Laurent Marie Dorvault (1815-1879) parlait de l'atractylis comme d'une *Carlina gummifera*, ou chamaeleon végétal, à la racine vénéneuse. Et, si nous faisons une incursion au XXème siècle, Emile Perrot (1867-1951), sans équivoque, identifiait l'atractylis avec le chardon à glu, le *Haddad-haddad* des Arabes, dont on extrayait une sorte de gomme à la toxicité douteuse, utilisée comme masticatoire, plante dont la racine séchée, faisait fermenter le lait. Matthiole, *Ibid.*, 479 ; Fuchs, *Ibid.*, XLII, 42 ; Bauhin, *Ibid.*, 693 ; Lémery, *Dictionnaire univ.*, 81-82 ; Mérat, De Lens, *Ibid.*, **1**, 487 ; Perrot, *Ibid.*, **2**, 2219.

Atropa belladona L. : voir *solanum.*

Atropine : voir solanum.

Atténuante : qui rendait les humeurs moins épaisses.

Aubépine, *Crataegus oxyacantha* L. ou épine blanche. On utilisait ses fleurs comme diurétiques et contre les lithiases de l'appareil urinaire. Elles étaient recommandées dans la pleurésie, les diarrhées et leur eau distillée stimulait les forces vitales. Les fruits et l'écorce supprimaient les hémorragies utérines. L'écorce avait également la réputation d'être fébrifuge et de pouvoir remplacer le quinquina. Les fleurs, en infusion, étaient conseillées dans le traitement des angines. Fracastor (1478-1553) employait le vin d'aubépine pour ses qualités froides et sèches au début des infections, de la même manière qu'il préconisait dans cette indication les pierres précieuses, les terres argileuses, les cornes de cerf ou de licorne, le verjus ou le vinaigre ! Dodoens (1517-1587) jugeait le fruit de l'*aubespine* comme sec, astringent, anti-diarrhéique et lithontriptique (qui brisait les calculs). Bauhin (1560-1624) élargissait ses indications thérapeutiques : *La racine pilée & appliquée sur la chair, fait sortir les épines & les fléches : on dit qu'étant appliqué sur le ventre des femmes, elle les fait avorter*. Epine-blanche, Oxyacantha, Crataegus Oxyacantha telles étaient les dénominations adoptées pas Vitet (1738-1809) pour désigner l'aubépine. A son habitude, il doutait des vertus thérapeutiques de cette plante sur les diarrhées, la dysenterie, les hémorragies utérines, l'affaiblissement des forces vitales. Jourdan (1788-1848) précisait que son infusion en faisait un remède domestique contre la toux et ajoutait qu'on pouvait la bannir des pharmacopées ce qu'il fera dans la seconde édition de son livre, en 1840 ! Le Dechambre consacrait à peine quatre lignes à l'aubépine, en 1875. Ce n'est que tardivement que la teinture de crataegus fut préconisée comme sédatif nerveux et cardiaque par Henri Huchard (1844-1910). Le Dorvault dans son édition de 1928 rappelait que les fleurs d'aubépine étaient antispasmodiques et hypotensives. Pour l'anecdote, signalons que cette rosacée réapparait dans le Codex de 1937 sous les avatars de l'extrait fluide ou de la teinture d'aubépine... Fracastor, *Ibid.,* 239, 274 ; Dodoens, *Ibid.*, 489 ; Bauhin, *Ibid.*, 793 ; Vitet, *Ibid.*, 270 ; James, *Ibid.*, **4**, 1437 ; Jourdan, *Ibid.*, **1**, 229 ; Mérat, De Lens, *Ibid.*, **2**, 461 ; Dechambre, *Ibid.*, **7**, 235 ; Huchard, *Ibid.*, **3**, 777 ; Dorvault, Defacqz & Weitz, L'Officine, Paris, 1928 ; *Codex medicamentarius gallicus seu pharmacopoea gallica ...,* 6è édition, Rennes, 1937.

Aunée. L'aunée ou aulnée, *Enula campana, Inula helenium* L., provoquait les menstrues et l'urine. Mastiquée, sa racine fortifiait les dents et les gencives ; confite dans le sucre, elle combattait la toux. Le suc d'aunée figurait dans un liniment mercuriel utilisé par Fracastor (1478-1553) contre certaines douleurs céphaliques chez les syphilitiques. Selon Matthiole (1500-1577) *: On tire la racine en esté : & après l'avoir taillee en pièces, on la fait secher. La decoction d'icelle prinse en breuvage provoque les fleurs et les urines : mise en looch* (sirop épais que suçait le malade au bout d'un bâton de réglisse) *avec miel est bonne à la toux, à la difficulté d'aleine qu'on ne peut avoir sans tenir la teste droite, aux ruptions, convulsions, ventosités, morsures de serpens. Bref, ell'eschauffe. Les feuiiles cuites en vin sont bonnes pour appliquer aux sciatiques. La racine confite en vin faict de raisins cuits dans la vigne mesme, est profitable à l'estomac. Ceux qui font des confitures après l'avoir faicte un peu sécher, ils la font cuire puis tremper dans l'eau froide, & la mettent dans le vin susdict. Ainsi la garde pour en user. Broyee & beue sert à ceux qui crachent le sang.* Fuchs (1501-1566) la considérait comme sèche et chaude à l'identique du poivre blanc ou du miel. Il insistait également sur ses propriétés antitussives et expectorantes. Dodoens (1517-1585) attribuait à l'écorce et aux feuilles de l'aulne un *tempérament* froid, sec et astringent (qui provoquait une rétraction des parties qu'elles touchaient et ralentissait ou arrêtait les évacuations) qui l'indiquait dans les phlegmons de l'amygdale ou les tumeurs de la gorge. Chomel (1671-1740) ne recommandait que la racine fraiche, sèche ou pulvérisée. En dehors de ses indications dans les affections respiratoires, il la conseillait dans les indigestions, les crudités (substances n'ayant pas subi la coction qui les rendrait assimilables), les gaz intestinaux et le pyrosis. Macérée pendant quelques jours dans du vin blanc, prescrite le matin à jeun, à la dose d'un verre par jour durant quelques jours, elle guérissait la chlorose des jeunes filles. Le suc de cette racine infusée dans du vin était vermifuge. On en faisait un onguent efficace sur la gale. Extérieurement résolutive (activité anti-inflammatoire qui dissipait les engorgements), on recommandait sa décoction pour les sciatalgies, les mouvements convulsifs, la colique du Poitou[19], l'hydropisie, la cachexie, les maladies chroniques en général. Vitet (1738-1809), suivant pour une fois les traces de ses prédécesseurs, confirmait ces indications avec une restriction concernant la conserve d'aunée qui provoquait parfois une sensation de constriction épigastrique à laquelle on palliait en sucrant abondamment l'infusion de la racine. En revanche, il déniait toute efficacité à l'eau distillée d'aunée, nullement stimulante, et à l'huile qui n'agissait ni sur les paralysies ni sur les faiblesses musculaires. L'aunée figurait encore en bonne place dans les officines, peu avant 1900, comme stimulant et sudorifique. On la prescrivait dans les bronchites catarrhales chroniques. En topique, son décocté calmait le prurit. En 1882, De Korab (?- ?) lui attribua un pouvoir inhibiteur sur le bacille tuberculeux, ce qui ne fut pas confirmé, alors que le principe actif de l'aunée, l'hélénine, possédait de réelles vertus bactéricides. Fracastor, *Les trois livres*, 307, 346 ; Matthiole, *Ibid.*, 57 ; Fuchs, *Ibid.* ; Dodoens, *Ibid.*, 532 ; 171 ; Renou, *Ibid.*, 328 ; Chomel, *Ibid.*, 1, 171 ; Vitet, *Ibid.*, 445 Lewis W., *Ibid.*, **1**, 289 ; Mérat, De Lens, *Ibid.*, **3**, 616 ; Dorvault, Würtz, *Ibid.*, 261 ; Leclerc H., *Ibid.*, 196. Voir Bryone.

Aurone : voir abrotanum.

Avoine. L'avoine, *Avena sativa* L., était considérée comme détersive (qui nettoyait les plaies), adoucissante (qui atténuait l'âcreté des humeurs), astringente (qui resserrait les tissus et tarissait leurs sécrétions) et pectorale (qui combattait les maladies du poumon). On la fricassait avec un peu de vinaigre et on l'appliquait bien chaude entre deux linges sur le mal de côté. Dodoens (1517-1587) lui accordait un tempérament sec, mais nullement froid, n'en déplaise à Galien ! *L'avoine est bonne,* disait-il, *dedans tous emplastres & cataplasmes auquelz l'orge est bonne, on peut aussi user de la farine d'avoine au lieu de la farine d'orge, attendu que l'avoyne, comme recite Galien, deseche & digere sans mordication & acrimonie.* Pour Ettmuller (1644-1683), commentant Schröder (1600-1664), l'avoine servait *à faire des bouillons qui détergent les premières voies, & corrigent en même temps l'acrimonie des humeurs : Ils conviennent aux fievreux comme aliment, & pour modérer les effervescences excessives : A l'enroüement, à la toux, aux ulceres de la gorge, aux aphtes de la bouche, aux catarrhes, parce*

[19] La colique de plomb fut assimilée tardivement à la fameuse colique du Poitou décrite en 1616 par le médecin français François Citois (1572-1652), identifiée par Théodore Tronchin (1709-1781) dès 1757. Ce fut Amédée Lefèvre (1798-1869) qui découvrit son origine saturnine : *Recherches sur les causes de la colique sèche,* Paris, 1859.

qu'ils corrigent l'acidité & la viscosité de la lymphe. Dom Alexandre (1654-1728) signalait, non sans malice ecclésiastique, l'existence d'un sirop d'avoine, souverain contre les coliques, nommé *ordinairement le sirop de Luther, parce qu'il s'en servait souvent dans la colique, à quoi il était fort sujet.* On en faisait encore un décocté ou un sirop adoucissant, diurétique et analeptique à la fin du XIXème siècle. Dodoens, *Ibid.*, 318 ; Schröder, *Ibid.*, 1, 69 ; Dom Alexandre, *Ibid.*, 26-27 ; Dorvault, Würtz, *Ibid.*, 262.

B

Balsamine : voir pomme de merveille.

Bardane ou glouteron, *Arctium lappa* L., Personata, Aretium, *Lappa major altera*. Fracastor (1478-1553) préconisait la racine de bardane dans la fièvre lenticulaire (typhus). Fuchs (1501-1566), qui l'appelait gleteron ou napolier, lui attribuait des qualités digestives (remèdes qui avaient la propriété de désagréger et de disperser les matières stagnant dans les tissus), desséchantes (qui tarissaient les ulcères en absorbant le pus ou en arrêtant sa sécrétion) et astringentes (qui avaient la propriété de provoquer une rétraction des parties qu'elles touchaient et de ralentir ou d'arrêter les évacuations). Sa racine, ingérée avec des pignons, était prescrite dans les hémoptysies et les expectorations purulentes. Broyée, on en faisait des emplâtres pour les arthralgies. La feuille appliquée sur les vieux ulcères en hâtait la cicatrisation. Elle était renommée comme sudorifique, dépuratif et diurétique. On en faisait usage dans le traitement de la syphilis, de l'hystérie et du rhumatisme. Dodoens (1517-1585) apportait quelques précisions sur les tempéraments respectifs des bardanes qui, toutes deux, desséchaient, consumaient ou dissolvaient, la petite étant la plus chaude. Il la recommandait, bue avec du miel, comme diurétique et pour apaiser les cystalgies ; bue avec un vin vieux, elle guérissait les morsures et piqures des bêtes venimeuses. La poudre de la semence prise avec un excellent vin et ce pendant quarante jours, était profitable dans les sciatiques. De Meuve (circa 1677) distinguait les vertus de la petite bardane qui était chaude, discussive (qui dissipait les humeurs accumulées dans un engorgement ou une tumeur), amère, et dont on employait les feuilles sur les cancers enflammés et les racines pour réduire les hémorroïdes et diverses tumeurs, et celles de la grande bardane, chaude et sèche, utilisée dans les crachements de sang, les tumeurs spléniques, les ulcères invétérés. La graine avait la réputation de briser et d'expulser les calculs urinaires. La feuille, outre ses indications connues pour les plaies atones et les luxations, était recommandée en topique dans les brûlures. Haller (1708-1777) écrivait au sujet de la décoction de bardane : *Les François des provinces méridionales employent communément cette même décoction dans le traitement des fièvres malignes, on en fait le même usage dans les Pays-Bas, & cela avec succès, suivant le témoignage du grand BOERHAAVE ; elle entre encore dans la compositions de tisannes* *purgatives appelées en France tisannes royales. Il est parlé de l'usage que les Polonais font de cette décoction contre le mal vénérien dont ils se guérissent en la prenant le corps enseveli dans du fumier ; on dit même que Henri III a été guéri de cette maladie par le seul usage de la tisanne de bardane.* Jean Louis Alibert (1766-1837) l'utilisait encore sur les dermatoses avec sécheresse de la peau. Mais ce sont particulièrement les feuilles qu'on employait à l'extérieur sur les teignes du cuir chevelu et, mêlées à de l'huile, sur les ulcères comme le préconisait déjà Fuchs et De Meuve. Quant aux graines, on les prenait en poudre ou en émulsion, pour leur activité diurétique et purgative. Adolphe Gubler (1821-1879) qualifiait la bardane *d'illusion de notre matière médicale indigène* ajoutant que sa racine n'avait aucune activité thérapeutique notamment à l'égard de la syphilis et que ses feuilles étaient dépourvues de toute vertu cicatrisante ou fongicide. Pour conclure, Jean Baptiste Fonssagrive (1823-1884) écrivait à son sujet en 1878 : *Plante qui mérite peu les éloges qu'on lui a donnés comme dépurative et antisyphilitique.* Fracastor, *Les trois livres*, 282 ; Fuchs, *Ibid.*, 55 ; Dodoens, *Ibid.*, 11-12 ; De Meuve, *Ibid.*, 108 ; Haller, *Ibid.*, **1**, 55 ; Mérat, De Lens, *Ibid.*, **1**, 390 ; Gubler, *Ibid.*, 32 ; Fonssagrives, *Ibid.*, **2**, 641.

Basilic. Le basilic, pistou, *Ocimum basilicum* L., indigène en Iran et en Afghanistan, était, pour Matthiole (1500-1577), mauvais pour la vue, indigeste, diurétique, galactogène. Pulvérisé avec de l'orge, du vinaigre et de l'huile rosat, appliqué en cataplasme, il calmait les inflammations du poumon. Bauhin 1560-1624) distinguait l'*Ocymum magnum* ou grand basilic, chaud au deuxième degré, digestif, apéritif, expulsif, de l'*Ocymum parvum*, petit basilic, chaud et humide, cordial, bon pour le cœur. Schröder (1600-1664) le considérait comme céphalique et aromatique, apte à traiter les vertiges et les céphalées des vieillards, à fortifier l'utérus et à provoquer les règles. La légende selon laquelle il devait son nom à sa spécificité contre la morsure du basilic était d'autant plus ridicule que personne n'avait jamais vu cet animal mythique ! Schröder accréditait cependant le conte de bonne femme selon lequel *étant froissée entre deux pierres, puis exposée au soleil durant quatre semaine*, (la feuille du basilic) *produit des scorpions.* Néanmoins, l'emploi du basilic en interne et en externe était d'usage immémorial pour traiter les morsures d'animaux venimeux. Dom Nicolas Alexandre (1654-1728) le disait *propre pour exciter les urines et les mois* (règles), *pour chasser les vents, résister aux venins, aider à la respiration, pour fortifier le cerveau et le cœur, pour déterger, digérer, résoudre, pour fortifier les nerfs*... Louis Vitet (1738-1809), s'il admettait son efficacité pour rétablir les forces vitales, pour guérir les vomissements séreux ou pituiteux, doutait de son action comme diurétique, emménagogue et stimulant de la lactation. Au début du XIXème siècle, on donnait encore l'infusion de ses graines pour traiter les gonorrhées, les cystites et les coliques néphrétiques. A.-J.-L. Jourdan (1788-1848) homologuait la classification en Basilic commun ou Grand basilic, *Ocymum basilicum* L., excitant, et le Basilic à petites feuilles, *Ocymum minimum* L.., aromatique. Le Dorvault de 1886 signalait l'emploi de sa décoction concentrée en gargarisme contre les aphtes. Matthiole, *Ibid.*, 336 ; Bauhin, *Ibid.*, 398 ; Schröder, *Ibid.*, 79 ; Jourdan, *Ibid.*, 243 ; Dom Alexandre, *Ibid.*, 29 ; Vitet, *Ibid.*, 481 ; Mérat, De Lens, *Ibid.*, **5**, 3 ; Dorvault, 1886, 287 ; Perrot, *Ibid.*, **2**,. 2010.

Basilic. C'était un redoutable animal totalement mythique dont Matthiole (1500-1577) écrivait : *Aucuns disent que cet animal est si dangereux, qu'il fait incontinent mourir les personnes de son seul regard, les autres par son siffler, les autres de son aleine, les autres par sa morsure. Il y en a qui suivant l'opinion du vulgaire, pensent qu'il s'engendre de l'œuf d'un vieil coq. Cette diversité d'opinions me fait quasi croire que plusieurs au lieu de l'histoire du basilic, nous ont decrit une fable.* Matthiole, *Ibid.*, 848.

Basilicum : voir onguent basilicum.

Batrachium. Appelée Bassinet ou *Ranunculus* ou grenouillette ou encore Scelerata, Flammette et pied de corbeau selon Fuchs (1501-1566) et Varatrachium par Fracastor (1478-1553) qui l'utilisait pour traiter les infections au début, cette racine et la totalité de cette plante étaient âcres, chaudes et sèches. Les feuilles et les jeunes tiges, appliquées sur la peau, y provoquaient des exulcérations douloureuses. On l'utilisait pour traiter les verrues, effacer certaines cicatrices, cautériser les teignes, résorber les tuméfactions cervicales. On l'employait également comme sternutatoire. On trouve au livre IX des *Epigrammes* du poète latin Martial (43-104) une allusion à la Sardonica, la renoncule sarde, sans doute la renoncule des marais, la grenouillette d'eau, surnommée mort-aux-vaches, *Ranunculus sceleratus* L., l'herbe sardonique des Anciens[20]. Dodoens (1517-1585), qui dénombrait quatre espèces de renoncules, les disait toutes nuisibles, particulièrement l'*Apium risus* qui, ingérée, *oste les sens & l'entendement, & retire tellement les nerfs de la face, qu'il semble que ceux qui en ont mangé rient, & meurent tous rians.* De Meuve (circa 1677) rappelait que Dioscoride (1er siècle) en décrivait également quatre espèces et que l'une de ces variétés, originaire de Sardaigne, citée par Martial (43-104) et par Dodoens, provoquait une rétraction des lèvres esquissant un rictus… sardonique ! Il ajoutait la gale à ses indications thérapeutiques. Louis Vitet (1738-1809)

[20] *Sardonica medicata dedit mihi pocula virga :*
os hominis ! mulsum me rogat Hippocrates.
(Hippocrate m'a donné une potion préparée avec une plante de Sardaigne et il a l'impudence de me demander du vin doux). Martial, *Epigrammes*, traduit par H.C. Izaac, Paris, 1934, livre **IX**, XCIV, 69.

utilisait ses propriétés caustiques comme cataplasme dérivatif. Il redoutait ses effets toxiques pris par la bouche : vomissements, douleurs abdominales très violentes, convulsions et mort. Le Dorvault énumérait huit espèces du genre *Ranunculus* du banal Bouton d'or à la redoutable Aconit. La plante fraiche servait encore au XIXème siècle de rubéfiant et de vésicant. On retrouvait des indications comme la gale ou les dartres. Fracastor, *Les trois livres*, 237, 368 notes ; Fuchs, *Ibid.*, 120-121 ; Dodoens, *Ibid.*, 286-288 ; De Meuve, *Ibid.* 504-505 ; Vitet Louis, *Matière médicale réformée...*, Lyon, 1780, 229 ; Dorvault, *Ibid.*, 1850, 488-489.

Batu : voir croton.

Baume de Fioravanti. C'est au chirurgien bolognais, Leonardo Fioravanti (1517-1588), qu'on doit la composition de ce baume qui connaîtra cinq siècles de succès ininterrompu. Conformément à la tradition galénique, il contenait de multiples ingrédients : gomme arabique, galbanum, oliban, myrrhe, gomme de lierre, bois d'aloès, petit galanga, girofle, consoude, cannelle, noix de muscade, noix de zédoaire, gingembre, dictame blanc, musc et ambre gris, tous ces composants pilés et mêlés étant arrosés de térébenthine, d'huile de laurier et d'eau-de-vie. On laissait reposer neuf jours, on cuisait à feu doux et le produit était prêt à l'emploi. Il était réputé pour déterger et raviver les plaies, pour prévenir la gangrène et fortifier les tendons. En 1778, Joseph Lieutaud (1703-1780) conservait la composition initiale, mais élargissait les indications. Par voie interne, il le prescrivait comme fortifiant, stomachique, carminatif (qui chassait les gaz intestinaux) et diurétique ; par voie externe, il l'utilisait dans les mêmes indications que celles de son inventeur, mais ajoutait le traitement des rhumatismes. Nous verrons qu'au XIXème siècle, seule cette indication subsistera. En 1846, Apollinaire Bouchardat (1806-1886) en donnait une formule simplifiée et le préconisait dans le traitement des rhumatismes. Le Codex de 1908, sous le nom d'alcoolat de térébenthine composé, baume de Fioravanti, en établissait la composition : térébenthine du mélèze, 500g, élémi (résine), 100 g, styrax liquide 100g, galbanum 100g, myrrhe 100 g, baies de laurier 100 g, aloès 50 g, galanga 50 g, gingembre 50 g, zédoaire 50 g, cannelle de Ceylan 50 g, clous de girofle, 50 g, muscade 50 g, dictame de Crète 50 g, alcool à 80° 3000 g. L'ambre gris, la consoude, les gommes, l'oliban avaient certes disparu, mais la composition, de conception humorale, n'avait pas beaucoup changé. Lémery, *Pharmacopée univ.*, **2**, 1035 ; Lieutaud, *Précis de la matière médicale*, Paris, 1777, **2**, 450 ; Bouchardat, *Manuel de matière médicale, de thérapeutique comparée et de pharmacie*, Paris, 1846, 245 ; *Codex medicamentarius gallicus, Ibid.*, 20.

Baume de La Mecque. Appelé également baume de Judée, d'Egypte, de Constantinople, selon sa provenance, il était produit par le *Commiphora* *opobalsamum* Engle. Renommé depuis l'Antiquité, il était recherché comme un précieux cosmétique par les femmes orientales, jusqu'à une époque récente. Le baume obtenu par incision était le plus précieux. Il ne parvenait pas en Europe, car réservé aux grands seigneurs turcs ou arabes. Seul le baume obtenu par ébullition des rameaux et des feuilles de l'arbre était exporté. On le considérait comme un cicatrisant des lésions externes, ou internes, ce qui le faisait prescrire dans les affections respiratoires chroniques. Réputé alexipharmaque (contrepoison) et sudorifique, on le donnait dans les maladies de l'estomac et de l'intestin, dans les fièvres putrides et malignes, dans la peste. Son efficacité dans les maladies urinaires n'était pas contestée. Son prix, prohibitif, en limitait la diffusion. Mérat, de Lens, *Ibid.*, **1**, 269 ; Dorvault, Würtz, *Ibid.*, 953 ; Perrot, *Ibid.*, **2**, 1187.

Bdellium. Les Anciens prescrivaient le bdellium, gomme-résine tirée des *Balsamodendrons*, dans les maladies catarrhales des poumons, du tube digestif et des voies urinaires. Il faisait partie du traitement antisyphilitique préconisé par Fracastor (1478-1553) qui le recommandait, au même titre que le galbanum, l'opoponax, la gomme ammoniaque, pour évacuer la matière digérée par les applications d'onctions antalgiques chez les malades atteints de vérole. Matthiole (1500-1577) lui attribuait de très nombreuses vertus médicinales : *Il échauffe & remollit, detrampé avec la salive à jeun, resout les duretés, les goetres, les hernies aigueuses : il desoppile la matrice appliqué pardessus, ou en parfum : il en tire le fruit, & toutes humidités prins en breuvage, brise la pierre, fait uriner : il sert à la toux, & à ceux qui sont mordus des serpens : il est bon aux ruptions, spasmes, douleurs de costé, aux ventosités qui courent ça & là.* Selon Schröder (1600-1664), on l'appelait également *Belchon, Malathram, Maldacon* ou *Maldelcon.* Il précisait ainsi ses applications thérapeutiques : *Cette Gomme est chaude, dessicative, digestive, sudorifique & discussive, le principal usage interne est dans la toux, & l'apostume des poumons, pour briser la pierre, provoquer l'urine, arrêter le flux menstrual immoderé, & pousser le fetus. L'usage externe est pour discuter les hernies, ramollir les duretés & les nœuds des nerfs, & entrer dans les emplâtres stiptiques.* Délaissé dans ces prescriptions internes dès le début du XIXème siècle, il figurait encore dans les pharmacopées, à titre de topique, comme en témoigne cet article du Dechambre, daté de 1876 : *Le bdellium est un excitant qui jouit de propriétés analogues à celles de la myrrhe. Il est formé, d'après Pelletier, de : résine 59,0 ; arabine ou gomme soluble 9,2 ; bassorine ou gomme insoluble 30,6 ; huile volatile 1,2 ; le bdellium est peu employé à l'intérieur ; on s'en sert extérieurement pour résoudre les tumeurs, déterger les plaies et les conduire à la cicatrisation. Il fait partie de l'emplâtre de diachylon gommé et de l'emplâtre de Vigo cum mercurio.* Fracastor, *Ibid.*, 329 ; Matthiole, Ibid., 75 ; Schröder, *Ibid.*, **1**, 591 ; Panckoucke, *Dictionnaire des* *sciences médicales, par une société de médecins et de chirurgiens,* Paris, 1812, **3**, 54 ; Dechambre, *Ibid.*, **8**, 632.

Bedegar. La bedegar, pomme mousseuse, éponge d'églantier, était une galle parasite chevelue, produite par la piqûre d'un cynips, hyménoptère parasite des rosiers et des églantiers Elle possédait, selon les Anciens, des vertus thérapeutiques contre la rage, la rétention d'urine, les calculs, les scrophules, l'alopécie (sans doute à cause de son aspect chevelu : théorie des signatures), les vers parasites, la piqûre de la tarentule. Son usage était abandonné avant la fin du XIXème siècle. Le Dorvault de 1886 rappelait : *Jadis la Bédegar (Pomme mousseuse, Eponge d'églantier, Fungus cynobasti ou cynosbati) produite par la piqûre d'un cynips, figurait dans la matière médicale comme remède à la strangurie, aux rétentions d'urine.* Mérat, de Lens, **1**, *Ibid.*, 566 ; Dechambre, *Ibid.*, **8**, 693 ; Dorvault 1886, 847. Voir : signatures.

Belladone : voir solanum.

Bénédicte et **Hamech** : la confection dite *Benedicta laxativa* était spécifique pour purger la pituite et contenait notamment du turbith, des racines de petite ésule, d'hermodacte et de diagrède. Elle évacuait la phlegme qui s'accumulait dans les articulations, les reins et la vessie et toutes les sérosités du corps. On la prescrivait par la bouche ou en clystères (Duchesne) ; celle de Hamech contenait coloquinte, séné, myrobolans, rhubarbe, scammonée, agaric… Elle purgeait la bile et l'atrabile et guérissait la gale et le cancer exulcéré. Fracastor (1478-1553) utilisait bénédicte et hamech pour évacuer la matière digérée dans la syphilis notamment. Selon Joseph Duchesne (1544-1609), *elle est un fort bon remède pour guarir les fièvres de l'automne, principalement les quartes & toute autre maladie née d'humeurs tartarées* [21] *, crasses, sales, arides & melancholiques : elle donne un merveilleux secours contre la lèpre, le cancre, la gratelle*[22]*, la gale, en somme à toute infection de la peau qui s'engendre d'humeurs salées et adustes*[23]. Fracastor, *Les trois livres*, 329, 369 notes ; Duchesne, *Ibid.*, 307 ; De Meuve, *Ibid.*, 164.

---

[21] Pour Paracelse et ses disciples, tout aliment comportait une partie nutritive et une partie excrémentielle. Celle-ci, le *bolus*, devait être expulsée sous peine de coaguler et de provoquer de multiples maladies. C'est pourquoi la digestion imparfaite laissait un résidu : le *tartre*. Comme les phénomènes digestifs siégeaient à tous les niveaux du corps, le *tartre* pouvait se déposer également en tout endroit de l'organisme.

[22] Gale miliaire.

[23] On qualifiait autrefois d'adustes les humeurs et le sang dans certaines maladies ou dans certaines circonstances telles que la sécheresse de la constitution, la chaleur, la soif. La coloration noire du sang dans la palette et le peu de sérosité qui s'en séparait étaient les meilleurs témoins de cet état des humeurs.

Benjoin. On distinguait le benjoin de Sumatra, extrait du *Styrax benzoin* Dryander et le benjoin de Siam ou du Laos, également extrait d'un styrax, surtout utilisé en parfumerie. Cette résine aromatique, considérée comme un puissant expectorant, était prescrite dans les maladies du poumon, l'asthme et la toux : certains auteurs l'appelaient le baume du poumon. On pouvait la donner comme stomachique et fébrifuge. Elle entrait dans la composition de nombreuses préparations pharmaceutiques dont les célèbres pilules de Robert Morton (1637-1698), prescrites dans les maladies de poitrine et qui contenaient de la poudre de cloportes, de la gomme ammoniaque, des fleurs de benjoin, de la poudre de safran, de baume de tolu sec et de soufre anisé. Vitet (1738-1809) le déconseillait, affirmant qu'il irritait les voies respiratoires, qu'il augmentait la toux et ne fluidifiait pas du tout les sécrétions bronchiques ! Quant à sa prétendue action résolutive sur les tumeurs indurées, aucune expérimentation ne l'avait confirmée. Déchu de son ancienne vogue dès le XIXème siècle, il gardait néanmoins quelques indications en applications locales dans les crevasses du mamelon, les brûlures, les engelures, les épistaxis et les hémorroïdes et, en fumigations, dans les laryngites et la coqueluche. Vitet, *Ibid.*, 185 ; Renou, *Ibid.*, 474 ; Mérat, De Lens, *Ibid.*, **1**, 573-575 ; Panckoucke, *Ibid.*, **3**, 79-81 ; Gubler, *Ibid.*, 35-36 ; Dechambre, *Ibid.*, **9**, 80-82.

Berle. La berle, *Sium latifolium* L., était regardée comme *propre pour atténuer et briser la pierre des reins et de la vessie, pour exciter l'urine...* Selon la terminologie ancienne, elle était donc lithontriptique (qui brisait les calculs) et diurétique. Fuchs (1501-1566) rappelait ses divers noms : *Anagallis aquatica, Sion, Laver* et insistait sur ses vertus lithontriptiques, diurétiques, anti-diarrhéiques et ocytociques. Bauhin (1560-1624) confirmait ces indications et ajoutait : *La décoction de la plante etant beüe, desopile le foye : elle est bonne à l'épanchement de bile, & aux Hydropiques. Appliquée la nuit sur le visage, elle ôte lentilles, & autres taches du visage des Dames.* Le tempérament de la berle était amer, chaud et sec. Chomel (1671-1740) recommandait la *Sium latifolium* L. dans *les maladies chroniques dans lesquelles il faut retablir le ressort des parties solides et la fluidité des liqueurs*. Vitet (1738-1809) la mentionnait encore dans sa *Matière médicale réformée* de 1780, rappelant les pouvoirs diurétiques de la racine susceptible d'évacuer les lithiases rénales ou vésicales, sans briser les calculs eux-mêmes évidemment. Il déconseillait son emploi dans la dysenterie. Au XIXème siècle, elle était plus prescrite par les herboristes que par les médecins, qui lui préféraient l'ache. Fuchs, *Ibid.*, CCLXXVII ; Bauhin, *Ibid.*, 123 ; Chomel, *Ibid.*, **2**, 119 ; Dom Alexandre, *Ibid.*, 38 ; Vitet, *Ibid.*, 88 ; Mérat, De Lens, *Ibid.*, **6**, 369 ; Bossu, *Ibid.*, **2**, 123.

Bétoine. La bétoine, *Betonica officinalis* L., occupait une place importante dans la pharmacopée antique. Le médecin d'Auguste (-63/14), Antonius

Musa (?-?) serait l'auteur d'un traité consacré à cette plante susceptible, selon lui, de guérir quarante-huit maladies. Fracastor (1478-1553) l'utilisait, comme l'hysope ou l'origan, pour fluidifier la *matière épaisse, sordide et lourde* qui accompagnait la syphilis. Matthiole (1500-1577) lui attribuait une ribambelle de qualités thérapeutiques plus faramineuses les unes que les autres : elle agissait sur les convulsions, les *ruptions* (plaies), les maladies de l'utérus, les morsures de serpents. Diurétique et laxative, elle traitait l'épilepsie, la démence, les maladies de foie et de la rate. Elle facilitait la digestion et diminuait les brûlures de l'oesophage. On la conseillait dans les crachements de sang, la sciatique, les douleurs de rein et de vessie, l'hydropisie, la jaunisse. Enfin, on la recommandait dans la phtisie. Fuchs (1501-1566) la rangeait parmi les remèdes chauds et secs et la prescrivait, *prinse avec du miel, aux gens emmaygris, tabides* (consumés par le marasme), *& languissants : & qui hont force pus, ou boue, au dedans de la poictrine*. Dodoens (1517-1585) précisait qu'elle était certes chaude et sèche, mais uniquement jusqu'au second degré. Il ajoutait à ses innombrables qualités le pouvoir de briser les calculs rénaux et la propriété, spécifique à sa racine, prise avec eau miellée, de faire expectorer ou vomir les humeurs superflues et la pituite visqueuse et gluante. Elle était considérée au XVIIème siècle comme alexitère (qui combattait les effets des morsures des animaux venimeux et ceux des poisons) et céphalique (qui traitait les maladies de la tête). On la prescrivait donc dans l'épilepsie, les comas, les morsures de serpents et de chiens enragés, mais aussi pour échapper à toutes sortes d'empoisonnements. J.B. Chomel (1671-1740) la disait *béchique* (antitussif) *en procurant l'expectoration et la sortie des matières purulentes par la voie des crachats...* Utilisée occasionnellement jusqu'au XIXème siècle comme sternutatoire, elle fut bien vite oubliée, ce qui faisait dire à Joseph Delioux de Savignac (1812-1876)), *qu'il ne serait que temps de n'en plus parler dans nos traités classiques*. Fracastor, *Les trois livres*, 315, 328 ; Matthiole, *Ibid.*, 539 ; Fuchs, *Ibid.*, 245 ; Dodoens, *Ibid.*, 205 ; Chomel, *Ibid.*, **1**, 435 ; Renou, *Ibid.*, 356 ; Mérat, De Lens, *Ibid.*, **1**, 584-585 ; Dechambre, *Ibid.*, **9**, 208.

Bette. La bete, ou bette, *Beta vulgaris* L., la betterave que nous mangeons toujours en salade, cuite et dans sa variété rouge alors que la blanche avait la faveur des médecins, car son *suc... aspiré par les narines en errhine* (nom générique des substances irritantes introduites dans les narines), *dissout la pituite du nez, fait éternuer et décharge le cerveau*. On prescrivait également le suc de bette dans les ophtalmies (maladies inflammatoires de l'œil). Fuchs (1501-1566) la disait chaude et sèche au troisième degré. Il distinguait la bette noire et la blanche qui, toutes deux, en raison de leur vertu nitreuse (détergente) pouvaient être caustiques. Dodoens (1517-1577), qui parlait de bette rouge ou blanche, leur attribuait un tempérament chaud, sec et abstersif, particulièrement la blanche. Elle était surtout utilisée en application externe contre la gale, les teignes, les poux, les brûlures, les mules du talon (engelures). Instillé dans les oreilles, le jus de bette calmait les otalgies et les acouphènes. Dans la *Pharmacopée raisonnée* de Schröder (1600-1664) commentée par Ettmuller (1644-1683) il était dit que *la Poirée ou Blete est blanche & rouge, & celle-ci se subdivise en blete vulgaire, & en blete, qui a la racine rouge, ou Bete rave*. Racines, feuilles et semence étaient chaudes, dessicatives, laxatives. On utilisait la poirée rouge dans les lavements, les décoctions laxatives, en raison de ses vertus âcres qui ramollissaient et expulsaient les selles. Pour Chomel (1671-1740) : *On cultive la poirée dans les potagers. Tout le monde sait son usage dans la cuisine, et qu'on mêle les feuilles avec celles de l'oseille (Rumex acetosa) dans le potage, pour adoucir l'acidité de cette dernière. On se sert aussi de ses feuilles dans la Médecine ; elles sont émollientes, adoucissantes, et légèrement laxatives ; ainsi on les emploie dans les décoctions ordinaires. On les applique extérieurement sur la peau, lorsqu'elle a été enlevée par quelque vésicatoire ou remède caustique : on les met aussi sur les petits ulcères de la gales, elles entretiennent avec douceur l'écoulement des humeurs qu'on veut faire sortir par les glandes de la peau*. Les applications thérapeutiques de la bette s'étaient singulièrement restreintes dès la seconde moitié du XIXème siècle, son emploi se limitant à la confection du bouillon aux herbes, avec le cerfeuil, l'oseille et la laitue, et à celle de lavements mucilagineux. Fuchs, *Ibid.*, CCCXI, 551 ; Dodoens, *Ibid.*, 376-377 ; Schröder, *Ibid.*, 83 ; Chomel, *Ibid.*, 2, 294 ; Lémery, *Dictionnaire univ.*, 107 ; Mérat, De Lens, *Ibid.*, **1**, 581 ; Dechambre, *Ibid.*, **9**, 210-211.

Beurre. Le beurre, *butyrum*, pouvait servir d'excipient à toutes sortes d'emplâtres ou de pommades, au même titre que l'axonge ou l'huile. On lui prêtait des vertus adoucissantes et humectantes. Le beurre frais servait à oindre le sternum et les côtes lorsque *des humeurs sont encloses dans la poictrine* (pleurésie). Associé au mercure notamment, il entrait dans la composition de nombreux onguents concoctés par Fracastor (1478-1553). Matthiole (1500-1577) lui consacrait une dizaine de lignes affirmant qu'il était *maturatif, & quelque peu résolutif, es corps moyen entre mol & dur : car il ne pourrait resoudre les tumeurs des corps dutout durs, mais il meurit & resout aisément les tumeurs chaudes des corps mols & tendres. Car de beurre seul on guerit les oreillons, les inflammations des parties glanduleuses, les inflammations de la bouche, & plusieurs autres partie des femmes, & des petits enfans. Mesme si on en frotte les gencives des enfans quand ils gettent des dens, il subtilise aussi bien que le miel, les gencives par ou les dens doivent sortir : meurit & resout toute maladie de matiere chaude en la bouche, apres que la defluxion a cessé de tomber. Pource on en use en cataplasmes qu'on applique aux oreillons, aux hypochondres, & aux glandules enflambées. Prins par la bouche, & distribué par le corps sert grandement à faire cracher les mauvaises humeurs des poulmons, aux pleuresies, & aux inflammations des poulmons : joint aussi qu'il les meurit.*

Si on prend du beurre seul en maniere de loch, il meurit plus, & fait moins cracher : si on en prend avec du miel & amandes ameres, il fait plus cracher & meurit moins. Quelques siècles plus tard, Vitet (1738-1809) était beaucoup moins élogieux, insistant sur le manque de digestibilité du *Butyrum* qui, de surcroît, donnait des céphalées, des douleurs épigastriques, du pyrosis. Néanmoins, il admettait son action maturative sur les collections suppurées. Gubler (1821-1879) déconseillait son emploi comme excipient du fait de son rancissement rapide. Il signalait son action laxative, surtout mangé seul et le déconseillait aux personnes enclines à l'embonpoint. Il rapportait une étrange coutume du Japon où les médecins donnaient des boulettes de beurre salé aux tuberculeux. Trousseau (1801-1867) ne prescrivait-il pas des tartines de beurre salé, mélangé à de l'iodure et à du bromure de potassium, aux enfants scrofuleux, lymphatiques ou cachectiques ? Fracastor, *Ibid.*, 295, 306, 309, 329, 345, 346, 352, 353, 362 ; Matthiole, *Ibid.*, 255 ; Renou, *Ibid.*, 567 ; Vitet, *Ibid.*, 396 ; Mérat, de Lens, *Ibid.*, **1**, 587-589 ; Gubler, *Ibid.*, 38.

Bézoards. *Concrétions morbides des animaux vantées comme alexipharmaques* (anti-poison), souvent des calculs provenant des voies biliaires ou urinaires. Pomet (1658-1699) définissait ainsi le bézoard : *Le BEZOAR, que les Indiens appellent Pazan, est un animal qui produit dans son estomach ou dans sa vessie une Pierre qui porte le même nom.* Il le prétendait bon pour le cœur, la petite vérole, les vertiges, l'épilepsie, les palpitations, la jaunisse, la colique, la dysenterie, la gravelle, les vers, les fièvres malignes, les accouchements, les poisons. Une véritable panacée dont les vertus thérapeutiques *sont causes que les Hebreux luy ont donné le nom de Bel Zaard, qui signifie maître du Venin.* Pomet, *Ibid.*, 10, 13 ; Mérat, de Lens, *Ibid.*, **1**, 591 et suivantes.

Bézoard minéral. Selon Pierre Pomet (1658-1699), le bézoard minéral était du *beurre d'antimoine préparé avec l'esprit de nitre et par ce moyen réduit en poudre blanche ; on lui attribue les mêmes propriétés qu'au diaphorétique…* Les alchimistes surnommaient le bézoard minéral, écume des deux dragons, du fait, racontait Brice Bauderon (1539-1623) *du combat et sédition qui survenait après l'affusion de l'esprit de nitre* (acide nitrique). Stimulant de la salivation et de la diurèse, il convenait au traitement de la vérole, des fièvres malignes et pestilentes, et agissait comme alexitère (contrepoison). Identifié plus tard comme deutoxide d'antimoine ou acide antimonieux, on le prescrivait, au XIXème siècle, comme antidote de l'arsenic. Bauderon, *Ibid.*, 897 ; Pomet, *Ibid.*, **2**, 317 ; Mérat, de Lens, *Ibid*, **1**, 594-595 ; Dorvault, Würtz, *Ibid.*, 197. Voir Antimoine.

Bile. La bile des animaux était utilisée pour ses vertus détersives, qualités qu'elle possédait au plus haut point chez les animaux de petite taille. En cosmétologie, la bile servait à nettoyer la peau et à effacer le hâle ou les taches de rousseur. On l'employait également comme protection contre les coups de soleil. Le fiel de vache avait la réputation d'être détergent : il était utilisé en cosmétologie, soit pur, soit dans diverses préparations l'associant à du sucre, de l'alun et du borax ou bien à du camphre, pour effacer les taches du visage. Le fiel de perdrix était recommandé contre la cataracte et les ulcères de l'œil, mais instillé chaud et sortant de l'animal. Gubler (1821-1879) nous apprenait qu'on avait eu l'idée d'administrer de la bile pour suppléer aux insuffisances hépatiques, mais l'estomac n'acceptant pas cette intrusion d'un liquide étranger à son fonctionnement, on y renonça rapidement. Il signalait aussi l'emploi de la bile de bœuf dans l'héméralopie (diminution de la vision nocturne). Lémery, *Dictionnaire univ.*, 576 ; James, *Ibid.*, **2**, 905-907 ; Vitet, *Ibid.*, 465 ; Gubler, *Ibid.*, 40.

Bistorte. La bistorte, *Polygonum bistorta* All., ou langue-de-bœuf ou serpentaire, devait son nom à la double courbure de ses racines dont la décoction cicatrisait les ulcères de la bouche. Ses feuilles étaient détersives et vulnéraires (qui soignaient les plaies). Par voie interne, sa racine était purgative et *détachait les humeurs grossières, pituiteuses et visqueuses*. Les anciens auteurs la confondaient avec Britannica, que Carl von Linne (1707-1778) avait identifié comme une Inula, *Inula britannica* L., également astringente et cicatrisante. Fracastor (1478-1553) l'utilisait au début des maladies infectieuses, dans le typhus seule ou associée à la tormentille et au chardon bénit et dans la syphilis, sous forme d'une décoctée avec le balsamum, l'aristoloche, l'iris, la cannelle, le scordium et le dictame de Crète. Matthiole (1500-1577) parlait de *Britanica* ou *Veronica* pour désigner la bistorte et ajoutait : *On tire du jus des feuilles lequel on espaissit au feu, ou au soleil. Il a une vertu astringente, & est propre aux ulceres corrosifs de la bouche, & des tonsiles* (amygdales). *Il est bon aussi à toutes autres choses, où il est besoin de restraindre*. Froide et sèche au troisième degré pour Dodoens (1517-1587), qui distinguait la *Grande Bistorte* de la *Petite* et rappelait que Fuchs (1501-1566) l'identifiait comme *Serpentaire mâle* et *femelle*. Il la jugeait bénéfique, bue avec de l'eau ou du vin, dans les diarrhées et autres dysenteries, dans les vomissements, dans les hémorragies et tout particulièrement dans les ménorragies. Bauhin (1560-1624) la classait également parmi les plantes au tempérament froid et sec au troisième degré : *elle resserre & fortifie comme l'ozeille. Elle est bonne contre la peste & le venin*. Pour Schröder (1600-1664) c'était essentiellement la racine de cette plante qu'on utilisait. Elle *est refrigerative, dessicative, astringente, austère, alexipharmaque & sudorifique. Son principal usage interne est à arrester le vomissement, & à prevenir l'avortement. Son usage externe est à dessécher les catarrhes, à arrester les flux de sang des plaies & de la matrice, & à dessecher les gencives relachées, & ulcérées.* Vitet (1738-1809) procédait, à son habitude, à la remise en question de toutes ces prétendues vertus thérapeutiques du *Polygonum Bistorta* L. pour conclure catégoriquement que, de tout ce qu'on avait écrit sur le sujet, jusqu'à présent, *on a seulement observé qu'elle constipoit & contribuoit quelquefois à suspendre l'hémorrhagie utérine par pléthore ou par blessure.* Antonin Bossu (1809-1897) et Adolphe Gubler (1821-1879), dans les années 1860, considéraient tous deux la bistorte comme un des meilleurs médicaments astringents indigène, très utile pour le traitement des hémorragies, des diarrhées, des leucorrhées, du scorbut, des aphtes, des stomatites. Fracastor, *Ibid.*, 239, 276, 280, 281, 298, 343 ; Matthiole, *Ibid.*, 541 ; Bauhin, *Ibid.*, **1**, 327 ; Renou, *Ibid.*, 408-409 ; Schröder, *Ibid.*, **1**, 89 ; Dom Alexandre, *Ibid.*, 666-667 ; Mérat, de Lens, *Ibid*, **5**, 431432 ; **1**, 669 ; Bossu, *Ibid.*, **2**, 125 ; Gubler, *Ibid.*, 40.

Blanc d'Espagne. Le blanc d'Espagne, que nous identifions aujourd'hui avec le carbonate de calcium, tout à fait dépourvu de causticité, était autrefois regardé avec suspicion. Mais, à l'époque, on appelait ainsi un des magistères (précipité blanc) de bismuth, essentiellement le sous-nitrate, appelé aussi blanc de fard, qui, employé au maquillage, *était plus propre à rider et à dessécher la peau qu'à l'embellir.* Longtemps confondu avec le plomb ou l'étain, le bismuth fut sans doute découvert par le minéralogiste Agricola (1486-1556) vers 1546. Appelé plomb cendré ou marcassite blanche, il contenait souvent des impuretés, dont l'arsenic, raison probable de sa nocivité. Pour Vitet (1738-1809), le *Vismutum nudum* L. était une substance à la fois dangereuse par ses effets secondaires et inefficace sur le plan thérapeutique puisque, notamment, il ne guérissait pas la gale et qu'appliqué sur la peau, il la ridait et lui donnait une couleur jaunâtre. En revanche, Vitet ne tarissait pas d'éloges sur la craie blanche, cette *Calx creta* qui *l'emporte sur toutes les substances calcaires animales, dans les especes de maladies avec existence et surabondance d'acides dans les premières voies, parce que sa combinaison avec les acides est plus prompte & qu'elle s'en empare sans nuire aux tuniques des premières voies.* Gubler (1821-1879) considérait le carbonate de calcium comme un bon anti-acide et l'employait comme substitutif du bismuth en raison de son faible coût et de l'absence de coloration en noir des selles. A aucun moment il n'évoquait une quelconque toxicité du sous nitrate de bismuth, *un des principes les plus innocents de la matière médicale et... aussi indifférent à l'organisme que le zinc...* Vitet, *Ibid.*, 330, 251 ; Mérat, de Lens, *Ibid.*, **1**, 605 ; Gubler, *Ibid.*, 459 ; Dechambre, *Ibid.*, **9**, 518, 522.

Blanc d'œuf. Le blanc d'œuf, *albumen ovi*, appelé glaire de l'œuf, était appliqué sur les yeux, comme anti-inflammatoire, sur les plaies, pour arrêter l'hémorragie et les protéger du contact de l'air susceptible de les tuméfier. Les applications thérapeutiques du blanc d'œuf remontaient à la médecine hippocratique qui le recommandait dans les fièvres. Dioscoride (1er siècle) lui reconnaissait des qualités rafraîchissantes, astringentes et agglutinantes (cicatrisantes). Il resserrait les pores de la peau, prévenait le hale et les vésicules consécutives aux brûlures. Il protégeait des morsures de serpents.

Matthiole (1500-1577) ajoutait : *Estant chaud sert bien aux érosions de la vescie, aux exulcerations des reins, à l'aspreté du gosier, aux crachements de sang, aux reumes qui tombent dans la poitrine*. Pour Vitet (1738-1809) rien de tout cela n'était confirmé par l'observation. Bien souvent du reste, en se desséchant, *l'albumen ovi* était nocif dans les maladies qu'il était susceptible de traiter comme les brûlures, les plaies récentes et les conjonctivites ! Moins négatif, Gubler (1821-1879) le considérait comme lénitif et adoucissant. Il le jugeait utile dans les inflammations gastriques et intestinales, notamment dans l'ulcère gastrique. Il le prescrivait dans certains ictères, dans certaines diarrhées miasmatiques. Battu avec de l'huile, il rappelait qu'il faisait un excellent liniment et, que, avec des bandes et de l'étoupe, il était utilisé pour fabriquer des bandages amovibles. Matthiole, *Ibid.*, 235 ; Vitet, *Ibid.*, 403 ; James, *Ibid.*, **1**, 580 ; Gubler, *Ibid.*, 223.

Bois d'aloès. Si l'on en croit l'*Officine ou répertoire général de pharmacie pratique*, en son édition de 1898, *le bois d'aloès vrai est donné par l'Aloesxylon agallochum, qui vient de Cochinchine* ; *le bois d'aloès ordinaire, qui porte encore les noms d'agalloche, d'aspalathe, d'aigle, de calambac, de garo ou de kilam, vient de l'Aquilaria agallocha*, opinion partagée par Nicolas Guibourt (1790-1867). Fuchs (1501-1566) accordait au *Perroquet* ou *Aloë* un tempérament chaud au premier ou au second degré et sec, au troisième. Il en décrivait deux sortes : l'une, sablonneuse, nommée *Caballina* ; l'autre, *caillée en matière de foye*, appelée *sucotrin*. Schröder (1600-1664) classait l'aloé dans les purgatifs secondaires, car *faits & tirés des simples*. Il en décrivait quatre sortes, selon leur degré de pureté : le sablonneux noirâtre nommé *aloé cabalin* ; l'aloé dépuré qui a la couleur du foie, *aloé hépatique* ; celui qui a la couleur du citron, *aloé succotrin* ; enfin, l'aloé le plus pur, au point d'être transparent, était appelé *Aloé lucide*. Pour cet auteur, *l'Aloé est Purgatif, dessicatif & chaud. Il excite le flux menstrual, il ouvre les hemorroïdes. Il corrobore le ventricule, pousse & tüe les vers, resiste à la corruption, resserre, consolide & deterge ; en un mot, c'est un excellent vulnéraire*. Georges Everard Rumph (1627?-1702) lui avait consacré une communication dans les Mémoires de l'Académie Impériale, en 1684 : *De agallocho generibus*, dans laquelle il identifiait deux arbres producteurs de bois d'aloès, l'*Aloexylum agallochum* et l'*Agallochum secundarium alacense*, appelé plus tard *Aquilaria secundaria* par Augustin de Candolle (1778-1841). Néanmoins, la plus grande confusion régnait à propos de l'origine exacte de ce bois. Le *Dictionnaire universel de médecine* de James, en 1743, formulait l'hypothèse selon laquelle il provenait d'un thuya originaire de l'Inde et de l'Arabie. En revanche, du XVIème au XVIIIème siècle, ses vertus thérapeutiques furent unanimement reconnues : avant tout, c'était un cordial. Mais il possédait également des qualités alexitères (antipoison), sudorifiques et emménagogues (provoquant les règles). D'une manière générale, tout le monde lui accordait le pouvoir de dessécher et d'échauffer. En 1780, toutefois, Louis Vitet (1738-1809) lui déniait toute activité thérapeutique disant que *l'observation n'a rien établi de positif sur toutes ces vertus*. Au XIXème siècle, il était devenu suranné et n'entrait plus que dans quelques compositions désuètes comme l'opiat de Salomon. Certains le conseillaient encore comme stupéfiant ou anthelminthique, mais sans grande conviction ni grand succès. Fuchs, *Ibid.*, XLIX, 103 ; Schröder, *Ibid.*, 781-782 ; Bauderon, *Ibid.*, 169 ; Renou, *Ibid.* ; Lémery, *Dictionnaire univ.*, 430 ; James, *Ibid.*, **2**, 511-515 ; Vitet, *Ibid.*, 428 ; Mérat, de Lens, *Ibid.*, **1**, 98, **2**, 16 ; Dorvault, Würtz, *Ibid.*, 198.

Bol d'Arménie. Le *Bolarmène* ou bol d'Arménie, argile rouge connue de Pline l'Ancien (23-79) et de Galien (129-201), était réputée pour ses propriétés hémostatiques, dessicatives, astringentes et anti-inflammatoires. Le bol arménien, comme l'appelait Fracastor (1478-1553), était donc cette argile rouge, chaude et sèche, réputée pour ses propriétés emplastiques (qui enduisait), alexipharmaques (antidote), hémostatiques, dessicatives (qui desséchaient les ulcères en absorbant le pus ou en arrêtant sa sécrétion), astringentes (provoquant une rétraction des parties qu'il touchait et ralentissant ou d'arrêtant les évacuations) et anti-inflammatoires. Aussi le *Bolarmène* occupait-il une place considérable dans l'arsenal thérapeutique de l'auteur des *Trois Livres* : il figurait parmi les substances utilisées dans le traitement des infections débutantes, du typhus, de la peste, de la tuberculose et de la syphilis, On rapprochait ses qualités et donc ses indications de celles de la terre sigillée. De Meuve (circa 1677) le prescrivait comme vermifuge. Propre à arrêter *les cours de ventre, les dyssenteries, le crachement de sang*, selon Dom Nicolas Alexandre (1654-1728), on le disait souverain contre la peste. Il se prenait par voie orale et pouvait entrer dans la composition de topiques. Au XIXème siècle on le faisait venir des environs de Blois ou de Saumur, mais il n'était plus guère usité que dans les pilules de Bol d'Arménie du Docteur Charles Albert. Fracastor, *Les trois livres*, 229, 230, 239, 240, 263, 275, 276, 281, 287, 293, 297, 298, 302, 303, 304, 351, 354, 367 notes ; De Meuve, *Ibid.* 1678, 175-176 ; Renou, *Ibid.*, 495 ; De Meuve, *Ibid.* 1689, 120 ; Dorvault, Würtz, *Ibid.*, 300.

Bolus. Le bolus ou bol était un médicament de consistance pâteuse, intermédiaire entre sirop et pilule, que l'on donnait en petits morceaux, notamment aux malades qui vomissaient facilement. Il s'agissait souvent de médications purgatives à base de casse, d'anis et de fenouil. Renou, *Ibid.*, 185 ; Dom Alexandre, *Ibid.*, 42.

Borax. Le borax, tetraborate de sodium, était appelé par les Anciens : borras. Galien (129-201) et Dioscoride (1er siècle) l'utilisaient pour cicatriser les ulcères. Le nom de chrysocolle était donné au borax, car il servait à souder l'or. Renou (1568-1620) le trouvait chaud et apte à cautériser les excroissances de chair sans douleur, ce qui justifiait son emploi sur les ulcères, mais nullement par voie buccale. Occasionnellement Quincy (?-1722) le prescrivait en poudre comme vomitif et signalait son emploi, mêlé à de l'huile de cannelle, pour faciliter les accouchements. En revanche, son utilisation comme gargarisme était fréquente. Une fois de plus, Vitet (1738-1809) contestait les vertus thérapeutiques du borax, notamment comme emménagogue et comme diurétique. En topique, il niait son action caustique sur les ulcères fongueux. Et, comme souvent, au siècle suivant, Gubler (1821-1879) corrigeait cette vision pessimiste des choses en réhabilitant le borax comme alcalin utile dans l'hyperacidité gastrique, dans certaines ophtalmies et dans les balanites ou les leucorrhées. Il le jugeait plus efficace que le bicarbonate de soude comme litholytique. Renou, *Ibid.*, p. 499 ; Quincy, *Ibid.*, 285 ; Cartheuser, *Ibid*, **1**, 322-325 ; Vitet, *Ibid.*, 145 ; Nysten, *Dictionnaire de médecine*, Paris, 1824,179 ; Gubler, *Ibid.* 390.

Bouc. Dom Nicolas Alexandre (1654-1728), moine bénédictin de la congrégation de Saint-Maur, décrivait ainsi le bouc : *Le bouc est le mâle de la chèvre, qui est un animal à cornes et quatre pieds aussi bien que lui ; ils sont tous deux fort légers, sautant et grimpant partout. Capra hircus* bénéficia pendant des siècles d'une réputation thérapeutique incontestée et totalement usurpée : le bouc, *lascif et puant*, selon Nicolas Lémery (1645-1715), contenait beaucoup de sels volatils et d'huile. Sa graisse adoucissait, résolvait, ramollissait : on la préconisait dans la goutte, la dysenterie, les hémorroïdes, la rétention d'urine. Sa vessie, desséchée et réduite en poudre, guérissait l'incontinence d'urine. Sa corne était prescrite dans l'épilepsie, pour résister aux venins et calmer les diarrhées. Le sang de bouc, desséché au soleil, *sanguis hirci preparatus* (sang de bouc préparé) ou bouquain en français, était sudorifique, apéritif (qui ouvrait les conduits), résolutif (qui déterminait la résolution des inflammations), alexitère (propre à résister aux venins), efficace dans la pleurésie, dans les enflures de gorge, emménagogue (qui déclenchait les règles), toujours selon Lémery. Jean Baptiste van Helmont (1578-1644) prétendait que le sang tiré des testicules de l'animal possédait de plus grandes vertus thérapeutiques. Jean de Renou (1568-1620) attribuait au sang de bouc le pouvoir de briser les calculs rénaux et vésicaux : il le faisait entrer dans la composition du lithontripticon, avec le sang de lièvre et d'innombrables plantes dont le cyclamen, la saxifrage, la cardamome, la cannelle, l'asperge, le carvi, la coriandre, la mauve etc..., *poudre excellente pour faire sortir la pierre et le sable des reins et de la vessie*, propriété qu'il partageait avec son foie. Lemery (1645-1715) signalait la présence accidentelle *dans la vessicule du fiel de ces animaux des petites pierres qu'on pourrait nommer Pseudo Bezoar, elles sont aperitives, sudorifiques & approchantes en vertu du véritable bezoar.* Bauderon, *Ibid.*, 773 ; Renou, *Ibid.*, 556-557, 787 ; Lémery, *Dictionnaire univ.*, 360 ; Dom Alexandre, *Ibid.*, 43-45.

Bouillon-blanc. Bouillon blanc, un des noms du *Verbascum thapsus* L., appelé aussi molène, bonhomme, cierge de Notre-Dame, fleur de grand chandelier ou *Thapsus barbatus*, selon Dom Nicolas Alexandre (1654-1728). Emollient (qui relâchait, détendait et amollissait les tissus enflammés), dessicatif (qui desséchait les ulcères en absorbant le pus ou en arrêtant sa sécrétion), discussif (synonyme de résolutif, qui dissipait l'œdème et les tumeurs), anodin (qui atténuait ou supprimait la douleur) et vulnéraire (cicatrisant des plaies), il était proposé dans le traitement des maux de poitrine, de la toux et des crachements de sang. En application locale ou pris par la bouche, il guérissait les hémorroïdes. Si l'on en croyait Fuchs (1501-1566), *la racine du bouillon blanc... est aigre, & proufite aux maladies qui viennent par defluxion de rheumes. Il en y ha aucuns aussi qui s'en lavent la bouche pour la douleur des dents. Les fueilles toutesfois hont puissance de digerer*. Bauhin (1560-1624) rangeait le bouillon blanc mâle ou femelle parmi les plantes de tempérament sec au troisième degré. On lit dans Schröder que la racine du bouillon blanc était surnommée *la racine du rhume,* car, portée autour du cou, elle prémunissait contre rhumes et catarrhes. On la recommandait aussi contre toutes les maladies de l'anus. L'huile de bouillon blanc bénéficiait aux goutteux, indication confirmée par Haller (1708-1777) qui recommandait également le jus rendu par une macération de fleurs de bouillon blanc fermentée chez les podagres, mais aussi pour les complications des hémorroïdes. On appliquait un broyat des feuilles de bouillon blanc sur les plaies récentes. L'infusion des fleurs agissait dans la phtisie, leur décoction, dans la dysenterie. Pour une fois, Vitet (1738-1809) accordait du crédit aux affirmations de ses devanciers concernant les vertus thérapeutiques du *Verbascum Thapsus : Les fleurs déterminent l'expectoration, calment la toux essentielle, la toux catarrhale, le rhume épidémique, le catarrhe avec suffocation, l'asthme convulsif, l'asthme pituiteux ; tempèrent la soif. En boisson, en fomentation, en lavement, elles sont d'une très grande utilité dans le ténesme par de violents purgatifs, la dyssenterie bénigne, la dyssenterie épidémique, la dyssenterie des camps.* Dans les dernières décennies du XIXème siècle, on employait encore feuilles et fleurs dans les catarrhes pulmonaires bénins, les hémoptysies et les irritations des voies digestives et urinaires. Fuchs, *Ibid.*, CCCXXVII, 577 ; Bauhin, *Ibid.*, **1**, 430 ; Schröder, *Ibid*, **1**, 538 ; Haller, *Ibid.*, **1**, 191-193 ; Dom Alexandre, *Ibid.*, 45 ; Vitet, *Ibid.*, 151 ; Mérat, de Lens, *Ibid.*, **6**, 863-865 ; Bossu, *Ibid.*, 131 ; Leclerc, *Ibid.*, 189 ; Perrot, *Ibid.*, **2**, 1962.

Bouleau. Le bouleau, *Betula alba* L. laissait suinter, au niveau de ses branches, une sève sucrée : dans les pays du Grand Nord, au printemps, on recueillait cette liqueur, qui avait la réputation d'être bénéfique pour traiter les calculs des voies urinaires. En effet, Matthiole (1500-1577) lui consacrait quelques lignes de ses *Commmentaires* : *Si on perce le tronc avec une* *tarière, il en sort grande quantité d'eau, laquelle aucuns disent avoir grande proprieté de rompre la pierre tant des reins que de la vescie si on en boit longtemps. Cette eau efface les taches du visage, & fait le teint beau. Le jus des feuilles meslé avec la presure garde les formages des vers & de pourriture.* Le bois de cet arbre était appelé bois néphrétique en raison de ses vertus pour prévenir et traiter la colique néphrétique, les calculs de la vessie, les troubles de la miction et même la rétention d'urine. Joseph P. de Tournefort (1656-1708) écrivait à propos de ses qualités cosmétiques : *On assure que l'eau qui sort du tronc de cet arbre, après l'avoir percé avec une tarière dans le printemps, est fort apéritive, détersive et propre à embellir le teint.* Haller (1707-1777) la prescrivait pour purifier le sang, pour faire uriner et dissoudre les calculs, pour faire maigrir, pour combattre la phtisie débutante. Antonin Bossu (1809-1897) rappelait, en 1862, l'emploi des feuilles comme diurétiques et vermifuges, celui de la sève dans les maladies des voies urinaires et celui de l'écorce dans les fièvres intermittentes. Matthiole, *Ibid.*, 110 ; Dom Alexandre, *Ibid.*, 47-48 ; Haller, *Ibid.*, 2, 256 ; James, *Ibid.*, **2**, 853-854 ; Mérat, de Lens, *Ibid.*, **1**, 586-587 ; Bossu, *Ibid.*, **2**, 132.

Bourrache, *Borago officinalis* L. ou Borrache. Fracastor (1478-1553) prescrivait l'eau sublimée[24] de bourrache dans le typhus et la syphilis. Matthiole (1500-1577) recommandait la bourrache contre les apostèmes. Si l'on en croit Fuchs (1501-1566), elle était chaude et humide. Cet auteur ajoutait, citant Dioscoride : *Lon tient que la fueille de Bourroche, jettee dedans vin, resjouit l'esprit. Lon dit que celle qui jette trois tiges, broyee toute avec les racines, & la semence : & prinse en breuvage, vaut contre les fievres tierces : & celle qui en ha quatre, contre les fievres quartes, mais que la decoction soit faicte en vin.* La bourrache *provoque les urines, & apaise la soif. Les tiges d'icelle mangées, soyent cuictes, ou crues sont bonnes aux passions, & maladies du foye... elle augmente les plaisirs de l'esprit estant jettee dedans le vin...* Dodoens (1517-1585), confirmant les dires de Fuchs, tenait pour évident que boire du vin dans lequel on a mis de la bourrache *faict les gens gaillards & joyeux, & chasse tristesse, facherie & melancholie.* Jean de Renou (1568-1620) écrivait à propos des feuilles de bourrache que *mélangées parmi les médicaments, elles augmentent grandement leur vertu cardiaque* (tonique et stimulant spécifique du cœur). Dom Nicolas Alexandre (1654-1728), la considérait cordiale (qui augmentait rapidement la chaleur du corps), chaude et humide, antagoniste de la bile noire. Vitet (1738-1809) prescrivait parfois le suc des feuilles de bourrache dans la péripneumonie essentielle à condition qu'il y ait sécheresse de la langue, soif très intense, toux sèche et forte. Du reste, les feuilles de buglosse avaient la

---

[24] La sublimation était la distillation des solides alors que la distillation ne s'appliquait qu'aux liquides. James, *Ibid.*, **5**, 1701.

même efficacité, avec les mêmes effets indésirables dans les pneumopathies inflammatoires : pesanteurs gastriques, aggravation de l'oppression. Les fleurs de la bourrache étaient rangées parmi les cinq fleurs cordiales (qui augmentaient rapidement la chaleur du corps) comme la violette, l'œillet, la buglosse, le souci, la bourrache. Mais elles n'accroissaient ni les forces musculaires, ni l'énergie vitale. L'eau distillée des fleurs de bourrache était dépourvue de toute efficacité. Néanmoins, les feuilles et les fleurs étaient encore employées à la fin du XIXème siècle comme sudorifique dans les fièvres éruptives notamment, comme béchique (antitussif), dépuratif et diurétique. Fracastor, *Les trois livres*, 266, 280, 290, 340 ; Matthiole, *Ibid.*, 649 ; Fuchs, *Ibid.*, 108-109 ; Dodoens, *Ibid.*, 9 ; Renou, *Ibid.*, 251 ; Dom Alexandre, *Ibid.*, 48-49 ; Vitet, *Ibid.*, 148 ; Mérat, de Lens, *Ibid.*, **1**, 641-642 ; Bossu, *Ibid.*, **2**, 135 ; Dorvault, Würtz, *Ibid.*, 306.

Bourse de berger. La bourse de berger ou bourse de pasteur, tabouret, molette, mille-fleurs, anciennement *Thlaspi bursa pastoris* L., *Capsella* (L.) *Medikus*, était réputée diurétique et hémostatique. Chaude et sèche au troisième degré, Dodoens ((1517-1587) l'utilisait en décoction pour arrêter les diarrhées, les hémoptysies, les hématuries et les métrorragies. Il signalait la croyance selon laquelle la porter sur soi suffisait à tarir tout saignement ! Bauhin (1560-1624) lui attribuait une étrange propriété : *Pilée & mise dans les souliers, ou sous les pieds nuds, elle empêche l'épanchement de bile.* Jean de Renou (1568-1620) la rangeait parmi les emménagogues et les abortifs ; il la recommandait pour évacuer les collections purulentes profondes et, en clystère, pour éliminer les caillots de sang ; enfin, il la disait *fort souveraine aux sciatiques*. Louis Vitet (1738-1809) ne croyait pas plus à ses qualités thérapeutiques dans les saignements internes ou externes qu'à son activité pour *prévenir les pollutions nocturnes, consolider les plaies récentes, & arrêter les hémorrhagies du nez par un coup ou par pléthore*. Sa semence, ingrédient indispensable à la thériaque, provenait, selon Nicolas J.B.G. Guibourt (1790-1867), du *Thlapsi campestris* L.. Le *Thlapsi* figurait encore dans le Dorvault de 1898 comme astringent léger, mais inusité. Renou, *Ibid.*, 322 ; Vitet, *Ibid.*, 274-275 ; Mérat, de Lens, *Ibid.*, **6**, 732-733 ; Guibourt, *Ibid.*, **3**, 681-682 ; Dorvault, Würtz, *Ibid.*, 306.

Branque, *Acanthus mollis* L.. Ses feuilles, inermes, au suc visqueux, étaient employées comme émollient, anti-diarrhéique et diurétique, en cataplasme, en clystère, en fomentations, en bains. Ses indications s'étendaient des brûlures aux luxations en passant par la cachexie et les hémoptysies post-traumatiques. Pour Dodoens (1517-1597), la *Branche ursine,* qu'elle fût sauvage ou domestique, était de tempérament sec et modérément chaud. La racine était, selon lui, constipante et diurétique, merveilleusement efficace dans les convulsions, la phtisie, la cachexie et, en cataplasmes, aux rhumatismes, aux brûlures et aux luxations. Louis Vitet (1738-1809), en parlait avec son habituelle circonspection et son inébranlable scepticisme : *Les feuilles diminuent médiocrement la sécheresse de la bouche, calment peu la soif fébrile, se digèrent lentement, & n'augmentent pas d'une manière sensible le cours des urines : extérieurement, elles sont quelquefois utiles sous forme de cataplasme, lorsqu'il s'agit de calmer la douleur, la chaleur & la dureté des tumeurs phlegmoneuses & de les disposer à se changer en abcès ; en lavement, elles aident à l'évacuation des matières fécales, comme l'infusion de la plupart des plantes de cette classe. La racine a à peu près les mêmes vertus que les feuilles. Le suc exprimé est recommandé pour les brûlures & la goutte, sans être fondé sur l'observation.* Le Dorvault de 1886 consacrait une brève notice à l'*Acanthe molle, Branc ou Branche-ursine, Acanthus mollis*, dont on employait les feuilles en cataplasmes, lavements et bains comme émollient. Dans certains pays d'Orient, c'était un vulnéraire voire une authentique panacée. Dodoens, *Ibid.*, 323 ; Renou, *Ibid.*, 253 ; Vitet, *Ibid.*, 362 ; James, *Ibid.*, 1, 179 ; Mérat, de Lens, *Ibid.*, **1**, 16 ; Dorvault, 1886, *Ibid.*, 195.

Brochet, *Lucius, Effox lucius.* Ce poisson était classé dans les aliments très digestes. Ses applications médicinales étaient innombrables. Sa mâchoire inférieure, réduite en poudre, guérissait la leucorrhée, facilitait l'accouchement, soignait l'angine et la pleurésie ; en application externe, elle desséchait les ulcères et traitait les hémorroïdes. Sa graisse était adoucissante et résolutive (qui réduisait les tumeurs). Son fiel était fébrifuge ; en application externe, il était utile contre les tintements d'oreille (acouphènes) et les taies de la cornée. Les osselets de son oreille accéléraient l'accouchement, faisaient venir les règles, étaient diurétiques, lithontriptiques (qui dissolvaient les calculs) et antiépileptiques. Schröder (1600-1664) mettait en garde ceux qui confondaient le brochet et le loup, les deux ayant en commun leur voracité, mais l'un étant marin, l'autre vivant dans les rivières qu'il dépeuplait, justifiant son surnom de *Lupus aquaticus.* Schröder confirmait l'emploi du fiel en ophtalmologie et recommandait l'emploi de sa poudre dans de l'eau de coquelicot, d'acacia ou de fleurs de sureaux pour traiter la gonorrhée. Lémery (1645-1715) conseillait d'utiliser son fiel ou de manger son cœur au début des accès de fièvre intermittente pour en arrêter les accès. Selon lui, les œufs de brochets étaient laxatifs et provoquaient des nausées. On retrouve cette même observation dans l'article que lui consacrait le Dechambre en 1876 : *Les œufs sont fort indigestes, excitent des nausées, et purgent même assez violemment. Dans quelques pays du nord de l'Europe, on s'en sert, dit-on, comme d'une drogue laxative.* Schröder, *Ibid.*, **2**, 180-181 ; Lémery, *Dict. Univ.*, 447 ; Mérat, de Lens, *Ibid.*, **3**, 151 ; Dechambre, *Ibid.*, S1, **10**, 651.

Bryone. La bryone, *Bryonia alba* L., *B. dioïca* Jacq., était également appelée Vigne blanche, Navet galant. Fracastor (1478-1553) la faisait figurer dans un liniment de son invention qu'il utilisait contre les douleurs de tête des syphilitiques et dont la composition était la suivante : *Suc de bryone, d'aunée, styrax, térébenthine aa 1 once ; gomme Elemi 65 onces ; graisse d'ours, d'oie, beurre aa 1 once ½ ; Encens, Iris, aa 3 drachmes ; huile d'iris QS ; Vif argent un huitième du tout.* Il frictionnait la face interne des bras, sur le trajet de la veine céphalique, avec cet onguent. *La couleuvree est nommée d'aucuns Bryonia,* nous prévenait Matthiole (1500-1577). Il soulignait les qualités âcres et piquantes des feuilles, des fruits et des racines qui, mêlés à du sel, en faisaient d'excellents emplâtres pour les *gangrenes, ulceres phagedeniques, chironiens, ulceres pourris, & puans des jambes*. La racine, appelée navet du diable, était prescrite dans les piqûres de vipères. Elle était abortive. Très irritante, on l'employait comme révulsif (qui détournait une humeur ou le principe d'une maladie vers une partie plus ou moins éloignée). Elle faisait apparaître des vésicules sur la peau. Fuchs (1501-1566) distinguait la couleuvrée blanche diurétique, laxative, cicatrisant les ulcères, effaçant les rides, de la couleuvrée noire aux propriétés similaires, peut-être plus emménagogue (provoquant les règles) et propre à traiter vertiges et convulsions, à réduire la *ratelle* (rate). Brice Bauderon (1539-1623) la mettait au rang des fards, car, disait-il, *par le dehors, elle est propre à déterger la crasse, ordures et lentilles du cuir et à le blanchir.* On lui attribuait le pouvoir de guérir l'hydropisie, l'épilepsie, l'hystérie, certaines paralysies, le rhumatisme chronique et les fièvres intermittentes. A la fin du XIXème siècle, encore employée à la campagne comme purgatif des humains et du bétail, elle était bien oubliée des médecins. Son principe actif, la bryonine, était un puissant purgatif et, selon Heursel-De Meester, aurait été prescrite comme hémostatique. Fracastor, *Les trois livres*, 352 ; Matthiole, *Ibid.*, 696 ; Fuchs, *Ibid.*, 74-75 ; Bauderon, *Ibid.*, 877 ; Mérat, de Lens, *Ibid.*, **1**, 677 ; Bossu, *Ibid.*, **2**, 137-138 ; Heursel-De Meester V., Delmotte Robert, *Ibid .*, 66.

Buglosse. La buglosse, *Anchusa officinalis* L., *Anchusa italica* Retz, *Lingua bovis,* était connue de Dioscoride (1er siècle), de Pline (23-79) et de Galien (129-201) qui la mettaient *au nombre des plantes qui réjouissent le cœur, surtout quand elle est infusée dans du bon vin.* Les fleurs de buglosse figuraient dans les ordonnances délivrées aux pesteux par Fracastor (1478-1553), aux côtés de celles de citron et de bourrache. Fuchs (1501-1566) l'estimait de *tempérament* chaud et humide au premier degré. S'il admettait l'action apaisante de la racine sur les douleurs variqueuses et son éventuel pouvoir curatif sur les varices, en applications locale, en revanche, il ne lui reconnaissait aucune autre vertu thérapeutique. En revanche, Dodoens (1517-1585) lui attribuait des propriétés alexitères contre les venins des serpents, des vertus vermifuges, une action cicatrisante appliquée sur les brûlures, les plaies atones et les ulcères anciens. Associée à la farine de froment, on l'utilisait contre le feu de Saint-Antoine (ergotisme). Enfin,

Dodoens signalait son activité psychotrope : *Les Medecins modernes disent qu'elles confortent & allegent le cœur dechassans toute facherie, la sative* (grande buglosse) *principalement. Et que les fleurs jettées au vin, ou reduittes en conserves resjouissent fort ceux qui sont tristes, fachés, angoisseux, & melancholiques.* Bauhin (1560-1624) en revanche, la jugeait galactogène et tonicardiaque. Prises dans du vin, les feuilles, la racine et la graine étaient des antidotes. Le distillat de l'herbe purifiait le sang, chassait la mélancolie et atténuait la fièvre. Cuites dans du vin, les feuilles, la racine et la graine, concassés, appliqués en cataplasme, guérissaient les douleurs des reins. En 1824, Jean Baptiste Grégoire Barbier (1780-1865) la proposait dans les irritations du tube digestif, dans les phlegmasies (maladies inflammatoires) et dans les fièvres inflammatoires. Auguste François Chomel (1788-1858) la recommandait dans les palpitations du cœur et la mélancolie. Proche de la bourrache, elle était parfois proposée comme un médicament cordial (qui augmentait rapidement la chaleur du corps) et émollient, mais déjà bien oubliée à la fin des années 1800. Fracastor, *Les trois livres*, 290, 305 ; Fuchs, *Ibid.*, 238 ; Dodoens, *Ibid.*, 6-7 ; Bauhin, *Ibid.*, 467-468 ; Renou, *Ibid.*, 250 ; Barbier, *Traité élémentaire de matière médicale*, Paris, 1824, **2**, 419 ; Mérat, de Lens, *Ibid.*, **1**, 284-285 ; Bossu, *Ibid.*, 2, 140 ; Dorvault, Würtz, *Ibid.*, 311.

Bugrane. Dodoens (1517-1587) donnait de l'*Arreste beuf, Ononis spinosa* L., une description à la fois pittoresque et poétique, bien dans le langage du temps : *Arreste beuf a moult de rameaux gresles, souples, revestus de fueilles verdes en noircissant & rondes, & d'espines aigues dures & poignantes. Entre lesquelles vient de fleurs odoriferantes semblables en figure aux fleurs de poys, de couleur purpurée pour la plus part, ou incarnées, aucunefois toute blanche, aucunefois aussi jaulne comme la fleur du geneste…* On utilisait la racine, sèche au troisième degré *et quelque peu chaude.* Dodoens lui attribuait quatre *vertus et opérations* : l'écorce de la racine prise avec du miel ou bue avec du vin, était lithontriptique (qui brisait les calculs) et diurétique ; cette même écorce cuite avec du vinaigre et du miel traitait l'épilepsie ; de même bouillie dans de l'eau vinaigrée, elle guérissait le mal de dents ; enfin, la salade des feuilles et des tendrons mangée régulièrement, faisait uriner et *sortir la gravelle.* La bugrane était prescrite pour les hémorroïdes et les marisques (tumeurs anales soit condylomateuses soit cicatricielles, cette dernière définition étant la seule retenue par les Modernes). Les racines de cette plante resteront indiquées dans une multitude de maladies : rétention d'urine, lithiase rénale, jaunisse, obstruction du foie et de la rate. Elles seront encore longtemps prescrites comme diurétiques en médecine populaire, dans les dermatoses et l'ascite. Dodoens, *Ibid.*, 468 ; Dom Alexandre, *Ibid.*, 20-21 ; Mérat, de Lens, *Ibid.*, **5**, 42-43 ; H. Nothnagel, M.J. Rossbach, *Ibid*, 503 ; Dorvault, Würtz, *Ibid.*, 311.

Buis. Le buis, bouyx ou bouis, *Buxux sempervirens* L., connaissait de multiples applications médicinales. Il était utilisé en décoction, comme sudorifique, dans la pleurésie, la syphilis et le rhumatisme. L'huile de buis, en application externe, était recommandée par Joseph Duchesne (1544-1609) dans les caries dentaires et la gale ; prise à l'intérieur, elle était proposée dans l'hystérie et l'épilepsie. Pour Fuchs (1501-1566), le buis, de tempérament tempéré, avait peu d'applications médicales : les feuilles cuites coloraient les cheveux en roux, les copeaux de buis bouillis guérissaient la diarrhée, l'odeur du buis était nocive pour le cerveau. Bauhin (1560-1624) considérait les feuilles comme chaudes et sèches. Il avait des vertus desséchantes, constrictives, fortifiantes. Sa décoction guérissait la vérole, car il avait des propriétés proches de celle du gaïac. Il arrêtait la diarrhée. Schröder (1600-1664) considérait l'extrait du bois comme un sudorifique spécifique de l'épilepsie, des vers et des putréfactions. Il vantait le suc du buis récemment extrait dans le traitement de la pleurésie. Enfin, il rapportait plusieurs cas de jaunisse guéris par Forest (1522-1597) avec la seule décoction de cette plante. Le jugement de Vitet (1738-1809) était sévère : *Les feuilles provoquent la sueur lorsqu'elle est favorisée par la disposition du malade, la chaleur de l'atmosphère & les vêtements. A haute dose, elles purgent, échauffent, altèrent, & quelquefois font vomir. Le bois, moins actif, ne saurait suppléer au bois de gayac ; rarement il excite la sueur. L'huile de buis n'est qu'une huile empyreumatique incapable de guérir l'épilepsie, la passion hystérique, & extérieurement de dissiper la galle & de détruire la carie des dents. Actuellement la médecine ne tire aucun parti de cette plante énergique, si ce n'est de manière inconsciente, lorsque les feuilles se trouvent frauduleusement mêlées à celles du séné ou du grenadier*, écrivait Adolphe Gubler (1821-1879), en 1868. Fuchs, *Ibid.*, CCXLVIII, 440 ; Bauhin, *Ibid.*, **2**, 825 ; Schröder, *Ibid.*, **1**, 99 ; Dom Alexandre, *Ibid.*, 47 ; Vitet, *Ibid.*, 129 ; Mérat, de Lens, *Ibid.*, 694 ; Gubler, *Ibid.*, 45.

C

Cabaret. Le cabaret, *Asarum europaeum* L., oreille d'homme, était surtout utilisé comme vomitif : Jean François Fernel (1496-1558) avait composé un électuaire émétique, le diasarum, associant l'*asarum* au fenouil, à la menthe, à la graine d'ortie et à la racine de melon. La racine de cabaret et, à un moindre degré ses feuilles, étaient chaudes et sèches. On leur attribuait des vertus diurétiques, emménagogues (qui provoquaient les règles), purgatives. On les administrait dans l'anasarque, la jaunisse, les tumeurs squirreuses. Le grand électuaire que Fracastor (1478-1553) utilisait contre la vérole contenait du cabaret. Fuchs (1501-1566) disait du cabaret qu'il était chaud et sec au troisième degré, particulièrement ses racines. Il les prescrivait dans la sciatique, dans l'hydropisie, les crampes, les toux rebelles chroniques, l'essoufflement, la dysurie, les morsures d'animaux venimeux. Quant aux feuilles, elles étaient astringentes et indiquées dans les céphalées, les inflammations des yeux, les mastites, le feu volant (érythème facial). Les vertus soporifiques des feuilles n'étaient plus à prouver… Au siècle suivant, Schröder (1600-1664) écrivait : *Le cabaret purge violemment par haut, & quelquefois bas, la pituite grossière avec la bile. Il est chaud, dessicatif & diurétique ; il excite le flux menstrual, & leve les obstructions de la rate, du foie, & de la vesicule du fiel. Il convient à la goutte, à l'hydropisie, aux fièvres tierces & quartes, & à la jaunisse.* Haller (1708-1777) insistait sur la corrélation entre les effets thérapeutique du cabaret et la dose administrée : il rappelait que Rondelet (1507-1566) donnait la racine ou la semence à la dose d'un scrupule (1,2 g) pour faire vomir ; de deux *dragmes* (7 g) pour purger ; de trois *dragmes* (11,5 g) pour faire uriner ; de quatre (14 g) pour provoquer les règles et de six *dragmes* (21 g) pour purger par le haut et par le bas. En 1780, Louis Vitet (1738-1809) mettait en garde contre ses effets secondaires nocifs. Au XIXème siècle, on extrayait de la racine l'asarine ou camphre d'asarum, purgative et vomitive. La poudre des racines ou des feuilles était sternutatoire ; elle entrait, avec la bétoine, la verveine et le crapaud, dans la composition de la poudre à éternuer Saint-Ange. Fuchs, *Ibid.*, III, **8** ; Schröder, *Ibid.*, **1**, 710-711 ; Renou, *Ibid.*, 365 ; Haller, *Ibid.*, **2**, 194 ; Dom Alexandre, *Ibid.*, 57-58 ; Lémery, *Dictionnaire univ.*, 74-75 ; James, *Ibid.*, **2**, 566-568 ; Vitet, *Ibid.*, 4 ; Mérat, de Lens, *Ibid.*, **1**, 463-464 ; Gubler, *Ibid.*, 28 ; Dorvault, Würtz, *Ibid.*, 257-258, 780.

Cachou. Le cachou n'apparaîtra dans les pharmacopées occidentales qu'à la fin du XVIIème siècle. Le *catechu, sive terra Japonica*, autrement dit cachou, était, pour Lémery (1645-1715) *une maniere de pâte sèche, dure, rougeâtre, un peu gommeuse, d'un goût amer & austere au commencement, mais laissant ensuite dans la bouche une impression douce agreable.* Lémery se perdait en conjectures sur l'origine du cachou : pâte préparée par les Japonais à partir d'extraits d'Areca, de Calamus aromaticus, de graines de bangue ? Suc d'Areca et écorce verte de Catechu épaissis sur le feu ? Terre recueillie autour des racines de cyprès ? Toujours était-il que le cachou fortifiait cerveau, poumons et estomac. Mêlé au sucre, au musc et à l'ambre gris, on en faisait de petits trochisques souverains contre les catarrhes, les laryngites et la mauvaise haleine. Vitet (1738-1809) avait parlé de l'*Areque, Areca Cathecu*, arbre de l'Inde dont le cachou ou *Terra Japonica* était le suc épaissi. Il avait pour propriétés de fortifier estomac et intestins, de constiper, de combattre l'hyperacidité du tractus digestif haut, de modérer les saignements utérins et les rectorragies, de combattre la diarrhée. Vitet recommandait les pastilles de cachou aux personnes de *tempéraments pituiteux & phlegmatiques, lorsque leur estomac est trop foible pour digérer ; elles absorbent avec plus d'activité les acides contenus dans les premières voies. On désigne sous le nom de cachou des produits astringents d'origine botanique différente et très riches en tannin* nous apprenait le Dorvault de 1886. Pour Emile Perrot (1867-1951), le cachou était obtenu par le traitement par ébullition du cœur du tronc de l'*Acacia catechu* L. (mimosée de l'Inde et de l'Afrique équatoriale) débité en copeaux, réduits, filtrés puis versés dans des moules.Lémery, *Ibid.*, 165-166 ; Vitet, *Ibid.*, 295 ; Dorvault, 1886, 324 ; Perrot, *Ibid.*, **2**, 1404.

Cadmie : voir tuthie.

Café. Pomet (1658-1699) dans son *Histoire générale des drogues,* en 1694, énumérait les innombrables dénominations utilisées par *divers auteurs pour désigner le Coffea Arabica L. : Caffé, Coffi, Cahué, Chaube, Caoua, Buna, Bonca, Bonco, Bunnu, Buna, Bon, Ban ou Elkarie.* Ce petit arbre originaire du Nord de l'Afrique orientale fut cultivé plus tard dans toutes les régions intertropicales, notamment au Brésil. Selon la légende, le prieur d'un couvent d'Arabie avait remarqué l'excitation des chèvres qui en avaient ingéré les feuilles et les baies. Il en fit prendre à ses moines pour les empêcher de somnoler pendant les offices. Leonhardt Rauwolf (?-1606) en donna une description dans son récit de voyage au Moyen Orient, en 1582 et signala, le premier en Europe, son utilisation comme boisson. Prosper Alpinus (1553-1617) le mentionna dans son *De plantis Aegypti* (Des plantes d'Egypte), en 1592. Introduit en France, en 1609, par l'ambassadeur du Grand Turc, il fut adopté à Versailles par Louis XIV, en 1644. Ses vertus thérapeutiques furent très tôt reconnues. *Le café fortifie l'estomac et le* *cerveau ; il hâte la digestion, il apaise la douleur de tête ; il raréfie le sang ; il rabat les vapeurs ; il donne de la gayeté ; il empêche l'assoupissement après les repas ; il excite les urines et les mois aux femmes ; il resserre un peu le ventre,* écrivait Nicolas Lémery (1645-1715) en 1698. En 1780, Vitet (1738-1809) confirmait l'opinion de son illustre prédécesseur : *Les semences favorisent la digestion, échauffent, augmentent le cours des urines, éloignent le sommeil, excitent quelquefois le flux menstruel suspendu par l'impression des corps froids, tendent à diminuer l'excès d'embonpoint, affaiblissent la mémoire, portent préjudice aux tempéraments sanguins, aux tempéraments bilieux, aux enfants et aux femmes, particulièrement lorsqu'ils sont disposés aux maladies convulsives, aux maladies inflammatoires, aux maladies fébriles, aux maladies de l'esprit & aux maladies évacuatoires.* Ce constat mesuré était suivi d'une appréciation plus positive des vertus du café : il convenait aux sédentaires *phlegmatiques*, encombrés de pituite, à ces sédentaires dyspeptiques hyposthéniques dont les digestions laborieuses s'accompagnaient fréquemment de céphalées que le café dissipait ! Ces indications ne changèrent guère jusqu'à la découverte de la caféine par Friedlieb Ferdinand Runge (1795-1876), en 1819. On distinguait alors les différences d'activité entre le café vert et le café torréfié. Le premier était utilisé comme succédané du quinquina dans les fièvres intermittentes, indication défendue notamment par David H. Grindel (1776-1836) au XVIIIème siècle et Jean-Baptiste Fonssagrives (1823-1884) vers 1860. Le second, torréfié, était prescrit dans la migraine, la goutte, l'asthme, la coqueluche. On utilisait ses propriétés diurétiques depuis que Théodore Zwinger (1658-1724) avait constaté qu'il améliorait les hydropiques. Au XIXème siècle, il était prescrit dans la maladie de Bright et les lithiases rénales ou vésicales. Fonssagrives mentionnait son emploi pour réduire les hernies et comme antiseptique. Enfin, il était le traitement de choix des états stuporeux, consécutifs à la typhoïde ou aux intoxications par les opiacés : en effet, dès l'origine, on lui reconnaissait un pouvoir stimulant sur l'activité cérébrale. Lémery, *Dictionnaire univ.*, 136 ; Pomet, *Ibid.*, 1694, 204 ; Vitet, *Ibid.*, 428 ; Panckoucke, **3**, 430-435 ; Mérat, de Lens, *Ibid.*, **2**, 345-353 ; Dechambre, *Ibid.*, **11**, 484-520.

Calament. Le calament de montagne, menthe des montagnes ou calaminthe, *Calamintha officinalis* Moench., *Melissa Calamintha* L., était le seul que Jean de Renou (1568-1620) estimait pour ses qualités thérapeutiques. Cette labiée, comme beaucoup de plantes de la même famille, apaisait les coliques abdominales, éliminait les parasites, dissipait la jaunisse, guérissait les contusions et les meurtrissures, soulageait les asthmatiques, digérait les humeurs pituiteuses et provoquait les mois aux femmes. Fracastor (1478-1553) utilisait le calament, au même titre que la bourrache, l'eupatoire ou la marjolaine, dans le typhus, pour ouvrir les pores et provoquer la sueur. Il prescrivait également un sirop à base de calament dans la syphilis pour éliminer les matières épaisses. Matthiole (1500-1577) le prescrivait en application ou en boisson, dans les morsures de serpents et le faisait boire avec du vin comme antidote des venins. En pessaires, il avait un effet abortif. Fuchs (1501-1566) le disait *de substance subtile, & chaude, sèche presque au tiers degré* et ajoutait : *Si on le prend en breuvage ou autrement par dedans, tant à part tout sec, que avec de l'hydromel, il eschauffe evidemment. Il faict suer, & il ouvre les conduicts de tout le corps, & desseche.* On le prescrivait en décoction avec l'oxymel dans l'asthme et les troubles de la respiration, car il facilitait l'expectoration en incisant (en divisant les humeurs épaissies) la pituite *grossière & visqueuse.* Dodoens (1517-1585) le conseillait aux lépreux. Bauhin (1560-1624) ajoutait à ses bienfaits une activité diurétique et confirmait ses qualités comme emménagogue (qui déclenchait les règles). Il le prescrivait dans les convulsions, les tranchées, les dyspnées, les vomissements bilieux, la jaunisse, les tremblements et les frissons précédant la fièvre. Haller (1708-1777), lui attribuait les mêmes vertus qu'à la menthe et recommandait une eau obtenue par distillation de cette plante pour *la foiblesse d'estomac, & pour exciter les mois.* Il ajoutait : *MESUE a déjà recommandé le syrop de Calamant pour l'asthme & le hoquet.* Il précisait qu'autrefois on prescrivait *dans la toux provenant de cause froide, & pour faire paroître les règles, le Diacalamenthum* qui, outre le calament, contenait entre autres, du poivre, des semences de seseli et de persil, de l'anis, du thym, du persil, de la cinnamome, du gingembre, du miel et du sucre. En 1860, Nicolas J.B.G. Guibourt (1790-1867) écrivait à son sujet : *Toute la plante est douée d'une odeur agréable. Elle est quelquefois usitée, encore aujourd'hui, comme sudorifique et stomachique, prise en infusion théiforme ; mais la plupart du temps, dans le commerce de l'herboristerie, à Paris, on lui substitue la menthe sauvage...* Fracastor, *Les trois livres*, 280, 328 ; Matthiole, *Ibid.*, 428 ; Fuchs, *Ibid.*, 304-305 ; Dodoens, *Ibid.*, 174 ; Haller, *Ibid.*, **1**, 82 ; Renou, *Ibid.*, 352 ; Guibourt, *Ibid.*, **2**, 464 ; Perrot, *Ibid.*, **2**, 2024.

Calamine. Schröder (1600-1664) en parlait comme d'une pierre fossile, tendre et qui brûlait avec une fumée jaunâtre. Dessicative, abstersive (qui enlevait les sécrétions à la surface des tissus lésés), astringente, elle était prescrite comme cicatrisant des plaies sous forme de poudre notamment. On en confectionnait des emplâtres comme l'emplâtre gris de pierre calamine qui contenait du camphre et de la myrrhe. La *Calaminaris lapis*, selon la terminologie de Nicolas Lémery (1645-1715), était soit rougeâtre, soit grise, et correspondait à un minerai de cuivre. On employait seulement la première, pour confectionner des onguents ou des emplâtres astringents, qui desséchaient et cicatrisaient les plaies. Pour Vitet (1738-1809) le *Zincum calaminaris* était cette substance terreuse contenant du zinc, inodore, insipide, hydrophile comme une terre argileuse. Il la préconisait en ophtalmologie pour les ulcères palpébraux, ceux de la cornée, les ophtalmies humides. Il n'en connaissait pas d'usages internes, mais approuvait son emploi en topique sur certaines pertes de substances cutanées. Dans *l'Officine* de 1886, la Pierre calaminaire ou Calamine, était définie comme du carbonate de zinc naturel impur. Calcinée, pulvérisée, elle était appelée *calamine préparée*, de couleur gris jaunâtre le plus souvent. Astringente et siccative, on la prescrivait dans l'intertrigo, les excoriations, les ulcères chroniques. On en confectionnait des cérats et des onguents. Lémery, *Dictionnaire univ.*, 141 ; Vitet, *Ibid.*, 259 ; Dorvault, 1886, *Ibid.*, 345.

Calaminthe : voir calament.

***Calamus acorus* L.** : voir acore vrai.

Calendule, Soulfie ou Soulfy selon Fuchs, Soufie pour Dodoens, Calthula, Ringelblumen d'après Bauhin, Caltha, Chrysanthemum, Soucy, d'après De Meuve (circa 1677). L'eau de calendule, comme celle de bourrache, de mélisse, d'alléluia, d'oseille ou d'eupatoire, était utile, selon Fracastor (1478-1553), dans le typhus, car *à cause de leur sécheresse et de leur ténuité, elles s'enflamment à notre chaleur et provoquent la sueur de cette façon.* Fuchs (1501-1566) avait bien identifié un siècle auparavant cette *herbe branchue* et ses *fleurs belles, jaunes, ou saffranées, d'odeur forte, mais non trop malplaisante à cause dequoy on en use pour faire chappeaux & boucquets.* Virgile la décrivait ainsi dans les *Bucoliques* :
Molla luteola pingit
Vacinia Caltha.
(Des soucis, il peint la tendre fleur couleur de soufre)
Son *tempérament* ? Chaud et sec, avec quelque amertume. Ses propriétés ? Provoquer les règles, faciliter la délivrance après les accouchements, calmer les rages de dents. Dodoens (1517-1585) écrivait à propos de la Soufie : *La conserve*[25] *faicte des fleurs d'icelle prise du matin à jeun guerit le tremblement & batement de cueur, il est aussi bon d'en user contre la peste, & contre l'air mauvaix & corrompu.* Gaspard Bauhin (1560-1624) confirmait ses vertus thérapeutiques dans la peste notamment et affirmait qu'une once de son suc avec une once de poudre de vers de terre guérissait la jaunisse. Il utilisait l'eau de la plante distillée pour traiter les conjonctivites. De Meuve (circa 1677) la décrivait comme *une petite plante qu'on cultive dans les jardins, tellement connüe qu'il n'est pas besoin d'en faire la description. On ne se sert en Medecine que de la fleur, & rarement des feuilles. Quant à ses qualitez & proprietez, elle est chaude au premier degré.*

---

[25] La conserve était une préparation pharmaceutique, de consistance solide ou liquide, faite avec des pétales de fleurs, des fruits et des racines sèches, broyés puis mélangés à du sucre, qu'on exposait au soleil plusieurs semaines ou plusieurs mois, dans un récipient étanche. C'étaient, en somme, des électuaires qui ne renfermeraient qu'une seule substance végétale.

Elle est aperitive, & resout avec un peu d'astriction ; Elle provoque les mois & facilite l'accouchement ; outre toutes ces facultez, elle est tellement cardiaque (tonique et stimulant spécifique du cœur) *& alexipharmaque* (qui protégeait des poisons) *qu'on s'en sert souvent & avec succez, dans des bouillons contre la peste & autres maladies contagieuses.* Louis Vitet (1738-1809) la rangeait parmi les emménagogues utérins (qui déclenchaient les règles) de sa *Pharmacopée Medico Chirurgicale.* Outre cette faculté de déclencher la menstruation, il admettait, sous réserve de vérification, qu'elle était sudorifique, qu'elle réduisait les tumeurs *scrophuleuses*, qu'elle combattait la gangrène, qu'elle guérissait les paralysies et enfin, qu'elle était vermifuge. La *Pharmacopée universelle* de Jourdan (1788-1848) évoquait sa présence dans de nombreuses préparations anti cancéreuses : pilules anticancéreuses de Rust dans lesquelles la Calendula était associée à la ciguë, lait anticancéreux de Stein à consommer dans la journée, où elle était le seul principe actif, la potion anticancéreuse de Westring infusion de fleurs de souci, la lotion anticancéreuse qui associait la calendula à la ciguë, au laurier cerise et à l'opium… Heursel-De Meester (?- ?) signalait son ancien emploi comme stimulant. Fracastor, *Les trois livres*, 279, 280 ; Fuchs, *Ibid.*, 269 ; Dodoens, *Ibid.*, 121 ; Bauhin, *Ibid.*, 503 ; De Meuve, *Ibid.*, 134 ; Vitet, *Ibid.*, 137 ; Jourdan, *Ibid.*, **2**, 505 ; Heursel-De Meester V., Delmotte Robert, *Ibid.* 70.

Calomel : Le protochlorure de mercure, appelé plus tard calomel, par Théodore Turquet de Mayerne (1543-1655), porta une multitude de noms : mercure ou sublimé doux, calomelas, panacée mercurielle, panchymagogue de Quercetanus, manne de métaux, muriate de mercure sous-oxygéné, chlorure mercureux, *aquila alba, hydrargirum muriaticum, mercurius sublimatus dulcis.* Moyse Charas (1618-1698) le recommandait, avant tout, comme vermifuge, mais aussi dans les maladies vénériennes, l'hydropisie, les obstructions hépatiques, spléniques, et utérines. Louis Vitet (1738-1809) l'utilisait toujours contre les vers intestinaux, mais aussi comme sialagogue (qui provoquait la salivation), comme purgatif, et moins dans la syphilis que dans la gonorrhée. Le syphiligraphe Felix-Séverin Ratier (1797-1866), qui lui déniait toute vénénosité, tout effet laxatif à moins d'utiliser de fortes doses, toute action sialagogue ou vermifuge, toute activité cicatrisante en onguent ou en pommade, écrivait, en 1834, dans le *Dictionnaire de Médecine et de chirurgie pratiques* : *le proto-chlorure de mercure, plus connu sous le nom de calomelas, est un de ces médicamens dont on a voulu faire une panacée, et dont les effets thérapeutiques sont d'autant plus difficiles à constater que sa préparation est loin d'être constante… On sait en effet que le mercure doux est un médicament peu actif. S'il l'était, que deviendraient les Anglais qui en font un si continuel et si aveugle usage pour remplir toutes les indications de la thérapeutique,* n'en déplaise à Jonathan Pereira (1804-1854), pharmacologue britannique, qui soutenait, à juste titre, l'activité diurétique du proto-chlorure de mercure dans l'hydropisie, dès 1838. A la fin du XIXème siècle, surtout en Angleterre, on l'employait, *per os*, comme anthelmintique, sialagogue, diaphorétique, purgatif et antisyphilitique. Bauderon, *Ibid.*, 899 ; Charas, *Ibid.*, 2, 814-815 ; Vitet, *Ibid.*, 216-217 ; Ratier, *Dict. de Méd. et de Chir. Prat.*, 1834, **11**, 466-467 ; Pereira, *Ibid.*, **1**, 617 ; H. Nothnagel, M.J. Rossbach, *Ibid.*, 164 ; Dorvault, Würtz, *Ibid.*, 366.

Camomilles. La camomille romaine, *Anthemis nobilis* L. ou la camomille sauvage, *Matricaria chamomilla* L., avaient la même action carminative (qui chassait les gaz intestinaux), apéritive et purgative. On les prescrivait comme fébrifuges, stomachiques, antispasmodiques et emménagogues. Elles étaient employées extérieurement comme cataplasme émollient ou comme cicatrisant des plaies. Ainsi Fracastor (1478-1553) oignait-il les membres douloureux des syphilitiques avec une mixture contenant de la camomille, de la rue, de l'aunée, du poivre, de l'axonge, du beurre et de la moelle de veau. Propre à résoudre et à subtiliser, Dodoens (1517-1587) la prescrivait *pour pousser hors du ventre le fruict mort, provoquer l'urine, & rompre la pierre.* Bouillie dans du vin, il la recommandait pour *chasser les ventosités & guérir la colique. Broyée avec ses fleurs & prinses à la quantité d'une drachme avec du vin, est fort utile contre morsures de serpens & de toute autres bestes venimeuses.* Enfin, l'huile de camomille *appaise toutes douleurs, guerit les membres foulés, elle relache & estend tout ce qui est retiré & tendu : elle mollifie & adoucit tout ce qui est endurci, & ouvre tout ce qui est oppilé & estouppé.* Bauhin (1560-1624) la disait chaude et sèche au premier degré tant pour les racines que pour les fleurs ou les feuilles. Elle était emménagogue, ocytocique, bénéfique pour le foie et guérissant la jaunisse, conseillée dans les maladies de la vessie et la gravelle. Haller (1708-1777) vantait ses vertus styptiques (resserrant la peau et arrêtant le sang), antiseptiques, sudorifiques et apaisantes dans les douleurs néphrétiques et menstruelles. L'huile de camomille, était obtenue en faisant macérer de la camomille sèche dans de l'huile d'olive, au soleil ou au bain-marie : Adolphe Gubler (1821-1879), trois siècles après Dodoens, la recommandait, car : *Elle possède au plus haut degré les qualités de la fleur, et sert en friction, en embrocation, soit pure, soit additionnée de camphre et de narcotiques, pour calmer les douleurs rhumatismales et autres, ainsi que pour résoudre les engorgements sanguins ou inflammatoires consécutifs aux contusions, aux entorses, etc.* En 1912, V. Heursel-De Meester lui attribuait des vertus stomachiques, emménagogues, antispasmodiques et vermifuges. Fracastor, *Ibid.*, 329 ; Dodoens, *Ibid.*, 136 ; Bauhin, *Ibid.*, **1**, 183 ; Renou, *Ibid.*, 367 ; Dom Alexandre, *Ibid.*, 61 ; Haller, *Ibid.*, **1**, 26-29 ; Mérat, de Lens, *Ibid.*, 1, 314-316 ; Gubler, *Ibid*, 53-54 ; Dorvault, Würtz, *Ibid*, 547 ; Heursel-De Meester V., Delmotte Robert, *Ibid.*, 221.

Camphre. Le camphre, parfois orthographié canfre, était inconnu dans l'Antiquité. Il semble avoir été introduit dans la thérapeutique par les Arabes. Présent dans des plantes aussi diverses que le *Laurus camphora* L., le sassafras, le gingembre, la cardamome et, sous nos climats, le thym, le romarin, la menthe poivrée, le piment, l'aunée, la sauge, la matricaire, il bénéficiait d'une réputation injustifiée d'anaphrodisiaque et de contraceptif. Fracastor (1478-1553) l'utilisait en vaporisations dans les fièvres pestilentes. Matthiole (1500-1577) pensait qu'il s'agissait *de la gomme d'un certain arbre croissant en Indie de telle grandeur qu'une centaine d'hommes se pourroient cacher sous l'ombre d'icelui.* Il décrivait ainsi ses vertus thérapeutiques : *Il apaise les douleurs de teste causées de chaleur, il estaint les inflammations & ardeurs spécialement du foye, il rafraichit les reins & les vaisseaux spermatics : il estanche le sang. On en met aux fars pour embellir le visaige, & au liniments pour empescher les inflammations qui peuvent survenir aux playes & ulceres, il estaint l'ardeur des erysipeles, il arreste le flux du sperme & les fleurs blanches des femmes, si on en boit avec poudre d'ambre & eau de nenufar : il fait mesme operation mis en infusion dans mucilage de semence de l'herbe aux puce, ou en verjus, ou en jus de morelle pour s'en oindre le penil, les testicules & les reins : il estanche le flus de sang du nez, si on en met dedans avec semence d'ortie, ou si on en frotte le front avec jus de joubarbe ou de plantain. On en use en collyre contre les inflammations des yeux. Appliqué aux génitoires & aux reins oste toute envie de luxure : il preserve le corps de pourriture. Pource on le mesle commodément aux antidotes qu'on fait contre les poisons, piqueures de bestes venimeuses, & maladies pestilencielles.* Chomel (1671-1740) rappelait ses diverses dénominations : *Camphora Officinarum, Caphura, Laurus camphora* L., et en conseillait l'emploi dans l'hystérie, dans l'insomnie, à la fin des fièvres malignes, contre la gangrène, dans la sciatique, dans les rhumatismes. Il était censé réveiller les esprits, calmer les palpitations du coeur et faciliter la respiration (ce qui n'est pas absurde : la médecine du XIXème et du début du XXème siècle l'utilisera comme eupnéique, car il provoque une dilatation de la petite circulation, et le prescrira comme tonicardiaque et anti-fibrillant). Il était alexitère, combattait la peste, et les fièvres intermittentes. Il guérissait l'érysipèle, la gangrène, la goutte, les coliques et le mal de dents. Enfin, c'était un remède éprouvé contre le coryza. Vitet (1738-1809) jugeait le camphre inutile dans les affections convulsives, dans les congestions céphaliques, dans les maladies inflammatoires du foie, de l'estomac et des intestins au début ; dans les maladies par rétention ; dans les fièvres intermittentes. En revanche, il confirmait son efficacité dans les péripneumonies, dans les fièvres putrides, malignes, inflammatoires, dans les coliques néphrétiques, dans les coliques dues aux cantharides et dans les maladies consécutives à la putridité de l'air des hôpitaux, des prisons et des camps. Le camphre, isolé en 1724, par Caspar Neuman (1683-1737), connut une vogue prodigieuse, dans la seconde moitié du XIXème siècle, sous l'impulsion de François V. Raspail (1797-1878) qui le donnait comme le meilleur antiseptique, vermifuge et insecticide possible. Fracastor, *Ibid.*, 286 ; Matthiole, *Ibid.*, 89 ; Renou, *Ibid.*, 479 ; Vitet, *Ibid.*, 520 ; Mérat, de Lens, *Ibid.*, **2**, 46 ; F.V. Raspail, *Histoire naturelle de la santé et de la maladie…* 1860, **1**, 292 ; Paul Savy, *Traité de thérapeutique clinique*, 1938, **2**, 995.

Cancame, cancamon ou *cancamum*. On se perd en hypothèses sur la nature exacte de cette substance. Dioscoride (1er siècle) l'identifiait comme une résine utilisée en fumigations, mêlée à la myrrhe et au storax, contre l'asthme, l'épilepsie, les gingivites scorbutiques. Pour Matthiole (1500-1577), c'était *la liqueur d'un bois d'Arabie semblable à la myrrhe, mauvaise & facheuse au goust. On en use à parfumer. On la mesle avec du storax & de la myrrhe pour en parfumer les habillemens. On dit que si on en boit quelques jours au poids de trois oboles avec de l'eau, ou avec du vinaigre miellé, il a vertu d'amaigrir les gens par trop gras & replets. On en ordonne à ceux qui ont mal à la ratelle* (rate), *qui ont courte aleine ou atmatique, & au haut mal. Beu avec eau miellée provoque les menstrues. Il oste promptement les cicatrices des yeux, & trampée en vin guerit la debilité d'iceux. Il n'y a chose tant souveraine contre les defluxions qui enflent les gencives, & contre le mal de dents que le cancame*. Juan Rodriguo Amatus Lusitanus (1511-1568), croyait y reconnaître la résine Animé (sic), fournie par plusieurs copaliers d'Amérique notamment. Ne voulant pas être en reste, Nicolas Lémery (1645-1715) prétendait qu'il s'agissait du mélange de quatre résines différentes et le recommandait pour déterger et cicatriser les plaies, et dans les maux de dents. Dernier avatar de ce mystérieux produit, l'*Officine* de Dorvault, en 1898, le présentait, sous le nom inexact de *cancanum*, résine de l'*Hymenae Courbaril L.*, ajoutant que *son histoire est fort obscure*, ce qui est incontestable. Confondant le Cancamon et le Cancanon de Galien (129-201), racine proche de la réglisse, prescrite dans les esquinancies (angines) et connue de Dioscoride (1er siècle) sous le nom de Cacalia, le Dorvault, en parlant de résine animée alors qu'il s'agissait de résine Animé, ne faisait qu'aggraver l'obscurité qu'il dénonçait. Matthiole, *Ibid.*, 54 ; Lémery, *Dict. des drogues*, 150 ; Mérat, de Lens, *Ibid.*, **1**, 307 et **2**, 58 ; Dechambre, *Ibid.*, **12,** 148 ; Dorvault, Würtz, *Ibid.*, 802 ; Perrot, *Ibid.*, 2, 1473.

Cancre de rivière. Matthiole (1500-1577) traitait les morsures de chiens enragés par de la cendre de cancre de rivière diluée dans de l'eau, parfois associée à la gentiane et à l'encens. On expliquait cette activité par la grande siccité de ce remède qui combattait le venin de la rage. Au XVIIème siècle, le cancre de rivière désignait l'écrevisse, le cancre de mer étant le homard. Sa coquille calcinée, comme celle des œufs ou des mollusques, permettait d'obtenir du carbonate de calcium, employé contre les maladies de peau, dont l'herpès et dans les brûlures. Schröder (1600-1664) appréciait les coquilles et les concrétions gastriques des écrevisses, pour calmer les douleurs, traiter les coliques néphrétiques, la pleurésie, la colique et l'asthme. En topique, il les préconisait dans l'herpès, les brûlures et la gale. Elles extrayaient les balles et les corps étrangers des plaies. Les célèbres yeux d'écrevisses, qui correspondaient à des concrétions calcaires de l'estomac de ces crustacés, avaient la même composition chimique, mais leurs indications étaient mirifiques et innombrables. *Elles sont propres pour arrêter les cours de ventre, les hémorragies, le vomissement, pour dissoudre le sang coagulé dans le corps après les chutes violentes... On les estime aussi propres pour la pleurésie, pour exciter l'urine, pour briser la pierre du rein, pour purifier le sang...* si l'on en croit Dom Nicolas Alexandre (1654-1728). La poudre d'yeux d'écrevisses se donnait encore dans les dernières années du XIXème siècle et Adolphe Gubler (1821-1879) l'administrait à la dose de 2 à 6 g par jour, en 1868. Matthiole, *Ibid.*, 54 ; Schröder, *Ibid.*, 168 ; Dom Alexandre, *Ibid.*, 162-163 ; Mérat, de Lens, *Ibid.*, **2**, 25, 59 ; Gubler, *Ibid.*, 108.

Canne. Appelé par Matthiole, jonc odorant, par Vitet, roseau, *Arundo donax* par Gubler, canne de Provence ou grand roseau, et, par Heursel-De Meester, *Cypria*. Fracastor (1478-1553) préconisait sa racine dans la fièvre lenticulaire (typhus). La racine de cette graminée était chaude et sèche au troisième degré, si l'on en croyait Bauhin (1560-1624). Prise en décoction, elle était, selon cet auteur, à la fois diurétique, active sur les douleurs *de côté, de la poitrine, & du foye, apte à traiter les dysuries, et, en topique, à résoudre l'enflure des génitoires.* Matthiole (1500-1577) qui décidemment n'appréciait pas les moines botanistes[26], contestait leurs affirmations selon lesquelles le jonc vendu chez les apothicaires était frelaté et les accusait d'avoir lu *trop nonchalement* Dioscoride qui décrivait bien le véritable jonc, les moines étant *digne de la plus grande reprehension* pour l'avoir confondu avec le galanga ! Parmi les qualités thérapeutiques du jonc odorant, outre qu'il *restraint moderement, rompt, meurit & ouvre les bouches des veines*, Matthiole signalait l'action de la décoction prise en bain de siège sur les inflammations de l'utérus et l'efficacité de la racine, très astringente (qui provoquait une rétraction des parties qu'elle touchait et ralentissait ou arrêtait les évacuations). Associée au poivre, à la dose d'une drachme, on la destinait aux *degoustements*, aux hydropisies et aux convulsions. Dodoens (1517-1585) conseillait la racine pilée avec du vinaigre pour extraire épines et échardes. Mêlées à du vinaigre, la cendre du roseau guérissait les teignes du cuir chevelu. Cuit avec de la semence d'*apium* (persil), il soignait la rétention d'urine, les douleurs rénales et vésicales, l'hydropisie. Dodoens signalait également les nuisances surprenantes de cette plante : *La laine deliée de l'espi de roseau si elle tombe aux aureilles, elle les estouppe, &*

[26] Voir cuscute.

fait sourdesse difficile à guérir. A bon entendeur, salut ! Vitet (1738-1809) ne croyait pas du tout à ses vertus sudorifiques, diurétiques, laxatives ou emménagogues (qui déclenchaient les règles). Gubler (1821-1879) prescrivait la décoction de 30 à 60 grammes de racine de roseau dans 750 grammes d'eau pour interrompre la montée laiteuse chez les femmes voulant sevrer leur nourrisson, ce que confirmait Heursel-De Meester. Fracastor, *Ibid.*, 280, 282, 343 ; Matthiole, *Ibid.*, 44-45 ; Dodoens, *Ibid.*, 353 ; Bauhin, *Ibid.*, 45 ; Vitet, *Ibid.*, 67 ; Gubler, *Ibid.*, 57 ; Heursel-De Meester V., Delmotte Robert, *Ibid.*, 44.

Cannelle blanche. Elle a été longtemps confondue avec l'écorce de Winter, confusion commise par Linné qui appelait l'arbre à cannelle blanche, *Winteriana Canella*, jusqu'à ce que Johann Rheinhold Forster (1729-1798) nommât *Drimys winteri* cet arbre découvert par le capitaine J. Winter (?-?), en 1567, et qu'enfin John Murray (1841-1914) lui rendit son nom initial de *Canella alba* L.. Elle était prescrite dans les maladies de cœur et de l'estomac, mais aussi comme alexipharmaque (qui protégeait des poisons), sudorifique, anti-catarrhal et antiscorbutique. Vitet (1738-1809) écrivait : *L'écorce a joui, pendant quelques années, d'une grande réputation, dans les maladies de foiblesse par sérosités, dans le scorbut, le dégoût par des humeurs séreuses ou pituiteuses, la diarrhée par sérosité, la colique venteuse. L'observation a rarement répondu aux espérances des praticiens...* En 1874, Delioux de Savignac (?- ?) écrivait : *La cannelle blanche est tombée aujourd'hui dans une désuétude absolue ; quoique mentionnée par le Codex, elle n'est introduite par lui dans aucune préparation officinale.* Lewis W., *Ibid.*, **1**, 458 ; Vitet, *Ibid.*, 521 ; Mérat, de Lens, *Ibid.*, **2**, 64-65, 687-688 ; Dechambre, *Ibid.*, **12**, 165.

Cannelle. La cannelle de Chine, *Cinnamomum Cassia* Blume, qui n'est pas au *Codex*, la cannelle d'Annam, *C. obtusifolium* Nees, celle de Ceylan, enfin, *C. zeylanicum* Breyne ou cannelle officinale, toutes ces écorces odorantes, roulées en tuyaux longs parfois d'un mètre sur dix millimètres de diamètre, étaient connues des Anciens et citées par Hérodote (-484/-425), Hippocrate (-460/-377) et Dioscoride (1er siècle), sans qu'il soit possible de déterminer exactement laquelle ils utilisaient. Fracastor (1478-1553), fidèle à la conviction selon laquelle les substances très chaudes et desséchantes pouvaient brûler les germes de contagion, prescrivait la cannelle dans le typhus, les fièvres pestilentes et la vérole. Selon Matthiole (1500-1577), elles stimulaient les fonctions cérébrales, cardiaques, digestives, chassaient les gaz et les poisons, déclenchaient les règles et provoquaient l'accouchement. La cannelle, légèrement astringente (qui provoquait une rétraction des parties qu'elle touchait et ralentissait ou arrêtait les évacuations), desséchait et réchauffait. Elle éclaircissait la vue, traitait les morsures de vipère et fournissait un breuvage contre toutes les inflammations intérieures et les maux de reins. En fumigation ou en bains de siège la cannelle ouvrait et *désoppilait* (détruisait les obstructions) la matrice. *Cinnamomum est chaud au tiers degré, & de parties tressubtiles, & plus dessicatif que tous les autres simples qui sont chauds en pareil degré*, renchérissait Dodoens (1517-1585), qui concluait, après l'énumération de tous ses bienfaits (antidote, antitussif, antalgique, anti-inflammatoire, diurétique) : *Brief, elle vaut à beaucoup de choses, & à tout ce a quoy le Cinnamome est bon, prinse en double quantité, au lieu d'iceluy, s'il ne se trouve point.* Schröder (1600-1664), la rangeait parmi les plus puissants corroboratifs *(moyens dont l'emploi, suffisamment prolongé, est propre à augmenter, d'une façon durable, la force de la constitution.* Littré.) : utilisée en poudre, teinture, essence ou huile, elle combattait les lipothymies, les syncopes. Chomel (1671-1740) prétendait que *la cannelle n'est pas seulement capable de fortifier le cœur et le cerveau ; elle est encore excellente pour faire cracher les asthmatiques, et pour la toux opiniâtre ; elle pousse les mois et abat les vapeurs hystériques ; elle rétablit les fonctions de l'estomac, dissipe les vents, appaise les douleurs de la colique, et arrête la lienterie... Elle arrête les progrès de la gangrène.* Pour une fois, en 1780, c'est-à-dire 78 ans après la première édition de l'*Abrégé des plantes usuelles* de Chomel, Vitet (1738-1809) entérinait l'énumération des vertus de la cannelle par ses illustres prédécesseurs ! Oui, elle stimulait les forces vitales et musculaires, oui, elle diminuait l'expectoration et la diurèse, oui, enfin, elle constipait, fortifiait l'estomac et l'intestin. Enfin, elle était bel et bien diaphorétique (qui provoquait la transpiration) ! Gubler (1821-1879) accordait encore à la cannelle une place importante dans l'arsenal thérapeutique du *Codex :* on l'utilisait toujours comme tonique, stimulant et excitant universel, comme arome associé aux amers et aux purgatifs pour en masquer le mauvais goût et comme excipient pour en adoucir l'action. On la prescrivait comme carminatif (qui chassait les gaz intestinaux) et antispasmodique, comme substance *hystérique* (qui convenait aux maladies des femmes) pour éviter les métrorragies. Fracastor, *Ibid.*, 266, 286, 298, 331, 343, 369 notes ; Matthiole, *Ibid.*, 36 ; Dodoens, *Ibid.*, 570, 571 ; Schröder, *Ibid.*, **1**, 160 ; Lémery, *Dictionnaire univ.*, 217-218 ; Pereira, *Ibid.*, **2**, 245, 250 ; Chomel, *Ibid.*, **1**, 477-478 ; Vitet, *Ibid.*, 519 ; Gubler, *Ibid.*, 58 ;, *Ibid.*, **2**, 245, 250 ; Guibourt, *Ibid.*, **3**, 614-616 ; Dorvault, *Ibid.*, 319 ; Perrot, *Ibid.*, **1**, 843-844.

Cantharides. Les cantarides, que nous orthographions désormais cantharides, dites cantharides des boutiques, mouches d'Espagne, meloe de Paracelse (1493 1541), sont des coléoptères connus d'Aristote (-384/-322) et de Galien (129-201) et employés comme vésicants dès l'Antiquité ; on les appliquait donc sur la peau et elles entraient dans la composition des vésicatoires qu'on posait sur la nuque ou derrière les oreilles pour les maladies des yeux notamment, mais aussi pour celles des gencives et du nez. Fracastor (1478-1553) en parlait, ainsi que de l'arsenic, de l'orpiment, du venin de serpent et les qualifiait de putréfiants ou mieux de substances qui brûlaient ajoutant : *Les venins chauds et brûlants ne sont pas contagieux à cause de cela. Ceux qui sont froids et stupéfiants n'amènent pas habituellement la putréfaction et par là même ne peuvent donner la contagion. Et c'est ainsi que les poisons diffèrent de la contagion.* Selon Matthiole (1500-1577) elles avaient des vertus corrosives, ulcératives et très chaudes. On les prescrivait dans l'hydropisie en raison de leur action diurétique. En topique, on les utilisait dans la lèpre, les lichens, les chancres. En pessaires, elles déclenchaient les règles. Leur utilisation interne était très contestée en raison des inflammations de la vessie qu'elles provoquaient. Matthiole écrivait à ce sujet : *Tresgriefs accidens avienent à ceux qui ont mangé des cantharides : depuis la bouche iusques à la vessie ils sentent un rongement de toutes les parties interieures : leur aleine sent comme la poix ou quasi comme la resine de cedre : les hypochondres du costé droit sont enflammez : ils urinent avec difficulté, & avec l'urine gettent du sang : les racleures de boyaux leur sortent par le ventre ne plus ne moins qu'en la dysenterie, ils tombent en grande anxiété, defaillance de cœur, & tournemens de teste, finalement ils deviennent insensez.* Jean de Renou (1568-1620), à ce propos, épinglait un de ses illustres collègues, Lazare Rivière (1589-1655), qui avait prescrit une trop forte dose de cantharides pour une rétention d'urine : *J'ay bien voulu rapporter cette histoire au vray, non pour me fascher contre ledict sieur de la Rivière (encore que ce fût un médecin charlatan), mais au contraire pour faire voir combien les cantarides sont ennemis de la vessie & des reins...* Ovide (-43/18) chantait ses pouvoirs aphrodisiaques. Ambroise Paré (1509-1590) en décrivait les fâcheux effets secondaires. La mouche d'Espagne restera longtemps prescrite puisqu'elle était encore administrée, à la fin du XIXème siècle, par voie orale, en poudre, en teinture ou en extrait, comme aphrodisiaque, et, à l'extérieur, en onguent, emplâtre, taffetas, papiers vésicants, comme cathérétique. Fracastor, *Ibid.*, 57-58 ; Matthiole, *Ibid.*, 244, 800 ; Renou, *Ibid.*, 578-579 ; Ambroise Paré, *Ibid.*, **3**, 326 ; Mérat, de Lens, *Ibid.* **4**, 299 ; Dorvault, Würtz, *Ibid.*, 320-322.

Capillaire, ou *Capilli veneris,* désignait déjà au XVIIème siècle l'*Adianthum, Capillus veneris* L., capillaire de Montpellier, fougère vivace connue de Théophraste (-370/-280) et de Galien (129-201). On l'appliquait sur les abcès et les écrouelles pour ses propriétés desséchantes, *atténuatives* (rendant les humeurs moins épaisses, plus ténues), digestives (qui facilitaient la digestion ou résorption et la suppuration, mais seulement pour les onguents). Prise chaque matin avec du sirop de citron, la décoction de capillaire, infusée toute une journée dans de l'eau pure avec aigremoine, chicorée, cuscute, scordium, tormentille, bistorte, aloès, casse, squine, racines de canne, gomme, était recommandée par Fracastor (1478-1553) dans le typhus. Pour Dodoens (1517-1587), il existait deux sortes de

Cheveux de Venus, la véritable, *Adanthium*, plante des pays méridionaux et la *Rue des murs*, beaucoup plus banale. Toutes deux étaient de tempérament sec et tempéré en chaleur et en froideur. On prescrivait la décoction dans du vin du *Capillus veneris* dans l'asthme, dans les essoufflements, dans les toux rebelles, dans les diarrhées, dans les calculs urinaires, dans la jaunisse, dans les fluxions d'estomac, dans les morsures et piqûres venimeuses. En application sur le cuir chevelu, le capillaire provoquait la repousse des cheveux et guérissait la teigne. Pierre Formi (?-1679), lui consacrait un ouvrage imprimé à Montpellier, en 1644 , le *Traité de l'adianton ou cheveu de Vénus contenant la description, les utilités et les diverses préparations galéniques et spagyriques de cette plante*, qu'il considérait comme une panacée. Pour une fois, Vitet (1738-1809) lui reconnaissait des qualités : *Les feuilles sont indiquées dans la toux essentielle, lorsque l'expectoration commence à s'établir ; dans l'asthme humide, & dans l'extinction de voix par des humeurs pituiteuses ; elles excitent l'expectoration sans diminuer la sécheresse de la trachée artère & des bronches pulmonaires, & sans calmer la soif. Le syrop de capillaire irrite moins les bronches ; cependant, il ne convient point dans les espèces de maladies de poitrine où il y a chaleur, sécheressse & inflammation.* Longtemps, on la crut capable de guérir la tuberculose, mais rapidement, au XIXème siècle, ce médicament béchique tomba dans l'oubli. Fracastor, Ibid., 280 ; Dodoens, *Ibid.*, 278-279 ; Renou, *Ibid.*, 256 ; Dorvault, Würtz, *Ibid.*, 323-324 ; Bossu, *Ibid.*, **2**, 151 ; Albert Puech, *Les médecins d'autrefois à Nîmes*, Paris, 1879, 230.

Câpre, Cynosbatos. C'était, et c'est toujours, le nom donné au bouton de fleur du *Capparis spinosa* L. confit dans du vinaigre et utilisé comme condiment. Au XVIème siècle, Dodoens (1517-1587) écrivait : *Les Capres sont une plante espineuse comme bien pres la Ronce,* et attribuait à celles provenant d'*Arabie, Afrique, Lybie & autres païs* tropicaux un tempérament chaud atteignant presque le quatrième degré. En revanche les câpres d'Espagne et d'Italie étaient modérément *chaudes, sèches & astringentes*. Il prescrivait surtout l'écorce de la racine *contre duresse & oppilation de la ratelle* (rate), *prinse avec oximel ou meslée parmy huiles & unguents à ce propres, & induictes par dehors sur la region de la ratelle (rate).* Il en signalait l'emploi dans la sciatique, la paralysie, les foulures, les contusions consécutives à des chutes et, en topique, dans les ulcères calleux. Son utilisation comme emménagogue devait être limitée dans le temps et en quantité, car susceptible de provoquer des hématuries. Tout en soulignant leur faible valeur nutritive, il conseillait les câpres confites dans le sel pour ouvrir l'appétit, dissiper les obstructions du foie et de la rate, pour digérer la pituite froide stagnant dans l'estomac. La médecine du XVIIème siècle utilisait les câpres avant macération, mais aussi la racine du câprier, pour leurs qualités échauffantes, détersives (qui nettoyaient les plaies), purgatives, digestives et leur faculté de désopiler (guérir les obstructions) le foie et la rate tout en les débarrassant de leurs humeurs nocives. Etienne François Geoffroy (1672-1731) les aurait prescrites avec succès dans cette indication. Théodore Tronchin (1709-1781) les recommandait dans l'hypocondrie. Le XIXème siècle la rangera définitivement au rang des condiments. Dodoens, *Ibid.*, 476 ; Renou, *Ibid.*, 382 ; Mérat, de Lens, *Ibid.*, **2**, 80 ; Dechambre, *Ibid.*, **12**, 285.

Carabe : ambre jaune ou succin.

Cardamome : voir amomum.

Carline. Il s'agissait de la *Carlina acaulis L.*, chardon doré, *Carlina vulgaris* ou chamoeléon chez certains vieux auteurs. Selon Matthiole (1500-1577), elle devait son nom au fait que les soldats de Charlemagne (742-814) l'auraient utilisée pour combattre la peste, après qu'un ange l'eut conseillée à leur empereur pendant son sommeil. Pour Fuchs (1501-1566) le tempérament de la racine du chardon doré était chaud au second degré et sec, au troisième. Sa décoction guérissait l'hydropisie, faisait uriner, chassait les vers parasites de l'intestin. Mêlée à du vin, elle agissait contre la peste. Nicolas Lémery (1645-1715), un siècle et demi plus tard, partageait la même opinion et lui attribuait les mêmes qualités apéritives, alexitères (contrepoisons), vermifuges. Outre son efficacité contre les maladies contagieuses et la peste, il lui attribuait des vertus emménagogues (qui provoquait les règles). Louis Vitet (1738-1809) lui accordait quelque efficacité comme diurétique et comme stimulant des forces vitales, mais au prix de nausées et de douleurs épigastriques. Il ne croyait plus guère à ses vertus emménagogues et vermifuges, et plus du tout à son efficacité dans les maladies de faiblesse. Antonin Bossu (1809-1897) considérait *sa célébrité comme bien déchue* et estimait qu'elle n'était *recherchée que par les chèvres*. Le Dorvault de 1850 et celui de 1898, la citent tous deux comme un anti-infectieux totalement inusité. Elle entrait dans la composition de la thériaque et de l'orviétan. Fuchs, *Ibid.*, CCCXXXVIII, 595-596 ; Lémery, *Dictionnaire univ.*, 169 ; Dorvault, *L'Officine*, 1850, 190 ; Bossu, *Ibid.*, **2**, 154 ; Dechambre, *Ibid.*, **12**, 593-594 ; Dorvault, Würtz, *Ibid.*, 351.

Carpesium. Pour Galien (129-201), il s'agissait d'une plante, proche de la valériane et dotée, comme elle, de propriétés désobstruantes et diurétiques. Matthiole (1500-1577), le rapprochait du phu, autrement dit de la grande valériane, mais il *est de nature plus subtile parce qu'il ouvre et nettoye plus les oppilations* (obstructions) *du foie et de la ratelle (rate) ; il provoque l'urine et décharge les reins de la gravelle*. Sérapion (870-930), Avicenne (980-1037), Amatus Lusitanus (1511-1568), Leonhard Fuchs (1501-1566) et plus tard, John Quincy (?-1722) désignaient sous ce nom le cubèbe. Luigi Anguillara (1512-1570) et bien après Kurt Sprengel (1766-1833) l'identifiait comme la racine du houx. Linné (1707-1778) a donné ce nom à une plante de la famille des Corymbifères, inusitée en médecine. Gilibert l'identifiait comme la Carpésie inclinée, *Carpesium cenuum* G. Matthiole, *Ibid.*, 32 ; Quincy, *Ibid.*, 150 ; Gilibert Jean-Emmanuel, *Histoire des plantes d'Europe ou élémens de botanique pratique*, Lyon, 1798, **1**, 302 ; Mérat, de Lens, *Ibid.*, **2**, 114 ; Dechambre, *Ibid.*, **12**, 685.

Carthame. Le carthame, ou chardon des teinturiers, *Carthamus tinctorius* L., dont les fleurs desséchées rappelaient le safran, était surtout utilisé pour teindre les tissus ou certains aliments. Ses graines possédaient des vertus purgatives et les Anciens les prescrivaient seules ou associées au fenouil, comme Michel Ettmuller (1644-1683) ou au galanga, comme Johan van Heurne (1543-1601), dans l'anasarque ou le catarrhe bronchique. On en tirait une huile appliquée en topique sur certains ulcères cutanés, sur les articulations ankylosées et sur les membres paralysés. Le diacartami ou diacarthami était une tablette laxative dans laquelle on incorporait de la pulpe de graine de cette plante, originaire d'Egypte, du turbith, de l'hermodacte, de la réglisse, de la manne, de la gomme adragante, de la scammonée, du miel et du cotignac. Vitet (1738-1809) considérait le cartame ou Safran batard ou *Carthamus tinctorius* comme une plante des jardins, aux fleurs fortement aromatiques, de saveur âcre, aux semences, dites graines de perroquet, sans odeur, de saveur modérément âcre et nauséabonde. Ses vertus : *Les fleurs favorisent l'expectoration des matieres muqueuses ; quelquefois elles excitent le cours des urines ; elles sont indiquées dans l'asthme pituiteux, le rhume catarrhal, la toux catarrhale & l'orthopnée catarrhale. Les semences sont rangées parmi les violents purgatifs ; elles font évacuer une grande quantité de matières séreuses ; elles causent des épreintes, la soif, & un peu d'ardeur dans les premières voies.* Vitet mettait en doute les vertus thérapeutiques que lui prêtaient les Anciens : pleurésie, asthme, dépravation des humeurs du tractus digestif haut, ictère par obstruction, ictère toxique, autant d'indications sujettes à caution. Le carthame déserta peu à peu les boutiques des apothicaires au profit de celles des teinturiers, qui utilisaient ses fleurs pour en tirer un colorant jaune ou rouge. Dom Alexandre, *Ibid.*, 395 ; Vitet, *Ibid.*, 44-45 ; Mérat, de Lens, *Ibid.*, **2**, 116, **3**, 485-487 ; Dechambre, *Ibid.*, **12**, 702-703 ; Dorvault, Würtz, *Ibid.*, 334.

Carvi. Le Carvi était appelé cumin des près, anis des Vosges, *Cuminum pratense, Carvi Officinarum, Carum Carvi L.*. Fracastor (1478-1553) le préconisait dans la rougeole et la *variole* (varicelle). On utilisait sa graine, à la saveur chaude, piquante et sucrée, proche de celle du fenouil, pour chasser les flatulences intestinales : vertu carminative (qui chassait les gaz). Matthiole (1500-1577), le décrivait comme chaud, diurétique, parfumant l'haleine, digestif (qui avait la propriété de désagréger et de disperser les matières stagnant dans les tissus), utile comme adjuvant des antidotes et des médicaments agissant en profondeur. Fuchs (1501-1566) lui accordait presque le troisième degré de chaleur et de sécheresse, soulignant son acrimonie. Dodoens (1517-1585) partageait cette opinion et mettait le carvi au même rang que l'anis pour *esteindre toutes ventosités & inflation des parties intérieures*. Bauhin (1560-1624) jugeait sa racine résolutive (activité anti-inflammatoire qui dissipait les engorgements) et indiquée dans les maladies froides de l'utérus et de la tête. Lémery (1645-1715) le considérait comme incisif (qui divisait les humeurs épaissies) et apéritif (qui ouvrait le passage et rétablissait la circulation dans les voies urinaires, biliaires, etc.) et le recommandait pour fortifier l'estomac, pour lutter contre la colique, pour combattre les vertiges et pour augmenter la lactation des nourrices. Le point de vue de Vitet (1738-1809), allait à peu près dans le sens de ses prédécesseurs à l'exception des qualités diurétiques et galactogènes du carvi dont il doutait, ainsi que de ses vertus anti-inflammatoires en topique sur certaines tumeurs. En revanche, il admettait que *les semences échauffent, raniment les forces vitales & musculaires, sont plus agréables & plus actives dans les espèces de maladies où les semences de cumin sont indiquées* ; il ajoutait : *quelquefois elles conviennent dans les douleurs d'accouchement, pour accélérer la sortie du fœtus retardée par foiblesse* ; il convenait de leur efficacité dans *l'asthme humide & la toux catarrhale ancienne*. Gubler (1821-1879) qui rappelait que le carvi faisait partie des quatre semences chaudes avec l'anis, la coriandre et le fenouil, parlait surtout de son emploi culinaire et lui attribuait les mêmes propriétés qu'à l'anis : stimulant de la digestion et du péristaltisme, carminatif, antispasmodique, antagoniste des effets irritants des purgatifs violents, antisécrétoire bronchique, galactogène. Fracastor, *Ibid.*, 243-246 ; Matthiole, *Ibid.*, 448 ; Fuchs, *Ibid.*, 279 ; Dodoens, *Ibid.*, 193 ; Bauhin, *Ibid.*, 245 ; Vitet, *Ibid.*, 503 ; Gubler, *Ibid.*, 20, 66.

Casse. La casse, *Cassia fistula* L., (mais il existe plus de deux cents espèces de cette légumineuse) était considérée comme un laxatif doux qui *tempère la chaleur intérieure* du corps et *addoucit et lasche benignement le ventre, sans donner aucune tranchée*... On utilisait la pulpe de la gousse du canéficier comme laxatif depuis les Arabes qui l'avaient introduite dans la pharmacopée. Elle entrait dans la composition du diacatholicon, de l'électuaire d'Hamech. Elle était prescrite au début de la pleurésie pour purger et faciliter l'expectoration. Fracastor (1478-1553) la conseillait *contre la matière qui a déjà commencé à être infectée,* mais en décoction, au même titre que le gaïac ou le scordium, ou même que le citron, tous pourvus de vertus chaudes et desséchantes. Il la recommandait également dans le typhus pour éliminer la matière corrompue, aussi bien que l'aloès, la manne ou le sirop rosat résolutif, et enfin dans la peste pour purger le corps, ce que faisaient également très bien les *pilules Communes* ou la rhubarbe. Pour

Matthiole (1500-1577), elle purifiait le sang en éteignant la chaleur de l'atrabile et en le purgeant de l'excès de pituite, elle facilitait la miction, elle débarrassait les reins d'éventuelles lithiases et prévenait leur récidive, elle calmait l'inflammation des voies aériennes supérieures. Dodoens (1517-1585) écrivait à propos de son *tempérament* : *La moëlle noire intérieure de la casse est chaude & humide au premier degré.* Il ajoutait qu'elle *est une médecine fort douce et amiable, laquelle se peut donner sans aucune crainte à toutes gens debiles, voire aux femmes enceinctes.* Bauhin (1560-1624) se prévalait du fait que son action n'allait pas au delà de l'estomac et des premières veines pour la prescrire sans inconvénients au début des fièvres. Au XVIIIème siècle, la casse était très appréciée. Le poète Jacques Delille (1738-1813) écrivait : *La casse prolongea les vieux jours de Voltaire.* En effet, Tronchin (1709-1781), médecin de l'exilé de Ferney, confectionnait pour son illustre malade, une marmelade qui contenait de la casse, de la manne en larmes, de l'huile d'amandes douces et du sirop de capillaires. Il la prescrivait du reste dans toutes les affections catarrhales (inflammatoires). Louis Vitet (1738-1809), en 1780, confirmait les qualités de la casse qui, selon lui, traitait les cystalgies, les coliques néphrétiques, la gravelle et apaisait la soif. Elle facilitait l'expectoration, la toux, l'orthopnée et la dyspnée catarrhales. A la fin du XIXème siècle, *on n'y avait plus guère recours.* Fracastor, *Ibid.*, 238, 270, 280, 292, 369 notes ; Matthiole, *Ibid.*, 41 ; Dodoens, *Ibid.*, 520 ; Renou, *Ibid.*, 279 et 715-716 ; Bauhin, *Ibid.*, 729 ; Vitet, *Ibid.*, 25 ; Dechambre, *Ibid.*, **13**, 9-10 ; Dorvault, Würtz, *Ibid.*, 334-335.

Cassuthe : voir cuscute.

Castoréum. Le castoréum était une sécrétion des glandes du prépuce du castor, le *canis ponticus* des Romains, appelé également bièvre. On employait le castoréum comme sternutatoire. On l'utilisait dans les troubles nerveux attribués à des affections utérines. Il entrait dans la composition des pilules d'hermodacte avec l'aloès, les myrobolans, le turbith, la coloquinte, le bdellium, le sagapenum, l'opoponax, etc., remède prescrit par Fracastor (1478-1553) pour évacuer la matière digérée dans le traitement de la vérole. Après avoir fait litière de la légende selon laquelle le castor se coupe *à belles dens ses couillons ayant vu le chasseur,* Matthiole (1500-1577) rétablissait la vérité en démontrant que le castoreum n'était pas extrait des testicules du bièvre, *ains certaines boursettes qu'on trouve aux deux eines tant des masles que des femelles, incontinent sous la peau, de la grosseur d'un œuf de poule, & quelquesfois plus gros.* Il recommandait le castoréum secrété par ces glandes comme emménagogue et pour obtenir l'expulsion du placenta, comme antispasmodique dans les coliques venteuses, les tranchées, le hoquet, contre les maladies froides des poumons et du cerveau, contre les paralysies, l'épilepsie, car il était chaud et desséchant. Matthiole rapportait la croyance selon laquelle les dents de devant du castor guérissaient la jaunisse si on les mettait dans un récipient dont le patient buvait l'eau. Louis Vitet (1738-1809), qui affichait souvent un scepticisme critique vis-à-vis de beaucoup de drogues, vantait, en 1780, l'action revitalisante, échauffante, emménagogue (qui déclenchait les règles) et anti-convulsivante du castoréum, qu'il recommandait comme antidote de l'opium, indication qu'il partageait avec Giorgio Baglivi (1668-1707). Au siècle suivant, en revanche, on doutait fortement de son pouvoir antispasmodique et certains, comme Jonathan Pereira (1804-1853), l'estimaient totalement inerte. L'huile de castor était fabriquée avec le castoréum : mise dans l'oreille, elle guérissait les bourdonnements et la surdité. Fracastor, *Les trois livres*, 329, 369 n. ; Matthiole, *Ibid.*, 224 ; Renou, *Ibid.*, 569 ; Dom Alexandre, *Ibid.*, 68 ; Vitet, *Ibid.*, 144 ; Virey, *Ibid.*, 110 ; Pereira, *Ibid.*, **2**, 829 ; Dorvault, Würtz, *Ibid.*, 335-336.

Cautère : voir chaux.

Centaurées. Les Anciens ne connaissaient apparemment que deux centaurées : la grande et la petite. La grande centaurée n'avait pas d'utilisation thérapeutique à l'époque. En revanche, la petite, appelée *Centaurium minus* Moench, *Erythraea Centaurium* Pers. ou *Centaurium pulchellum* Druce, en connaissait beaucoup. On appréciait son pouvoir cicatrisant sur les vieux ulcères et son action bénéfique sur l'œil, mélangée à du miel. Prise à l'intérieur, elle était cholagogue et agissait sur la dureté de la rate. On la disait également emménagogue et ocytocique (qui déclenchait les règles et l'accouchement). Dodoens (1517-1587) accordait aux deux centaurées le même tempérament astringent, chaud et sec au troisième degré. Leurs applications thérapeutiques étaient innombrables : la racine de la grande centaurée dans du vin s'il y avait fièvre, dans de l'eau s'il n'y avait pas fièvre, était indiquée dans les traumatismes, dans les hémoptysies, dans les contractures, dans les essoufflements, dans les toux anciennes, dans les coliques abdominales, dans les plaies récentes comme cicatrisant, dans l'aménorrhée et dans la rétention d'un fœtus mort-né. En revanche, c'étaient les fleurs et les feuilles de la petite centaurée qui avaient des vertus thérapeutiques et non la racine. Bouillie dans de l'eau ou du vin, elle purgeait par le bas les humeurs grossières bilieuses ou pituiteuses, elle était favorable dans la sciatique, dans l'*oppilation* du foie, contre la *ratelle* (rate), contre les vers parasites, contre les maladies des nerfs, les convulsions, les spasmes. De surcroît, elle éclaircissait la vue. En topique, elle cicatrisait les plaies, les ulcères calleux. On la mélangeait à toutes les préparations dermatologiques destinées à traiter les fistules et les abcès anfractueux. Au XVIIIème siècle, Louis Vitet (1738-1809) la prescrivait comme fébrifuge, stomachique, sudorifique, diurétique et anti-acide et la donnait également dans l'ictère, les obstructions du foie et de la rate. Elle n'était plus guère utilisée au siècle suivant que comme succédané de la gentiane. Dodoens, *Ibid.*, 219-220 ; Renou, *Ibid.*, 378 ; Vitet, *Ibid.*, 458 ; Pereira, *Ibid.*, **2**, 352.

Centinode, *Polygonum aviculare* L., renouée des oiseaux, traînasse, appelée *sanguinaria,* par les Anciens qui la considéraient comme hémostatique. Le jus, la tisane ou l'infusion de renouée, dans du vin, étaient administrés contre les crachements de sang. On lui attribuait le pouvoir de guérir les hernies. Fuchs (1501-1566) nous enseignait les divers noms de la Renouée : *Proserpinaca, Seminalis, Corrigiola, Polygonon, Centinodia* enfin ! Voici comment il définissait son tempérament : *Tout ainsi que la Renouée ha une vertu astringente, aussi en elle surmonte une aquosité froide : tellement qu'elle est de second degré des médecines refrigeratives, ou aucunement au commencement du tiers degré. Elle est aussi dessicative.* Ses vertus médicinales en faisaient un excellent topique pour cicatriser les ulcères communs et ceux des oreilles, les plaies récentes hémorragiques. Par voie buccale, le jus de Renouée convenait aux hémoptysies. La graine était laxative et diurétique, bonne pour les rhumatismes. On l'utilisait autrefois dans les fièvres tierces ou quartes. Vitet (1738-1809) lui consacrait six lignes de sa *Matière médicale réformée...* : Les feuilles *contribuent quelquefois à suspendre la diarrhée par foiblesse de l'estomac & des intestins, la diarrhée séreuse, les pertes blanches, l'hémorrhagie utérine par pléthore ou par blessure, le flux hémorroïdal par pléthore, la dyssenterie bénigne sans inflammation & sur sa fin : extérieurement, à consolider les plaies récentes & superficielles, à s'opposer à la sortie des hernies réduites des enfants.* Bossu (1809-1897) la mettait définitivement au rang des antiquités, quand il écrivait, en 1862 : *La centinode a été employée quelquefois dans les cas de diarrhée, de dysenterie* (sic). *Il y a longtemps que ce remède est dans l'oubli, mérité d'ailleurs.* Fuchs, *Ibid.*, CCXXXV, 421 ; Dom Alexandre, *Ibid.*, 616 ; James, *Ibid.*, **5**, 683 ; Vitet, *Ibid.*, 298 ; Mérat, de Lens, *Ibid.*, **5**, 430-431 ; Bossu, *Ibid.*, **2**, 486.

Cérats. Médicaments plus ou moins fluides, destinés à l'application externe, les cérats, constitués de cire et d'huile, étaient différents des onguents qui contenaient des résines et des pommades, à base de graisse. Le cérat de Galien ou cérat blanc était préparé avec une partie de cire blanche et quatre d'huile d'amandes douces. On lui incorporait différentes substances médicamenteuses pour faire des cérats composés. Ainsi, le cérat cosmétique ou cold-cream, était confectionné avec de la cire blanche, de l'huile d'amandes douces, du blanc de baleine, de l'eau de rose et de la teinture de benjoin. Le cérat simple contenait seulement trois parties d'huile d'amandes douces pour une de cire blanche pure ; en y ajoutant de l'orcanette et en augmentant la proportion de cire, on obtenait le cérat rouge pour les lèvres. Nysten, *Ibid.*, 159 ; Dorvault, Würtz, *Ibid.*, 343 et suivantes.

Cerfeuil. Le cerfeuil officinal ou cerfueil, *Anthriscus cerefolium* Hoff., était chaud, dessicatif, résolutif, diurétique, anti-vertigineux. Il était prescrit comme fébrifuge et soporifique. On le conseillait pour purifier le sang et guérir la pleurésie. Au XVIème siècle, Dodoens (1517-1587) le jugeait de tempérament chaud et sec, ce que corroborera Bauhin (1560-1624) un demi siècle plus tard. Quant aux indications thérapeutiques, elles se partageaient entre ses vertus eupeptiques (facilitant la digestion), diurétiques et le fait qu'*il ayde grandement à gens amortis & envieillis, car il resjouit & renforce*. Schröder (1600-1664) qui distinguait le cerfeuil des jardins et le cerfeuil sauvage, attribuait les mêmes indications médicales à leurs feuilles et à leurs semences : *Le cerfeuil est chaud & dessicatif, resolutif, diuretique, il pousse les mois des femmes & le calcul, resout le sang coagulé par la tenuité de sa substance, & il provoque doucement le sommeil. Quant à son usage externe, il est merveilleux dans la colique & dans la suppression d'urine en forme de cataplasme*. Sans parler qu'il parfume agréablement les potages et autres aliments... Vitet (1738-1809) lui accordait encore quelque utilité dans l'arsenal des remèdes de son temps : diurétique, il favorisait l'expulsion des calculs du rein et de la vessie. On le conseillait dans les ictères par obstruction. En revanche, Vitet doutait de son efficacité pour déterger les ulcères du poumon, du foie, des reins, de la vessie et ne croyait pas à son activité dans l'hydropisie ou dans la résorption des tumeurs rénitentes hépatiques ou spléniques. Au XIXème siècle, on l'utilisait en fomentations pour traiter les blépharites et les conjonctivites. Pris à l'intérieur, il était diurétique et emménagogue (qui faisait venir les règles) et pour Gubler (1821-1879), pouvait *calmer un peu les douleurs hémorrhoïdales et l'éréthisme de l'appareil respiratoire chez les phthisiques. Ses usages divers rappellent ceux de la Phellandrie* (cigüe ou fenouil aquatique) *et de la Cigüe*. Dodoens, *Ibid.*, 425 ; Bauhin, *Ibid.*, 1, 225 ; Schröder, *Ibid.*, 1, 132 ; Vitet, *Ibid.*, 79 ; Dom Alexandre, *Ibid.*, 73 ; Gubler, *Ibid.*, 69, 249.

Cerises. Les cerises, fruits du *Prunus cerasus L.*, étaient recommandées dans les fièvres. Elles atténuaient l'ardeur de la bile et désobstruaient le foie. Dodoens (1517-1587) affirmait : *Toutes Cerises, Guignes & Gryotes ont le temperament froid & humide, mais les Gryotes refroident le plus, & par dessus toutes, les noires...* Il citait parmi les vertus des *Gryotes* noires leur action de renforcement de l'estomac et leur propriété anti-diarrhéique lorsqu'elles étaient séchées, et, pour les *Gryotes* rouges, leur action laxative. Il recommandait la gomme de tous les cerisiers, prise avec du vin, pour la gravelle, pour les laryngites, pour la toux et l'ensemble des affections respiratoires. Bauhin (1560-1624) disait également que les cerises étaient froides et humides. Aigres, elles resserraient, douces, elles relâchaient. Fraîchement cueillies et mises dans la bouche des épileptiques, elles atténuaient les convulsions. La gomme de l'arbre, bue avec du vin et de l'eau, ouvrait l'appétit, éclaircissait le teint et la vue. Selon Nicolas Lémery (1645-1715) : *Les cerises contiennent beaucoup de phlegme, un peu d'huile et du sel essentiel. Elles sont cordiales, stomacales, apéritives ; elles rafraîchissent, elles adoucissent l'âcreté des humeurs ; elles tiennent le ventre libre ; elles résistent aux venins ; elles sont propres pour les maladies du cerveau, pour l'épilepsie, surtout les merises.* Louis Vitet (1738-1809) mettait en doute le pouvoir diurétique de la queue de cerise pour chasser les lithiases urinaires et traiter l'hydropisie. En revanche, un siècle plus tard, Adolphe Gubler (1836-1879) admettait ce pouvoir de faire uriner. Dodoens, *Ibid.*, 508 ; Bauhin, *Ibid.*, **2**, 785 ; Renou, *Ibid.*, 436-437 ; Lémery, *Dictionnaire univ.*, 191 ; Vitet, *Ibid.*, 333 ; Gubler, *Ibid.*, 70.

Céruse. La céruse, fleur de plomb, *psymmithion* de Galien, était le mélange du sous-carbonate de plomb avec le carbonate de chaux. On l'employait en collyres, emplâtres et onguents, en la diluant dans de l'eau ou dans de l'eau de rose pour atténuer ses propriétés dessicatives et astringentes. Elle cicatrisait les ulcères et réduisait les excroissances de chair. Elle entrait dans la composition de l'onguent blanc de Rhazes (850-932) utilisé dans les grattelles, les brûlures, les ulcères, les pustules et la plupart des maladies de peau. Sans oublier son emploi en peinture. Pour Matthiole (1500-1577), la céruse *a vertu de refraichir, boucher, remollir, remplir, subtiliser, de reprimer legierement les excroissances de la chair, & de cicatriser. On en met es cerots, & emplastres lenitifs, & aux trociscs. Prinse par la bouche est poison...* Il décrivait ainsi l'intoxication qu'elle provoquait : *On connoit la ceruse à sa couleur : car estant prinse blanchit incontinent le palais, la langue, l'entredeux des dens, ell'esmeut le houquet, la toux, & rend la langue seche. Les extremitez du corps deviennent froides à ceux qui en ont prins : leur esprit se trouble, & les membres deviennent tous stupides & amortis. Il faut bailler à boire aux patiens de l'eau miellee, ou de la decoction de figues, ou de mauves, ou du laict chaud, ou du sesame broyé avec du vin, ou de la lessive de cendres de sarmens, ou huile de marjolaine, ou de flambe, ou des noyaux de pesche avec decoction d'orge.* De Meuve (circa 1677) nous apprenait qu'il existait deux sortes de céruses, la commune qui était le blanc de plomb et la fine qui était le blanc d'Espagne plus utile aux Dames qu'aux Apothicaires, aux dépens bien souvent de leurs dents, & même de leur santé. Il lui attribuait un tempérament froid et sec au second degré. Elle était répercussive (topique dissipant les oedèmes ou les inflammations), emplastique (obturante), sarcotique (régénérante) et épulotique (cicatrisante). Son usage était exclusivement externe en raison de sa vénénosité, mortelle si on n'administrait pas des vomitifs faits d'hydromel et d'huile de sureau, des lavements de décoction de choux et d'huile, de la thériaque et du mithridate. Gubler (1821-1879) citait encore la pommade de carbonate de plomb (onguent de Rhazis) pour activer la cicatrisation, le cérat contre les névralgies qui servait d'enduit imperméable, le liniment d'Anderson contre l'érysipèle, l'emplâtre de céruse employé comme fondant (qui résout les engorgements). Il déconseillait l'emploi per os tel que le préconisait Beau dans la tuberculose. Matthiole, *Ibid.*, 744, 814 ; Renou, *Ibid.*, 544-545, 910 ; De Meuve, *Ibid.*, 168 ; Mérat, de Lens, *Ibid.*, **5**, 378-379 ; Gubler, *Ibid.*, 396.

Ceterach. Fougère incisive, adoucissante et pectorale, le Ceterach, Asplenum, Hemionium, Scolopendrion, Splenium, ou Doradille, *Ceterach officinarum* Willd., considéré comme diurétique, était prescrit en décoction dans les maladies de la vessie, les coliques néphrétiques et la gravelle. Matthiole (1500-1577) pensait qu'il était bon pour la ratelle (rate), la jaunisse, le hoquet et prétendait que ses spores guérissaient la gonorrhée : *La poudre dorée qui se trouve au derrière des feuilles du ceterac beuë du poids d'une drachme, avec une demie drachme d'ambre blanc, & suc de plantain ou de pourpier, est merveilleusement profitable à ceux qui sont molestés du flus de sperme.* Nicolas Lémery (1645-1715) s'en servait pour les maladies de la poitrine et de la rate. Haller ((1708-1777) confirmait cette réputation du *Cétérach* de pouvoir dissiper les tumeurs de la rate en raison des propriétés qu'on lui prêtait *de résoudre les humeurs épaisses des hypocondres*. Cette plante faisait partie des nombreuses matières premières végétales tombées dans l'oubli à la fin du XIXème siècle. Matthiole, *Ibid.*, 519 ; Lémery, *Dictionnaire univ.*, 197 ; Haller, *Ibid.*, **2**, 293 ; Mérat, de Lens, *Ibid.*, **2**, 192-193 ; Perrot, *Ibid.*, **1**, 454.

Chalcanthum : probablement le sulfate de cuivre. Mérat, de Lens, *Ibid.*, **2**, 196. Voir : vitriol.

Chalcitis. Les idées ont beaucoup évolué sur la structure chimique de cette substance. En effet, Dioscoride (1er siècle) et Pline (23-79) le considéraient comme le minerai dont on tirait l'airain et le classaient dans les médicaments détersifs, caustiques et dessicatifs. Ils le prescrivaient essentiellement à l'extérieur : collyre, bain de bouche ou gargarisme, topiques cutanés. Le chalcitis guérissait les ophtalmies inflammatoires, les fistules oculaires, les gingivites, les ulcères amygdaliens, l'érésipèle, l'herpès. Voici ce qu'en disait Matthiole (1500-1577) : *La meilleure chalcitis est celle qui ressemble à l'erain... Ell'a une vertu abstersive, chaude & faisant escarrs : elle nettoie toute ordure des yeux, & specialement des coins d'iceux. On la met du rang des drogues legerement corrosives. Elle est fort bone aux erysipeles, & aux herpès : avec jus de porreau ell'estanche le flux de sang du nez, & des lieux secrets des femmes. La poudre d'icelle reprime les inflammations des gencives, les ulceres corrosifs, & les tumeurs des lieux entre la bouche & la gorge.* P. van Forest (1522-1597) le recommandait pour dessécher les ulcères. Pour Nicolas Lémery (1645-1715), c'était un minerai de cuivre doué d'une forte activité escharotique (caustique). Herman Boerhaave (1668-

1738) le disait composé de fer, de soufre et d'un peu de cuivre. Pour le Dorvault, il s'agissait de *différentes variétés de sesquioxydes de fer.* Matthiole, *Ibid.*, 757 ; Lémery, *Dictionnaire univ.*, 198-199 ; James, **3**, 353-356 ; Dorvault, Würtz, *Ibid.*, 660. Voir : hématite, diachalciteos.

Chamaedris : voir petit-chêne.

Chardon à cent têtes. *Eryngium campestre* L., panicaut, ou chardon-Roland. Sa racine, échauffante et apéritive, provoquait l'urine et les menstrues. Dodoens (1517-1587) parlait d'*Iringus*, d'*Eryngium Centumcapita* et lui attribuait un tempérament chaud et sec sans autres précisions, opinion partagée par Bauhin (1560-1624). En salade, les premières feuilles du Panicaut étaient tout à fait comestibles. Ses racines cuites dans du vin calmaient les spasmes du colon, dissipaient le météorisme, provoquaient les règles, amélioraient les hépatiques et les personnes mordues par des bêtes venimeuses ou qui avaient ingéré quelque venin. On recommandait cette boisson dans les convulsions et l'épilepsie. Le vin dans lequel la plante a bouilli, bu pendant quinze jours, guérissait la gravelle, la lithiase rénale, la dysurie. Confites, les racines du chardon à cent têtes étaient données par les apothicaires comme nutriment et fortifiant. Haller (1708-1777) utilisait ses racines pour leurs vertus apéritives, diurétiques, aphrodisiaques, eupeptiques (facilitant la digestion), lithontriptiques (qui brisaient les calculs), emménagogues (qui déclenchaient les règles), anti-scorbutique. Il les recommandait pour *résoudre les humeurs coagulées des hypocondriaques* et pour guérir la fièvre quarte. Son emploi était tombé en désuétude à la fin du XIXème siècle. Dodoens, *Ibid.*, 357 ; Bauhin, *Ibid.*, 2, 707 ; Renou, *Ibid.*, 335 ; Haller, *Ibid.*, **1**, 245 ; Dorvault, Würtz, *Ibid.*, 351.

Chardon-bénit. Le chardon-benist, *Centaurea benedicta* L., ou chardon béni, Cnicaut béni, Centaurée bénie, Centaurée sudorifique, Safran sauvage, *Benedikten Kraut*, *Blessed thistle*, *Carduus benedictus*, *Cnicus benedictus* L., pour les Modernes, était stomachique, sudorifique et fébrifuge. Il fortifiait le cœur, provoquait la sueur, résistait aux venins, combattait les maladies pestilentielles, calmait la douleur des reins et du côté, tuait les parasites de l'abdomen. Fracastor (1478-1553) prescrivait la décoction obtenue avec la poudre de chardon bénit dès les premières atteintes d'un processus infectieux, au même titre que la casse, le séné ou le bois d'aloès qui partageaient avec la *Centaurea benedicta* des qualités équivalentes de chaleur et de sécheresse. Il utilisait également l'eau de chardon bénit dans le typhus et appréciait cette plante pour atténuer la lourdeur de la matière épaissie qui caractérisait la vérole. Fuchs (1501-1566), qui le jugeait de *tempérament* chaud et sec, affirmait que, *prins en breuvage, ou en viande* (aliment) *vaut contre les vehementes douleurs, tournoyemens, & estourdissemens de la teste, & la memoire perdue.* Il le conseillait dans les piqures de scorpion. La poudre de chardon-bénit bue mêlée à du vin était, selon Dodoens (1517-1585), efficace contre la peste. Pilé, on en faisait des cataplasmes utiles pour lutter contre les inflammations, érésipèles et fièvres pestilentielles. Bauhin (1560-1624) partageait cette opinion et affirmait également que la poudre des feuilles diluée dans du vin, bue à la dose d'une demie drachme, était un très bon remède contre la peste à condition de prendre cette potion précocement. Selon De Meuve (circa 1677), *sa graine a une vertu particulière pour desoppiler le foye*. On le recommandait pour cicatriser les ulcères calleux et les fistules. Vitet (1738-1809) doutait des pouvoirs thérapeutiques du chardon bénit et de ses feuilles, *l'observation* n'ayant *pas encore établi si elles corrigeaient l'acidité des humeurs contenues dans les premières voies ; si elles tendaient à la curation des maladies du foie & de la rate sans inflammation ni spasme, de la colique néphrétique par des graviers, & de toutes les espèces d'hydropisie ; si elles dissolvaient les calculs friables, si elles excitaient la sueur, si elles rétablissaient le flux menstruel suspendu par des corps froids ; enfin, si extérieurement le suc exprimé des feuilles, detergeoit les ulceres putrides, bornoit la gangrene, & pallioit le cancer*. Il n'homologuait que son activité diurétique. Gubler (1821-1879), au siècle suivant, se contentait de rappeler qu'on le considérait comme stomachique, fébrifuge, sudorifique, alexitère et qu'on prescrivait les sommités fleuries à la dose de 15 g en infusion dans 500 g d'eau. En 1841, Claude A. Nativelle (1812-1889), isola le principe amer du chardon, la cnicine, aux propriétés émétisantes et fébrifuges. Fracastor, *Les trois livres*, 238, 280, 281, 328 ; Fuchs, *Ibid.*, 94. ; Dodoens, *Ibid.*, 367 ; Bauhin, *Ibid.*, 692 ; Renou, *Ibid.*, 373-374 ; De Meuve, *Ibid.*, 210 ; Vitet, *Ibid.*, Gubler, *Ibid.*, 71, 84 ; Dorvault, Würtz, *Ibid*, 350-351 ; Perrot, **2**, *Ibid.*, 224.

Chardon des teinturiers : voir carthame.

Chardon doré : voir carline.

Chauve-souris. La chauve-souris, Avis forex, Noctua, *Vespertili murinus* L., *dont le sang guérit l'alopécie*, était également employée écrasée comme cataplasme dans les douleurs de la goutte. La chair, le fiel, la graisse faisaient partie des parties officinales de la *Chau-souris*, si l'on en croit Schröder (1600-1664). Il précisait : *La chair, suivant Pline, guérit les paralytiques, les mélancoliques, & les autres malades de cette nature. Sa cendre jettée dans le gosier, ouvre l'apostume de l'esquinancie. Le fiel efface les taches des yeux. La graisse aiguise la vue*. Lémery (1645-1715) la disait résolutive, riche en sels volatiles et en huile. Schröder, *Ibid.*, 157 ; Lémery, *Ibid.*, 805 ; James, *Ibid.*, **6**, 652 ; Mérat, de Lens, *Ibid.*, **6**, 884.

Chaux. *Toute chaux en general est de qualité de feu, mordante, brulante, & faisant escarre. Meslee avec quelques autres, comme graisse ou huile, a vertu de meurir, ramollir, & resoudre : elle cicatriz les ulceres.* Fracastor (1478-1563) utilisait ses qualités mordicantes et incisives pour tenter d'enrayer les progrès des infections à leur début. Il pouvait aussi s'adresser à d'autres substances corrosives comme le verdet, l'orpiment ou le sulfate de cuivre. Très caustique, la chaux ulcérait les intestins et provoquait de vives douleurs traitées par le suc de guimauve ou de mauve, la décoction de graines de lin, de graines de tragus ou de riz, le lait en quantité. La chaux vive était appelée *pierre à feu* en raison de ses propriétés corrosives. Elle était parfois utilisée comme cautère potentiel dont l'action différée s'effectuait à l'aide de médicaments caustiques : on parlait de ruptoires. Rappelons que le cautère actuel, à action immédiate, correspondait à l'application d'un instrument métallique rougi ou d'une substance chauffée, comme le soufre, au contact de la région du corps qu'on désirait traiter. Ces procédés avaient pour objectif d'attirer les humeurs corrompues hors de l'organe malade. L'eau de chaux était un détersif des plaies anciennes et un cicatrisant des brûlures. Dans cette indication, on la mélangeait à de l'huile pour en faire des liniments qu'on appliquait sur la lésion : ainsi, le liniment calcaire était composé de 500 parties d'eau de chaux pour 60 parties d'huile d'amande douce. On employait parfois l'eau de chaux par voie buccale dans la phtisie, dans l'asthme, dans la diarrhée. On connaissait de longue date le pouvoir antiseptique du badigeonnage des murs à l'eau de chaux, dû à sa combinaison insoluble avec les matières organiques. Au XVIIIème siècle, on l'administrait pour dissoudre les calculs urinaires en particulier dans la goutte. Max Josef Pettenkoffer (1818-1901), en 1874, vérifiait expérimentalement son action destructrice sur les micro-organismes responsables de la putréfaction. Guy de Chauliac, *La grande chirurgie*, Nicaise, Paris, 1890, 311, 590, 688 ; Fracastor, *Ibid.*, 37, 38, 234, 237 ; Matthiole, *Ibid.*, 768, 819 ; Renou, *Ibid.*, 531 ; Dom Alexandre, *Ibid.*, 82 ; Lémery, *Dictionnaire univ.*, 146 ; Gubler, *Ibid.*, 490-491 ; Dechambre, *Ibid.*, S1, **15**, 589, 598, 600, S1, **28**, 310.

Chélidoine. La grande chélidoine, *Chelidonium majus* L., l'herbe aux verrues, était également appelée grande *esclere*, grande éclaire, car on la réputait pour éclaircir la vue. Elle était purgative, diurétique et alexitère (contrepoison). Elle était efficace contre les obstructions de la rate, du foie et des uretères. La couleur jaune de son suc la désignait comme traitement spécifique de la jaunisse, en accord avec la théorie des signatures. De tout temps, elle fut employée pour détruire cors et verrues. Chaude et sèche au troisième degré complet, Fuchs (1501-1566) utilisait ses qualités abstersives (qui enlevaient les sécrétions à la surface des tissus lésés) non seulement en ophtalmologie, mais aussi dans les ictères par obstruction où il la prescrivait en boisson associée à l'anis. Vitet (1738-1809), un sceptique notoire, avait peu de considérations pour ses qualités curatives : certes, la feuille de la chélidoine était faiblement diurétique et faiblement efficace dans les ictères essentiels, néanmoins elle pouvait se révéler utile dans l'hydropisie. En fomentation ou en injection, le jus des feuilles favorisait la détersion des ulcères calleux et sanieux. La racine utilisée dans les mêmes indications, n'était *pas toujours accompagnée d'un succès heureux*. Ses qualités pour traiter les inflammations oculaires, les scrofules, l'ictère et les dermatoses n'étaient plus reconnues au XIXème siècle. Fuchs, *Ibid.*, CCCXXXII, 586 ; Lémery, *Dictionnaire univ.*, 206 ; Dom Alexandre, *Ibid.*, 82 ; Vitet, *Ibid.*, 447 ; Mérat, de Lens, *Ibid.*, **2**, 218-221 ; Gubler, *Ibid.*, 72. Voir : signatures.

Chêne. Fuchs (1501-1566) écrivait à propos du chêne, *Quercus* : *Il sèche, il restrainct, & eschauffe un peu moins, que ceux, qui sont moyennement douez de ces qualités, à savoir au genre de ceux, qui sont tiedes*. Pour Dodoens (1517-1587), les feuilles, les calices des glands et l'écorce de chêne étaient en effet astringents et secs jusqu'au troisième degré : bouillis en vin rouge et bus, ils arrêtaient les hémorragies pulmonaires, urinaires et tous les flux sanguins de même que flux de ventre et dysenteries. Les feuilles de chêne pilées appliquées sur les plaies étaient hémostatiques et cicatrisantes. L'écorce finement moulue arrêtait les diarrhées infantiles et avait une action vermifuge. Les glands avaient des qualités proches de celles des feuilles et de l'écorce et, de surcroît, valaient contre tout venin et poison : *ils sont singuliers contre morsures & piqures de bestes venimeuses cuicts en laict & mengés*. L'écorce du chêne était astringente. Le gland, qui contient 9 % de tannin et 4,3 % d'huile, était utilisé comme aliment, mais aussi contre les écrouelles. Il était bon contre les ballonnements intestinaux, les douleurs de l'accouchement et la dysenterie. Rappelons que, torréfiés et pulvérisés, les glands du chêne servaient de succédanés au café et qu'on administrait du café de gland aux enfants déficients. Le *goubelet* du gland, appelé également cupule ou calotte, était astringent et avait les mêmes indications que le gland lui-même. *Toutes les parties du chêne sont styptiques* (resserrant la peau et arrêtant le sang) *et astringentes, bonnes pour toutes sortes d'hémorragies et de cours de ventre*. Le charbon de chêne bénéficiait sans doute des vertus astringentes du chêne lui-même. Quoi qu'il en soit, le charbon de bois avait la réputation de traiter efficacement de nombreuses maladies de peau dont la gale et les dartres : on prétendait que les charbonniers, du fait de leur métier, en étaient épargnés. Les pommes ou raisins de chênes ou noix de galle désignaient les galles du chêne, *Dipoplepis divis* (petite pomme) ou *Diplopepis quercus folii* (grosse pomme), dues à un hyménoptère parasite, le cynips. Très astringentes, elles entraient dans la composition d'emplâtres contre les apostumes. Dioscoride (1er siècle) les prescrivait comme anti-diarrhéiques et hémostatiques. Dodoens leur attribuait, outre une forte astringence, un tempérament froid et sec au troisième degré. Dodoens, *Ibid.*, 522 ; Lémery, *Cours de chymie*, 611, *Dictionnaire univ.*, 630 ; Dom

Alexandre, *Ibid.*, 84, 458 ; James, *Ibid.*, **6**, 1292 ; Vitet, *Ibid.*, 308 ; Mérat, de Lens, *Ibid.*, **2**, 94 ; Gubler, *Ibid*, 72 ; Dorvault, Würtz, *Ibid.*, 352. Voir : gui.

Chènevis. Du chènevis, nom donné à la graine du chanvre, *Cannabis sativa* L., on tirait une huile épaisse utilisée en topiques et en lavements. Son action anti-inflammatoire la destinait au traitement des tumeurs. On l'administrait en clystères dans les coliques de plomb. Voici ce qu'en disait Matthiole (1500-1577) dans ses *Commentaires* : *La graine du chanvre resout les ventosités, & deseche si fort que si on en mange par trop, deseche & amortit le sperme. Aucuns d'icelle verte tirent du jus pour guerir les douleurs des oreilles qui procèdent d'oppilation. Et au livre des alimens, Comme le chanvre est semblable à la plante chaste non pas ainsi la graine de l'un est semblable à celle de l'autre : car la graine de chanvre est de difficile digestion, nuist à la teste, & à l'estomac, & est de mauvaise nourriture. Toutesfois aucuns en mangent de frites avec autres dragees. Ell'echauffe beaucoup, pource elle blesse la teste à raison des humeurs qu'elle y fait monter, comm'estant chaude et medecinale.* Matthiole, *Ibid.*, 532 ; Dom Alexandre, *Ibid.*, 75-76 ; Mérat, de Lens, *Ibid.*, **2**, 69 ; Gubler, *Ibid.*, 151.

Chenille de pin. *Ceux qui s'oindront le corps des chenilles des jardins avec huile, ils seront preservés des morsures des bestes venimeuses,* affirmait Matthiole (1500-1577) qui ajoutait, contredisant Aristote et mettant en défaut la théorie de la génération spontanée : *Au reste jaçoit* (encore) *qu'Aristote die que les chenilles naissant d'elles mesmes de feuilles des herbes sans semence, toutesfois on void maintenant les papillons issus des dorees* (chrysalides) *faire sur les feuilles des petits œufs palles, moindres que grains de millet, d'ou naissent les chenilles, comme nous voyons aux vers de soye. Ce qui m'a fait souvent douter, si Aristote a bien & à la verité traitté de cette mattiere.* On ne saurait être plus explicite ! *Les chenilles des pins étant pilées ou réduites en poudre, produisent les mêmes effets sur la peau que les cantharides.* Il s'agissait de la forme larvaire du bombyx du pin, *Chetocampa pityocampa.* Quant à la superstition selon laquelle, d'après Démocrite (-360/-370), si une femme indisposée faisait trois tours dans un potager, pieds nus, chevelure dénouée, elle ferait périr tous les vermines qui gâtaient fruits et légumes, elle n'engageait que ceux qui y croyaient ! Matthiole, *Ibid.*, 244 ; James, *Ibid.*, **3**, 1396.

Chèvrefeuille. Bauhin (1560-1624) connaissait cette plante sous de multiples noms : *Periclymenum perfoliatum, Salva mater, Matrisylva, Lilium inter spinas, Vualgilgen, Caprifolio, Chevrefeüil.* Il la rangeait parmi les plantes de tempérament chaud et sec du deuxième au troisième degré. Fuchs (1501-1566), disait du chèvrefeuille : *Il eschauffe & desseche merveilleusement, ce qui se manifeste par le goust mesmes. Car les feuilles au gouster sembleront avoir quelque acuité.* L'indication principale des graines et des feuilles de chèvrefeuille était le traitement de la *ratelle* (rate). Le chèvrefeuille, *Lonicera caprifolium* L., le *periclymenum*, comme le nommait Jean de Renou (1568-1620), avait la réputation de rendre stérile l'homme ou la femme qui en faisait usage longtemps. On le prescrivait pour faciliter la respiration, stimuler la diurèse, arrêter le hoquet, stimuler l'accouchement, éliminer les calculs du rein et de la vessie. Vitet (1738-1809) évoquait les facultés diurétiques, cicatrisantes, détergentes du chèvrefeuille et concluait, désabusé : *Il faut de nouvelles expériences pour établir ces vertus.* Il restait en usage à la fin du XIXème siècle, en infusion pour des gargarismes astringents, et, en sirop, pour le cœur et les voies respiratoires. Fuchs, *Ibid.*, CCL, 442 ; Bauhin, *Ibid.*, 2, 565 ; Vitet, *Ibid.*, 281 ; Renou, *Ibid.*, 383 ; Dorvault, Würtz, *Ibid.*, 353.

Chicorée. La chicorée, ou chicorée sauvage, *Cichorium intybus* L, était la plus utilisée dans les pharmacopées du XVIème et du XVIIème siècle. Fracastor (1478-1553) préconisait la chicorée, sèche et froide au second degré selon Bauhin, dans les infections débutantes, dans le typhus, dans la peste et dans la lèpre. Matthiole (1500-1577) la prescrivait dans les brûlures d'estomac pour son action fortifiante et apaisante. Seule ou associée à l'orge, il la donnait dans les douleurs de l'orifice supérieur de l'estomac… et dans les douleurs des pieds causées par la goutte, dans les inflammations oculaires, dans les piqures de scorpions et dans les érésipèles. Pour Fuchs (1501-1566), elle était froide et sèche, de qualité astringente (qui avait la propriété de provoquer une rétraction des parties qu'elle touchait et de ralentir ou d'arrêter les évacuations) et douée de vertus singulières qu'ignoraient les autres auteurs : *Elle ha puissance d'oster les oppillations* (obstructions) *autant qu'autres herbes qui soient. Elle apaise l'ardeur du sang, & resoult les inflammations du foie, & ayde à ceux qui hont la jaunisse. Elle ha quelques proprietes pour fortifier le foye. Elle provocque mediocrement le sommeil… Elle esteint le desir du jeu d'amours, & diminue la semence genitale en ceux qui sont de froide temperature.* Dodoens (1517-1585) en inventoriait quatre espèces : l'endive, la chicorée domestique, la chicorée sauvage et la chicorée jaune. Il les décrivait comme froides, sèches, presque jusqu'au troisième degré, la chicorée sauvage étant la plus dessicative et la plus abstersive (qui enlevait les sécrétions à la surface des tissus lésés). Il lui attribuait les mêmes vertus thérapeutiques que Matthiole et Fuchs mais ajoutait à ces indications les céphalées en appliquant sur le front un cataplasme du jus des feuilles de chicorée dilué dans de l'huile rosat et du vinaigre, autrement dit une salade vinaigrette en guise d'emplâtre ! La chicorée faisait partie des petites semences froides mineures avec l'endive (frisée, scarole), la laitue, le pourpier. Les semences froides étaient réfrigératives et se donnaient dans les affections chaudes, le mal étant toujours combattu par son contraire. On en confectionnait un extrait, un infusé, des sirops dépuratifs, amers et laxatifs, dans les dernières années du

XIXème siècle et le *Codex* de 1908 faisait encore entrer sa feuille et sa racine dans le sirop de Rhubarbe Composé. Fracastor, *Les trois livres*, 239, 266, 280, 290, 293, 340, 360 ; Matthiole, *Ibid.*, 322 ; Fuchs, *Ibid.*, 463-464 ; Dodoens, *Ibid.*, 388 ; Bauhin, *Ibid.*, **1**, 162 ; Renou, *Ibid.*, 267-268 ; Dorvault, Wûrtz, *Ibid.*, 353 ; *Codex medicamentarius gallicus, Ibid.*, 141-142.

Chiendent. Les Anciens confondaient les deux sortes de chiendents, graminées officinales botaniquement distinctes : le petit chiendent, *Triticum repens* L., appelé actuellement *Agropyrum repens L* et le gros chiendent, *Cynodon dactylon* L. ou *Panicum dactylon* L.. Leurs racines, qui avaient les mêmes propriétés apéritives pour les voies urinaires, levaient les obstructions, stimulaient la diurèse et traitaient les calculs rénaux et vésicaux. Vitet (1738-1809) parlait des mérites pharmacologiques du *Gramen caninum*, alias *Triticum repens*, avec un indéniable dédain : *La racine tempère rarement l'ardeur d'urine par inflammation du canal de l'uretre, ou par acreté des urines ; elle est légèrement nutritive, elle n'accroit pas sensiblement la quantité d'urine ; elle ne chasse pas les graviers contenus dans les reins, les ureteres ou la vessie ; elle ne détruit pas les obstructions du ventre, elle ne remédie point à la stérilité.* La tisane commune des hôpitaux était une décoction de chiendent, associée à la réglisse. Le chiendent officinal figurait encore dans le Codex à la fin du XIXème siècle. Gubler (1821-1879) en vantait les mérites. A propos de la décoction de la racine, il écrivait : *Leur décoction est extrêmement usitée en France comme rafraîchissante, délayante, diurétique, antiphlogistique. On augmente son efficacité en l'additionnant de nitre, d'oxymel scillitique.* Dom Alexandre, *Ibid.*, 89 ; Mérat, de Lens, *Ibid.*, **2**, 230 ; Gubler, *Ibid.*, 73.

Choux. Selon Dodoens (1517-1587), les choux étaient chauds et secs au premier degré, abstersifs particulièrement les choux rouges. Le jus de chou était laxatif. Il combattait la goutte, mélangé à la farine de fénugrec. Bu avec du vin, il combattait les morsures de serpents. Mêlé à du miel, il faisait un sirop qui guérissait la toux et la laryngite. La décoction de chou rouge cicatrisait et guérissait les plaies, relâchait le ventre et provoquait les règles. Les feuilles bouillies avec du vinaigre étaient laxatives, diurétiques et guérissaient l'ivrognerie. La graine de chou prise avec hydromel ou eau miellée était vermifuge. Ultime recommandation de Dodoens : *Les choux mengez, engendrent gros sang & melancholique, principalement les rouges. Les blancs sont meilleurs à digérer, & donnent meilleure nourriture, principalement quand ilz ont estés boullys par deux fois.* Le chou pommé, *Brassica oleacera* L., dont le premier bouillon était laxatif et le second astringent, préservait de la goutte et du scorbut, guérissait les empoisonnements dus aux champignons vénéneux. Ses feuilles étaient appliquées sur les lésions des teignes et ses graines étaient vermifuges. Le chou rouge, riche en soufre, constituait, avec le miel et le sucre, la base du looch de caulibus qui servait à traiter la toux et l'asthme. *Les choux rouges sont pectoraux et propres pour la phthisie*, affirmait Dom Nicolas Alexandre (1654-1728). Cette indication survivait encore au XIXème siècle. Dodoens, *Ibid.*, 378-380 ; Renou, *Ibid.*, 406, 705 ; Lémery, *Ibid*, 122-124 ; Dom Alexandre, *Ibid.* 90-91 ; Mérat, de Lens, *Ibid.*, **1**, 664 ; Gubler, *Ibid.*, 73 ; Dorvault, Würtz, *Ibid.*, 637.

Chrysolithe : voir Topaze.

Ciguë. La *cicutaria*, ciguë officinale, *Conium maculatum* L., la *Cicuta major*, qui tua Socrate (-470/-399), comme le racontait Fuchs (1501-1566) avec commisération et réprobation : *Et pource les Atheniens voulant faire mourir le tressage Philosophe Socrate (lequel faussement & à tort avoit esté accusé par Anytus, & Melytus comme mal sentant & mal parlant des Dieux) userent du jus de ceste herbe, comme de publique supplice, duquel après avoir beu il mourut.* L'auteur de *L'histoire des plantes mis en commentaire,* rangeait la *Cicuta* parmi les plantes froides mortellement venimeuses, froide au quatrième degré dira même Bauhin (1560-1624). La médecine l'utilisait dans certains collyres antalgiques et dans certains liniments pour traiter l'herpès ou l'ergotisme. Fuchs signalait l'emploi du broyat de la plante appliqué autour des organes génitaux pour éteindre les ardeurs génésiques non sans conséquences sur les performances sexuelles ultérieures du sujet... La *Cicuta major* était prescrite dans les maux d'estomac et contre les douleurs. Paul Reneaulme (1560?-1624) la conseillait en traitement interne des tumeurs du foie et de la rate, en 1606. Au XVIIIème siècle on l'employait presque uniquement en topique sur les tumeurs squirreuses ou scrofuleuses. Haller (1708-1777) décrivait ainsi les accidents consécutifs à l'ingestion de la ciguë : Elle *occasionne des angoisses, des cardialgies, des vomissements, le défaut d'appétit, le hoquet, des vertiges, des pertes de voix, des délires *& la démence, & même une démence de longue durée (& quelquefois mortelle) des convulsions, l'aveuglement, & des assoupissements.* En 1760, le médecin autrichien Anton von Störck (1751-1803) remettait la ciguë à la mode et l'utilisait notamment dans le cancer. Jean Louis Alibert (1766-1837), après avoir testé la ciguë sur plus de cent femmes atteintes de cancers, utérins notamment, en cessait l'emploi devant l'absence totale de résultats. Par la suite, on étendait ses indications aux hypertrophies du foie, du pancréas, de la rate, à la syphilis, à la toux spasmodique et la coqueluche, à la chorée, à la nymphomanie et au satyriasis. William Thomas Brande (1788-1866), en 1826, entrevoyait l'existence du principe actif de la plante, qu'il appelait conine, alcaloïde dont Antoine F. Boutron-Charlard (1796-1878) extrayait la conicine en 1834. Georges S. O. Dujardin-Beaumetz (1833-1895), en 1891, la préconisait dans l'angine de poitrine et l'asthme cardiaque ; il prescrivait également l'extrait de ciguë dans la coqueluche et dans l'asthme. Fernel,

Universa medicina, Maastricht, 1626, 420, 431 ; Fuchs, *Ibid.*, CLV, 284 ; Bauhin, *Ibid.*, 253 ; Haller, *Ibid.*, 259-260 ; James, *Ibid.*, **3**, 538 ; Alibert, *Ibid.*, **1**, 417 ; Gubler, *Ibid.*, 74 ; Dujardin-Beaumetz, *Ibid.*, **1**, 222-229, 2, 522, 548 ; Henri Leclerc, *Ibid.*, 254.

Cinabre. Il s'agissait du sulfure de mercure, SHg, trouvé à l'état natif dans certaines mines de mercure. Il est assez inerte à l'état de poudre, mais devient toxique lorsqu'on le chauffe à l'air : sa vapeur est en effet constituée de mercure oxydé et de gaz sulfureux. Fracastor (1478-1553) écrivait à propos des fumigations auxquelles on soumettait les syphilitiques : *Les mêmes empiriques ont encore inventé les fumigations. On place le malade dans une sorte de boite recouverte de vêtements de façon que le visage lui-même est caché, puis on brûle du cinabre mêlé à de l'encens. Le malade s'échauffe à cette fumigation d'une façon étonnante et sûre. C'est un médicament très violent, dont je n'ai jamais osé user pour tout le corps.* Matthiole (1500-1577) qui répugnait à le prescrire par voie orale, tout comme Fracastor, ajoutait : *Au reste jaçoit* (encore) *que notre cinabre commun mis ès medicamens qu'on prend par la bouche soit pernicieux & venimeux, toustefois il est bon en ceux qu'on aplique par dehors, comme en parfum qu'on fait pour guerir la grosse verolle, quand les autres remèdes n'ont rien profité, en certains unguens aussi propres contre laditte verolle, ulceres rebelles, & autres medicamens qui seraient trop longs à reciter.* Il signalait les accidents qui survenaient parfois chez les mineurs extrayant le cinabre : perte de toutes les dents, gingivites essoufflements, tremblements. De Meuve (circa 1677) ne plaçait pas le cinabre au premier rang du traitement de la syphilis, mais, en revanche, il le recommandait *pour les maladies qui proviennent d'une abondance de sérosité acre laquelle il corrige et la fait transpirer par les pores* et pour *la gonorrhée invétérée.* On faisait inhaler les vapeurs que dégageait du cinabre jeté sur une pelle chaude ou à l'aide d'une boite de fumigation contre les ulcères syphilitiques. Le cinabre entrait dans la composition de la *poudre tempérante* (calmant léger modérant l'activité excessive de la circulation) imaginée par Stahl (1660-1734), qui mélangeait le sulfure de mercure, le sulfate et le nitrate de potasse. On le prescrivait pour diminuer la chaleur du sang et corriger les humeurs altérées. On l'employait également pour l'asthme et l'épilepsie. Fracastor, *Les trois livres*, 349-350 ; Matthiole, *Ibid.*, 747-748 ; De Meuve, *Ibid.*, 272 ; Dom Nicolas Alexandre, *Dictionnaire…*, 92 ; Adolphe Gubler, *Commentaires thérapeutiques du Codex medicamentarius*, Paris, 1868, 438-439 ; Dorvault, Wurtz, *L'officine…*, Paris, 1898, 781. Voir mercure, turbith minéral (sulfate jaune de mercure).

Cire. La cire entrait dans la composition d'une multitude de préparations emplastiques (destinées à enduire). Elle était réputée pour ses vertus abstersives (détergentes) et attractives (attirant les fluides là où elle était appliquée). Elle apaisait les douleurs et cicatrisait les ulcères. L'huile de cire était obtenue en jetant à plusieurs reprises de la cire fondue dans de l'eau puis en faisant cuire le mélange obtenu à feu doux dans une retorte (cornue). Elle était émolliente et cicatrisante. Matthiole (1500-1577) la situait, avec Galien (129-201), parmi les substances à la fois chaudes, froides, humides, sèches pouvant en même temps humecter et dessécher. Elle recélait quelques unes des vertus chaudes et résolutives du miel. On en prescrivait en breuvage dans les dysenteries. Vitet (1738-1809) la considérait comme un excipient utile pour confectionner emplâtres et onguents plus que comme un agent thérapeutique à part entière : il appréciait particulièrement son association à l'huile d'amandes ou d'olives pour confectionner des onguents cicatrisants, anodins, antiprurigineux. Par contre, il réfutait l'action sur la toux et la phtisie de la vapeur résultant de la projection de la cire sur des charbons ardents. La cire était encore en usage, à la fin des années 1800, en potion ou en lavement, dans les maladies intestinales et la diarrhée. Voir : onguent de la comtesse. Matthiole, *Ibid.*, 270 ; Nicolas Lémery, *Pharmacopée univ.*, **2**, 1087 ; Dom Alexandre, *Ibid.*, 92 ; Vitet, *Ibid.*, 376 ; Gubler, *Ibid.*, 75 ; Dorvault, Würtz, *Ibid.*, 378.

Citron. Le citron, *Citrus medica, Malus medica, Limonia mala*, avait la réputation depuis l'Antiquité de soigner le cœur, l'estomac et le cerveau, et de protéger des venins. Son écorce avait les mêmes vertus. Ses semences riches en huile, étaient prescrites comme vermifuges et fébrifuges. Fracastor (1478-1553) le faisait figurer dans son arsenal thérapeutique contre les débuts des infections, le typhus, les fièvres pestilentes et la vérole. Matthiole (1500-1577) le recommandait dans la mélancolie. Il ajoutait que le jus du citron luttait contre l'atrabile et combattait la peste, notamment le sirop efficace contre les fièvres pestilentes. Il existait trois espèces de *Pommes d'Orenge* pour Dodoens (1517-1585) : l'*Aureum malum*, notre orange ; le *Malum limonium*, le citron proprement dit et enfin le Cederomelon, *Mala citria*, le cédrat. L'écorce était chaude et sèche ; le jus froid et sec au second degré ; la graine et les feuilles chaudes et sèches au second degré. On comprend l'usage qu'en faisait Fracastor en lisant Dodoens qui nous enseignait que *le jus de ces pommes, & le dedans ou est contenu le jus principalement des orenges, est tresbon contre corruption contagieuse, & contre la peste & autres fievres chaudes, & contregarde & preserve non seulement les gens contre telle maladie, mais aussi guerit la mesme maladie… Le syrop qui est faict du jus de ce fruict est pres parei en facultez & operations au jus, il est toutesfois plus convenable & plus amiable à prendre.* Bauhin (1560-1624) recommandait l'écorce pour fortifier l'estomac, la graine, sèche et chaude au troisième degré, comme alexitère (qui protégeait des poisons), la chair et le jus, froids et humides, étaient à la fois abortifs et emménagogues (qui déclenchaient les règles). Nicolas Lémery (1645-1715) en recommandait les grains comme cordial (qui augmentait rapidement la chaleur du corps) pour résister à la corruption et comme vermifuge ; quant au suc, il était *cordial, rafraîchissant* (qui diminuait la température du corps), *propre pour calmer les ardeurs du sang, pour précipiter la bile, pour désaltérer, pour résister au venin.* Louis Vitet (1738-1809) élargissait considérablement les indications du jus de citron : toutes les fièvres, le scorbut, les vomissements, la diarrhée, les cystites, la raréfaction des humeurs (déshydratation), la chaleur de tout le corps (hyperthermie), les sueurs profuses. Au XIXème siècle, le suc de citron s'administrait à l'intérieur, dans le scorbut, les vers intestinaux, les maladies putrides, les embarras gastriques, les inflammations et les fièvres ; à l'extérieur, on l'appliquait sur les stomatites, les gingivites, les angines, les ulcères cutanés surinfectés, en raison de ses vertus antiseptiques. Fracastor, *Ibid.*, 238, 239, 266, 274, 280, 281, 286, 290, 294, 297, 331, 341 ; Matthiole, *Ibid.*, 169 ; Dodoens, *Ibid.*, 493 ; Renou, *Ibid*, 426-427 ; Lémery, *Dictionnaire univ.*, 220 ; Dom Alexandre, *Ibid*, 92-93 ; Vitet, *Ibid.*, 337 ; Mérat, de Lens, *Ibid.*, **2**, 306-309 ; Gubler, *Ibid.*, 76 ; Dorvault, Würtz, *Ibid*, 380.

Citrouille. La citrouille faisait partie des quatre grandes semences froides (citrouille, melon, courge, concombre). Elle était froide et humide jusqu'au second degré précisait Dodoens (1517-1587) qui lui attribuait une dizaine de vertus thérapeutiques : tout d'abord, il ne fallait jamais la manger crue, car elle était très indigeste. En revanche, cuite, elle nourrissait peu, mais rafraîchissait et humectait l'estomac asséché, étanchait la soif et amollissait le ventre ; bue avec miel et nitre, elle était doucement laxative ; du vin conservé une nuit dans une citrouille évidée avait la même vertu purgative ; la pulpe de citrouille pilée calmait les phlegmons et les abcès, les conjonctivites et les douleurs de la goutte ; l'association du jus de la courge et de l'huile rosat instillée dans l'oreille calmait les otalgies, et appliquée en topique apaisait les douleurs des brûlures et du feu volage (érythème facial) ; le pédoncule de la citrouille bue avec vin doux et vinaigre, guérissait la dysenterie ; enfin, l'écorce de la courge réduite en cendres guérissait les ulcères causés par des brûlures. Jean de Renou (1568-1620) dénombrait cinq sortes de courges : la grande, la petite, en forme de bouteille, la longue ou serpentine, l'indique et la coloquinte ou courge sauvage. Les Modernes désignaient sous le nom de courge, potiron, citrouille ou pépon, la *Cucurbita pepo* L.. Leurs propriétés thérapeutiques étaient identiques : pectorales et rafraîchissantes, les quatre semences froides se donnaient dans les rhumes, les maladies de poitrine, les fièvres. Dodoens, *Ibid.*, 409 ; Renou, *Ibid.* 264-265 ; Mérat, de Lens, *Ibid.*, **2**, 493.

Civette. La civette était la substance secrétée par une glande située entre l'anus et les parties génitales de la *Vivera civetta* ou chat musqué. Matthiole (1500-1577) écrivait : *Pource il n'est de merveille, si les homes ayant oint* *d'icelle les parties honteuses, donnent grandissime plaisir aux femmes. On sophistique la civette avec du vieil fiel de bœuf, aloe, eau rose, cloux de girofle, & musc. La tromperie se connoist au goust.* La civette était, selon Jean de Renou (1568-1620), *particulièrement affectée aux suffocations de matrice.* Proche du musc et du castoreum, on la recommandait dans les suffocations de la matrice, mais aussi dans la frigidité et l'hypocondrie. On la mêlait à l'ambre gris pour obtenir des mélanges odoriférants. Pomet (1618-1699) la décrivait *comme une liqueur onctueuse & épaisse qui se trouve dans une poche qui est sous la queuë & proche de l'anus d'un animal semblable à un chat d'Espagne, mais beaucoup plus sauvage & grand carnacier ; cet animal porte aussi le nom de Civette...* Il ajoutait : *On se sert que tres peu de la civette en Medecine : ainsi son principal usage est pour les Confisseurs & Parfumeurs, qui s'en servent pour parfumer & donner de l'odeur à plusieurs ingrediens.* Vitet (1738-1809) lui accordait des indications dans les affections convulsives, mais constatait que son odeur seule provoquait fréquemment des crises d'hystérie. Il suggérait, sans grande conviction, qu'elle était bénéfique dans les maladies de faiblesse par sérosités, dans la chlorose, dans le rachitisme, dans le dégoût pour l'acte vénérien. Gubler (1821-1879) soulignait l'analogie entre civette, musc et castoréum. Il considérait la civette *comme un stimulant diffusible, antispasmodique et aphrodisiaque qu'on employait jadis comme le musc dans l'hypocondrie, l'hystérie, la frigidité, les coliques infantiles et d'autre cas morbides, à la dose de 25 à 50 centigrammes en pilule ou en potion.* Matthiole, *Ibid.*, 52 ; Renou, *Ibid.*, 570-572 ; Pomet, *Ibid.*, **2**, 18-19 ; James, *Ibid.*, **6**, 1117 ; Vitet, *Ibid.*, 526-527 ; Gubler *Ibid.*, 76-77.

Cloportes. Le cloporte, *Oniscus asellus* L., crustacé isopode, était digestif, atténuatif, apéritif, et utilisé pour lever les obstructions des organes : jaunisse, asthme, gravelle. Il était estimé pour son action sur le cancer, les écrouelles et les ulcères. Les cloportes, écrasés et appliqués en cataplasme sur le cou, guérissaient l'angine. Le porcellet, sans doute le *Porcellio scaber*, de la même famille que le cloporte, avait les mêmes indications thérapeutiques. La description pittoresque qu'en donnait Matthiole (1500-1577) mérite d'être recueillie : *Les cloportes qui demeurent sous les vaisseaux où l'on tient l'eau, sont bestes ayans plusieurs piés, lesquels se mettent tout en rond pour peu qu'on les touche de la main. Beuës avec du vin sont bonnes à la difficulté d'urine, & à la jaunisse. Incorporées avec du miel aident fort à guérir les squinances, si on les en frotte. Broyées & chauffees avec huile rosat dans un'ecorce de grenade guerissent les douleurs d'oreille si on en distille dedans. Les cloportes, qu'on nomme en Italie Porceletti, sont petites bestioles notoires à tous. Pource il n'est besoin d'en dire plus que Diosco. Galien les recommande fort au lieu 2 de la composition des medic. selon les part. aux douleurs de teste inveterees, disant, Les cloportes qui naissent sous les cruches ou buyes à l'eau sont* *merveilleusement profitables si on les cuit en huile.* Le jugeant, à tort, riche en nitrate de potassium, on en faisait encore un sirop et un bouillon dans les dernières années du XIXème siècle et l'on évoquait toujours ses qualités apéritives, fondantes et diurétiques dans la quatorzième édition du Dorvault, en 1898 et, ce qui est plus surprenant, dans la dix-septième, en 1924 ! Néanmoins, Adolphe Gubler (1821-1879) avait dit, en 1868, que la mention qu'en faisait encore le *Codex* de 1866, prouvait *simplement à quel point nous sommes esclaves de la tradition.* Matthiole, *Ibid.*, 231 ; Dom Alexandre, *Ibid.*, 94 ; Gubler, *Ibid.*, 77 ; Dorvault, Würtz, *Ibid.*, 381 ; Dorvault, Defacqz, Weitz, *Ibid.*, 595.

Clou de girofle. Voir Garyophillus ou Caryophillus.

Coing, *Malus cotonea, Mala cotonea minora*, suivant Bauhin, *Cydonia vulgaris* Pers.. Fracastor (1478-1553) recommandait, dans les maladies pestilentielles, de disposer autour du malade des fleurs et des fruits odorants, dont les coings faisaient partie avec les pêches, les pommes, les citrons et les oranges. Selon Fuchs (1501-1566) : *Les coings sont douez de temperature froide & terrestre : & pour raison de leur grand'astriction, ilz sont moins humides que les autres pommes. Ilz sont doncques froids au premier degré & secz au second.* Bons pour l'estomac, diurétiques, ils étaient favorables *aux coliqueux, aux disenteriques, à ceux qui crachent matiere boueuse & purulente, & à ceux qui sont trop choleriques... Si la femme grosse mange souvent des Coings, elle enfantera (ainsi que disent quelques uns) un enfant industrieux, caut* (fin et rusé), *& de bon esprit.* Matthiole (1500-1577) partageait cette croyance et l'on imagine le profit que devaient tirer les pépiniéristes et les apothicaires de cette espérance qui leur assurait une fidèle clientèle de jeunes femmes enceintes ! Matthiole en recommandait également la racine dans les écrouelles. Il administrait aux malades atteints de vomissements bilieux et de diarrhée, une mixture faite de jus de coing, de corail rouge, de semence de rose rouge, de rhubarbe, de chacun une drachme[27], additionnés d'un scrupule d'hypociste et d'acacia. Dodoens (1517-1585) recommandait les bains de siège avec la décoction de coings pour *le fondement relaché, & la matrice tombante, pour les faire retourner en leur lieu.* Il ajoutait que *la laine qu'on trouve dessus les coings cuicte en vin guerist Carboncle...* Bauhin (1560-1624) prétendait que les apothicaires n'auraient pu s'en passer, tant ils l'utilisaient pour préparer les remèdes astringents (qui provoquaient une rétraction des parties qu'ils touchaient et

[27] Le poids le plus petit, sur lequel reposait l'ensemble des mesures, comme pour les nombres, autrement dit l'unité, c'était le grain (50 mg) : à partir de lui, on calculait l'obole, le scrupule, la drachme ou gros, l'once et la livre. L'obole pesait douze grains, le scrupule, vingt-quatre ; la drachme valait trois scrupules c'est-à-dire soixante-douze grains ; l'once (28,8 g) valait huit drachmes, c'est-à-dire cinq cent soixante seize grains.

ralentissaient ou arrêtaient les évacuations) ou bien pour confectionner des gelées de coing et des cotignacs (pâtes de coing) plutôt destinés aux bien portants. Le XVIIème siècle utilisait déjà le fruit du cognassier, par voie générale, comme hémostatique, notamment dans les crachements de sang, dans les saignements hémorroïdaires ou menstruels. Son emploi dans les maladies cardiaques ne dépassera pas le XVIIIème siècle. Ainsi Vitet (1738-1809) ne ménageait pas ses critiques à l'égard du *Cydonium*, de ce *Pyrus Cydonia* dont il contestait l'efficacité dans la dysenterie bénigne et les hémorragies externes. Il refusait d'admettre que le jus de coing pris per os ou utilisé en topiques, ait la moindre action dans le prolapsus utérin ou anal. Néanmoins, il reconnaissait aux semences une activité thérapeutique dans les maladies inflammatoires des voies urinaires et, en applications locales, dans les conjonctivites érésipélateuses, les douleurs hémorroïdaires, la sécheresse buccale, les gerçures des lèvres, les ulcérations consécutives à des brûlures récentes. En dépit de ces critiques, son indication principale, la diarrhée, persistera bien au-delà du XIXème siècle. Le cotignac, ainsi que le sirop de coing, seront longtemps prescrits contre les flux de ventre, les écoulements muqueux ou sanglants et les vomissements chroniques. Fracastor, *Ibid.*, 286 ; Matthiole, *Ibid.*, 165 ; Fuchs, *Ibid.*, 264 ; Dodoens, *Ibid.*, 496 ; Bauhin, *Ibid.*, 766 ; Vitet, *Ibid.*, 285 ; Renou, *Ibid.*, 429 ; Mérat, de Lens, *Ibid.*, **2**, 558-559.

Colchique : voir hermodacte.

Colcothar. Cet oxyde ferrique, obtenu par calcination du sulfate de fer, portait également le nom d'oxyde rouge de fer, de sesqui, deuto, tri- ou peroxyde de fer, de terre douce de vitriol, de rouge d'Angleterre ou de Prusse, O_3Fe_2. Il était utilisé, à l'extérieur, comme astringent (provoquant une rétraction des parties qu'il touchait et un ralentissement ou un arrêt des évacuations), vulnéraire (cicatrisant des plaies) et hémostatique. Dans son *Dictionnaire pharmaceutique*, De Meuve (circa 1677) en décrivait deux sortes, le naturel et l'artificiel provenant de la calcination du sulfate de fer, le premier étant un excellent hémostatique. Louis Vitet (1738-1809) écrivait à son sujet : *Le colcothar blanc diminue avec plus de force que le vitriol verd, l'ouverture du vaisseau artériel ou veineux ; il absorbe les fluides en même temps qu'il resserre les paroi des vaisseaux. Le colcothar rouge, plus puissant que le blanc, est préféré pour suspendre les hémorragies externes. L'usage intérieur de l'un & de l'autre colcothar est dangereux.* Adolphe Gubler (1821-1879) en mentionnait encore l'emploi, en 1868, comme topique, pour cicatriser les plaies ou les ulcères, et dans le traitement de la teigne du cuir chevelu. Sinon, le colcothar *mérite l'abandon dans lequel il est tombé*. Fracastor, *Les trois livres*, 368 notes ; De Meuve, 1689, *Ibid.*, 187 ; Lémery, *Dictionnaire univ.*, 796 ; Vitet, *Ibid.*, 321 ; Mérat, de Lens,

Ibid., **3**, 230 ; Gubler, *Ibid.*, 485 ; Dorvault, Würtz, *Ibid.*, 658. Voir : trochisques d'Andron.

Colophone. La colophone ou colophane était, selon les Anciens, la résine tirée du *Convolvulus scammonea* L., plante cultivée notamment à Colophon, en Ionie. Pour les auteurs plus modernes, c'était une térébenthine cuite jusqu'à devenir blanche et cassante. *C'est une substance de nature oléagineuse, aride & friable & qui tire sur le jaune* confirmait Schröder (1600-1664). *Elle est composée des restes des resines & des pommes de sapin, qu'épaissit la coction & que le froid endurcit. Elle a pris ce nom de la ville de Colophone, d'où on l'apportait autrefois... Elle est chaude, dessicative, glutinative, & sarcotique ; elle amollit, & on l'emploie tres-commodement dans les emplâtres à cause qu'elle se dissout dans les choses grasses & huileuses.* Ettmuller (1644-1683) commentant Schröder expliquait : *Il y a deux sortes de Colophone, une qui reste après la depuration des resines de Sapin, & l'autre après la distillation de la Terebenthine.* Selon Nicolas Lémery (1645-1715) elle était *apéritive, résolutive, détersive, consolidante, sarcotique.* Les pilules de colophone traitaient la gonorrhée et la lithiase urinaire. Il existait une autre colophane, noire, appelée bray sec, résidu de la distillation de l'huile de térébenthine, digestive et résolutive, utilisée dans les emplâtres et les onguents. La poudre de colophane était préconisée comme hémostatique, notamment à la suite de l'application des sangsues. Jusqu'aux premières décennies du XXème siècle, elle entrait dans diverses compositions comme le sparadrap vésicant, le sparadrap de thapsia, l'emplâtre au mercure et l'onguent basilicum, avec l'huile d'olive, la cire jaune et la poix noire. Schröder, *Ibid.*, **1**, 609 ; Lémery, *Dictionnaire univ.*, 228 ; Mérat, de Lens, *Ibid.*, **2**, 367 ; Dorvault, Würtz, *Ibid.*, 956 ; Perrot, *Ibid.*, **1**, 489-493.

Coloquinte. La coloquinte, *Colocynthis fructu rotundo major* selon Bauhin, *Cucurbita sylvestris* pour Matthiole, *Cucumis colocynthis* L.. Fracastor (1478-1553) recourait à la coloquinte comme évacuatif dans le traitement de la rage, de la syphilis et de la lèpre. Selon Fuchs (qui l'appelait Courle), elle était nommée par les barbares et les apothicaires *Coloquintida* (étonnant rapprochement entre les sauvages incultes et les apothicaires béotiens, remarque non dépourvue d'arrière-pensées de la part de l'auteur du *De historia stirpium*). On l'appelait aussi Courle sauvage pour la distinguer de sa grande sœur, la Courle cultivée, beaucoup plus grande. Fuchs (1501-1566), toujours un peu crédule, n'hésitait pas à rapporter cette étrange pratique : *On dit aussi (chose merveilleuse à croire) que si on lie des grains de coloquinte, en nombre per, à ceux qui hont les fiévres, ilz sont gueriz : & principalement des fiévres que les Grecz appellent periodiques.* Le *tempérament* de la coloquinte était, d'après Fuchs et De Meuve (circa 1677), chaud, sec, acre et amer, purgeant la bile et la pituite, agissant sur les sérosités pour les chasser de toutes les parties du corps. Rembert Dodoens (1517-1585), plus précis, l'estimait chaude et sèche au troisième degré. Aussi conseillait-il de l'utiliser en trochisque associant la gomme tragacanthe (adragante), le mastic et le miel, car sa causticité était préjudiciable au cœur, à l'estomac, au foie et au tube digestif. On la prescrivait essentiellement comme un puissant purgatif, mais également dans l'hydropisie et l'apoplexie. Joseph Duchesne (1544-1609) lui attribuait le pouvoir de purger par le seul fait de respirer son odeur ou de la toucher : il la rangeait parmi les purgatifs violents au même titre que la scammonée ou l'hellébore. Pour atténuer sa violence, il la prescrivait, après l'avoir pulvérisée et fait macérer trois semaines dans de l'alcool de vin, ou bien en l'associant à du sirop rosat ou à des grains de myrte. On pouvait aussi la corriger avec de l'huile de mastic, de noix de muscade et de cannelle. Duchesne (1544-1609) la prescrivait dans les vertiges, les migraines, l'épilepsie et l'apoplexie. Matthiole (1500-1577) la préconisait dans la sciatique, les paralysies, les coliques, mais signalait son action délétère sur la paroi des intestins et ses propriétés abortives ; il en faisait des pilules à base d'eau miellée, miel cuit, myrrhe et nitre. Son amertume lui a valu de passer comme proverbe : amer comme chicotin ! Vitet (1738-1809) redoutait sa violence comme purgatif et dénonçait l'audace et l'imprudence de ceux qui la prescrivaient dans l'aménorrhée, dans la blennorragie, dans l'hydropisie et la jaunisse, sachant que pour ces deux dernières affections, son efficacité était douteuse. Peut-être agissait-elle comme vermifuge, mais rien n'était moins sûr ! Il parlait de son usage en lavement *dans l'apoplexie pituiteuse & autres especes d'affections soporeuses* (comateuses) *produites par l'abondance de sérosités ou de pituite...* Elle était également connue pour ses propriétés diurétiques, emménagogues (qui déclenchaient les règles) et vermifuges, encore exploitées à la fin du XIXème siècle. Fracastor, *Ibid.*, 311, 329, 330, 355, 360, 369 notes ; Matthiole, *Ibid.*, 692 ; Fuchs, *Ibid.*, 261 ; Duchesne Joseph, *Ibid*, 300 ; Duchesne Joseph, *Traicté familier de l'exacte préparation spagyrique des médicaments, pris d'entre les minéraux, animaux et végétaux, avec une brève response au livret de Jacques Aubert...* Paris, 1630, 93-94 ; Dodoens, *Ibid.*, 254-255 ; De Meuve, *Ibid.*, 285 ; Vitet, *Ibid.*, 49-50 ; Mérat, de Lens, *Ibid.*, **2**, 486-488 ; Gubler, *Ibid.*, 83 ; H. Nothnagel, M.J. Rossbach, *Ibid.*, 727-728 ; Dorvault, Würtz, *Ibid.*, 390-391.

Concombre. Pour Dodoens (1517-1587), le *Cucumis anguinus* ou *Anguria*, ou bien encore *Cucumer, était de tempérament froid et humide presque au second degré.* C'était un aliment favorable à l'estomac et aux intestins trop chaleureux. Peu nutritif, s'il était consommé en excès, il remplissait les veines d'humeurs froides et mauvaises impropres à assurer une bonne sanguification ce qui, si l'on en croyait Galien (129-201), provoquait de grosses fièvres et de graves maladies. Néanmoins, les graines de concombre ingérées avec du lait ou du vin doux, étaient modérément laxatives et utiles aux exulcérations de la vessie. Selon Lémery (1645-1715) et Dom Alexandre (1654-1728), le concombre, *Cucumis sativus* L., cuit, était adoucissant, humectant et rafraîchissant. Il était d'usage courant dans le traitement de la pleurésie et de la phrénésie (délire). Localement, il combattait les inflammations de la peau. Les graines de concombre étaient apéritives (qui ouvraient les pores et canaux du corps), adoucissantes et humectantes (hydratantes). Elles faisaient partie des quatre grandes semences froides avec celles du potiron, du melon et de la cougourde. On les utilisait dans les mêmes indications que l'amande douce. Gubler (1821-1879) identifiait dans le *Cucumis sativus* L., ce légume aqueux, rafraîchissant, tempérant (calmant léger modérant l'activité excessive de la circulation) et fondant, des qualités antiphlogistiques proches de celles de la figue fraiche et de la pimprenelle, sans doute dues à l'existence d'une substance odorante spéciale qui expliquait aussi l'effet calmant de sa pulpe, étalée en cataplasmes sur les dermatoses prurigineuses, douloureuses et inflammatoires. Dodoens, *Ibid.*, 405 ; Lémery, *Dictionnaire uni.*, 256-257 ; Dom Alexandre, *Ibid.*, 100 ; Mérat, de Lens, *Ibid.*, **2**, 490 ; Gubler, *Ibid.*, 84.

Concombre sauvage : voir elaterium.

Confection. Les confections, comme les électuaires, les opiats et les conserves, étaient préparées à base de poudres végétales mélangées à du miel ou à du sirop. La confection d'Alkermès était préparée à partir de la cochenille kermès, appelée graine d'écarlate, insecte parasite spécifique de certains végétaux, et employée comme colorant des tissus. C'est d'ailleurs à partir d'une soie imbibée de suc frais de kermès et infusée dans de l'eau de rose et du suc de pomme, qu'on fabriquait ce remède. On exprimait le tissu dans du sirop de sucre et on le faisait cuire jusqu'à consistance de miel. On y ajoutait de l'ambre, de la cannelle, de l'aloès, du lapis-lazuli, des perles, du musc et des feuilles d'or. On vantait son efficacité dans les défaillances et les palpitations du cœur, mais aussi dans la mélancolie. Brice Bauderon (1539-1623) écrivait en 1588 : *La confection d'Alkermès est un excellent remède à la palpitation de cœur, à la syncope, à la tristesse naturelle, c'est-à-dire qui n'a aucune cause évidente et soulage ceux qui sont langoureux et ceux qui sont abbatus de longues maladies et qui commencent à se remettre, en refaisant les forces.* L'apothicaire François Verny (?- ?), auteur d'une édition commentée de la *Pharmacopée de Bauderon* en 1663, entama une polémique, avec le médecin pharmacologue Johann Zwelfer (1618-1668) à propos des différences de composition entre la confection d'Alkermès de Montpellier et celle d'Augsbourg. Bauderon, *Ibid.*, 335, 338, 912 ; Renou, *Ibid.*, 799-801.

Confection d'hyacinthe : voir hyacinthe.

Conserve. La conserve était une préparation pharmaceutique, de consistance solide ou liquide, faite avec des pétales de fleurs, des fruits et des racines sèches, broyés puis mélangés à du sucre, qu'on exposait au soleil plusieurs semaines ou plusieurs mois, dans un récipient étanche. C'étaient, en somme, des électuaires qui ne renfermeraient qu'une seule substance végétale. Renou, *Ibid.*, 105-107 ; Dom Alexandre, *Ibid.*, 103.

Consoude : la grande consoude, *Symphytum officinale* L., était particulièrement utilisée en médecine pour ses qualités émollientes et astringentes. On employait feuilles et racines. La décoction de ces dernières entrait dans la composition de gargarismes. On confectionnait des cataplasmes avec ses feuilles et ses racines fraîchement écrasées qu'on appliquait sur les plaies, les brûlures, les luxations et les fractures. Par voie interne, elle s'administrait en macération, infusion ou sirop, à titre d'astringent dans les diarrhées, l'hématurie ou l'hémoptysie. Fracastor (1478-1553) la faisait figurer dans l'électuaire qu'il prescrivait aux phtisiques à un stade avancé de leur maladie, sans doute pour prévenir les crachements de sang. Bauhin (1560-1624) accordait à la consoude un tempérament chaud et sec au deuxième degré et la disait :... *astringente et unitive, ...* ajoutant *: sa racine mise en emplâtre sur les blessures les guerit, d'où elle a pris son nom* : *quand on la met à cuire avec des pieces de chair, elle les reunit : & elle guerit les fractures des os serrées avec une bande.* Louis Vitet (1738-1809) doutait de ses qualités thérapeutiques, en 1780, et Adolphe Gubler (1821-1879) n'y croyait plus du tout, en 1868. Fracastor, *Ibid.*, 304 ; Bauhin, *Ibid.*, 2, 474 ; Vitet, *Ibid.*, 238 ; Gubler, *Ibid.* 86 ; Dechambre, *Ibid.*, S 1, **19**, 729-730 ; Dorvault, Würtz, *Ibid.* 393.

Contagion : voir infection.

Contrayerva. Son nom signifiait contrepoison. Il s'agissait de la *Dorstenia brasiliensis* Lamk. Ses racines étaient alexitères, vermifuges et sudorifiques, selon Nicolas Lémery (1645-1715). Vitet (1738-1809) l'appelait Contrevenin, *Dorstenia Contrajerva*, et la tenait en médiocre estime : *La racine échauffe médiocrement, elle fortifie l'estomac & constipe ; elle est indiquée dans le dégoût par des matières pituiteuses, dans la diarrhée séreuse, la diarrhée par faiblesse d'estomac ou des intestins, le météorisme sans disposition inflammatoire & avec foiblesse ; rarement elle est utile dans les maladies par les vers sans penchant à l'inflammation & avec abattement des forces vitales : dans les fièvres intermittentes elle ne provoque pas l'insensible transpiration.* Jean Louis Alibert (1766-1837) la recommandait dans les fièvres adynamiques (typhoïde). La contrayerva était citée dans le Dorvault de 1850 et celui de 1898, comme une racine exotique, stimulante et sudorifique, proche de la valériane, mais inusitée. Elle entrait dans la composition de l'orviétan. Lémery, *Dictionnaire univ.*, 231 ; Vitet, *Ibid.*, 478 ; Alibert, *Ibid.*, **1**, 113 ; Dorvault, Würtz, *Ibid.*, 351.

Corail. Le corail, c'était le *lithodendron* de Jean de Renou (1568-1620), qui le considérait moitié pierre, moitié arbre, et en dénombrait trois, le rouge, le blanc et le noir, le premier étant le plus médicinal. Froid, sec et astringent, il était estimé comme un puissant hémostatique. On l'utilisait dans l'épilepsie, les maladies de la rate, les défaillances cardiaques. Fracastor (1478-1553) le prescrivait dans le typhus pour ses qualités froides et sèches. Matthiole (1500-1577) écrivait à son sujet : *Il reprime les excroissances de chair : nettoie les cicatrices des yeux : il remplit les ulceres profons, & les cicatrices. Il est de grande efficace contre les crachemens de sang, & est bon à ceux qui urinent avec difficulté. Beu en eau consume la ratelle* (rate). La teinture de coraux, qui était obtenue en faisant agir du vinaigre de bois de chêne sur le corail rouge pulvérisé, avait, selon Brice Bauderon (1539-1623) : *La vertu d'arrêter toutes les évacuations immodérées comme la trop grande profusion des mois et autres hémorragies et des flux de ventre et vomissements*. Vitet (1738-1809), selon son habitude et non sans raisons, émettait des doutes sur son efficacité dans les hémoptysies, les ménorragies, les hémorroïdes, les diarrhées. Quant à la teinture de corail son inefficacité était avérée. On utilisait encore la poudre de corail rouge comme dentifrice, à la fin du XIXème siècle. Gubler (1821-1879) lui attribuait les mêmes propriétés qu'au carbonate de calcium et confirmait son abandon comme agent thérapeutique. Fracastor, *Ibid.*, 239, 275 ; Matthiole, *Ibid.*, 771 ; Matthiole, *Ibid.*, 771, Bauderon, *Ibid.*, 901 ; Renou, *Ibid.*, 509 ; Cartheuser, *Ibid.*, **1**, 178 ; Vitet, *Ibid.*, 249 ; Gubler, *Ibid.*, 91 ; Dorvault, Würtz, *Ibid.*, 396.

Coralline. La coralline, algue marine rouge couverte de dépôts de calcaire, était appréciée de Dioscoride (1er siècle), de Matthiole (1500-1577), qui la disait *singuliere, pour resserrer, & empecher les apostemes, & est fort bone aux podagres qu'il faut refraichir*. Il ajoutait : *Les triacleurs* (saltimbanques, charlatans) *louent fort la poudre d'icelle pour faire mourir les vers aux petits enfans*. Antonio Musa Brassalova (1500-1555) l'utilisait comme vermifuge. Nicolas Lémery (1645-1715) la classait dans les emménagogues et la recommandait contre la diarrhée. Matthiole, *Ibid.*, 627 ; Lémery, *Dictionnaire univ.* 235 ; Mérat de Lens, *Ibid.*, **2**, 425.

Cordylée : voir lézard.

Coriandre, *La coriandre est une herbe fort puante, sentant comme les punaises,* expliquait Dodoens (1517-1587) qui attribuait un tempérament froid et sec à la feuille fraiche et un tempérament chaud et sec à la graine. Celle-ci prise telle qu'elle ou avec du sucre *après manger ferme la bouche* *de l'estomac, arreste les vomissemens & ayde à digerer les viandes* (aliments). Cette même graine rôtie et bue avec du vin *faict sortir hors du corps les vers & arreste le flux de ventre, la dysenterie, & tout flux de sang desordonné... L'herbe de coriandre encore fresche avec mie de pain de froment, ou farine d'orge cuicte, digere toute tumeurs chaudes & imflambée, & avec farine de feves, dissout les strumes* (écrouelles) *& bosses. Le jus de Coriandre induict avec cerus, escume d'argent, vinaigre, & huile rosat, guerit le feu volage* (érythème facial*), & allege toutes inflammations survenues à la peau.* Mais Dodoens mettait en garde contre les effets indésirables du coriandre vert *prins par dedens le corps faict devenir enroué, faict tomber en frenesie & estourdit tellement le sens qu'il semble qu'on soit yvre. Et beu à la quantité de quatre drachmes tue la personne...* Mérat (1780-1851) à propos du *Coriandrum sativum* L. expliquait qu'on faisait macérer les feuilles de cette plante carminative (qui dissipait les gaz intestinaux), digestive et anti-spasmodique dans du vinaigre et que ses graines possédaient les mêmes propriétés. Peu à peu, dès la fin du XVIIIème siècle, elle n'était plus utilisée que pour masquer le goût désagréable de certains médicaments, comme le séné, et désertait les étagères des apothicaires pour celles des épiciers. Dodoens, *Ibid.*, 194-195 ; Mérat, de Lens, *Ibid*, **2**, 430 ; Pereira, *Ibid.*, 2, 508 ; Dorvault, Würtz, *Ibid.*, 396.

Corme. On donnait autrefois le nom de cormier au *Cornus mas* L. et au *Sorbus domestica* L.. Le premier de ces arbustes est le cornouiller : connus de Dioscoride (1er siècle), ses fruits, en forme de petite olive rougeâtre, étaient indiqués pour traiter les cours de ventre et ses feuilles pour arrêter les hémorragies. Le second, le sorbier domestique, était le véritable cormier dont les fruits piriformes arrêtaient également tous les épanchements de sang. Ces poirillons, appelés cormes, étaient pressés par les paysans pour fabriquer une boisson proche du poiré. Fracastor (1478-1553) accréditait la croyance selon laquelle un individu déjà atteint de la rage dans le passé redevenait enragé s'il se couchait sous un cormier : il expliquait ce phénomène par des vapeurs mélancoliques s'exhalant de cet arbre et pénétrant chez cet homme pour y produire ce qu'auraient engendré les germes de la rage. L'appréciation du *tempérament* du cormier par Fuchs (1501-1566) était lapidaire : *Le cormier est de faculté astringente* (ayant la propriété de provoquer une rétraction des parties qu'il touchait et de ralentir ou d'arrêter les évacuations). Il le prescrivait donc comme anti-diarrhéique... Dodoens (1517-1585), était plus explicite : *Les cormes sont froides & seches, & astringentes bien pres tout ainsi des neffles.* Bauhin (1560-1624) rappelait qu'on préparait avec le fruit de corme, du sucre ou du miel, un cotignac bon pour fortifier l'estomac et juguler la diarrhée. Vitet (1738-1809) qui n'était guère élogieux sur les vertus médicatrices du cormier, lui reconnaissait toutefois une action constipante et un effet calmant sur les hémorroïdes. Le fruit du cormier figurait encore, en 1828, dans la

Pharmacopée de Jourdan (1788-1848) comme fébrifuge, succédané du quinquina, et comme tonique. Fracastor, *Les trois livres*, 146, 153-154 ; Fuchs, *Ibid.*, 400 ; Dodoens, *Ibid.*, 510 ; Bauhin, *Ibid.* 734 ; Renou, *Ibid.*, 431 ; Lémery, *Dictionnaire univ.*, 240 ; Vitet, *Ibid.*, 284 ; Jourdan, *Ibid.*, **1**, 455 ; Mérat, de Lens, *Ibid.*, **2**, 434-438.

Cornaline. La cornaline, variété d'agate, était utilisée contre la diarrhée et les hémorragies. Elle possédait le pouvoir de rendre joyeux et insouciant, de protéger des poisons et des sortilèges. Mérat, de Lens, *Ibid.*, **2**, 434.

Corne de cerf. La corne de cerf râpée servait à faire de la tisane ou de la gelée. On la retrouvait dans l'œuvre de Fracastor (1478-1553) qui l'utilisait dans les débuts d'infection en raison de ses vertus froides et sèches qu'elle partageait avec la corne de licorne et les pierres précieuses. Pour les mêmes raisons, il la prescrivait dans le typhus, au même titre que les coraux, les perles, les hyacinthes ou les saphirs. Selon Nicolas Lémery (1645-1715), elle était propre *pour arrêter les cours de ventre, les hémorragies, pour fortifier, pour restaurer, pour résister aux venins.* On la retrouvait dans diverses préparations comme la décoction blanche de Sydenham qui associait de la corne de cerf calcinée, de la mie de pain, de la gomme arabique, du sucre blanc, de l'eau de fleur d'oranger et de l'eau commune. On l'utilisait encore à la fin du XIXème siècle, comme préparation calcique (phosphate de chaux). Fracastor, *Ibid.*, 239, 276 ; Lémery, *Dictionnaire univ.*, 196 ; Dechambre, *Ibid.*, S1, **15**, 592.

Corne de licorne. Fracastor (1478-1553) préconisait la corne de licorne dans les infections débutantes, le typhus et la peste. En 1582, Ambroise Paré (1509-1590) publiait son *Discours de la mumie et de la licorne*. Il mettait en doute l'existence de cet animal mythique et fabuleux. *Bref, chacun en dit, ce qu'il a ouï dire* et contestait les vertus thérapeutiques de sa corne contre la peste, les poisons, l'épilepsie, la rage, la fièvre quarte. Finalement, il se ralliait à l'opinion selon laquelle il s'agissait de la corne du narval, dont on murmurait que le sinistre inquisiteur, Tomas de Torquémada (1420-1498), en avait toujours une sur sa table pour déjouer les tentatives d'empoisonnement. Fracastor, *Ibid.*, 239, 276 ; A. Paré, Malgaigne, *Ibid.*, **3**, 468-519 ; Mérat, de Lens, *Ibid.*, **4**, 109, 448.

Costus. Ce nom était donné à plusieurs racines de plantes dont la nature exacte reste inconnue. Dioscoride (1er siècle) en reconnaissait trois : le blanc ou arabique ; le noir ou indien ; le marron clair, analogue au buis, dit costus syrien. Fracastor (1478-1553) le prescrivait dans le typhus pour faciliter l'éruption lenticulaire comme il pouvait donner à ses malades du dictame ou de la bardane dans le même objectif. Le meilleur était l'arabique, ou *Costus arabicus* L., que Jean de Renou (1568-1620) recommandait pour fortifier le cœur et entretenir les esprits vitaux et dont Nicolas Lémery (1645-1715) disait qu'il était *propre pour fortifier l'estomac, pour aider à la digestion, pour pousser la pierre du rein et de la vessie, pour exciter l'urine et les mois aux femmes.* Vitet (1738-1809), admettait que *la racine* du Costus arabique, *mâchée, fait couler dans la bouche une plus grande quantité de salive ; sous cette forme, elle est indiquée dans les mêmes espèces de maladie que la racine de zédoaire. Intérieurement, il n'est pas démontré qu'elle soit utile dans les espèces de maladies où la racine de zédoaire est employée, quoiqu'en général elle soit regardée comme très-avantageuse dans plusieurs maladies de foiblesse. Elle cause une chaleur considérable & une grande soif.* Cette ambiguïté concernant l'identification exacte du costus était illustrée par l'interprétation qu'en donnait François Fernel (1497-1558) qui l'assimilait à la balsamite ou menthe-coq ou menthe de N.-D., *Tanacetum balsamita* L., *Chrysanthemum Balsamita* L., réputée comme un très actif excitant. Trois siècles plus tard, Nicolas J.B.G. Guibourt (1790-1867) l'identifiait formellement comme la racine de *l'Aplotaxis lappa* L., plante des plateaux du Cachemire. Mais il faut admettre que le costus des Anciens ne correspondait certainement pas à celui des contemporains de Guibourt ou de François Victor Mérat (1780-1851) et Adrien Jacques de Lens (1786-1851) ; à la fin de leur époque, il était totalement absent de l'arsenal thérapeutique. Fracastor, *Ibid.*, 282 ; Renou, *Ibid.*, 301 ; Lémery, *Dictionnaire univ.*, 247 ; Vitet, *Ibid.*, 203 ; Guibourt, *Ibid.*, **3**, 32-36, 53-54.

Cotignat ou cotignac : confiture de coing, aux vertus astringentes. Renou, *Ibid.*, 696. Voir coing.

Cotonnier. Le coton était chaud et sec, la graine chaude et humide, selon Bauhin (1560-1624) : *La moüelle de la graine, quand elle est fraiche, est fort bonne à la toux ; & aux autres maux de la poitrine ; elle augmente aussi le Sperme. Le cotton brûlé, arreste le sang des blessures admirablement : estant brûlé, son parfum est bon aux femmes qui sont tourmentées de la matrice. Les chirurgiens s'en servent pour nettoyer les blessures & ulceres, le trempant dans du vin, & puis l'expriment.* La semence du cotonnier, *Gossypium herbaceum* notamment, était, selon Nicolas Lémery (1645-1715), *pectorale, propre pour l'asthme, pour la toux, pour exciter la semence, pour consolider les plaies, pour la dysenterie, pour les autres cours de ventre, pour le crachement de sang.* Elle était utilisée comme fébrifuge en Caroline du Sud, en cas d'échec de la quinine. Bauhin, *Ibid.*, **2**, 762 ; Lémery, *Dictionnaire univ.*, 810 ; Gubler, *Ibid.*, 92.

Cotyledon umbilicus L., cotylet : voir nombril de Vénus.

Couleuvré : voir bryone.

Couperoses. La couperose blanche était le nom donné au sulfate de zinc par les anciens chimistes qui l'appelaient aussi vitriol blanc, vitriol de Goslar, du nom de la ville de Basse-Saxe qui le produisait depuis le XVIème siècle. Ses qualités astringentes la faisaient entrer dans de nombreuses préparations ophtalmologiques. Quant à la couperose bleue, vitriol bleu de Chypre, sulfate de cuivre, on l'appliquait à l'extérieur sur les aphtes ou même les chancres, on la prescrivait à l'intérieur comme comme vomitif, fébrifuge et antispasmodique. Mérat, de Lens, *Ibid.*, **6**, 1000-1001 ; Dorvault *1850*, 560.

Crapaud. Le crapaud commun, *Rana bufo* L., s'utilisait soit entier desséché, soit réduit en poudre. Sa réputation pour combattre l'hydropisie, pour arrêter les hémorragies était bien établie. On affirmait qu'appliqué derrière l'oreille, il tarissait immanquablement l'épistaxis. Jeté tout vif dans de l'huile d'olive à ébullition, il lui communiquait le pouvoir d'ôter les taches du visage et de déterger les ulcères invétérés. William Lewis (1708-1781) mentionnait encore, en 1753, les vertus diurétiques de la poudre de crapaud. On l'appelait *Rana terrestris, omnium maxima &, venenosa* (grenouille terrestre de toute la plus grosse et venimeuse*)* d'après James (1705-1776), qui consacrait plusieurs pages de son dictionnaire à expliquer les méfaits causés par le venin de cet animal dont, néanmoins, la chair pouvait être consommée et utilisée à des fins médicinales : elle était diurétique et guérissait la vérole. Quant à ses excréments, loin d'être un poison, ils étaient puissamment diurétiques. Ettmuller (1644-1683) aux dires de James, prétendait *que le crapaud pilé tout en vie est un remède efficace contre la morsure de vipère & des autres especes de serpens lorsqu'on l'applique sur la partie affectée.* Toujours selon James, *Paracelse assure que les crapauds sont d'une utilité admirable dans la cure des bubons pestilentiels qui viennent à l'aine, & de ceux auxquels les femmes sont sujettes.* James, *Ibid.*, **2**, 1179, 1185, 1186 ; Lewis W., *Ibid.*, **1**, 242 ; Dom Alexandre, *Ibid.*, 116-117.

Crasse de fer. La Crasse ou écume de fer ou mâchefer, *recrementum ferri*, était réputée pour lever les obstructions (anti-oedèmateux). Selon Schröder (1600-1664), le machefer ou écume de fer bleuâtre *arrête tous les flux de sang, & des autres humeurs comme gonorrhées, dysenterie, diarrhée, le flux menstrual & c.* Schröder, *Ibid.*, **2**, 399 ; Lémery, *Dictionnaire univ.* 309-310.

Cresson alénois. Le cresson alénois ou nasitor, *Lepidium sativum* L. était recommandé par Peter van Forest (1522-1595) dans les comas. L'huile tirée de ses graines déclenchait les règles et facilitait l'expectoration. Incisif, atténuant, (qui fluidifiait les humeurs), détersif, apéritif, anti-scorbutique, le cresson alénois purifiait le sang. *Les feuilles échauffent & irritent plus que les feuilles de cresson de fontaine : leur utilité dans les espèces de maladies où les feuilles de cresson de fontaine sont indiquées, n'est pas démontrée par* *l'observation* concluait Vitet (1738-1809). Lémery, *Dictionnaire univ.*, 523 ; Vitet, *Ibid.*, 175 ; Mérat, de Lens, *Ibid.* **4**, 90.

Cresson d'eau. Le cresson d'eau, *Sysimbrium cardamine* Fuchs, *Sysimbrium nasturtium* L. et, pour les modernes, *Nastartium officinale* R. Br.. Chaud, dessicatif, atténuant et apéritif, il était surtout préconisé dans la gravelle, l'obstruction du foie, de la rate et de la matrice, dans le scorbut, dont il était le spécifique. On l'utilisait également comme sternutatoire. Au XIXème siècle, on le considérait à la fois comme un condiment et comme un remède contre le scorbut et pour stimuler la salivation. Pour Gubler (1821-1879) cette crucifère composait d'excellentes salades et convenait aux personnes lymphatiques, scorbutiques ou goitreuses. On le prescrivait encore en 1868 dans les maladies urinaires, les lithiases et les bronchopathies chroniques. Dom Alexandre, *Ibid.*, 118 ; Gubler, *Ibid.*, 95 ; Dorvault, Würtz, *Ibid.*, 402.

Cristal. Anselme de Boodt (?-1634), auteur du *Gemmarum et lapidum historia*, (Histoire des gemmes et des pierres), parue à Amsterdam en 1609, recommandait la poudre de cristal prise dans de l'huile d'amande douce pour précipiter la pierre dans les conduits urinaires. Schröder (1600-1664) le trouvait astrictif (astringent), convenant par conséquent au traitement de la dysenterie, des diarrhées, du choléra, du flux coeliaque ou utérin. Il lui connaissait d'autres vertus : il stimulait la lactation, soulageait les rhumatismes et brisait les calculs. Une application étonnante était rappelée par Schröder : *Autrefois on faisoit les cautères avec du crital, qu'on metoit directement contre les rayons du soleil, & par le moyen de leur reverberation on cauterisoit la partie.* Schröder, *Ibid.*, **2**, 325, 326 ; Eloy, *Dictionnaire historique de la médecine ancienne et moderne*, Mons, 1778, **1**, 406-407 ; James, *Ibid.*, **3**, 888 ; Cartheuser, *Ibid*, **1**, 180.

Crocus indicus : voir curcuma.

Croton, *Croton Tiglium* L.. Les graincs de croton étaient appelées pignons d'Inde, graines des Moluques, graines de Tillyl et *batu* par les Arabes. On en tirait, par expression, l'huile de croton ou huile de Tigli, âcre et corrosive, laxatif drastique à l'intérieur et révulsif énergique à l'extérieur. Antoine Ferrein (1693-1769) la mentionnait dans sa *Matière médicale*, publiée en 1770. Au XIXème siècle, on l'appréciait pour son efficacité drastique à faible dose, mais on l'employait le plus souvent associée à des mucilages. On réservait son administration aux malades indociles, pour prévenir l'hydropisie ou les hémorragies cérébrales. En topique, elle restait le révulsif de référence dans les névralgies, les rhumatismes et les maladies respiratoires peu aiguës. Gubler (1821-1879) désignait l'acide crotonique comme le principe actif du *Croton Tiglium* L. et considérait cette euphorbiacée comme *un drastique précieux par son énergie et par le petit volume sous lequel sa puissance s'exerce.* Il préconisait l'huile de croton dans l'hydropisie, l'hémorragie cérébrale. Mérat, de Lens, **1**, 558, **2**, 477 ; Guibourt, *Ibid.*, **2**, 356-358 ; Gubler, *Ibid.*, 96 ; Dechambre, *Ibid.*, S1, **23**, 409-422 ; Dorvault, Würtz, *Ibid.*, 402-403 ; Perrot, *Ibid.*, **2**, 1210-1212.

Cubèbe. Le cubèbe ou poivre à queue, *Piper Cubeba* L., était une épice fort rare, selon Jean de Renou (1568-1620), qui écrivait que ses graines *échauffent et fortifient l'estomach, désopilent le foie, dissipent les ventosités, corrigent l'intempérie de la matrice et font lever la queue.* Le Mérat et de Lens, trois siècles plus tard, dira pudiquement, qu'il était employé *comme un moyen d'exciter les appétits vénériens.* Préconisé comme anti-sécrétoire muqueux, notamment dans les catarrhes, comme anti-migraineux et anti-vertigineux, on recommandait de le mastiquer pour masquer la mauvaise haleine. Gubler (1821-1879) lui reconnaissait une action physiologique notamment sur l'estomac qu'il stimulait soit pour ouvrir l'appétit et accélérer la digestion, à dose raisonnable, soit pour provoquer nausées, vomissements et brûlures, à dose excessive ; il rappelait son action aphrodisiaque et l'employait dans les catarrhes respiratoires, urinaires, dans le rhumatisme et les arthrites blennorragiques et comme carminatif dans les atonies digestives. Renou, *Ibid.*, 510 ; Mérat, de Lens, *Ibid.*, **5**, 331 ; Gubler, *Ibid.*, 97-98.

Cumin. Le cumin, *Cuminum Cyminum* L., était une des quatre semences chaudes majeures avec l'anis, le carvi et le fenouil. Il partageait avec elles des qualités carminatives (qui chassaient les gaz du tube digestif), fortifiait l'estomac et aidait à la digestion. Il était réputé aphrodisiaque. Bauhin (1560-1624) le rangeait parmi les *simples* chaudes et sèches au troisième degré et le jugeait *bon pour l'estomac, il echauffe, il est astringeant & dessicatif, il est bon de l'appliquer avec des raisins de passe, ou farine d'yvraye, ou du cerat, aux inflammations des genitoires.* On ne l'utilisait plus guère, dès la seconde moitié du XVIIIème siècle. Gubler (1821-1879) lui consacrait quelques lignes : *Les semences du cumin... entrent comme condiments dans les pâtisseries et se donnent à la dose de 2 à 4 grammes, en infusion dans 500 grammes d'eau. On en applique en sachets ou en cataplasmes, sur les engorgements froids.* Renou, *Ibid.*, 268-269 ; Lewis W., *Ibid.*, **1**, 282 ; Dom Alexandre, *Ibid.*, 15 ; Gubler, *Ibid.*, 99 ; Dorvault, Würtz, *Ibid.*, 404.

Curcuma. Turmerie. C'était peut-être le *Cyperus indicus* de Dioscoride (1er siècle), décrit plus tard, sous le nom de *Crocus indicus*, safran des Indes, par Garcia da Orta (1515-1575), en 1563, et par Juan Fragoso (?- ?), en 1572. Nicolas Lémery (1645-1715) lui donnait le nom de *Terra merita, à cause que la substance de cette racine semble une terre endurcie & parce qu'elle a de grandes vertus.* On employait, de longue date, le rhizome du *Curcuma longa L.*, comme excitant des voies digestives et comme condiment. Les médecins le prescrivaient contre l'ictère, sans doute en raison de sa couleur jaune, dans certaines aménorrhées, dans les obstructions de la rate, dans les hydropisies et dans les diarrhées. On l'utilisait comme diurétique et lithontriptique (qui brisait les calculs), car il colorait les urines en rouge. Il avait la réputation de combattre le scorbut et certaines affections cutanées. James (1705-1776) décrivait le Curcuma *comme une racine longuette, ferme, tubéreuse, d'un jaune brunâtre à l'extérieur, & d'une couleur de safran foncé au-dedans, dont l'odeur est forte, & dont le gout est chaud, mais tant soit peu amer…* Il précisait : *Il faut regarder comme précaires les propriétés qu'on lui attribue contre la pierre & dans les accouchemens laborieux. Il faut attribuer à sa vertu diurétique le seul bon effet qu'on puisse en attendre en pareil cas.* Le Curcuma était inusité dès le début du XIXème siècle. Lémery, *Dictionnaire univ.* 749 ; James, *Ibid.*, **3**, 910-911 ; Vitet, *Ibid.*, 433 ; Mérat, de Lens, *Ibid.*, **2**, 524-525 ; Dechambre, *Ibid.*, S1, **24**, 434-438 ; Dorvault, Würtz, *Ibid.*, 404 ; Perrot, *Ibid.*, **1**, 660-661.

Cuscute. *Cuscuta minor*, Crémaillière, Lin maudit, Ilache, Teigne du thym, Cheveux du Diable, Epithyme, Goutte de lin (*Cuscuta major*), *Cuscuta epithymum* L., notamment. Cette plante parasite, qui comportait une centaine d'espèces, était considérée par les Anciens, comme apéritive (qui ouvrait les pores et les canaux de l'organisme), cholagogue, diurétique et laxative. Elle était appréciée de Fracastor (1478-1553) qui la prescrivait au début des infections, dans le typhus, sous forme d'eau sublimée, comme aliment chez les pestiférés et pour fluidifier la matière épaissie dans la vérole. Matthiole (1500-1577), la préconisait, bue avec du miel, pour évacuer par le bas pituite et *mélancholie*. A propos de l'identification de ce végétal parasite qu'il comparait au gui, Matthiole s'en prenait à certains moines botanistes qui l'identifiaient comme une variété de thym : *Voilà le dire des moines. Par lequel ils montrent bien leur vaine jactance voire leur ignorance, en que se disans eclaircir le texte de Diosc. ils l'obscurcissent du tout, estant de soi si clair & facile qu'il n'a besoin de déclaration…* De Meuve (circa 1677) et Bauhin (1560-1624) la considéraient comme chaude et sèche. Ce dernier auteur lui prêtait de nombreuses vertus thérapeutiques : il préconisait la cuscute pour traiter l'épilepsie, les vertiges, les douleurs invétérées causées par l'atrabile, les maladies cardiaques et les syncopes, les cancers, les maladies obstructives de l'utérus, les ulcères bilieux et les fièvres quartes. Les Arabes la donnaient dans la phtisie pulmonaire. En Russie, on la prescrivait dans la rage. Elle fut utilisée contre la goutte. Vitet (1738-1809) la préconisait encore, en 1780, dans les fièvres intermittentes, dans les ictères et les maladies de la rate, dans la gale, dans les maladies vénériennes, enfin, dans l'hypocondrie, le vertige et l'épilepsie d'origine hépatique. A son habitude, il précisait : *L'observation n'a rien prononcé sur les vertus de l'une & de l'autre cuscute.* Jourdan (1788-1848) décrivait brièvement la cuscute épithym et celle d'Europe, toutes deux réputées laxatives. Fracastor,

Les trois livres, 239, 266, 280, 290, 293, 328 ; Matthiole, *Ibid.*, 692, 694 ; Bauhin, *Ibid.*, 376 ; De Meuve, *Dictionnaire...* 2è éd., 1689 ; Vitet, *Ibid.*, 433 ; Jourdan, **1**, *Ibid.*, 471-472 ; Mérat, de Lens, *Ibid.*, **2**, 527-528 ; Dorvault, Würtz, *Ibid.*, 404 ; Leclerc, Ibid., 14-15 ; Perrot, *Ibid.*, **2**, 1853.

Cyclamen. Le tubercule du pain de pourceau ou cyclamen d'Europe, *Cyclamen Europaeum* L. contenait un violent purgatif. Il était employé comme errhine (stimulant des sécrétions nasales). Il avait la réputation de dissoudre les lithiases rénales, de lever les obstructions. En cataplasme, il dissipait les tumeurs et les adénopathies tuberculeuses. L'onguent d'arthanita (un des noms officinaux du cyclamen), appliqué sur le nombril des enfants, expulsait les vers ; chez l'adulte, appliqué sur l'estomac, il provoquait le vomissement ; sur la région sous ombilicale, il déclenchait la diurèse. Chaud et sec au troisième degré, tel le voyait Bauhin (1560-1624). Il le nommait *Panis porcinus, Umbilicus terrae,* Athanita, le qualifiait d'abstersif, incisif, apéritif, digestif et attractif. Pour lui, visiblement, il fallait en user avec mesure et discernement : *La racine a quelque chose de venimeux, on s'en sert pourtant pour une forte purgation, & on en donne un scrupule dans de l'eau miellée à ceux qui ont la jaunisse, ce qui les fait suer, dissipe les humeurs visqueuses, desopile le foie & la ratte, sert à l'hydropisie & à la colique ; le suc de la racine tiré par le nez est bon contre la migraine & le mal de tête invétéré, & aux maladies froides de la tête.* Pierre Pomet (1658-1699) conseillait son emploi comme vomitif, purgatif et résolutif, mais en applications externes. Il n'était plus utilisé comme purgatif, mais réservé à l'usage externe, dès le XIXème siècle. Bauhin, *Ibid.*, **2**, 583 ; Renou, *Ibid.*, 338 ; Pomet, *Ibid.*, **1**, 98 ; Lewis W., *Ibid.*, **1**, 218 ; Dom Alexandre, *Ibid.*, 507 ; Lémery, *Dictionnaire univ.*, 262 ; Gubler, *Ibid.*, 101-102.

Cyminum : voir cumin.

Cynorrhodon. Fruit de l'églantier, *Rosa canina* L, ou des autres espèces de rosiers sauvages, le cynorrhodon était apéritif pour les voies urinaires et, par conséquent, indiqué dans les coliques néphrétiques et les calculs vésicaux. Gubler (1821-1879) nous apprenait que ce fruit du rosier contenait une huile volatile, une huile grasse, du tannin, des glucides, de la myricine, des résines, de l'acide citrique et malique... et qu'on en confectionnait une conserve (sorte de confiture) qui fortifiait l'intestin et traitait la diarrhée. Lémery, *Dictionnaire univ.*, 265-266 ; Gubler, *Ibid.*, 102.

Cyprès. Le cyprès, *cyparissus, cupressus*, était dédié à Pluton, car on mettait les branches du *Cupressus sempervirens* L. devant les maisons des trépassés. Il fournissait un bois diurétique, sudorifique, astringent (qui avait la propriété de provoquer une rétraction des parties qu'il touchait et de ralentir ou d'arrêter les évacuations). La noix de cyprès était prescrite comme fébrifuge, stimulant de l'estomac, cicatrisant des plaies. Elle était propre à traiter la dysenterie, les hernies, la gonorrhée, la diarrhée. Les Arabes utilisaient la poudre fine de ses graines comme cicatrisant, après la circoncision. Fracastor (1478-1553) recourait aux matières résineuses pour s'opposer aux progrès de la putréfaction, *ad materiam quae jam infici caepit* (quand la matière a déjà commencé à être infectée) : le cyprès occupait une place importante dans ce choix. Il utilisait aussi le *cupressus* contre la vérole. Matthiole (1500-1577), les prescrivait pilées et avalées avec du vin vieux pour apaiser la toux. Fuchs (1501-1566), qui le considérait comme d'un *tempérament* desséchant (qui tarissait les ulcères en drainant le pus ou en arrêtant sa sécrétion) sans chaleur excessive, recommandait de boire une décoction faite avec la racine et les feuilles broyées pour traiter les dysuries et les rétentions d'urine. Bu avec du vin, le cyprès était un bon antidote contre les venins des scorpions et de tous les serpents. Bauhin (1560-1624), qui considérait les fruits et les feuilles comme secs au troisième degré, proposait la décoction des noix dans du vinaigre pour apaiser les rages de dents. La même décoction, mais dans du vin blanc, prise à la dose de trois onces par jour, était salutaire pour les hernies, surtout associée à des fomentations des testicules avec des feuilles pilées. Pour Schröder (1600-1664) *le fruit ou les noix de cyprès & les feuilles, echaufent un peu, dessechent & astreignent puissamment, & servent dans le crachement de sang, la diarrhée, la dysenterie, le pissement involontaire, & les hernies ; tant interieurement qu'exterieurement.* En 1780, Vitet (1738-1809) les rangeait parmi les astringents (provoquant une rétraction des parties qu'ils touchaient et ralentissant ou mettant fin aux évacuations) et limitait leurs indications à la diarrhée, à la leucorrhée et, en gargarisme, aux exulcérations buccales. Jourdan (1788-1848), en 1828, classait le bois de cyprès parmi les astringents, sudorifiques et diurétiques, les fruits, comme astringents. Presque un siècle après Vitet, en 1868, Adolphe Gubler (1821-1879), prenait la défense du cyprès et déplorait l'abandon dans lequel il était tombé. Etonnamment, il reprenait les indications des auteurs du XVIème siècle : les affections utérines, les hémorragies, les fièvres, les dyspepsies, les hernies, mais en topique, les plaies. Fracastor, *Les trois livres*, 238, 331, 341 ; Matthiole, *Ibid.*, 97 ; Fuchs, *Ibid.*, 592 ; Bauhin, *Ibid.*, 849 ; Schröder, *Ibid.*, **1**, 188 ; Dom Alexandre, *Ibid.*, 121 ; Vitet, *Ibid.*, 298 ; Jourdan, *Ibid.*, 475 ; Mérat, de Lens, *Ibid.*, **2**, 518-519 ; Gubler, *Ibid.*, 103 ; Dorvault, Würtz, *Ibid.*, 408.

Cytinus. Le *Cytinus Hypocystis* L. était une plante parasite qui croissait sur les racines des cistes. Pressé en totalité, il fournissait un suc, l'hypociste, obtenu après évaporation. Astringent et tonique, l'hypociste était prescrit dans la gonorrhée, les diarrhées rebelles, la dysenterie et les hémorragies. Il était un des composants de la thériaque et du mithridate. Bauhin (1560-1624) décrivait ainsi ses propriétés : *Il est dessicatif & beaucoup plus astringent* *que les feüilles du Cistus, estant bu avec des œufs frais, il arreste le sang du nez, les devoyemens d'estomac, & dyssenterie. Il est bon à ceux qui crachent le sang, & aux femmes qui le perdent soit en lavement, ou pris par la bouche. Il fortifie le corps, c'est pourquoy on le met dans la Theriaque & dans les Epithemes.* Louis Vitet (1738-1809) lui concédait à peu près les mêmes vertus en 1780 : *Il diminue et souvent arrête le vomissement par des matières bilieuses ou tendant à la putridité, la diarrhée bilieuse, l'hémoptysie par pléthore, l'hémorragie utérine par pléthore.* John Quincy (?-1722) signalait déjà, en 1745, la rareté de sa prescription, ce que le Dorvault confirmait, en 1898, en le qualifiant d'astringent inusité. Bauhin, *Ibid.*, **2**, 818 ; Quincy, *Ibid.*, 184 ; Vitet, *Ibid*, 342 ; Mérat, de Lens, *Ibid.*, **2**, 573 ; Dorvault, Würtz, *Ibid.*, 556.

D

Datte. Les dattes étaient *grandement amy de l'estomach et de la poictrine.* Fruits du palmier-dattier, *Phoenix dactylifera*, elles faisaient partie des quatre fruits pectoraux, avec le jujube, les figues et les raisins de Corinthe. Matthiole (1500-1577) consacrait plusieurs pages de ses *Commentaires* au palmier dattier et à ses fruits : *Les dattes meures, freiches restraignent plus que les seches, elles font douleurs de teste & enyurent si on en mange trop : estans seches sont bones à manger à ceux qui crachent le sang, à ceux qui sont desvoyés de l'estomac, aux dysenteries : mises en cataplasmes avec pommes de coing, & cerat oenanthin servent grandement aux maux de la vescie.* Elles entraient dans la composition de l'électuaire diaphoenicum ou diaphoenix, qui, selon Brice Bauderon (1539-1623), *purge bénignement la bile et la pituite, et, pour ce, il est singulier aux fièvres compliquées et longues, à la douleur du ventricule, à la colique et aux intempératures froides de ces parties.* Pomet (1658-1699) nous donnait le point de vue de l'apothicaire : *On choisira les dattes nouvelles bien nourries, charnuës, d'un jaune doré au dessus, & blanche au dedans, d'un goût doux, sucré, & fort agréable... Les dattes ou fruicts du palmier sont si communs, qu'ils servent de nourriture à plus de cent millions d'âmes ; mais pour ce qui est d'icy on s'en sert que pour faire des Ptisannes pectorales, avec les Jujubes & les Sebestes.* On confectionnait encore avec les dattes, à la fin du XIXème siècle, une pâte et un sirop, analogues à ceux du jujube. Matthiole, *Ibid.*, 153, 154, 157 ; Bauderon, *Ibid.*, 399 ; Renou, *Ibid.*, 441, 718 ; Pomet, *Ibid.*, 213 ; Lémery, *Pharmacopée univ.*, **2**, 788 ; Dechambre, *Ibid.*, S1, **25**, 770-771.

Daucus. *La semence de Daucus est medicament grandement efficace, tant à esmouvoir les urines, qu'à provoquer les flueurs aux femmes,* affirmait Fuchs (1501-1566). Il ajoutait : *Elle ha aussi puissance de puissamment dissouldre, appliquée par dehors.* Bauhin (1560-1624), partageait cet avis et attribuait au *Daucus gallica*, carotte sauvage, un tempérament chaud et sec au troisième degré. Il en recommandait les graines pour les dysuries, la gravelle et la pierre, l'arrêt des règles, l'expulsion du placenta et de l'enfant mort-né. Cette même graine soulageait les douleurs abdominales, les coliques et les ballonnements coliques. Prise avec du vin, elle était utile contre les morsures des bêtes venimeuses. Jean de Renou (1568-1620), tout comme Fuchs, connaissait trois variétés de cette plante, le daucus proprement dit, *Daucus carota* L. ou carotte, l'ache et la coriandre. Les graines de daucus dissipaient les gaz intestinaux, faisaient uriner et déclenchaient les règles. Elles désobstruaient, fluidifiaient et desséchaient. Elles faisaient partie des semences carminatives ou chaudes avec l'anis, le fenouil et le carvi. La carotte avait des applications médicales : Aretée de Cappadoce (1er-2ème siècle) l'employait dans l'éléphantiasis ; la théorie des signatures voulait qu'elle fût un spécifique de la jaunisse ; au XVIIIème siècle, certains auteurs la proposaient, en cataplasmes, sur les tumeurs malignes ulcérées ; elle avait la réputation d'être vermifuge, de calmer la toux des enfants ; ses feuilles servaient de cataplasme vulnéraire. On prétendait même qu'elle guérissait la phtisie. La graine de carotte, qui était une des quatre semences chaudes mineures, passait pour diurétique et se prescrivait dans la gravelle ou la colique néphrétique. Parmi les autres plantes *qui ont du rapport avec le daucus et dont on se sert à leur place*, le daucus de Crète ou de Candie, *Athamenta cretensis* L., occupait une place privilégiée : son fruit était employé comme diurétique, antihystérique et excitant depuis des siècles et entrait dans la composition de la thériaque, du mithridate, du philonium. C'était un puissant carminatif dans la colique venteuse, il brisait les calculs vésicaux et agissait comme un antispasmodique dans le hoquet. Gubler (1821-1879) conseillait la racine de daucus en cataplasmes sur les cancers ulcérés et rappelait que la décoction de carottes était utilisée par la médecine populaire en cas de jaunisse, sans doute du fait d'une analogie de couleur. Il était plus convaincu de l'efficacité des semences de carotte riches en tannin, en huiles essentielles et en résines : il les prescrivait en infusion ou en décoction comme *stimulant diffusible, tonique, diurétique, emménagogue et antihystérique*. Fuchs, *Ibid.*, LXXXV, 161 ; Bauhin, *Ibid.*, **1**, 220 ; Renou, *Ibid.*, 272-273 ; Mérat, de Lens, *Ibid.*, **1**, 480, **2,** 599-602 ; Gubler, *Ibid.*, 65 ; Dorvault, Würtz, *Ibid.*, 470. Voir : signatures.

Détersif : qui nettoyait plaies et ulcères.

Dia-. Ce préfixe, qui signifie *avec* en Grec, était souvent accolé au nom de l'élément essentiel d'une composition médicinale pour la désigner globalement : ainsi, le *diasarum* était un électuaire purgatif à base de racine d'asarum, le *diacrocum*, une poudre fortifiante à base de safran (crocus), le *diamorum compositum,* un sirop de mûre *(morus)* associé à du miel, du verjus et du safran. Lémery, *Pharmacopée univ.*, **1**, 24-25.

Diacartami. Le diacartami ou diacarthami était une tablette laxative dans laquelle avaient été incorporés de la pulpe de graine de carthame des teinturiers ou faux safran, plante originaire d'Egypte, du turbith, de l'hermodacte (probablement le bulbe du *Colchicum variegatum* L.), de la réglisse, de la manne, de la gomme adragante, de la scammonée, du miel et du cotignac. Renou, *Ibid.*, 737-738 ; Dom Alexandre, *Ibid.*, 395 ; Mérat, de Lens, *Ibid.*, **3**, 485-487.

Diacatholicon. Le diacatholicon ou électuaire *catholicum* (universel) ou *diacatholicum* était composé de polypode de chêne, de pulpe de casse, de tamarin, de séné, de rhubarbe, de fenouil, de viole, des quatre semences froides, de sucre d'orge et de sucre candi. Selon Brice Bauderon (1539-1623), *il purge toutes les humeurs avec choix. Il convient même aux maladies aiguës, car il ramollit, attenuë et corrobore. Il soulage les affections du foye, de la ratte, la podagre et autres douleurs articulaires, les fièvres tierces, quartes et quotidiennes et douleurs de tête.* Jean de Renou (1568-1620) l'avait en très grande estime : *Ce catholicum est fort propre aux fièvres et autres maladies aigües, surtout à celles qui proviennent de quelque mauvaise intempérie, ou du foye ou de la ratte.* La recette en restera inchangée puisque le Dorvault de 1898 la propose identique à celle de Renou en 1624, et de Lémery, en 1764, sous le nom d'électuaire de rhubarbe composée. Bauderon, *Ibid.*, 374 ; Renou, *Ibid.*, 715-716 ; Lémery, *Pharmacopée univ.*, **2**, 760 ; Dorvault, Würtz, *Ibid.*, 445. Voir : casse.

Diachylon : Le *diachylon cum gummi*, le diachylon avec gomme, était un emplâtre qui associait le galbanum, le bdellium et le sagapenum à la gomme ammoniaque. On le prescrivait comme favorisant la suppuration et c'était peut-être celui qu'utilisait Fracastor sur les bubons pesteux. Lémery (1645-1715), presque deux siècles plus tard, affirmait : *L'emplâtre diachylon gommé est le plus puissant de tous pour digérer, cuire, mûrir, résoudre.* A vrai dire, il existait de nombreuses variétés de diachylons, le diachylon blanc ou simple à base d'huile, de litharge d'or (plomb contenant des résidus de cuivre), de mucilages de guimauve, de fenugrec et de lin ; le diachylon de Mésué, de même composition, additionnée d'iris ; le diachylon d'Adrian Mynsicht (1543-1638) qui associait l'huile des sept fleurs, la litharge, des mucilages de semence de jusquiame, psyllium, coing, lin, écorce de tilleul et de racincs de guimauve, de l'eau de morelle ; enfin le grand emplâtre diachylon à la composition incroyablement variée : racines de guimauve, figues, raisins secs, semences de lin, de fenugrec, sucs de scille et d'iris, colle de poisson, litharge d'or, huiles de camomille, d'iris, d'aneth, térébenthine, résine de pin, cire jaune et laine grasse ! Les indications de ces emplâtres et leur activité thérapeutique étaient identiques. Fracastor, *Les trois livres*, 295 ; Lémery, *Pharmacopée universelle*, Paris, 1764, **2**, 1149-1152 ; James, *Ibid.*, **3**, 1061 ; Merat, De Lens, *Ibid.*, **3**, 247-248.

Diacimini. Cette confection, à base de cumin, gingembre, poivre noir, galanga, ambre, calament, ameos mélisse, fenouil du Portugal, carvi, anis etc..., était prescrite contre les ballonnements intestinaux, la mauvaise digestion, la fièvre quarte. Dorveaux, *L'antidotaire Nicolas,* Paris, 1896, 11-12, 57.

Diacode. Sirop de Diacode ou de pavot simple : on le confectionnait en faisant macérer vingt quatre heures dans de l'eau bouillante des têtes de pavot blanc et noir récemment cueillies. Ce délai passé, on faisait bouillir jusqu'à réduction de moitié. On coulait et l'on exprimait la décoction. On la clarifiait au blanc d'œuf. On ajoutait du sucre et l'on cuisait à nouveau jusqu'à consistance de sirop. Bauderon (1540-1623) écrivait à propos des facultés de ce sirop : *Le Diacodium est convenable aux cathares subtils, qui tombent du cerveau sur les poulmons, & à la tous & rêveries* (délire) *qui les suivent.* Selon Nicolas Lémery (1645-1715), *il est somnifère, propre pour adoucir les âcretés de la gorge et de la trachée-artère, il apaise les douleurs, il arrête les fluxions, la toux, les crachements de sang, la dysenterie ; on le donne dans toutes les occasions où il est besoin d'assoupir et d'arrêter le mouvement des humeurs*. Il figurait encore dans la pharmacopée française de 1908. Bauderon, *Ibid.*, 249 ; Lémery, *Pharmacopée univ.*, **1**, 254 ; *Codex medicamentarius gallicus*, 1908, 618. Voir : opium.

Diacrydion : synonyme de diagrède.

Diagalanga : voir galanga.

Diacolocynthidos ou Confectio Hamech Major. Cette confection associait : coloquinte, mirabolans, polypode de chêne, absinthe, thym, anis, fenouil, roses rouges, miel, sucre, pulpe de prunes et de raisins, chébules, semence de violette, poudre d'agaric, séné, scammonée, cinnamome, gingembre, anis, fenouil, casse et tamarin, nard, diagrède. Fracastor (1478-1553) la prescrivait dans la rage et la lèpre. Lémery (1645-1715) la recommandait pour purger vigoureusement toutes les humeurs, dans la vérole, le scorbut, la gale, la teigne, les dartres, les écrouelles. Fracastor, *Ibid.*, 311, 329, 360 ; Pomet, *Ibid.*, **1**, 263 ; Lémery, *Pharmacopée universelle*, Paris, 1697, 673. Voir Hamech.

Diagracant : électuaire, à base de gomme adraganthe et arabique, d'amidon, de réglisse, de semences de melon, de julep, de camphre. Il était adoucissant, pectoral et anti-hémorragique. Mérat, de Lens, *Ibid.*, **1**, 82 ; Paul Dorveaux, *Ibid.*, 12.

Diagrède : nom donné à la scammonée cuite dans un coing ou dans de l'argile. Lémery, *Pharmacopée univ.*, **1**, 23 ; Mérat, de Lens, *Ibid.*, **2**, 625.

Dialthée : voir onguent dialthée.

Diamargariton : voir perle.

Diamusch désignait un électuaire à base de musc, le diamoschum, constitué notamment de perle, de corail, d'ambre jaune, de soie, d'aloès, de racines de zédoaire, de galanga, de buglosse, de bourrache, de nard indien, de gingembre, de girofle, de cubèbe, de poivre, de basilic, etc… étrange mixture dont Brice Bauderon (1539-1623) affirmait : *Elle est propre aux maladies froides du cerveau, où il n'y a point de fièvre, à la mélancholie et à la tristesse qui l'accompagne sans cause évidente, au vertigo, à l'épilepsie, à la paralysie, à la convulsion de bouche, à la palpitation de cœur, aux maladies de poumons et à la difficulté de respirer.* Bauderon, *Ibid.,* 203.

Dianisum. Il s'agissait d'une confection à base de cumin, cannelle, girofle, gingembre, poivre, ambre, figue etc…, destinée à faciliter la digestion. Paul Dorveaux, *Ibid.*, 11-12, 59.

Dianucum simplex : voir noyer.

Diapenidion. Le diapenidion était composé de semence de pavot blanc, de cannelle, de girofle, de gingembre, de réglisse, de gomme adragante et arabique, d'amidon, de graines de melon, de concombre, de camphre et de sirop violat. Apte à *inciser et atténuer le phlegme épais* accumulé dans les voies respiratoires, on le prescrivait contre la toux, l'enrouement, la phtisie. Bauderon, *Ibid.,* 183.

Diaphoenicum. L'électuaire diaphoenicum était composé de dattes, de turbith, d'amandes, de rue, de mastic, d'anis, de gingembre, de cinnamome, d'aloès, de fenouil, de galanga, de scammonée, de carotte, de piment, mêlés à du miel. Valerius Cordus (1515-1544) en avait codifié la confection. Ce purgatif avait la réputation d'éliminer la pituite et la bile en excès, de calmer les coliques, les douleurs gastriques et d'améliorer toutes les affections dues à *des humeurs crues, indigestes et pituiteuses*. Bauderon, *Ibid.*, 399 ; Renou, *Ibid.*, 718-720. Voir : datte.

Diaphoenix : il s'agissait de l'électuaire diaphoenicum.

Diaprunum ou diaprun. Cet électuaire mariait les prunes de Damas fraîches avec des semences de violettes, de la casse, du tamarin, de la rhubarbe, des roses rouges, du santal, de la raclure d'ivoire, du suc de réglisse et les 4 semences froides. On le prescrivait dans les fièvres rebelles, aigües et ardentes, les maux de tête, les vertiges, les affections hépatiques, les maladies dues à la bile jaune ou à la bile noire, notamment les affections respiratoires, rénales et vésicales, *car en lubrifiant les conduits et vuidant avec beaucoup de douceur les matières qui y sont retenues, il tempère la* *chaleur des parties où elles croupissent*, selon Moyse Charas (1618-1698). Bauderon, *Ibid.*, 392 ; Charas, *Pharmacopée royale galénique et chymique*, Lyon, 1753, **1**, 261 ; Lémery, *Pharmacopée univ.*, **2**, 778.

Diarrhodon : voir perle.

Diasarum. Electuaire émétique composé par Jean François Fernel (1496-1558). Voir cabaret.

Diascordium. Le diascordium était un électuaire qui associait le plus souvent : scordium, roses rouges, bol d'Arménie, storax, cannelle, casse, dictame de Crète, racines de tormentille, de bistorte et de gentiane, galbanum, succin, terre de Lemnos, opium, piment, gingembre, semence d'oseille, le tout malaxé avec du miel rosat et du vin de Malvoisie. La composition de celui de Fracastor (1478-1553), qui le prescrivait dans la peste ou le charbon, était différente : *Cannelle, cinnamone, aa 5 onces ; scordium, 1 once ; dictame de Crète, tormentille, bistorte, aa 5 onces ; galbanum, gomme, aa 5 onces ; opium, 1 drachme ½ ; styrax, 4 drachmes ½ ; oseille, 1 drachme ½ ; gentiane, 5 onces ; bol arménien, 1 once ½ ; terre sigillée, 5 onces ; poivre long, gingembre, aa 2 drachmes ; miel blanc écumé, 2 livres ½ ; vin aromatique, 5 livres ; sucre rosat, 1 livre*[28]. Le scordium était son principe actif le plus actif et justifiait son nom : il s'agissait de la Germandrée aquatique ou Germandrée scordium, le *Teucrium scordium* L., également appelé chamarras, thériaque d'Angleterre. Les Anciens croyaient le scordium capable de s'opposer à la putréfaction, aussi le préconisaient-ils contre la peste, le typhus, et les maladies contagieuses. Ils le conseillaient également contre le catarrhe, le scorbut, l'hydropisie, les empoisonnements et les dermatoses. En topique, il était indiqué dans le traitement des ulcères sordides et des gangrènes. Fracastor, *Les trois livres*, 287, 297, 298, 301, 368 notes ; James, *Ibid.*, **3**, 1061 ; Mérat, de Lens, *Ibid.*, **3**, 247-248. Voir germandrée aquatique.

Diasenné. Le diasenné était un électuaire qui associait, outre le séné, de la mercuriale, de la scolopendre, de la cannelle, du poivre, du spicanard, du basilic, de la cardamome, du safran, du gingembre, du zédoaire, des fleurs de romarin, du fenouil, de la réglisse, de l'anis, du jujube, du polypode de chêne, de l'orge mondé, des raisins secs et du miel despumé. C'était un puissant purgatif dont Brice Bauderon (1539-1623) disait : *Il allège les mélancholiques maniaques, quartenaires, ratteleux, éléphantiques : bref,*

[28] Le kilo répondait à deux livres ; le demi-kilo, à une livre ; le gramme à dix-huit grains ; deux grammes à une demi-drachme ; quatre grammes à une drachme ou gros ; trente-deux grammes à une once ; un décigramme, à deux grains ; un demi-décigramme, à un grain.

toutes les affections procédentes de la bile noire et brulée. Bauderon, *Ibid.*, 409 ; Dorvault, Würtz, *Ibid.*, 447.

Diaspermon ou diaspermaton. Cette préparation, appelée aussi électuaire des semences, fut vraisemblablement inventée par Jean François Fernel (1497-1558), qui la destinait au traitement des maladies urinaires, et notamment de la lithiase. Elle contenait les quatre grandes semences froides (courge, citrouille, melon, concombre) et les quatre petites (laitue, endive, chicorée, pourpier). On y ajoutait les graines d'asperge, de pimprenelle, de basilic, de grémil, de baies d'alkékenge et de persil, du jus de réglisse, du macis et du sucre blanc. Selon John Quincy (?-1722), le diaspermaton était inusité dès la première moitié du XVIIIème siècle. Fernel, *Ibid.*, 448 ; Quincy, *Ibid.*, 143.

Diatrium. La base de cet électuaire était le poivre long ou piment, le poivre noir et le poivre blanc, dont Brice Bauderon (1539-1623) faisait deux espèces distinctes. On y ajoutait du gingembre, de l'anis et du thym et l'on obtenait la poudre des trois poivres, *pulvis diatrium pipereon qui incise la pituite crasse et dissipe les vents, aide à la coction de l'estomac et aux rots acides*. Bauderon, *Ibid.*, 171-172.

Dictame. Le dictame de Crète, *Origanum Dictamnus* L. croissait sur le mont Dicte et les dieux eux-mêmes l'employaient comme cicatrisant des plaies. Fracastor (1478-1553) le préconisait dans la fièvre lenticulaire (typhus), les infections débutantes, les fièvres pestilentielles, la tuberculose, la syphilis, la lèpre. *Le bon & vrai Dictam croist seulement en Candie & non par tout...* telle était l'opinion de Matthiole (1500-1577) qui, conformément à la tradition, lui attribuait d'innombrables indications thérapeutiques : il facilitait l'accouchement et accélérait l'expulsion d'un fœtus mort né, possédait des vertus d'antidote contre les venins et des propriétés vermifuges. On le prescrivait dans les lithiases rénales et les coliques abdominales, l'épilepsie et *autres maladies froides du cerveau*. On utilisait sa racine dans les maladies infectieuses : *Ell' est singuliere contre la contagion de la peste, prinse en quelque sorte que ce soit. Aucuns en ont usé pour guerir la verolle, non sans grand proufit des malades, leur baillant tousjours une drachme* (3,6 g) *à boire avec de la decoction de Gaiac*. Fuchs (1501-1566) était catégorique sur le *tempérament* de cette plante : *Toutes les especes d'Origan... eschauffent & dessèchent au tiers degré*. Le vrai dictame était chaud et sec, de parties plus subtiles que le pouliot, affirmait Dodoens (1517-1587) : *Il faict venir les fleurs aux femmes, & pousse hors l'arrierefais* (placenta et membranes) *& l'enfant mort, beu ou mengé, ou appliqué par bas en forme de pessus. Contre tout venin & morsures de bestes venimeuses & serpens. Pareille vertu a la racine, qui est fort chaude & acre à la langue. Le jus de dictame est fort utilement bu contre tout venin*

& morsure de bestes venimeuses & de serpens. Le Dictame a si grande vertu contre tout venin, que par sa seule odeur il dechasse toutes bestes venimeuses & malignes, et de fait les tue, & rend sans aucune vertu si on les touche seulement d'iceluy. Le Dictame allege douleur de ratelle (rate), *la desenflant & diminuant, quand elle est par trop grande & enflée, pris par dedans ou appliqué par dehors.* De Meuve (circa 1677) le disait chaud, sec, détersif (qui nettoyait plaies et ulcères), apéritif (qui ouvrait les pores et les canaux de l'organisme), alexipharmaque (contrepoison) et cardiaque (tonique et stimulant spécifique du cœur). Gaspard Bauhin (1560-1624) accréditait la légende selon laquelle les chevaux sauvages de l'île de Candie en mangeaient pour faire sortir de leur corps les flèches ou les javelots qui les avaient blessés. D'où la réputation de cette plante de permettre le rejet des corps étrangers logés dans l'organisme. Pour Louis Vitet (1738-1809), le Dictame de Crète ou *Origanum Dictamnus*, était un fortifiant aromatique actif sur les maladies de faiblesse par excès de pituite sans qu'il soit possible de distinguer son action dans ce domaine de celle de l'*Origanum creticum*, ces deux plantes échauffant (excitant de l'action organique, accélérateur de la circulation et amplificateut de la chaleur animale), altérant (modificateur du comportement de l'organisme), constipant et ranimant de façon identique. Le dictame avait également, comme la plupart des labiées, des vertus stimulantes et revitalisantes sur la circulation, la digestion, le système nerveux, les règles, l'accouchement. On le préconisait dans les fièvres tierces et les anémies. A.-J.-L. Jourdan (1788-1848), en 1828, en parlait comme d'un *excitant, réputé jadis emménagogue* (qui déclenchait les règles). Il entrait dans la composition de la thériaque, de l'Hyacinthe, du *Diascordium* et de l'alcoolat de Fioravanti : c'était à ce titre qu'il figurait encore dans les pages du *Codex* de 1908, entre la rubrique consacrée à la diastase de l'orge germé et celle concernant le diéthylsulfone-diméthylméthane. Le Dorvault de 1898 avait consacré sa disgrâce définitive par ces simples mots : *Excitant, emménagogue. Inusité. Il entre dans la thériaque*. Fracastor, *Les trois livres*, 238, 280, 282, 297, 298, 301, 303, 328, 343, 351, 360 ; Matthiole, *Ibid.*, 424-425 ; Fuchs, *Ibid.*, 386 ; Dodoens, *Ibid.*, 188 ; Bauhin, *Ibid.*, 385 ; De Meuve, *Dictionnaire...*, 1689, 239 ; Vitet, *Ibid.*, 486 ; Mérat, de Lens, *Ibid.*, **5**, 98 ; *Codex medicamentarius gallicus, Ibid.*, 194-195 ; Dorvault, 1898, 412.

Dictame blanc. Pour Matthiole (1500-1577), le vulgaire dictame surnommé blanc n'a aucune similitude avec le dictame de Candie. *Il echauffe & desseche. La racine de laquelle on use, est attenuante, aperitive, provocative, abstersive*. Elle avait des vertus alexitères et emménagogues. On la recommandait contre les douleurs abdominales, les maladies froides de la matrice, les lithiases rénales, les vers parasites. *Aucuns en ont usé pour guérir la vérole, non sans grand proufit des malades, leur baillant tousjours une drachme à boire avec de la décoction de Gaiac*. Le dictame blanc,

Dictamnus alba L., était appelé fraxinelle en raison de la ressemblance entre son feuillage et celui du frêne. Sa racine, utérine, céphalique, alexipharmaque (anti-poison), apéritive et dessicative, était employée comme sudorifique, vermifuge, anti-venin. On pensait qu'elle faisait venir les règles, accélérait l'accouchement, facilitait l'expulsion du placenta. Enfin, on la recommandait dans la peste, l'épilepsie, la rétention d'urine et la cystite. En application externe, elle était censée faire sortir les flèches du corps. Le botaniste anglais Jean Ray (1627-1705) dans son *Histoire des plantes,* parue en 1686, signalait à son propos : *Les femmes se servent à Rome de son eau distillée comme d'un cosmétique et comme d'un collyre dans les inflammations des yeux...* Vitet (1738-1809), à propos de la Fraxinella, *Dictamnus albus,* affirmait que la racine ranimait les forces vitales et musculaires et remédiait parfois au dégout du à des matières pituiteuses. Il la préconisait dans l'épilepsie due aux vers enclos dans l'estomac et dans les intestins, dans l'épilepsie par humeurs séreuses. Il la considérait comme un bon vermifuge du tube digestif haut. *Actuellement* (en 1868), disait Adolphe Gubler (1821-1879), *ce médicament serait tout à fait abandonné, s'il ne faisait partie de la composition du baume de Fioravanti.* Matthiole, *Ibid.*, 424 ; Renou, *Ibid.*, 357-358 ; Dom Alexandre, *Ibid.*, 225 ; Vitet, *Ibid.*, 460 ; James, *Ibid.*, **3**, 1657 ; Mérat, de Lens, *Ibid.*, **2**, 628-629 ; Gubler, *Ibid.*, 124 ; Dorvault, Würtz, *Ibid.*, 412.

Digitale. La digitale pourprée, *Digitalis purpurea* L, n'était vraisemblablement pas connue des Anciens. Ce fut Leonhardt Fuchs (1501-1566) qui, en 1542, la décrivit et lui donna son nom : avant lui, tout était confusion et les herboristes confondaient souvent ses feuillages avec ceux du bouillon blanc ou de la grande consoude. Voici la phrase de Fuchs : *Or l'avons-nous appelee Digitale par allusion du doigtier ou doyau à couldre, à qui les fleurs de ladite herbe resemblent fort bien.* Très amère, chaude et sèche, elle incisait, nettoyait, purgeait, désobstruait, conformément à la règle édictée par Galien (129-201) qui disait que les simples de goût et de saveur amères purgaient, nettoyaient et subtilisaient les humeurs, comme le faisait la gentiane. Dodoens (1517-1587) lui attribuait le pouvoir, cuite dans de l'eau ou du vin puis ingérée, de rendre fluides les humeurs grossières et visqueuses et de lever les obstructions du foie et de la rate. Bouillie dans de l'eau miellée et bue, elle nettoyait le thorax et faisait mûrir et sortir les phlegmes visqueuses qui l'encombraient. Jusqu'à la publication par William Whithring (1741-1799), en 1785, de ses travaux sur l'action de la feuille de digitale en poudre, en pilule et en infusion, dans l'ascite, l'anasarque et l'hydrothorax : *An account of the foxgloves and some of his medicinal uses with practical remarks on dropsy and other diseases* (Exposé sur la digitale et certains de ses usages médicaux avec des remarques pratiques sur l'hydropisie et d'autres maladies), son emploi médical se limitait à une action laxative et détersive. Robert James (1705-1776), en 1743, signalait ses effets purgatifs et vulnéraires, et rappelait son emploi, par voie interne, dans l'épilepsie et son utilisation, en onguent, dans les ulcères scrofuleux. William Cullen (1712-1790) confirmait son activité diurétique et remarquait qu'elle ralentissait le rythme cardiaque. Au début du XIXème siècle, ses indications s'étaient considérablement élargies : hydropisie, maladies organiques du cœur, asthme, tuberculose, fièvres, névroses, hémorragies et, en topiques, dans *les engorgements squirrheux des glandes* et dans la gale. En 1845, la découverte par Augustin E. Homolle (1801-1883) de son principe actif puis l'isolement de la digitaline cristallisée, en 1871, par Charles A. Nativelle (1812-1889), facilitant son expérimentation physiologique, permettaient de privilégier ses indications cardio-toniques et diurétiques. Jean Ernest O. Schmiedeberg (1838-1921) isolera, en 1875, la digitoxine, glucoside identique à celui isolé par Nativelle, quatre ans auparavant. L. Fuchs, *New Kreuterbuch,* Bâle, 1543, cap. 345, pl. CCCCCXIII ; Fuchs, *Ibid.*, LXXXVIII, 168 ; Dodoens, *Ibid.*, 130 ; James, *Ibid.* 3, 1117-1118 ; Mérat, de Lens, *Ibid.*, **2**, 639-649 ; Dujardin-Beaumetz, *Ibid.*, **1**, 76.

Doronicum. *Doronicum pardalianche* (L.) Jacq.. La racine du doronic, appelé aussi Herbe aux panthères, pardalianche car elle était censée tuer les léopards, était recommandée par Conrad Gesner (1516-1565) contre les vertiges, ce qui entretenait la croyance selon laquelle les funambules en faisaient un usage régulier. Fracastor (1478-1553) la conseillait pour combattre les infections débutantes, en raison de ses vertus chaudes et sèches qu'elle partageait avec le romarin, la noix de muscade ou le galanga, entre autres. Mathieu de Lobel (1538-1616) croyait à ses qualités alexipharmaques (anti-poison). Pierre André Matthiole (1501-1577) le confondait avec l'aconit ; après l'avoir administré à son chien, qui en mourut sept heures plus tard, il s'exclamait : *Cependant, que les Médecins aians soin de la vie des hommes, cessent d'user de ce dangereux et mortel doronic. Que les Apoticaires le chassent hors de leur boutique. Que les bons Princes, voulant sagement gouverner leurs Seigneuries et Républiques, facent défenses par lesquelles il soit prohibé de vendre ce dangereux poison.* Léonard Fuchs (1501-1566) partageait cette opinion et parlait pour la désigner d'*Estrangle liepard* et la rangeait parmi les mortels venins et poisons. Bauhin (1560-1624) adoptait ce point de vue, décrivait l'*Aconitum Pardalianches* comme une plante aux fleurs semblables à celles du concombre, mais de tempérament chaud et sec au quatrième degré, *extremement venimeuse*. En revanche, Jean de Renou (1568-1620), à propos du Doronicum, écrivait : *Il dissipe puissamment les ventosités de la matrice, est fort utile en la palpitation du cœur et, surtout, il est souverain contre toutes sortes de maladies venimeuses et pestilentielles, comme aussi contre toute sorte de morsure de serpent.* Au siècle suivant, Johann Christian Schröder (1600-1664) qualifiait sa racine de *chaude, seche, carminative et alexipharmaque* (anti-poison). Il la prescrivait dans les palpitations cardiaques, les maladies malignes, les enflures de la matrice et les piqures venimeuses. Nicolas Lémery (1645-1715) partageait l'opinion de Jean de Renou et de J.Ch. Schröder : *Les racines de doronicum sont propres pour résister au venin, pour fortifier le cœur, contre les palpitations, contre les vertiges, pour chasser par transpiration les mauvaises humeurs.* Mais, William Lewis (1708-1781), en 1753, en déconseillait l'emploi, rappelant qu'on n'en faisait plus usage ni en France, ni en Angleterre. La racine de Doronic que Vitet (1738-1809) citait comme indiquée dans le vertige, les palpitations du cœur consécutives à un anévrysme, les maladies de faiblesse et le météorisme, n'avait à ses yeux qu'une valeur thérapeutique très relative, pas un seul de ces prétendus effets n'étant *appuyés sur aucune observation.* Le XIXème siècle oublia la racine du doronic, d'autant que les Anciens la confondaient sans doute avec l'aconit, et son usage tomba en totale désuétude. Fracastor, *Les trois livres*, 238 ; Matthiole, *Ibid.*, p. 584 ; Fuchs, *Ibid.*, 67 ; Bauhin, *Ibid.*, 308 ; Renou, *Ibid.*, 372 ; Schröder, *Ibid.*, **1**, 205 ; Lémery, *Dict. Univ.*, 279 ; Lewis W., *Ibid.*, **1**, 285 ; Mérat, de Lens, *Ibid.*, **2**, 670-671 ; Guibourt, *Ibid.*, **3**, 39.

Dulciradix. Voir : réglisse.

E

Eau d'ange. On appelait eau d'ange, l'eau distillée des fleurs et des feuilles du myrte, *Myrtus communis* L. : elle était renommée comme astringente. Mérat, de Lens, *Ibid.*, **4**, 555-556 ; Dorvault, Würtz, *Ibid.*, 635.

Eau d'arquebusade : voir achillée.

Eau céleste. L'eau céleste ou *aqua saphirina*, était obtenue par action de l'ammoniaque sur le sulfure de cuivre. On l'utilisait à l'intérieur contre la syphilis et, à l'extérieur, comme collyre. Renou, *Ibid.*, 539-540 ; James, *Ibid.*, **1**, 478-480 ; Mérat, de Lens, *Ibid.*, **2**, 508-513, **3**, 13.

Eaux clairettes. Jean de Renou (1568-1620) décrivait quatre eaux clairettes : la première, destinée à améliorer la digestion, contenait de la muscade, du myrte, de la myrrhe, de la cardamome, de l'andropogon schoenanthi et du gingembre ; la seconde, qui traitait les maladies du système nerveux, dont l'épilepsie, était composée de pivoine, de gui, de laurier, de lentisque, de bétoine, de sauge et de romarin ; la troisième, destinée à l'appareil respiratoire et particulièrement à l'asthme, associait du sirop ardent (mélange de sucre et d'eau-de-vie) à de l'eau de mélisse et de tussilage, à de l'aunée, à de l'iris de Florence, à de la muscade ; la quatrième, enfin, appelée eau clairette commune, *clareta vulgaris*, était un mélange d'eau-de-vie, d'eau de rose, de cannelle et de sucre, dont on disait qu'elle *réjouit merveilleusement le cœur et toutes les autres parties qui tiennent le haut bout dans notre corps, entretient la chaleur naturelle et dissipe toute matière venteuse*. Renou, *Ibid.*, 978-979.

Eau de cannelle. L'eau de cannelle, *aqua cinnamoni*, était composée de cannelle, d'eau de rose et de vin blanc. Elle dissipait les ventosités et facilitait l'accouchement. Renou, *Ibid.*, 977.

Eau de chaux : voir chaux.

Eau de Damas. Dans l'Eau de Damas, entraient de l'iris de Florence, du girofle, du cubèbe, de la camomille, des graines de paradis, du calamus aromaticus, de la cannelle, des feuilles de marjolaine, de thym et de laurier, des fleurs de romarin, et de lavande, des roses rouges, du musc et de la civette, le tout dilué dans du vin blanc. On la prescrivait pour fortifier cerveau, cœur et estomac. Elle chassait les vents et fluidifiait les humeurs visqueuses. Lémery, *Pharmacopée univ.*, **2**, 940.

Eau de magnanimité, ou alcoolat de fourmis composé. Il était composé de 720 g de fourmis rouges macérées pendant six jours dans 1080 ml d'alcool à 85°. On distillait et on faisait infuser dans ce produit : 30 g de cannelle, 15 g de cubèbe, 22 g de girofles, 38 g de zédoaire, 22 g de cardamome. On distillait à nouveau et on disposait d'un cordial stomachique et diurétique prescrit à la dose de 4 à 8 g dans un liquide approprié per os, ou en friction à l'extérieur dans les paralysies ou les faiblesses des articulations. Dorvault, 1850, 408-409. Voir : fourmis.

Eau de nafe. L'eau de nafe, ou plus exactement eau de naffe ou de naphe, était une eau de fleur d'oranger distillée. Elle était bonne contre les vapeurs et la malignité des humeurs. Lémery, *Cours de chymie...* Paris, 1713, 640.

Eau de neige. L'eau de neige était autrefois considérée comme le traitement spécifique des brûlures. Thomas Bartholin (1616-1680) prétendait que celle de mars était la meilleure. La neige avait d'autres utilisations thérapeutiques, notamment comme anesthésiant de contact sur la peau avant d'appliquer le cautère ou d'inciser la vessie pour en extraire un calcul. Elle calmait les maux de tête et les douleurs de la goutte. Enfin, elle possédait des qualités hémostatiques, appliquée sur les plaies hémorragiques. Dom Alexandre, *Ibid.*, 454-455 ; Mérat, de Lens, **4**, *Ibid.*, 588.

Eau d'or : voir muguet.

Eau-de-vie. L'eau-de-vie, esprit-de-vin, était chaude, dessicative et pénétrante. On la mêlait aux fomentations discussives (qui évacuaient les humeurs d'un engorgement) pour dissiper par sa chaleur les humeurs obstructives. Elle était utilisée pour ranimer les malades frappés d'apoplexie ou de léthargie. On l'appliquait sur les plaies, l'érésipèle, les ulcères, la gangrène. Dom Alexandre, *Ibid.,* 793 ; Quincy, *Ibid.,* 480.

Eau de vie allemande. Appelée aussi teinture de jalap composée ou teinture purgative ou élixir purgatif officinal de Lavolley, elle contenait du jalap, de la turbithe, de la scammonée, macérés dans de l'alcool à 56°. C'était un laxatif qui figurait encore dans le Codex de 1908 et qui survécut jusque dans les traités de thérapeutique du XXème siècle. Elle fut introduite dans la pharmacopée au XIXème siècle par Charles Louis Cadet de Gassicourt (1769-1821). Dorvault, *L'officine*, Paris, 1850, 584 ; Savy Paul, *Traité de thérapeutique clinique*, Paris, 1938, **1**, 426.

Eau de vitriol ou eau forte, HNO3. L'eau forte, *aqua fortis*, correspondait à l'acide nitrique découvert, dit-on, par l'alchimiste Raymond Lulle (1235-1315). Elle était utilisée, diluée, comme caustique pour cautériser les plaies surinfectées ou certains cancers ulcérés. On l'appliquait également sur les dents cariées, ce que conseillait Lazare Rivière (1589-1655), qui recommandait aussi dans cette indication, l'huile de vitriol (acide sulfurique) et le cautère actuel (fer rouge). Voir : huile de vitriol. Renou, *Ibid.*, 981 ; Lazare Rivière, *La pratique de médecine,* Paris, 1723, **1**, 471 ; Mérat, de Lens, *Ibid.*, **1**, 516.

Eaux distillées. Lémery (1645-1715) divisait les eaux distillées en deux catégories : les eaux distillées simples qu'on tirait des plantes sans addition, telles les eaux de plantain, de rose ou d'oseille ; les eaux composées étaient celles dans lesquelles entraient plusieurs ingrédients comme l'eau thériacale ou l'eau impériale. Lémery, *Pharmacopée universelle..., 1697*, 720.

Eau ferrée. L'eau ferrée était obtenue en versant sur des clous de l'eau bouillante qu'on décantait au bout de douze heures ou bien, en laissant des clous au fond d'une carafe, dont on renouvelait l'eau à mesure des besoins, ou bien encore, en éteignant dans l'eau un fer rouge, comme le faisaient les forgerons. Cette eau rouillée, riche en hydroxyde de fer, était largement utilisée contre la chlorose, la dyspepsie, l'hydropisie et la leucorrhée. Mérat, de Lens, *Ibid.*, **3**, 231.

Eau impériale. L'eau impériale était composée d'écorce de citron, de muscade, de clous de girofle, de cannelle, de racines de souchet, d'iris de Florence, de jonc odorant, de zédoaire, de galanga, de gingembre, de sommités de lavande et de romarin, de feuilles de laurier, de marjolaine, de baume, de menthe, de sauge, de thym, dans quatre pintes d'eau de rose de Provins et d'eau-de-vie de France. On la considérait comme un cordial. Joseph Duchesne (1544-1609) écrivait dans sa *Pharmacopée : Cette eau affermit le cerveau, le cœur et l'estomac imbécilles* (faibles), *si on en prend quelques gouttes seules ou avec un bouillon. Elle est aussi particulièrement spécifique pour aider la conception aux stériles, y ayant premièrement adjousté une assez grande quantité de testicules de liepure* (lièvre), *desquels l'eau précédente pourra par voye de digestion attirer le sel et se rendre plus excellente*. Bauderon, *Ibid.*, p. 809 ; Joseph Duchesne, *Ibid.*, 55 ; James, *Ibid.*, **2**, 358-359.

Eau phagédénique ou eau divine de Fernel. C'était un mélange d'eau de chaux et de sublimé corrosif (deutochlorure de mercure), caustique détergent souvent trop agressif ; mêlée à de la graisse de porc, elle était recommandée dans la gale et les dartres vénériennes. Elle figurait encore dans la dernière édition du XIXème siècle du Dorvault, comme traitement local des ulcères vénériens et des parasites. Dorvault, Würtz, *Ibid.*, 426.

Eau thériacale. L'eau thériacale provenait de la distillation de l'eau-de-vie additionnée de suc de noix vertes, de rue, de chardon et de baume, de contrayerva, de valériane, d'angélique, d'impératoire, de scordium, de thériaque de Venise, de jus de citron. C'était un alexipharmaque (anti-poison) et un sudorifique. James, *Ibid.*, **2**, 362-363.

Eau vulnéraire ou **eau d'arquebusade :** voir achillée.

Ecrevisse : voir cancre de rivière.

Eclegme ou looch : sirop épais que suçait le malade au bout d'un bâton de réglisse.

Elan. Dans l'Antiquité, on le trouvait en Gaule. Julius Caesar (-101/-44) en parlait dans la *Guerre de Gaules*, répandant la légende selon laquelle cet animal n'avait pas d'articulations, fable colportée également par Pline l'Ancien (23-79). Les Nibelungen le citaient sous le nom d'Elk (der Elch en allemand contemporain). Au XVIème siècle, ce cervidé était très commun en Poméranie et en Pologne. Les diverses parties de l'élan étaient renommées comme médicaments. Sa graisse était cicatrisante. Sa moelle guérissait les rhumatismes. L'eau distillée de son cerveau, la poudre de ses bois et la raclure de ses ongles, seules ou mêlées à de la marjolaine, à de la centaurée ou à de la tormentille, traitaient l'hystérie, le vertige, l'épilepsie, les crachements de sang et les fièvres intermittentes. Pomet (1618-1699) nous rapportait une étrange tradition : selon lui l'élan était sujet à des crises d'épilepsies et, pour les prévenir, mettait son pied gauche dans son oreille gauche. De là à imaginer que ce sabot gauche était le spécifique de la crise comitiale, il n'y avait qu'un pas ou plutôt qu'une foulée ! Les médecins l'accomplirent. Pomet validait ce conte de bonnes femmes et prodiguait même des conseils pour identifier le bon pied avant tout achat chez un apothicaire ! La gelée dite *Gabreda*, préparée avec le bois d'élan, une essence alexipharmaque (contrepoison) et un sel volatil de corne d'élan, avait la réputation de guérir les fièvres exanthématiques (variole, rougeole, scarlatine). Enfin, on fabriquait avec le bois d'élan des bagues et des amulettes anti-épileptiques. Pomet, *Ibid.*, **2**, 23 ; Dechambre, *Ibid.*, S 1, **33**, 60-62.

Elatérium. On donnait autrefois ce nom au concombre sauvage ou momordique ou concombre d'âne ou giclet, *Ecballium elaterium* A. Rich., et au liquide obtenu par expression du fruit. Fracastor (1478-1553) recourait pour traiter les gommes syphilitiques à des emplâtres de racines de concombre sauvage, d'iris auxquelles il ajoutait de l'ammoniaque, du galbanum, du styrax, du mercure le tout mélangé dans du beurre et de la graisse d'ours. Brice Bauderon (1517-1564), citant Matthiole (1500-1577) redoutait sa violence, génératrice de diarrhées, de vomissements, de suffocation, de dyspnée et de défaillance cardiaque. Joseph Duchesne (1544-1609) le recommandait, car il *évacuë à puissance les excrémens séreux et par ce moyen est fort utile aux hydropiques, comme aussi à la jaunisse et aux obstructions, tant du foie que de la rate*. Jean de Renou (1568-1620) le classait dans les amers chauds du second degré, doué de vertus purgatives, emménagogues (qui déclenchaient les règles) et abortifs. Schröder (1600-1664) définissait l'élaterium comme *un suc amer & épaissi, tiré par expression du concombre sauvage, de tous les sucs, c'est celui qui se conserve le mieux, & on croit qu'il a encore son efficacité au bout de cent ans... C'est un purgatif hydragogue très-violent, il fait venir le flux menstrual & mourir le fétus. On en use rarement pour cette raison ; mais particulierement à cause de sa malignité*. Nicolas Lémery (1645-1715) le prescrivait dans l'hydropisie, la léthargie et l'apoplexie. Louis Vitet (1738-1809) était très réticent vis-à-vis de l'élaterium proprement dit, et du suc exprimé du fruit. Il lui préférait l'extrait du fruit, obtenu par évaporation au bain-marie de la pulpe séparée des semences. Il l'administrait, avec prudence, dans l'ascite, la leucophlegmasie (oedèmes diffus), l'asthme pituiteux, les écrouelles et les fièvres intermittentes. Pour Adolphe Gubler (1821-1879), il était peu employé du fait de sa grande violence et de sa variabilité d'action thérapeutique selon sa provenance. Il était toutefois encore prescrit comme laxatif, notamment dans l'hydropisie, et, associé à l'opium, dans la goutte, au cours des dernières années du XIXème siècle. Fracastor, *Ibid.*, 353 ; Bauderon, *Ibid.*, 429 ; Duchesne, *Traicté familier de l'exacte préparation spagyrique,* 87 ; Renou, *Ibid.*, 486 ; Schröder, *Ibid.*, 786 ; Lémery, *Dictionnaire univ.*, 257 ; Vitet, *Ibid.*, 48-49 ; Gubler, *Ibid.*, 85 ; Dorvault, Würtz, *Ibid.*, 391.

Electuaires : Pourquoi électuaire ? Parce que constitués de substances de choix (*electuare*, choisir en latin). Ces préparations pharmaceutiques de consistance variable, soit solides, soit liquides, étaient constituées de poudres mélangées à du miel ou à du sucre. Comme nous l'avons vu, ils prenaient souvent le nom de leur principal constituant avec le préfixe *dia* (par exemple, le *dia*musch désignait un électuaire à base de musc) ou celui de leur principal effet (ainsi, l'électuaire analeptique restituait leurs forces aux malades abattus par la maladie) ou bien le patronyme de leur inventeur (l'électuaire d'Hamech ou de Sydenham). Le nom générique de confection correspondait à un électuaire achevé, celui d'opiat, à un électuaire contenant théoriquement de l'opium, car on le donnait parfois à des préparations dont il était absent, comme l'opiat de Salomon, avatar de la thériaque. On les conservait dans des pots de faïence ou de porcelaine, à l'abri de la chaleur et de l'humidité. L'objectif thérapeutique de ces préparations était d'assembler le maximum de qualités médicatrices afin de traiter toutes les maladies et de guérir toutes les lésions. Bauderon, *Ibid.*, 195 ; Renou, *Ibid.*, 111 ; Mérat, de Lens, *Ibid.*, **3**, 65-66 ; Dorvault, Würtz, *Ibid.*, 444.

Electuaire d'Hamech. On se perd en conjectures sur l'auteur de cet électuaire, Hamech étant assimilé à Mahomet, ou à Rhazès. En revanche, sa composition ne laissait aucun doute sur son activité purgative : coloquinte, agaric, rhubarbe, séné, scammonée, myrobolans, associés au gingembre, à la cannelle, à l'absinthe, au thym, à l'anis, au fenouil, à la violette, à la rose, au spicanard, à la fumeterre. Fracastor (1478-1553) l'utilisait dans le traitement de la syphilis. Brice Bauderon (1539-1623) et Jean de Renou 1568-1620) s'accordaient pour reconnaître son activité sur la bile jaune, l'atrabile et la pituite et pour le recommander dans le traitement des cancers exulcérés, de la gale, de la manie et de la mélancolie. En 1697, Nicolas Lémery (1645-1715) en donnera une formule allégée, la confection d'Hamech réformée, avant qu'elle ne tombe dans l'oubli. Fracastor, *Les trois livres*, 329 ; Bauderon, *Ibid.*, 412 ; Renou, *Ibid.*, 724-725 ; Lémery, *Pharmacopée univ.*, **2**, 773. Voir Diacolocynthidos.

Electuaire *indique* de Mésué. On l'appelait *indique* car il aurait été inventé et prescrit pour la première fois par des médecins des Indes Orientales. Il recélait, entre autres substances drastiques (purgatifs énergiques) : turbith, diagrède, cannelle, girofle, spicanard, casse, macis, santal, aloès, noix muscade, galanga, cabaret, mastic… Il purgeait sans distinction, mais avec efficience, la bile, l'atrabile, la phlegme et le sang. Fracastor (1478-1553) le prescrivait pour traiter la vérole. Joseph Duchesne (1544-1609) disait à son propos qu'il *purge l'estomac, le foye & les autres membres qui servent à la nutrition d'excremens cruds, pituiteux, pourris : pourtant soulage-t-il ceux qui sont atteints du mal de Naples, comme aussi il est convenable aux cachexie, inflammations du ventricule, & coliques passions : Car tout ainsi qu'il purge les excremens pituiteux & cruds, aussi fait-il résoudre les vents & les dissipe par le mesme moyen.* Fracastor, *Les trois livres*, 329 ; Duchesne Joseph, *Ibid.*, 306.

Electuaire de Justin. Il aurait été inventé par l'empereur Justinien. Il était destiné à stimuler la diurèse et à éliminer les lithiases urinaires. Bauderon (1539-1623) décrivait ainsi les *facultez* de la poudre soigneusement tamisée et conservée dans un pot de verre : *Elle est propre aux douleurs des reins, brise les pierres, chasse le gravier, dissout la strangurie, principalement causée d'humeurs crasses & mucilagineuses.* Elle comprenait une trentaine d'ingrédients dont le grémil, la casse, la cannelle, la cinnamome, le spicanard, l'aristoloche, l'aunée, le poivre blanc, la saxifrage, l'asperge, l'aneth, le fenouil, l'anis, le genièvre, le persil, etc. Bauderon, *Ibid.*, 235. Voir grémil.

Electuaire de Nicolas d'Alexandrie. Voici quelles étaient les *facultez* de la poudre de l'électuaire lithontriptique d'Alexandrie rapportées par Brice Bauderon (1540-1623) : *Elle appaise les douleurs des lombes, chasse le sablon des reins & de la vessie, soulage la douleur néphrétique & la difficulté d'urine, amenuise la pierre, prise avec le suc de Parietaire, ou la decoction de refort.* Plus de quarante ingrédients étaient nécessaires à sa confection, parmi lesquels on relèvera le nard, le gingembre, du bois balsamique, du calamus aromaticus, de la cinnamome, de l'impératoire, du meum, du garyophilus, de la rhubarbe, de la réglisse, du cyprès, de la gomme tragacanthe, des graines de maceron, de l'anis, de l'asperge, du safran, de la schoenanthe, de la casse, du bdellium, du mastic, de l'amome, du millefeuille, du persil, de l'aneth, de l'euphorbe, du musc, du grémil et du sucre… Bauderon, *Ibid.*, 237-238. Voir grémil.

Electuaire de Sydenham. En voici la composition, donnée par son inventeur, Thomas Sydenham (1624-1689), et tel qu'il devait l'utiliser pour traiter la goutte dont il était lui-même atteint : *Prenez des racines d'angélique, de roseau aromatique, d'impératoire, d'aunée ; des feuilles d'absinthe commune, de petite centaurée, de marrube blanc, de germandrée, d'ivette, de scordium, de calament commun, de matricaire, de saxifrage des prés, de millepertuis, de verge d'or, de serpolet, de menthe, de sauge, de rue, de chardon-bénit, de pouliot, d'aurone ; des fleurs de camomille, de tanaisie, de muguet, de safran ; des graines de thaspi, de cochlearia des jardins, de carvi et des baies de genièvre, de chacunes quantité suffisante. On aura soin de cueillir les feuilles, les fleurs et les racines dans le temps qu'elles ont le plus de vertus ; on les fera sécher et on les gardera dans des sacs de papier, jusqu'à ce qu'on les réduise en poudre très fine. On prendra six onces de chacun des ingrédients et on mêlera tout dans suffisante quantité d'excellent miel et de vin de Canarie, pour faire un électuaire de consistance requise. Le malade en avalera deux dragmes matin et soir,* c'est-à-dire 7,20 g par jour. Thomas Sydenham, *Opera universa*, Londres, 1705, 419-420.

Ellébore blanc. L'ellébore, ou hellébore blanc, varaire, vératre blanc, *Veratrum album* L., était toxique et très irritant. Les onguents à base d'ellébore étaient recommandés contre la gale, les poux et différentes affections cutanées. Le principe actif de cette plante, la vératrine, fut extrait de sa racine, et de celle du colchique, par Joseph Pelletier (1788-1842) et Joseph Bienaimé Caventou (1795-1877) en 1819 : elle déterminait une forte irritation de la peau et entrait dans la composition de pommades et de liniments contre les névralgies. La vératrine se prescrivait *per os*, à la dose de 10 à 15 mg par jour, dans les douleurs menstruelles, les rhumatismes, la pneumonie et la goutte. Dès la fin du XIXème siècle, son usage était délaissé. Hermann Nothnagel (1841-1909) écrivait, en 1880 : *Nous admettons aujourd'hui qu'il n'est aucun état morbide dans lequel ce médicament puisse rendre des services positifs, ou, du moins, plus certains que ceux pouvant être rendus par d'autres substances.* Mérat, de Lens, *Ibid.*, **3**, 467-469, **6**, 857-860 ; H. Nothnagel, M.J. Rossbach, *Ibid.*, 679 ; Dorvault, Würtz, *Ibid.*, 980.

Ellébore noir. L'ellébore noir, *Helleborus niger L.* ou rose de Noël, était prescrit dans les affections mentales et l'épilepsie depuis la plus haute Antiquité. Pline et Columelle l'appelaient Consiligo. Pour traiter les maladies contagieuses, Fracastor (1478-1553) recourait fréquemment à l'ellébore, chaud et sec, qui abstergeait notamment les charbons récemment incisés ; dans la rage, il l'utilisait pour évacuer l'humeur bilieuse et prévenir la contagion ; dans la syphilis, pour éliminer la matière digérée auparavant par l'emploi de la thériaque, quitte à le prescrire à nouveau, plus tardivement, à seule fin de confirmer la concoction de la matière et purger une fois de plus ; dans la lèpre enfin, l'ellébore faisait partie des abstergents, desséchants et liquéfiants qui s'opposaient à la contagion surtout mélangés à un excipient gras qui les rendait plus pénétrants et favorisait l'élimination des germes contenus dans la matière *visqueuse* et *sale*. Matthiole (1500-1577) nous apprenait qu'on surnommait l'hellébore noir Melampodium du nom d'un médecin, Melampe, qui purgea et guérit, grâce à cette plante, les Proetides, trois jeunes femmes qui avaient été frappées par Junon d'une folie qui les faisait se prendre pour des vaches. On prescrivait l'hellébore noir dans l'épilepsie, la mélancolie, la folie, la paralysie, la presbyacousie et la goutte. Leonhart Fuchs (1501-1566), rappelait qu'il était surnommé Herbe de Christ, car il fleurissait le jour de la Nativité. Il était chaud et sec au troisième degré. Il purgeait, évacuait la pituite et la bile, ce qui expliquait son efficacité chez les épileptiques, les mélancoliques, les fous furieux, les enragés, les paralysés, mais également chez les goutteux. Il était abortif, cataménial (qui déclenchait les règles) et ses vertus détersives (qui nettoyaient plaies et ulcères) l'indiquaient dans le traitement de certaines dermatoses comme la lèpre, les *impetigines, rongnes, galles blanches & autres vices du cuir.* Dodoens (1517-1585) affirmait qu'en temps de peste, *si on boute* (met) *cette racine au corps d'une personne, elle attire là tout le venin & feu du corps, Pourtant incontinent que quelque soudaine maladie frappe au bestail, les paisans la boutent incontinent en quelque lieu ou elle peut le moins nuire, & soudain tout le mal se vient là rendre, & par ainsi le bestail est conservé.* Brice Bauderon (1539-1623) donnait un tableau impressionnant de ses effets secondaires : *L'ellébore noir cause de terribles accidents, comme flux de ventre intolérable, étouffement, spasmes, défaillance et pétillement* (battement) *de cœur, item qu'il rend la langue* *seiche, tient les dents serrés et met le corps en feu...* Jean de Renou (1568-1620) le prescrivait néanmoins, car selon lui : *Il purge l'humeur melancholique et est grandement profitable aux fols, maniacles* (maniaques), *hypochondriaques, à ceux qui ont la rate enflée et opilée* (obstruée), *aux épileptiques, ladres, quartanaires* (atteints de fièvre quarte) *et, pour couper court, il est fort propre pour la guérison de toutes les maladies que la bile noire et melancholique procrée...* William Lewis (1708-1781) prétendait que l'ellébore des Anciens, plus toxique que celui qu'on employait à son époque, correspondait en fait à *l'Helleborus niger orientalis* décrit par Joseph de Tournefort (1656-1708). On attribuait également à l'ellébore noir une activité sur l'éléphantiasis (lèpre), les fièvres intermittentes rebelles et la goutte. Nicolas Alexandre (1654-1728), élargissait ses indications, à l'herpès, à la gale, au cancer, aux vertiges, à l'apoplexie. Il conseillait d'en atténuer la violence en l'associant au mastic, à la cannelle, au fenouil et à l'anis. Il ne fallait pas le confondre avec l'ellébore blanc, *Veratrum album* L., sans parenté avec les elléboracées et qu'on prescrivait comme sternutatoire. En 1780, Vitet (1738-1809) consacrait une dizaine de lignes de sa *Matière médicale réformée* à l'*Helleborus niger* dont la racine purgeait violemment et suscitait chez les malades des nausées, des efforts de vomissement et de l'anxiété. Il ajoutait, avec son scepticisme habituel : *Il est vrai que les especes de maladies où elle convient, ne nous ont pas été transmises, & qu'il faut de nouvelles expériences.* Certes les Anciens prescrivaient cette racine dans toutes les maladies *dépendantes, suivant leur langage de la bile noire & des humeurs phlegmatiques ou pituiteuses,* comme la mélancolie, l'imbécillité, la manie, la démence, les obstructions viscérales, l'aménorrhée. En application locale, son infusion était détergente. On trouvait dans la *Phytographie médicale* de Joseph Roques (1772-1850), parue en 1821, ces quelques lignes intéressantes, car évoquant l'intêret actuel porté à la flore intestinale : *Cependant, s'il est démontré que le tube instestinal est le foyer d'un grand nombre de maladies opiniâtres, que l'abdomen exerce une influence active sur l'encéphale, on ne doit pas être surpris que l'hellébore ait quelquefois dissipé la manie en excitant fortement l'appareil gastrique, et en produisant ainsi une révulsion forte et soutenue. Les évacuans des organes abdominaux sont aujourd'hui trop négligés, et l'on a tort de ne voir dans les affections mentales, dans la manie, la mélancolie, l'hypocondrie, qu'une affection essentielle et primitive du cerveau... C'est encore par son action stimulante et purgative que l'hellébore a produit d'heureux effets dans les fièvres intermittentes rebelles, dans l'aménorrhée, les hydropisies, etc.* A la fin du XIXème siècle, il était rarement prescrit, tant dans ses indications psychiatriques que pour l'épilepsie, les vers intestinaux, l'arrêt des règles et les maladies de peau. Fracastor, *Les trois livres*, 297, 305, 306, 311, 329, 330, 346, 360, 361, 362, 369 notes ; Matthiole, *Ibid.*, 664 ; Fuchs, *Ibid.*, 194-195 ; Dodoens, *Ibid.*, 238 ; Bauderon, *Ibid.*, 430 ; Renou, *Ibid.*, 292 ; Alexandre, *Dictionnaire botanique et pharmaceutique*, 1759, 134 ; Vitet, *Ibid.*, 5 ; Lewis W., *Ibid.*, **1**, 309 ; Roques Joseph, *Phytographie médicale ornée de figures coloriées de grandeur naturelle où l'on expose l'histoire des poisons tirés du règne végétal et les moyens de remédier à leurs effets délétères...*, Paris, 1821, **2**, 119 ; Bossu, *Ibid.*, **2**, 212-213 ; Gubler, *Ibid.*, 109-110.

Emeraude, *smaragdus*. On lui attribuait des propriétés merveilleuses et *notamment la vertu de combattre la prétendue action vénéneuse de l'aimant* (Mérat, De Lens). Froide et sèche, elle renforçait la mémoire et permettait de résister aux tentations charnelles. Finement broyée, elle arrêtait les diarrhées et les hémorragies, atténuait l'âcreté des humeurs. Portée en amulette, on prétendait qu'elle combattait les effets des venins, guérissait l'épilepsie et hâtait l'accouchement. Fracastor (1478-1553) qui la considérait comme un produit froid et sec, identique au corail, aux argiles, aux oseilles et aux trèfles, l'administrait comme *médication contre la matière qui a déjà commencé à être infectée,* mais ne semblait pas convaincu par certains de ses collègues qui la considéraient comme l'ultime ressource dans le *traitement des fièvres vraiment pestilentes*. Pour Matthiole (1500-1577), *elle est propre pour l'épilepsie, pour la lèpre & pour la veuë.* Elle préservait de la peste. Rémy Belleau (1528-1577) lui consacra un long poème qui glorifiait ses vertus magiques et thérapeutiques :
On dit que celuy qui la porte,
A toujours une grace accorte,
Propre et facond en son parler :
Qu'il peut sans ronds et sans figures
Prédire les choses futures
Et celles qu'on veut plus celer.

En poudre ell'guarist les morsures
Des serpens, et toutes piqueures
D'aiguillon qui poind et qui cuit :
Propre pour donner allegeance
Au ventre qui veut delivrance
Pour le descharger de son fruit[29].
Fracastor, *Les trois livres*, 239, 240, 272, 276, 277, 297 ; Matthiole, *Ibid.* 555 ; Renou, *Ibid.*, 518 ; Lémery, *Dictionnaire univ.*, 709 ; Mérat, de Lens, *Ibid.*, **3**, p. 73.

Emménagogue : qui déclenchait les règles.

---

[29] *Poètes du XVIe siècle*, Pléiade, 1969, 615, 616.

Emplâtre diachalciteos : Utilisé par Fracastor (1478-1553) sur les bubons pesteux, cet emplâtre était constitué d'un excipient gras à base d'axonge et d'huile vieillies, additionné de chalcitis ou, à défaut, de vitriol romain, et de litharge d'or. On remuait ce mélange avec une *spatule de palmier recent,* voire de ligustre, de canne, de chêne, de mesplier ou de prunier sauvage. Bauderon insistait sur la nécessité que *durant la cuitte* (cuisson) *on coupe trois ou quatre fois le bout d'icelle, afin de luy donner plus d'astriction, qui n'aimera mieux avoir plusieurs spatules.* Il affirmait que l'*Emplastrum Palmeum*, décrit par Galien (129-201), arrêtait les fluxions récentes et faisait disparaître les plus invétérées, cicatrisait les ulcères malins et ceux qui résistaient au traitement. Fracastor, *Ibid.*, texte latin, 295 ; Bauderon, *Ibid.*, 708, 709. Voir : vitriol.

Emplâtre de Janua : il s'agissait de l'emplâtre de bétoine, dont Nicolas Lémery (1645-1715) disait qu'il ne portait plus ce nom depuis longtemps. Il contenait des feuilles vertes de bétoine, de laurier, de plantain, d'ache et de verveine, de la poix blanche, de la résine, de la térébenthine, de la cire, de l'oliban et du mastic. Comme la bétoine était réputée céphalique, on l'utilisait dans les plaies de la tête. Lémery, *Pharmacopée Univ.*, **2**, 1160.

Emplâtre d'oxicroceum ou d'oxycroceum. Il associait le safran, la colophone, la poix de Bourgogne, la cire jaune, le galbanum et la gomme ammoniaque, la myrrhe, l'encens et le mastic, dissous dans du vinaigre. Selon William Lewis (1708-1781), *il fortifie les parties auxquelles on l'applique, surtout les parties tendineuses ; il échauffe considérablement ; il résout les tumeurs froides et les dissipe.* Il figurait encore dans l'édition de 1898 du Dorvault, avec une formule à peine modifiée. Lémery, *Pharmacopée univ.*, 1764, **2**, 1168 ; Lewis, Ibid., **3**, 172 ; Dorvault, Würtz, *Ibid.*, 463.

Empyreumatique : voir huiles empyreumatiques.

Encens. L'encens ou oliban, larme résineuse de térébinthacées comme le *Boswellia serrata*, provenait soit d'Afrique, soit des Indes. Fracastor (1478-1553) préconisait un onguent à base d'encens pour guérir les verrues ; il le prescrivait comme abstergent et desséchant dans les débuts d'infection ; il le jugeait utile dans le traitement de la tuberculose, de la rage, de la syphilis et de la lèpre, en raison de ses qualités désinfectantes. Pour Matthiole (1500-1577), l'encens comblait et cicatrisait les ulcères profonds et les plaies récentes. Il était hémostatique pour les blessures du cerveau. Mélangé à du lait, on en imprégnait les plumasseaux destinés à traiter *les ulcères malins du fondement*. Mêlé au saindoux ou à la graisse d'oie, il constituait un onguent efficace pour traiter les brûlures, les ampoules des pieds et la teigne. Associé à la terre de Cimolite (silicate hydraté naturel de magnésium et d'aluminium : saponite) et à l'huile rosat, ses applications calmaient les mastites. Il était utilisé dans les maladies pulmonaires, et entrait dans la composition de multiples préparations dont la thériaque. On fabriquait un collyre avec de l'encens, de l'eau de rose et du lait de femme contre la rougeur et la *chassie* (conjonctivite purulente). La manne d'encens, *manna thuris*, était constituée des larmes d'encens les plus pures et les plus sphériques. Néanmoins, on vendait sous ce nom les miettes recueillies au fond des sacs ayant contenu la précieuse résine. Du temps d'Adolphe Gubler (1821-1879), on ne l'utilisait plus guère dans les bronchopathies et les hémoptysies, mais plutôt en fumigations, comme désodorisant. Fracastor, *Les trois livres*, 169, 238, 306, 312, 328, 346, 349, 351, 352, 361, 368 notes ; Matthiole, *Ibid.*, 76 ; Renou, *Ibid.*, 474 ; Lémery, *Dictionnaire univ.*, 757 ; Dom Alexandre, *Ibid.*, 198-200 ; Mérat, de Lens, *Ibid.*, **3**, 114-118.

Endive. L'endive, *Cichorium Endiva* L. ou chicorée frisée, avait les mêmes propriétés et les mêmes indications que la chicorée. Elle était humectante (fluidifiant du sang), apéritive (qui ouvrait les conduits du corps), détersive (qui nettoyait plaies et ulcères) et rafraîchissante (qui diminuait la température du corps). Froide et sèche pratiquement jusqu'au troisième degré, Dodoens (1517-1587) la prescrivait, au même titre que la *Cichorée sauvage*, dans les fièvres chaudes et tierces, dans la jaunisse, dans les flux de ventre, dans la débilité de l'estomac. En topique, à l'endroit douloureux, les feuilles broyées vertes étaient efficaces sur les abcès de l'estomac, les tremblements de cœur, la goutte, les inflammations oculaires. *L'endive est une des principales herbes rafraichissantes qui sont la laituë, la chicorée, le pourpié, & c. Il en a une grande & une petite distinguées par les feuilles. C'est une plante potagere & medicinale,* selon Schröder (1600-1664), qui utilisait les feuilles plutôt que les graines ou la racine, dans les irritations en général, les fièvres bilieuses, les inflammations du foie. Vitet (1738-1809) utilisait le suc des feuilles ou les feuilles en infusion, les semences broyées puis macérées au bain marie, pour apaiser la soif, calmer les brûlures d'estomac et d'intestin, modérer les cystalgies, apaiser les coliques néphrétiques lithiasiques. Si la racine possédait des vertus diurétiques, il était moins certain qu'elle fût utile dans l'hydropisie, les maladies hépatiques et spléniques. Jourdan (1788-1848) consacrait encore un article de la deuxième édition de sa *Pharmacopée* à la *Scariole, Cichorium endivia L.,* renonçant à sa description de 1828 dans laquelle il rappelait que la graine appartenait aux quatre semences froides mineures, tout en suggérant déjà que cette plante fût plutôt culinaire que médicinale. Dodoens, *Ibid.*, 387 ; Schröder, *Ibid.*, **1**, 208-210 ; Lémery, *Dictionnaire univ.*, 292 ; Vitet, *Ibid.*, 85 ; Jourdan A.-J.-L., *Pharmacopée universelle ou conspectus des pharmacopées...*, Paris, 1828 ; Jourdan A.-J.-L., *Pharmacopée universelle ou conspectus des pharmacopées*, Paris, 1840, seconde édition entièrement refondue..., **1**, 589.

Enula : voir aulnée.

Epeautre, *Triticum spelta L.*, zea, autant de dénominations qui correspondaient au blé gaulois cité par Fracastor (1478-1553) dans l'arsenal thérapeutique du traitement des infections. Fuchs (1501-1566) appréciait ses vertus emplastiques et son pouvoir desséchant doux (qui tarissait les ulcères en absorbant le pus ou en arrêtant sa sécrétion). Il l'utilisait pour les hémoptysies et les piqures de serpent en emplâtre détrempé dans du vin et appliqué tiède. Mêlé à du beurre ou à du suif de chèvre, il le prescrivait dans les pharyngites et la toux. Cuit dans du vin, mélangé à du nitre, l'épeautre cicatrisait les *ulcères coulants, & sanieux, furfurés, & gratelles du corps, douleurs d'estomach, mains, pieds.* Matthiole (1500-1577) rappelait que Dioscoride en avait parlé sous le nom de zea et qu'en Italie l'épeautre était connu sous le nom de spelta. Pour lui, *l'espeautre de toute sa nature est aucunement* (jusqu'à un certain point) *moyenne entre le fourment et l'orge.* Dodoens (1517-1585) écrivait à propos du tempérament de l'*espeautre* : Il *est de pareil temperament au froment, un peu plus froid toutefois, aprochant de la nature de l'orge, & quelque peu dessicatif.* Sa farine, mêlée à du vin rouge, traitait les piqures de scorpion et les hémoptysies. Mijotée dans du vin rouge avec du nitre, elle guérissait les ulcères suintants et purulents, la gratelle, les gastralgies, les mammites et les douleurs des pieds. Bauhin (1560-1624) prétendait que, bouilli avec du vinaigre, il guérissait la lèpre, ce qu'étayait son pouvoir desséchant. Il administrait sa décoction en lavement dans la dysentrie. Fracastor, *Les trois livres*, 239 ; Matthiole, *Ibid.*, 277 ; Fuchs, *Ibid.*, 198-199 ; Dodoens, *Ibid.*, 310-311 ; Bauhin, *Ibid.*, 26.

Epiaire. Voir syderitis.

Epine-vinette. L'épine-vinette, oseille des bois, vinettier, *Berberis vulgaris* L., astringente et hémostatique, était utilisée comme antivomitif. Ses baies, à la saveur aigrelette, servaient à préparer des boissons, un sirop, des gelées. La décoction des feuilles traitait le scorbut et la dysenterie. L'écorce était donnée dans l'hydropisie. Elle restera présente dans les prescriptions des médecins, en infusion, particulièrement dans les indigestions, les fièvres bilieuses, continues, rémittentes (qui présentaient des rémissions) ou intermittentes, au-delà de la fin du XIXème siècle. Après une longue digression dans laquelle Matthiole (1500-1577) expliquait que les Anciens ne connaissaient pas l'*espine vinette* ou *crespino*, et la confondaient avec l'oxyacantha, le poirier sauvage ou le citronnier, l'auteur des *Commentaires* s'intéressait aux vertus thérapeutiques du *Berberis vulgaris* comme l'appellera Linné. Il le prescrivait donc dans les fièvres pestilentes, dans les dysenteries, dans les vomissements, dans les inflammations du foie, dans les *passions cholériques*, dans l'hémoptysie, dans les vers parasites du ventre. En applications externes, il l'utilisait pour cicatriser les plaies, dessécher les vieux ulcères, adoucir et renforcer les gencives, pour guérir les angines. Johannes Andreas Buchner (1783-1852) en isola la berbérine (xanthopicrine), alcaloïde proposé quelque temps comme vasoconstricteur et fébrifuge jusqu'au début du XXème siècle. Matthiole, *Ibid.*, 124 ; Renou, *Ibid.*, 445 ; Bossu, *Ibid.*, **2**, 216 ; Dorvault, *Ibid.*, 391.

Epervier. L'épervier, *Falco nisus* L., était autrefois cuisiné au même titre que le pigeon. Le *Dictionnaire universel de médecine* de James répertoriait sous la dénomination commune d'*Accipiter* des rapaces apparentés où se cotoyaient les éperviers, les faucons et autres busards. Leurs vertus médicinales étaient renommées. Ainsi, l'épervier bouilli dans de l'huile, combattait les maladies des yeux. Ses serres étaient utilisées dans la dysenterie. Ses yeux, portés en amulette, guérissaient la fièvre tierce. Sa graisse était recommandée dans les maladies de peau et les taies (taches) oculaires. Enfin, sa fiente était utilisée contre la stérilité et dans les accouchements difficiles. James, *Ibid.*, **1**, 193 ; Mérat, de Lens, *Ibid.*, **3**, 212-213.

Epithème. Remède topique de consistance différente, ni emplâtre, ni onguent, utilisant divers excipients comme le lait, l'eau, le vin, le vinaigre, l'huile etc. seul, mêlé les uns avec les autres ou avec d'autres remèdes.

Epithyme : voir cuscute.

Escargot. L'escargot, limaçon, cochlea, *Helix pomata* L., était utilisé dès l'Antiquité par Dioscoride (1er siècle) dans les maladies oculaires : on composait un onguent avec du miel dans lequel on avait incorporé la coquille et la chair de l'animal, au préalable calcinées et réduites en poudre. Ses indications étaient innombrables. Les escargots étaient : réfrigératifs (rafraîchissants), incrassants (qui augmentaient la consistance des humeurs, par opposition à incisifs, qui la diminuaient), glutinatifs (qui recollaient les parties divisées), lénitifs (qui adoucissaient) ; on les prescrivait dans la toux, la phtisie, les crachements de sang, les autres affections pulmonaires, les maladies du foie par échauffement, les coliques, les ulcères, l'hydropisie, la goutte, les hémorragies nasales. Matthiole (1500-1577) recommandait la coquille brûlée et pulvérisée pour la lèpre, le vitiligo, les dents, les cicatrices des yeux, les taches du visage et de l'œil. Il prétendait que les escargots appliqués crus, avec leur coquille, sur le ventre des hydropiques absorbaient tout l'épanchement ascitique à condition de ne point les enlever avant que tout le liquide n'ait été résorbé ! Il conseillait de boire du vin dans lequel on avait broyé des escargots avec leur coquille et de la myrrhe, pour guérir les fortes douleurs coliques ou vésicales. L'escargot était encore employé en médecine, à la fin du XIXème siècle, comme pectoral. Matthiole, *Ibid.*, 203 ; James, *Ibid.*, **3**, 625-635 ; Alexandre, *Ibid.*, 345-348 ; Gubler, *Ibid.*, 116.

Esclaire. L'esclaire désignait la *Salvia sclarea* L., sclarée, orvale, toute-bonne, esclarea en portugais. Fracastor (1478-1553), qui soulignait sa ressemblance avec la sauge, la citait parmi les *simples* prescrites contre la rage. Il s'agissait bien d'une sauge pour Pierre André Matthiole (1500-1577) qui signalait son emploi, en Italie, dans les maladies des yeux, d'où le nom de *sclarea.* Bauhin (1560-1624) la classait parmi les simples chaudes et sèches au troisième degré. Il décrivait ainsi ses propriétés : *On la mange dans les salades quand elle est tendre, où elle est de bon goût ; elle fortifie l'estomac, & donne appetit. Les feüilles détrempées dans du vinaigre, & appliquées seules ou avec du miel, resolvent les feroncles, avant mêmes qu'ils jettent leur tête. On met un grain de sa graine dans l'œil, qu'elle éclaircit, s'il y a quelque nuage, d'où elle a pris son nom, & retirant ce grain le matin, il paroît plein d'humidité qu'il a tirée.* Les anciens auteurs, Michel Ettmuller (1644-1683) notamment, lui prêtaient des vertus enivrantes. On en confectionnait encore des infusions antispasmodiques, stimulantes et cordiales à la fin du XIXème siècle. Fracastor, *Ibid.*, 315 ; Bauhin, *Ibid.*, **1**, 428 ; Mérat, de Lens, *Ibid.*, **3**, 150 et **6**, 193 ; Gubler, *Ibid.*, 314.

Espargoute, *Spergula arvensis* L. selon le Mérat de Lens. En revanche, Dom Nicolas Alexandre (1654-1728) l'identifiait avec la matricaire, opinion partagée 150 ans plus tard par François Dorvault (1815-1879) qui lui accordait les vertus stomachiques, antispasmodiques, vermifuges et emménagogues qu'on lui avait toujours attribuées. Dom Alexandre, *Ibid.*, 376 ; Mérat, de Lens, *Ibid.*, **3**, 152 ; Dorvault, Würtz, *Ibid.*, 615. Voir : matricaire.

Esprit de sel : acide chlorhydrique, HCl.

Esprit de tartre : acide acétique, CH3COOH.

Esula. La grande esula, *Esula major*, ou *Euphorbia palustris* L., était employée comme purgatif notamment dans les fièvres intermittentes, dans les obstructions et les maladies chroniques. En topique, elle traitait les verrues, les teignes et les plaies de mauvaise nature. Néanmoins, sa causticité, tant *per os* que localement, la fit abandonner dès le XIXème siècle. Mérat, de Lens, *Ibid.*, **3**, 187 ; Bossu, *Ibid.*, **2**, 220.

Eufraise. L'eufraise ou euphraise, *Euphrasia officinalis* L., avait la réputation de rétablir la vue chez les vieillards d'où le nom de casse-lunettes qu'elle partageait avec le bleuet. Fuchs (1501-1566) parlait à propos de cette *herbe* de Lumilette et reprochait aux *Apothicaires ignares de la langue grecque* de l'appeler Euphraise. *On en use contre obscurités, & esbloyssemens de la veue, ou seule appliquée, ou cuicte en vin,* conseillait

Fuchs, qui ajoutait : *On en use pareillement contre suffusions. Outre, elle éclaircit la veue, conferme merveilleusement la memoire, & la repare quand elle est perdue, si on la boit en vin blanc, avant reduicte en poudre.* Bauhin (1560-1624) la dénommait *Ophtalmica* et la disait chaude et sèche au second degré, ou peu s'en fallait… Evidemment, Vitet (1738-1809) mettait bon ordre à cette vision trop optimiste des vertus thérapeutiques de cette plante : *Les feuilles sont incapables de fortifier la mémoire, ni de remédier aux affections soporeuses ; extérieurement, elles sont indiquées dans l'ophtalmie humide, l'ophtalmie avec chassie, l'ophtalmie erysipélateuse. L'eau distillée d'Euphraise ne possède point les mêmes vertus que le suc ou l'infusion des feuilles ; dans les espèces de maladies des yeux où elle est si fort recommandée, elle n'est pas préférable à l'eau du Rhône filtrée !* Ce que confirmera Antonin Bossu (1809-1879), en 1862, en constatant *qu'on l'a vantée dans des maladies très différentes, telles que céphalée, le vertige, la jaunisse, la perte de mémoire, etc. Aujourd'hui on lui refuse presque toute vertu, même celle d'être bonne pour les yeux.* Fuchs, *Ibid.*, XCII, 174 ; Bauhin, *Ibid.*, **1**, 419 ; Vitet, *Ibid.*, 272 ; Mérat, de Lens, *Ibid.*, **3**, 191 ; Bossu, *Ibid.*, **2**, 222.

Eupatoire. L'eupatoire à fils de chanvre, Eupatoire d'Avicenne, Eupatoire des Arabes, Herbe de sainte Cunégonde, Origan des marais, *Ferraria minor*, Aigremoine, *Eupatorium cannabinum* L., était connue de Dioscoride (1er siècle), de Galien (129-201), de Paul d'Egine (625-690) et d'Averroès (1126-1198). Fracastor (1478-1553) en conseillait le sirop dans le typhus, car il faisait transpirer et ouvrait les pores de la peau, au même titre que celui de fumeterre, d'oseille ou de citron. Quel *tempérament* pour l'eupatoire ? Fuchs (1501-1566) nous répondait, toujours avec pertinence : *L'Eupatoire est de parties subtiles. Elle ha faculté d'inciser, & nettoyer* (détersif) *sans manifeste chaleur. Pareillement elle ha quelque adstriction mediocre.* Il la conseillait en onguent pour hâter la cicatrisation des ulcères. La semence ou les feuilles bues dans du vin traitaient la dysenterie, les douleurs du foie et les morsures de serpents. L'infusion et l'extrait des feuilles et des fleurs passaient, chez les Anciens, pour *désobstructive* (qui désobstruait les canaux du corps et notamment les vaisseaux capillaires), surtout dans les suites des fièvres lenticulaires (Fracastor) ou intermittentes, accompagnant l'hydropisie ou l'anémie. La racine était vomitive, purgative et diurétique. En application locale, l'eupatoire était utilisée comme résolutif (qui déterminait la résolution des inflammations en ouvrant les pores ou en ramollissant l'humeur ou en calmant les mouvements des esprits) notamment dans les hydrocèles. Matthiole (1500-1577) qui parlait à la fois de l'aigremoine, pour lui seule véritable eupatoire et de l'eupatoire vulgaire, critiquait les apothicaires qui, *au lieu du vray eupatoire prennent une certaine belle plante, qui croist le plus souvent es lieux humides, & bors des fossés* pour l'aigremoine, tout en reconnaissant que les vertus thérapeutiques de l'eupatoire vulgaire étaient proches de celles de l'agrimoine dont *l'herbe ou la graine prinse en breuvage guerit la dysenterie, les maladies du foie, les morsures de serpens.* Bauhin (1560-1624) prescrivait sa décoction ou son suc pour toutes les obstructions hépatiques accompagnées d'hydropisie ou d'anasarque. Haller (1708-1777) rapportait que Gesner prescrivait la racine en décoction comme vomitif et purgatif. Il rappelait que les paysans l'employaient dans la jaunisse, la cachexie et l'hydropisie. Selon Haller, Boerhaave (1668-1738) affirmait que *l'infusion d'Eupatoire guérit les ulcères putrides des jambes et les fièvres intermittentes et* Tournefort (1656-1708) rappelait qu'en Turquie on l'employait pour *se guérir du scorbut.* Haller précisait : *En fomentation, il est vulnéraire, & on l'employe avec succès pour le traitement de jambes hydropiques, & du scrotum tuméfié.* Vitet (1738-1809) contestait ses prétendues propriétés curatives vis-à-vis des maladies du foie, de la rate ou dans les fièvres tierces ou quartes ou bien encore dans les hydropisies. La racine violemment purgative ne devait être administrée qu'en seconde intention dans l'ascite ou l'anasarque, après l'échec des purgatifs plus modérés. Encore prescrite dans les cachexies, les catarrhes et les toux et comme vulnéraire (cicatrisant des plaies) et diurétique au début du XIXème siècle, elle disparut peu à peu du domaine médical. Fracastor, *Les trois livres*, 280 ; Matthiole, *Ibid.*, 572-573 ; Fuchs, *Ibid.*, 173 ; Bauhin, *Ibid.*, 608 ; Haller, *Ibid.*, **1**, 48-49 ; Vitet, *Ibid.*, 45 ; Mérat, de Lens, *Ibid.*, **3**, 175-176 ; J.J. Virey, *Histoire naturelle des médicaments*, Paris, 1820, 199 ; Dorvault, Würtz, *Ibid.*, 478.

Euphorbe. Dioscoride (1er siècle) attribuait l'euphorbe à un arbre proche de la férule (galbanum) tandis que Galien (129-201) et plus tard Dodoens (1517-1585), disaient qu'elle provenait d'une herbe annuelle fréquente en Europe, peut-être la catapuce ou épurge, *Euphorbia lathyris* L.. En réalité, l'euphorbe était une gomme-résine fournie par l'*Euphorbia resinifera* Berg., particulièrement présente au Maroc où elle forme des coussins compacts parsemés de petites fleurs jaunes au printemps. Elle contient un latex toxique. Dans la rage, Fracastor (1478-1553) faisait des scarifications au niveau de la morsure et appliquait un emplâtre à base d'euphorbe, de galbanum, d'opoponax, d'iris sauvage, d'aristoloche, de gentiane, de nitre et de soufre. Il rangeait l'euphorbe parmi les produits proches des caustiques à l'exemple des trochisques d'Andron, du thapsia ou du pyrèthre, utilisables *contre la matière qui a deja commencé à être infectée.* Matthiole (1500-1577), qui considérait l'euphorbe comme un remède dangereux, car il endommageait le foie et l'estomac, la prescrivait toujours associée à des substances qui en atténuaient l'acrimonie comme l'huile de violier blanc : il s'agissait de la violette, une des cinq fleurs cordiales (qui augmentait rapidement la chaleur du corps) avec l'œillet, la bourrache, la buglosse et le souci. En revanche, il la recommandait pour purger les *nerfs abbreuvés et farcis d'humeur de long tems*, donc dans les paralysies, les convulsions, les tremblements, l'endormissement *& autres maladies de nerfs procédantes de froid...* Pierre Pomet (1658-1699) en donnait une représentation qui correspondait tout à fait à celle proposée par Nicolas Guibourt (1790-1867), deux siècles plus tard, sous le nom d'*Euphorbia antiquorum* L., euphorbe des Anciens, originaire de l'Inde et de l'Afrique, en fait *Euphorbia resinifera* Berg., comme on l'a vu, plante cactiforme épineuse, bien reconnaissable à ses tiges quadrangulaires, charnues et épineuses. Toutes ces gommes-résines avaient les mêmes vertus purgatives, actives sur les excès de bile, de pituite et de sérosités. L'euphorbe entrait également dans la composition des onguents appliqués sur les blessures de troncs nerveux consécutives à la saignée. Fracastor, *Les trois livres*, 37, 38, 237, 311 ; Matthiole, *Ibid.*, 473 ; Renou, *Ibid.*, 476 ; Pomet, *Ibid.*, **2**, 29 ; Dom Alexandre, *Ibid.*, 204, 211 ; Guibourt, *Ibid.*, **2**, 337 ; Dorvault, Würtz, *Ibid.*, 478-479.

Exténuatif : qui rendait les humeurs ténues par dilution.

F

Fenouil. Le fenouil officinal, *Foeniculum dulce* L., fenouil doux, par opposition à l'*Anethum graveolens* L., appelé par les Modernes, *Foeniculum vulgare* (Miller) Gaertner, était le plus utilisé en médecine. Hippocrate (-460?/-377?) employait les graines et la racine pour augmenter la lactation chez la femme. On leur attribuait des qualités toniques, cordiales (qui augmentaient rapidement la chaleur du corps), fébrifuges, stomachiques et carminatives. Aussi Fracastor (1478-1553) l'utilisait-il dans la rougeole, la *variole* (varicelle) et les fièvres lenticulaires (typhus). La semence du fenouil faisait partie des quatre semences chaudes avec l'anis, la coriandre, le carvi et sa racine, des cinq racines apéritives (qui ouvraient les pores et les canaux de l'organisme) avec le petit houx, l'ache, l'asperge, le persil. Matthiole (1500-1577) écrivait à son sujet : *La décoction des feuilles sert grandement aux douleurs des reins, par ce qu'il fait pisser. Beuë avec du vin est bone contre les piqueures des serpens : & provoque les menstrues. Les racines broiées et appliquées avec miel guérissent les morsures de chien. On tire du jus de la tige, & des feuilles, lequel séché au soleil, on emploie comme médicamens propres pour éclaircir la veuë.* A l'extérieur, la décoction de fenouil dans de l'eau ou du vin, en cataplasme, était résolutive (activité anti-inflammatoire qui dissipait les engorgements). Fuchs (1501-1566) le rangeait parmi les remèdes chauds au troisième degré et desséchant au premier seulement. Il l'estimait diurétique, antiémétique, efficace contre les piqûres de serpents, de scorpions et les morsures de chiens, calmant les brûlures gastriques. Il stimulait la lactation. Le fenouil entrait dans la composition du sirop des cinq racines (asperge, petit houx, ache, persil, fenouil), *syrupus de quinque racinibus*, qui, selon Lémery (1645-1715), était *bon pour lever les obstructions du foie, de la rate, du mésentère, il excite l'urine ; on le donne aux hydropiques, à ceux qui sont travaillés de la gravelle, & dans toutes les autres maladies causées par des oppilations : La dose est depuis demi once jusqu'à deux onces.* Vitet (1738-1809) évoquait, dans l'asthme humide, un effet expectorant des feuilles et une action atténuante (qui fluidifiait les humeurs) et antitussive des semences, mais, comme pour les qualités médicatrices accordées par les anciens auteurs au fenouil, il précisait que l'observation n'avait confirmé aucune d'entre elles. Gubler (1821-1879) en 1868, employait la racine et les semences comme stimulant et carminatif (qui chassait les gaz intestinaux), dans les mêmes indications que l'anis. Les semences entraient dans le mithridate et la thériaque, les racines dans le fameux sirop des cinq racines déjà cité et encore présent dans le Codex de 1908 ! Fracastor, *Les trois livres*, 243-246, 271, 328 ; Matthiole, *Ibid.*, 459 ; Fuchs, *Ibid.*, 348-349 ; Lémery, *Pharmacopée universelle*, **1**, 257-258 ; Vitet, *Ibid.*, 498-499 ; Gubler, *Ibid.*, 117 ; Mérat, de Lens, *Ibid.*, **3**, 270 ; Codex 1908, 617.

Fénugrec. *Foenum graecum* L., *Trigonella Foenum-Graecum* L., trigonella, sénégrain, senégré. Cette légumineuse était appelée par les Anciens *foenugraecum,* car sa graine venait de Grèce et que, sèche, son aspect rappelait celui du foin. Pour traiter les bubons pesteux non encore mûrs, Fracastor (1478-1553) les scarifiait, en tirait du sang infecté à l'aide d'une sangsue, puis appliquait un emplâtre de farine de fénugrec pour attirer et briser les germes. Jean François Fernel (1497-1558) rangeait la farine de fénugrec parmi les sarcotiques (régénérateurs des chairs). Matthiole (1500-1577), qui l'inventoriait comme Senégré, le destinait particulièrement aux maladies gynécologiques : tumeurs, ulcères et débilités des organes génitaux féminins. Fuchs (1501-1566) décrivait le *tempérament* du Fénugrec, ou Senégré, comme chaud au second degré et desséchant (qui desséchait les ulcères en absorbant le pus ou en arrêtant sa sécrétion) au premier. La farine amollissait et résolvait, ce qui en faisait un bon anti-inflammatoire. Associé au miel, le jus drainait à l'extérieur les mauvaises humeurs de l'intestin. Pour les douleurs thoraciques, on le donnait bouilli avec des dattes. Digestive (qui avait la propriété de désagréger et de disperser les matières stagnant dans les tissus) et ramollissante, cette plante avait la réputation, au Moyen-Orient, de préserver la santé. Ses graines produisaient un mucilage après macération dans l'eau chaude. Il entrait dans des préparations comme le sirop de marrube blanc ou l'onguent martiatum. Dodoens (1517-1585) le prescrivait mélangé au soufre et au miel pour effacer les dartres, les lentilles du visage, guérir les gratelles (gale) et *corriger la puanteur des aiselles*. Il utilisait la décoction du fénugrec pour laver la tête afin de traiter la teigne et la pédiculose. Bauhin (1560-1624) en raison des qualités du fénugrec pour nettoyer, digérer, amollir et résoudre, l'appliquait sur les abcès chauds pour en hâter la maturation. En usage interne, la graine dans de l'eau miellée amollissait les collections purulentes internes et, avec un peu de miel, expulsait les mauvaises humeurs intestinales et calmait les douleurs. Vitet (1738-1809) formulait les plus strictes réserves sur les vertus médicatrices du fénugrec qui ne reposaient, selon lui, sur aucune observation, notamment en ce qui concernait le pouvoir des semences pour guérir les écrouelles, les tumeurs du foie, de la rate et du mésentère ! A la fin du XIXème siècle, on n'employait plus que ses semences en décoction pour des tisanes ou des lotions, ou sa farine, en cataplasmes. Par voie interne, on le prescrivait dans les coliques, les flatulences, la dysenterie, la diarrhée et, par voie externe, dans les abcès, les phlegmons, l'érésipèle, les engelures, les blépharites, les conjonctivites, les vulvites et les vaginites, les contusions ou les plaies atones. Ces utilisations tombèrent peu à peu en désuétude et Heursel de Meester écrivait à son sujet : *Graines toniques, émollientes et laxatives. Aphrodisiaque employé par les Arabes.* Fracastor, *Les trois livres*, 295 ; Fernel, *Ibid.*, 449 ; Matthiole, *Ibid.*, 284 ; Fuchs, *Ibid.*, 545-546 ; Dodoens, *Ibid.*, 337 ; Bauhin, *Ibid.*, 653 ; Renou, *Ibid.*, 415-416 ; Lémery, *Ibid*, 316-317 ; Vitet, *Ibid.*, 470-471 ; Dechambre, *Ibid.*, S4, **1**, 469-471 ; Heursel de Meester, *Ibid.*, 148 .

Ferula. Les gommes-résines utilisées en Europe comme en Asie, avaient pour origine essentielle les grandes férules, à la forte odeur alliacée, drogues souvent mélangées et commercialisées, sous le seul nom d'asse fétide, découverte en - 617, selon la légende, par Aristée, roi d'Arcadie. Pour Matthiole (1500-1577), *la moelle de la Ferule verte prinse en breuvage est profitable à ceux qui crachent le sang, & au flus stomachal : en donne avec du vin contre les morsures des serpens : mise dedans le nez estanche le flus de sang. La graine prinse en breuvage guerit les tranchées du ventre, fait suer si on s'en frotte le corps avec huile. Les tiges causent douleurs de teste si on en mange : on les confit en saumure. La ferule produit une tige haute, le plus souvent trois coudées, les feuilles comme le fenouil, plus aspres, plus larges.* Le médecin westphalien Engelbert Kaempfer (1651-1716), grand naturaliste voyageur, en donnera une description détaillée à la suite de son séjour en Perse en 1687. On récoltait cette résine, qu'on laissait sécher au soleil. Les Allemands la surnommaient *stercus diaboli* en raison de son odeur. Elle figurait parmi les plus puissants antispasmodiques. Elle était indiquée dans les affections nerveuses, particulièrement chez les femmes. En 1868, Adophe Gubler (1821-1879) rappelait que que l'*asa foetida*, servait aux mêmes usages que le galbanum auquel on l'associait souvent. Il le conseillait dans les atteintes inflammatoires ou purulentes des muqueuses et comme maturatif (qui accélérait la suppuration). Il signalait son emploi en collyre dans les congestions oculaires et l'œdème des paupières. Matthiole, *Ibid.*, 467 ; Bauhin, *Ibid.*, 1, 214 ; Renou, *Ibid.*, 464-465 ; Dézeimeris, *Dictionnaire historique de la médecine*, 1836, **3**, 301-302 ; Mérat, dc Lens, *Ibid.*, **3**, 244-247 ; Dechambre, *Ibid.*, S1, **6**, 419 ; Gubler, *Ibid.*, 126 ; Perrot, *Ibid.*, **2**, 1672-1679. Voir : diachylon, galbanum.

Feu. On pensait que le feu racornissait la peau de telle façon qu'elle devenait imperméable aux humeurs qui la soulevaient en vésicule pleines de sérosité. Si la brûlure était superficielle, il s'élevait des vessies. Si elle était profonde, il s'y faisait des escarres et des croûtes. On croyait que la chaleur attirait à l'extérieur la totalité de la température que le feu avait laissé dans la lésion, cause de la douleur. Ainsi, on approchait la flamme d'une bougie de la brûlure comme contrepoison du mal que la flamme avait provoqué. C'est pour cette même raison que les oignons, par nature chauds et humides, combattaient la chaleur de la brûlure et hydrataient la peau. A propos du feu, Fracastor (1478-1553) écrivait : *Propter quod et ab igne absumuntur seminaris omnium contagionum, et ab aqua etiam frigidissima fraguntur.* (Ainsi les germes de toutes les contagions sont consumés par le feu, et détruits par l'eau très froide). Fracastor, *Ibid.*, 36.

Fève. La fève blanche, *Vicia faba* L., *Faba vulgaris* Moench, fève des marais, était proscrite aux prêtres égyptiens, car elle recelait les âmes des morts. Aux dires de Schröder (1600-1664), Pythagore aurait interdit à ses disciples d'en manger, car les taches noires présentes sur leurs fleurs avaient quelque chose de funèbre et qu'elles hébergeaient les âmes des défunts. Les Romains partageaient cette croyance, ce qui n'empêchait pas Pline (1er siècle) de la prescrire contre la colique, la toux et les suppurations pulmonaires. Sa farine, considérée comme astringente, était utilisée sur les meurtrissures et certaines affections cutanées. Pour Bauhin (1560-1624) la *Faba* était froide et sèche au premier degré. Selon lui, *elles resserrent, nettoyent, resolvent, dessechent, & engraissent ; elles font la chair molle, enflent le ventre : leur trop grand usage rend stupide, & cause de facheux songes : leur decoction empesche la pierre & divertit les defluxions sur la poitrine.* Schröder utilisait leur farine pour confectionner des cataplasmes qu'il utilisait dans les tuméfactions et les inflammations des testicules consécutives à un traumatisme. Il recommandait l'eau distillée des gousses comme diurétique et celle des fleurs, comme cosmétique pour les soins du visage. Son emploi médical disparut dès la fin du XVIIIème siècle. Vitet (1738-1809) avait eu le temps d'en dire le maximum de mal et d'affirmer qu'indigestes, elles provoquaient des douleurs abdominales, des renvois et des borborygmes et que sa réputation d'être diurétique, de suspendre les hémoptysies et la diarrhée était usurpée. De surcroit, il préférait l'eau du Rhône filtrée que l'eau distillée des fleurs de fèves pour les soins dermatologiques ! Pline, *Histoire naturelle*, livre XXII, Les Belles Lettres, 71 ; Bauhin, *Ibid.*, 2, 641 ; Schröder, *Ibid.*, 1, 221 ; Vitet, *Ibid.*, 385 ; James, *Ibid*, **3**, 1443-1446 ; Mérat, de Lens, *Ibid.*, **3**, 207-208.

Fève de Calabar. Introduite en Europe par des missionnaires, au XIXème siècle, la graine du *Physostigma venenosum* Balf. était cultivée et employée comme poison d'épreuve au Niger, les condamnés étant obligés de l'ingérer pour établir leur culpabilité s'ils succombaient, ou leur innocence s'ils survivaient. C'était un poison du cœur et un antagoniste de la belladone. La poudre de fève de Calabar était préconisée dans le traitement de l'épilepsie, de la chorée, des convulsions de l'enfant et du tétanos. Nous avons vu comment Thomas Richard Fraser (1841-1920) en avait isolé l'ésérine, en 1867, et comment on utilisait cet antagoniste de l'atropine, en ophtalmologie. Gubler (1821-1879) soulignait le fait que la fève de Calabar n'était guère utilisée que pour ses propriétés antimydriatiques. L'ésérine se substitua rapidement à elle notamment dans un cas de paralysie de la IIIème paire et pour rompre des adhérences de la pupille avec la capsule du critallin dans un cas d'iritis post variolique. Il citait néanmoins un essai de precription par voie interne chez une femme atteinte de chorée. Gubler, *Ibid.*, 120; Dechambre, *Ibid.*, **11**, 590-596 ; Dorvault, Würtz, *Ibid.*, 499 ; Perrot, *Ibid.*, **2**, 1408.

Fèves de Malac. Voir anacardes.

Fève de Saint Ignace. Ces graines du *Strychnos ignatii* Berg. furent introduites en Europe, en 1699, par le père jésuite Camelli. On les récoltait notamment aux Philippines. On les proposait dans les fièvres intermittentes, dans l'épilepsie, dans l'apoplexie, dans le coma. Leurs propriétés vomitives, purgatives, délétères pour les forces vitales et musculaires, étaient signalées, en 1784, par Louis Vitet (1738-1809) : *L'infusion aqueuse des semences purge avec force, fait vomir & expulse une grande quantité de matières séreuses ; elle échauffe, donne des coliques, abat les forces vitales & musculaires : si elle a détruit quelques espèces de fièvres intermittentes rebelles au kina, ce n'est que par l'évacuation abondante des matières fécales & par le désordre causé dans toute la machine. N'employez pas cette semence, à quelque dose que ce soit, pour fortifier l'estomac & favoriser la digestion. L'huile où l'on fait macérer les semences, en onction, passe pour faire mourir les poux.* En 1820, Julien Joseph Virey (1775-1845) indiquait leur emploi dans les paralysies et les fièvres quartes et mettait en garde contre leurs effets émétisants et convulsivants. En 1878, Jean-Baptiste Fonssagrives (1823-1884) la rangeait, avec la noix vomique, dans les apéritifs, fébrifuges et excito-moteurs. Nous avons vu comment, en 1818, Pierre Joseph Pelletier (1788-1842) et Joseph Bienaimé Caventou (1795-1877) isolaient la strychnine de la noix vomique et la brucine de l'écorce du vomiquier. Selon Orfila (1787-1853) : *La fève de Saint-Ignace est formée des mêmes principes que la noix vomique, mais dans des proportions différentes : ainsi elle paraît contenir à peu près trois fois autant de strychnine que la noix vomique.* On l'injectait, sous forme de sulfate, près de l'œil atteint, dans les amauroses essentielles, à la fin du XIXème siècle. Vitet, *Ibid.*, 50 ; Virey, *Ibid.*, 191 ; Orfila, *Traité de toxicologie*, 1852, **2**, 615 ; Gubler, *Ibid.*, 120 ; J.B. Fonssagrives, *Ibid.*, **2**, 664 ; H. Nothnagel, M.J. Rossbach, *Ibid.*, 66-67 ; Perrot, *Ibid.*, **2**, 1818-1820.

Fientes. Matthiole (1500-1577) s'exprimait ainsi à propos des excréments des *Colombidae* : *La fiante de pigeon est fort chaude et brulante : destrampee en vinaigre avec farine d'orge resout les écrouelles : broyee avec miel, huile et semences de lin fait tomber l'escarre de charboucles* (charbon, anthrax) *: guerit les brulures.* Fracastor (1478-1553) utilisait le fiente de colombe au titre de caustique pour combattre les infections à leur début. Dom Nicolas Alexandre (1654-1728) confirmait cette appréciation et ces indications un siècle plus tard : *La fiente de pigeons est très chaude à cause du nitre* (salpêtre) *dont elle abonde ; elle brûle, dissipe* (excite) *& rougit la peau par le sang qu'elle y attire*. Enumérer les utilisations des matières fécales animales et humaines occuperait certainement un volume entier. Nous en citerons juste quelques unes. La fiente d'épervier était utilisée contre la stérilité et dans les accouchements difficiles. La fiente de poule, résolutive (activité anti-inflammatoire qui dissipait les engorgements), possédait les mêmes vertus que celle du pigeon, à un moindre degré, il est vrai : on l'utilisait en emplâtre, notamment contre la calvitie. On estimait que la fiente de vache *en forme de parfum... remédie à la chute de matrice*, qu'elle était *résolutive, rafraîchissante* (qui diminuait la température du corps), *anodine* (antalgique), *propre pour les tumeurs enflammées, pour les douleurs de la gorge, pour les érysipèles, pour la gale, pour les brûlures, pour les inflammations, pour la goutte, pour les piqûres d'abeilles et de guêpes*. La fiente de brebis, desséchante (qui desséchait les ulcères en absorbant le pus ou en arrêtant sa sécrétion) et réfrigérante, était appliquée sur les brûlures qu'elle mondifiait (nettoyait) et cicatrisait. Fracastor, *Les trois livres*, 237 ; Matthiole, *Ibid.*, 263 ; Dom Alexandre, *Ibid.*, 51, 111, 543, 775 ; Mérat, de Lens, *Ibid.*, **3**, 212-213.

Figue. La figue, fruit du *Ficus carica* L., était, si l'on en croyait Fuchs (1501-1566), d'un *tempérament* compliqué : *L'arbre du figuier,* expliquait-il, *est de chaude température, & de parties subtiles, ainsi que le montre sa liqueur, & le suc de ses fueilles. Car l'un & l'autre est fort chaut. Les figues fraisches & seches eschauffent au premier ordre complet, ou au second encommenceant : & dessechent au millieu du premier.* Il ajoutait que les figues étaient laxatives avec modération et sudorifiques. Elles apaisaient la soif, elles atténuaient la chaleur, elles étaient bénéfiques pour la gorge, la trachée, la vessie, les reins. Elles étaient employées pour leurs vertus adoucissantes chez les asthmatiques, les épileptiques, les hydropiques. Fracastor (1478-1553) proposait leur emploi dans les fièvres éruptives infantiles : rougeole, *variole* (sans doute la varicelle) et dans le typhus. Dodoens (1517-1585) préconisait la recette d'un antipoison hérité de Mithridate et confectionné avec des figues pilées, des noix, de la rue et du sel. Bauhin (1560-1624) déconseillait de consommer les figues sèches, car elles engendraient des poux... Nicolas Lémery (1645-1715) les recommandait, car, *elles adoucissent les âcretés du rhume et de la poitrine, elles fortifient le poumon, elles amollissent les duretés, elles excitent l'accouchement, elles résistent au venin, elles soulagent les maladies des reins et de la vessie, étant prises intérieurement en décoction ; on en fait des gargarismes pour les maux de gorge et de la bouche ; on en applique aussi extérieurement pour digérer, pour amollir et pour hâter la suppuration.* Dom Nicolas Alexandre (1654-1728) rapportait une observation de Pierre

Van Forest (1522-1597) dans laquelle celui-ci disait avoir guéri des enfants de la rougeole en leur faisant prendre de la décoction de figues. Alexandre affirmait que si l'on ajoutait de la figue au sirop de scabieuse ou de fenouil administré aux enfants, on prévenait la tuberculose qui survenait fréquemment après la petite vérole. Il croyait également à l'efficacité de l'esprit de vin (éthanol, C2H5OH) brûlé après y avoir fait macérer des figues contre la toux, les laryngites et les pharyngites. On retrouvait à peu près les mêmes indications dans l'édition de 1898 du Dorvault qui les estimait *émollientes, pectorales* (spécifiques des affections du poumon) *et laxatives* et les prescrivait, en gargarisme, dans les angines ; en application, comme maturatif (qui favorisait la suppuration), sur les abcès. Fracastor, *Les trois livres*, 244-246, 271 ; Fuchs, *Ibid.*, 511 ; Dodoens, *Ibid.*, 504 ; Bauhin, *Ibid.*, 801 ; Alexandre, *Ibid.*, 1759, Lémery, *Dictionnaire univ.*, 311-312 ; Gubler, *Ibid.*, 121 ; Dorvault, Würtz, *Ibid.*, 500.

Fleurs pectorales. Les quatre fleurs pectorales étaient le bouillon blanc, le coquelicot, la mauve et le tussilage.

Foin de chameau : voir schoenante.

Fondants. Les fondants désignaient une catégorie de médicaments qui rendaient aux humeurs leur fluidité et dissipaient les engorgements internes ou externes, en agissant de diverses façons, comme émollients, fluidifiants, altérants, résolutifs, maturatifs ou stimulants. Le fondant de Rotrou était composé de nitrate de potassium et de sulfate d'antimoine, celui de Ruhland, de nitrate d'antimoine. Dechambre, *Ibid.*, S4, **3**, 368.

Fougère cétérach : voir cétérach.

Fourmi. Les fourmis possédaient de précieuses vertus thérapeutiques : elles stimulaient le système nerveux, et la spermatogenèse, elles guérissaient la lèpre et la surdité. Pour l'usage interne, on les préparait en les mettant vivantes à macérer au bain-marie dans de l'eau ou du vin. On pouvait également les broyer vivantes et les appliquer en cataplasmes. Les œufs de fourmis étaient utilisés comme dépilatoires. Schröder (1600-1664) nous apprenait qu'on tirait des fourmis, notamment par distillation dans l'alcool, un esprit de vin nommé eau de magnanimité de Laurenbergius dont il disait : *C'est un remède excellent pour fortifier le corps humain, & reparer les forces abatües. On le donne interieurement dans les maladies du cerveau, comme l'apoplexie, le vertige, la paralysie, & specialement dans les maladies des Vieillards, & le catarrhe suffocatif comme preservatif, il échaufe au combat amoureux les maris froids, & il resiste aux catarrhes en entraînant par les urines la lymphe qui surabonde, parce qu'il est un fort diuretique*. Outre ces vertus, l'eau de magnanimité palliait aux débilités de l'esprit, aux pertes de mémoire, à la stérilité des femmes, à la perte d'acuité auditive. A la fin du XIXème siècle, on employait parfois les fourmis en cataplasme et elles avaient conservé leur réputation apéritive et diurétique, héritée d'un lointain passé. A la même époque, la teinture de fourmis, obtenue en traitant deux parties de fourmis récemment capturées avec trois parties d'alcool, était encore utilisée en frictions contre rhumatismes et névralgies. Schröder, *Ibid.*, **2**, 211 ; Lémery, *Dictionnaire univ.*, 318 ; James, *Ibid.*, **3**, 1615 ; Vitet, *Ibid.*, 526 ; Binz, *Ibid.*, 301 ; Dorvault, Würtz, *Ibid.*, 502. Voir : eau de magnanimité.

Fraises, *Fragaria vesca* L.. Fuchs (1501-1566) discutait du tempérament du fraisier. En effet, Sérapion le disait chaud et sec au second degré. D'autres le disait froid et humide au troisième degré. En vérité, ces qualités variaient selon la partie de la plante concernée : feuilles, fleurs, fruits et racines étaient restrictives (astringents) ce qui expliquait sans doute qu'on ait classé les feuilles comme froides et humides au premier degré. En revanche, le fruit pouvait être considéré comme froid et sec. Toujours est-il que Fuchs recommandait le suc de fraisier bu dans une once de miel contre les douleurs spléniques et, cette même mixture, additionnée de poivre, contre l'essoufflement. La fraise elle-même était profitable à l'estomac. Conrad Gesner (1516-1565) recommandait les fraises dans les lithiases urinaires. On avait étendu ces indications à la phtisie, à la goutte, à l'ictère, au traitement du taenia. Les fraises étaient utilisées en cosmétologie et en dermatologie. On recommandait de prendre quotidiennement une once d'eau de fraise contre les pustules du visage, la gale et le prurit. Les décoctions de feuilles ou de racines de fraisiers servaient au traitement des dysenteries, des diarrhées chroniques et des angines. Les indications du sirop de fraise dans la gravelle, la goutte et comme vermifuge survivront jusqu'à la fin du XIXème siècle. James, *Ibid.,* **3**, 1652-1655 ; Mérat, de Lens, *Ibid.,* **3**, 287 ; Bossu, *Ibid.*, **2**, 230 ; Dorvault, Würtz, *Ibid.*, 503.

Frêne. Le fresne, frêne commun, gaïac des Allemands, *Fraxinus exelsior* L., était pour Pline (29-79) l'ennemi des serpents. Ce naturaliste romain prétendait que l'ombre du frêne les tuait et qu'ils ne pouvaient franchir un cercle tracé par la cendre du bois de frêne. Certains anciens auteurs le considéraient, pour cette raison, comme un puissant alexipharmaque (qui combattait les poisons). L'écorce et les feuilles de frêne étaient réputées pour leur pouvoir desséchant. L'écorce, avant la découverte du quinquina, était prescrite comme fébrifuge. Les feuilles étaient laxatives. On les recommandait dans les coliques néphrétiques, dans l'hydropisie *par obstruction du foie ou de la rate* et comme amaigrissant. Bauhin (1560-1624) attribuait des qualités chaudes et sèches au deuxième degré à son fruit qui, selon lui, *étant beu guerit les douleurs de poitrine*. Le principe actif de l'écorce et du feuillage du frêne, la fraxinine, était prescrit contre les rhumatismes et la goutte. Le frêne, à la fin du XIXème siècle, était déchu de son titre ambitieux de quinquina d'Europe et son emploi, inusité. Bauhin, *Ibid.*, **2**,

735 ; Renou, *Ibid.*, 386 ; James, *Ibid.*, **3**, 1657-1659 ; Vitet, *Ibid.*, 426 ; Mérat, de Lens, *Ibid.*, **3**, 290-293 ; Dorvault, Würtz, *Ibid.*, 503.

Froment, *Triticum*, *Trigo* en espagnol, *Weitzenkorn* en allemand, selon Bauhin (1560-1624), était chaud au premier degré et, mâché et appliqué sur les morsures de chien, il attirait le poison et l'empêchait de pénétrer l'organisme. Bauhin le prescrivait sur les nerfs sectionnés, les plaies. Selon Don Nicolas Alexandre (1654-1728), le froment était émollient (qui ramollissait), maturatif (qui accélérait la suppuration d'une tumeur) et discussif (qui dissipait les tumeurs). Bauhin, *Ibid.*, 1, 29 ; Dom Alexandre, *Ibid.*, 226.

Fuligo ligni : voir suie.

Fumeterre. *La fumeterre, herbe fort connuë, est nommée des apoticaires Fumus terrae, & Fumaria, à cause que son jus mis dans les yeux eclaircissant merveilleusement la vuë, fait pleurer ne plus ne moins que la fumée,* affirmait Matthiole (1500-1577). Fracastor (1478-1553) utilisait le sirop de fumeterre dans la lèpre et le typhus. Il prescrivait l'électuaire d'Hamech à base de fumeterre dans le traitement de la syphilis. Dodoens (1517-1585), qui la disait *chaude & seche bien pres du deuxieme degré*, la prescrivait dans la *grosse verolle*, en accord avec Fracastor et la plupart de ses collègues. Fuchs (1501-1566), moins catégorique, la classait simplement parmi les remèdes chauds et secs, âpres et amers au goût. Il lui attribuait aussi la vertu de *purger la cholere par l'urine, & de guerir les obstructions et débilités du foie. Fumaria officinalis* L., appelée aussi *fumusterre*, fiel de terre, pisse-sang, chausse rouge, était administrée sous forme de sirop, dans les obstructions ou les insuffisances hépatiques. On vantait ses qualités diurétiques. Bauhin (1560-1624) la prescrivait dans la vérole et les ulcères malins. De Meuve (circa1677), Frédéric Hofmann (1660-1742) la recommandaient *pour purger l'humeur atrabilaire* et pour purifier le sang et William Lewis (1708-1781) contre les affections scorbutiques et mélancoliques. Dom Nicolas Alexandre (1654-1728) l'utilisait *dans toutes sortes de gales*. Vitet (1738-1809) qui connaissait l'utilisation de la fumeterre comme auxiliaire du mercure dans la syphilis, ne croyait guère à son efficacité. La fumeterre survécut à toutes les modes thérapeutiques, et figurait encore en bonne place dans la pharmacopée française de 1908, comme sirop tonique et dépuratif, indiqué dans l'ictère et les dermatoses. Fracastor, *Les trois livres*, 280, 360 ; Matthiole, *Ibid.*, 284 ; Fuchs, *Ibid.*, 324-325 ; Dodoens, *Ibid.*, 19 ; Bauhin, *Ibid.*, 199 ; De Meuve, *Dictionnaire…* 1689, 314-315 ; Vitet, *Ibid.*, 435 ; Renou, *Ibid.*, 376-377 ; Lewis W., *Ibid.*, **1**, 298 ; Dom Alexandre, *Ibid.*, 227 ; Mérat, de Lens, *Ibid.*, **5**, 149 ; Dorvault, Würtz, *Ibid.*, 505 ; *Codex medicamentarius gallicus*, 308.

Fruits pectoraux : voir datte.

G

Gaïac. Le *Lignum sanctum*, Guaiacum magna matrice, C.B., *Gaïacum officinale L.* était un arbre de 8 à 10 mètres, originaire des Antilles, et ramené par les Espagnols en 1508. Le bois de cet arbre, qui se présentait sous forme de bûches, de copeaux ou même de sciure, fut employé dans le traitement de la vérole concurremment avec le mercure. On attribuait à ses qualités sudorifiques son activité thérapeutique sur la syphilis. Ulrich von Hutten (1488-1523) le rendit célèbre en publiant un livre dans lequel il décrivait sa guérison par le *bois saint* après l'échec de multiples traitements mercuriels. Fracastor lui consacra le livre III de son poème *Syphilis sive morbus gallicus* en 1530 : *Sous les feux ardents du Cancer, au sein d'une mer immense, où se plonge le char de Phoebus, au déclin du jour, s'étend une île étroite et longue que les navigateurs espagnols abordèrent les premiers et qu'en souvenir de leur patrie, ils appelèrent Hispaniolia. Cette terre est semée d'or ; mais ce qui, plus que l'or, en fait la richesse, c'est l'arbre précieux auquel les naturels ont donné le nom de Gaïac.* Plus tardivement, dans ses *Trois livres sur la contagion*, il le considérait également comme un desséchant et un abstergent utile dans les infections débutantes. Il écrivait à propos de l'éventuelle utilisation dans le typhus du bois de gaïac, et de la squine, desséchants, diaphorétiques et résistants à la putréfaction :… *nous n'avons aucune expérience de ces médicaments pour ces sortes de fièvre, mais qu'autant que la logique peut nous le permettre d'affirmer, ils nous semblent devoir être, dans le cas présent, d'une grande efficacité.* Fracastor faisait entrer le gaïac dans des décoctions contre la phtisie où il était associé à l'iris, au tussilage, à la grande consoude, à la guimauve… Dans la syphilis, bien évidemment, il l'utilisait presque à égalité avec le mercure. Matthiole (1500-1577) conseillait de le choisir à maturité, mais pas trop vieux, car lorsque le bois était encore blanc, il était plus chargé de principes actifs : *Parquoy je penseroy que de tel gaiac devroyent user ceux qui ont des ulceres de verolle rongeans alentour, qui en ont les os tous gastez & pourris, des nœuds endurcis comme os, des continuels tourments & douleurs des jointures & de teste, & ce tant plus que le patient est jeune, fort & de nature robuste.* De Meuve (circa 1677) décrivait ainsi ses qualités et propriétés : *Il echauffe, il incise, ouvre & attenuë* (qui fluidifiait les humeurs) *: il provoque la sueur, il empêche la pourriture, & par une vertu specifique, il eteint le virus venerien.* Bauderon (1539-1623) recommandait de l'administrer en pilule, *principalement en la verole*, en raison de son amertume. On utilisait aussi la gomme de gaïac obtenue par incision et qui, selon Lémery (1645-1715), était plus active que le bois, à la dose de huit grains à deux scrupules ou infusée dans du vin blanc. Accueilli avec enthousiasme, il se vendit *au poids de l'or ! L'expérience des siècles qui l'avait mis en vogue, l'a précipité dans l'oubli*. La réputation du gaïac, dont on prétendait qu'il réduisait la salivation mercurielle, déclina peu à peu au profit du mercure. Plus efficace, le traitement par le vif argent ne tarda pas à s'imposer. Vitet (1738-1809) écrivait en 1780 : *Il a été un temps où on le préférait au mercure pour le traitement des maladies vénériennes, mais ce temps fut de courte durée*. Et il réduisait ses indications à l'asthme, à la rage, aux écrouelles et aux dartres, insistant sur ses effets indésirables : fatigue, oligurie, constipation, échauffement et soif avec sécheresse de la bouche. Au XIXème siècle, il figurait simplement parmi les bois sudorifiques, aux côtés du sassafras, de la squine et de la salsepareille. Fracastor, *Les trois livres*, 238, 278, 304, 331, 340, 352, 353, 355 ; Fracastor, *La syphilis...*, 107 ; Matthiole, *Ibid.*, 132 ; De Meuve, *Ibid.*, 329 ; Bauderon, *Ibid.*, 869 ; Lémery, *Ibid.*, 336 ; Cartheuser, *Ibid*, **2**, 131 ; Vitet, *Ibid.*, 130 ; *Dict. de méd. et de chir. pratiques*, Paris, 1832, **8**, 598, 601 ; Mérat, de Lens, *Ibid.*, **3**, 433.

Galanga. Il en existait deux : le grand galanga, *Alpinia galanga* L. et le petit ou galanga de Chine, *Alpinia officinarum* H., dont on mastiquait le rhizome pour stimuler la salivation. Fracastor (1478-1553) utilisait les vertus desséchantes et chaudes du galanga pour traiter les infections à leur début et conseillait d'avoir toujours dans la bouche de la racine de galanga pour se prémunir de la peste. Matthiole (1500-1577), le considérait comme échauffant (qui excitait l'action organique, accélérait la circulation et augmentait la chaleur animale) et desséchant (qui desséchait les ulcères en absorbant le pus ou en arrêtant sa sécrétion) et conseillait *d'en inhaler le parfum pour eschauffer le cerveau refroidi et de la tenir en bouche pour faire bonne aleine : ell'est bonne contre le battement de cœur prinse en breuvage avec du jus de plantain : elle guerit la maladie celiaque* (qui a rapport aux intestins) *: elle appaise les douleurs de la colique venteuse : ell'est bonne aux maladies de l'amari* (utérus) *provenues de ventosités : elle rend les personnes plus fortes à luxure, reschauffe les reins refroidis*. On disait du galanga qu'il fortifiait *merveilleusement l'estomach*. Selon Pierre Pomet (1658-1699), *il est chaud, hystérique, stomachique, céphalique et entre dans plusieurs compositions galéniques*. Vitet (1738-1809) qui limitait ses qualités médicatrices à une présumée activité échauffante et sudorifique, émettait des doutes sur ses prétendues vertus pour combattre le mal de mer, pour faire revenir les règles, pour rendre l'appétit perdu par la présence d'humeurs visqueuses ou pituiteuses, et pour guérir la chlorose. La poudre de galanga figurait encore dans le codex de 1866, commenté par Adolphe Gubler (1821-1879) en 1868, comme traitement des dyspepsies. Il entrait dans l'électuaire diagalanga, poudre stomacale composée, dont la racine de galanga était la base, associée à l'aloès, au girofle, au gingembre, au piment, à la cannelle, au *Calamus aromaticus*, au calament, au spicanard, aux semences d'ache, de carvi, de fenouil et d'anis. Il figurait parmi les composants de l'alcoolat de Fioravanti dont on frictionnait les rhumatisants depuis trois siècles. Fracastor, *Les trois livres*, 238, 286, 369 notes ; Matthiole, *Ibid.*, 22 ; Vitet, *Ibid.*, 201 ; Renou, *Ibid.*, 300 ; Pomet, *Ibid.*, **1**, 72 ; Lémery, *Pharmacopée univ.*, **1**, 418 ; Cartheuser, *Ibid*, **1**, 67 ; Gubler, *Ibid.*, 125 ; Jeannel, *Formulaire officinal et magistral international...*, Paris, 1870, 250-251 ; Dorvault, Würtz, *Ibid.*, 507.

Galbanum. Le galbanum était une gomme résine proche de l'asa foetida, fournie par diverses férules (*F. galbaniflua* Boiss., *F. rubricalis* Boiss., *F. schair* Borscz). On croyait autrefois qu'il provenait du *Bubon galbanum* L.. Sa racine et son écorce contenaient un suc épais et blanc, d'odeur nauséabonde : on recueillait cette sève dans des écuelles après avoir sectionné la tige de la plante. Pour Bauhin (1560-1624), elle était chaude au troisième degré. Dans les débuts des infections, dans la peste ou le charbon, dans la rage, dans la vérole enfin, Fracastor (1478-1553) recourait volontiers au galbanum, rarement seul, plus souvent associé à d'autres substances de même nature comme les résines : mélèze, cèdre... Pour Matthiole (1500-1577), le galbanum était attractif (remède vésicant ou suppuratif, qui provoquait une irritation attirant les fluides là où il avait été appliqué), résolutif (qui déterminait la résolution des inflammations en ouvrant les pores ou en ramollissant l'humeur ou en calmant les mouvements des esprits), échauffant (qui excitait l'action organique, accélérait la circulation et augmentait la chaleur animale), voire brûlant. Il déclenchait les règles et l'accouchement. Il faisait fuir ou tuait les serpents. *On le met sur les douleurs de costé, & froncles* (furoncles) ajoutait-il, précisant *: il fait revenir à soy ceux qui sont tombés du haut mal* (épilepsie), *les femmes travaillées de suffocations de matrice, ceux qui sont estourdis par tournoyemens de teste, si on leur en fait sentir*. Dodoens (1517-1585) le rangeait parmi les plantes de *tempérament* chaud presque au troisième degré et sec pour ainsi dire au second degré. Il le recommandait contre les toux chroniques, les essoufflements, les convulsions, les crampes. Pris dans du vin, associé à la myrrhe, c'était un bon alexitère contre les poisons ingérés ou transmis *par dards, fleches ou sagettes envenimées*. Selon Jean de Renou (1568-1620), cette gomme-résine, appelée *scordolosarum* quand elle provenait de Perse, était *fort propre aux suffocations et dévoiements de la matrice, comme aussi à quelques autres maladies des femmes*. Le galbanum était utilisé dans les mêmes indications que l'asa foetida : en pessaire, il déclenchait les règles et facilitait l'accouchement. Il était recommandé pour résoudre furoncles, écrouelles et tuméfactions des articulations. Vitet (1738-1809) réfutait sans une exception toutes les vertus thérapeutiques que lui attribuaient les anciens auteurs : il le jugeait inutile dans l'hystérie, l'hypocondrie, l'épilepsie, dans toutes les affections de l'abdomen, dans toutes les maladies gynécologiques, que ce soit pris à l'intérieur ou appliqué en topique. Moins sévère, Adophe Gubler (1821-1879), près d'un siècle plus tard, rappelait que le galbanum servait aux mêmes usages que l'*asa foetida* (gommes-résines utilisées en Europe comme en Asie, ayant pour origine essentielle les grandes férules, à la forte odeur alliacée, drogues souvent mélangées et commercialisées, sous le seul nom d'asse fétide), auquel on l'associait souvent. Il le conseillait dans les atteintes inflammatoires ou purulentes des muqueuses et comme maturatif (qui accélérait la suppuration). Il signalait son emploi en collyre dans les congestions oculaires et l'œdème des paupières. Le Dorvault, en 1898, lui reconnaissait une action antispasmodique et stimulante. Fracastor, *Les trois livres*, 238, 295, 298, 311, 329, 353 ; Matthiole, *Ibid.*, 474 ; Dodoens, *Ibid.*, 563-564 ; Bauhin, *Ibid.*, **1**, 214 ; Vitet, *Ibid.*, 511 ; Dézeimeris, *Dictionnaire historique de la médecine,* 1836, **3**, 301-302 ; Gubler, *Ibid.*, 125 ; Dechambre, *Ibid.*, S1, **6**, 419 ; Dorvault 1898, 507 ; Perrot, *Ibid.*, **2**, 1672-1679.

Galega. Ruelle (1474-1537) se trompait en confondant le Galega avec la Glaux maritima, plante maritime de la famille des salicariés et Matthiole corrigeait cette erreur en précisant : *Les modernes attribuent à cette plante* (la galega) *des propriétés grandes, contre la peste, & morsures des bestes venimeuses en mangeant l'herbe seule, & l'appliquant par dehors sur le mal. Aucuns disent qu'ell'est singuliere contre le mal caduc : & en baillent à boire le jus du poids de quatre drachmes. Qu'elle face recouvrer le laict perdu, comme fait glaux selon Diosc. je ne le voudroi assurer : car je ne trouve point que persone ne lui ait assigné cette vertu.* Pour Schröder (1600-1664), la Rüe de chèvre ou Galega était *un célèbre alexipharmaque & sudorifique, propre surtout à dissiper le venin pestilentiel. On s'en sert dans les pustules pétéchiales, les maladies pestilentielles, la peste même, la rougeole, l'épilepsie des enfans, les morsures de serpens & les vers, on donne une cuillérée ou environ de son suc. Cette plante est entièrement insipide & tempérée dans les premières qualités. Galega officinalis* était une vivace aux feuilles d'odeur aromatique, de saveur fade, fréquente en Espagne, en Italie et en Afrique, nous apprenait Louis Vitet (1738-1809). Il jugeait ses vertus thérapeutiques nettement improbables puisqu'aucune observation n'avait confirmé son efficacité dans la variole, dans la rougeole, dans les parasitoses par les vers et contre l'épilepsie qui parfois les accompagnait, pas plus du reste que dans les morsures de serpent. Le Dorvault de 1886 nous donnait ses diverses dénominations : *Lavanèse, Rue de chèvre*, et nous indiquait qu'il s'agissait d'une plante lactifère, sudorifique et alexipharmaque devenue inusitée. Matthiole, *Ibid.*, 658 ; Schröder, *Ibid.*, **1,** 242 ; Vitet, *Ibid.*, 472 ; Dorvault, 1886, *Ibid.*, 531.

Gambogia : voir gomme-gutte.

Garance. La racine de la garance, *Rubia tinctorum* L, avait la réputation de provoquer les règles, de stimuler la sécrétion urinaire et de guérir la jaunisse. Son affinité tinctoriale pour le tissu osseux a permis d'élucider l'ostéogenèse. Les Anciens, Dioscoride (1er siècle), Galien (129-201), lui attribuaient des vertus diurétiques, sans doute parce qu'elle colorait les urines en rouge, et lui accordaient le pouvoir de guérir l'épilepsie, la nostalgie et la dysenterie. Fracastor (1478-1553) utilisait la petite garance pour traiter la rage. Chaude au second degré, sèche au troisième, tel était le tempérament des deux garances décrites par Fuchs (1501-1566), la cultivée et la sauvage. Elles étaient diurétiques, bonnes pour l'ictère, la paralysie, la sciatique, les morsures de bêtes venimeuses. La racine et la semence étaient emménagogues. Thomas Sydenham (1624-1689) la croyait susceptible de dissiper les ictères. Au XVIIIème siècle, elle était prescrite pour combattre les empoisonnements, cicatriser les plaies, déclencher les règles, ouvrir les voies urinaires et resserrer le ventre. Vitet (1738-1809) lui déniait toute activité diurétique et toute efficacité contre les lithiases rénales ou vésicales, a fortiori contre l'hydropisie. En revanche, il lui accordait quelque crédit dans le traitement du rachitisme vraisemblablement en raison de sa faculté de colorer le tissu osseux en rouge ! Elle devint inusitée en thérapeutique dès le XIXème siècle. Fracastor, *Ibid.*, 313, 316 ; Fuchs, *Ibid.*, CVIII, 197-198 ; Renou, *Ibid.*, 334 ; Lémery, *Dictionnaire univ.*, 651 ; Vitet, *Ibid.*, 71 ; Mérat, de Lens, *Ibid.* **6**, 126.

Gariofil. L'électuaire gariofil, ou gariofilatum, associait : girofle, cannelle, gingembre, rose, aloès, galanga, safran, réglisse, nardin, violettes, cardamome, basilic etc. Il était recommandé pour le hoquet, les vomissements, le pyrosis et les lenteurs de digestion. Dorveaux, *Ibid.*, 19, 65.

Garum : voir saumure.

Garyophillus ou Caryophillus. Fracastor (1478-1553) recommandait de vaporiser la chambre des malades atteints de fièvres pestilentes avec un mélange de garyophillus, de camphre et d'eau de rose. Matthiole (1500-1577) la prescrivait en breuvage *aux plaies intérieures de la poitrine. De son jus meslé avec un peu de verdegris ils (*les auteurs modernes) *siringent les ulceres caverneux, & difficiles à guerir... Prinse en breuvage sert... aux crachemens de sang.* On en tirera le girofle, fleur non développée du *Cariophyllus aromaticus L.*, inconnu des Grecs ou des Latins, cité pour la première fois par Paul d'Egine. L'usage du clou de girofle se répandit lorsque les Portugais en étendirent le commerce, privant Venise de son ancien monopole sur cette épice. On sait la lutte féroce qui opposa au XVIème siècle Portugais et Hollandais pour s'assurer le monopole de sa production. Dodoens (1517-1585), le classait parmi les plantes de *tempérament* chaud et sec entre le second et le troisième degré. Il vantait ses vertus aphrodisiaques, bu dans du lait, à la dose de quatre drachmes. Sans compter ses bienfaits pour le cœur, l'estomac, le foie, son pouvoir antidiarrhéique et son aptitude, en collyre, pour calmer la conjonctivite et améliorer l'acuité visuelle. Bauhin (1560-1624) en vantait les avantages en termes élogieux, renchérissant sur Dodoens : *L'eau tirée des cloux récents sent merveilleusement bon, & est bonne aux symptomes du cœur. Quelques uns font suer ceux qui ont la grosse verolle, avec des cloux de giroffle, des noix muscades, du poivre long & noir. Les cloux de giroffle sont bons pour le foye, l'estomac & le cœur, & fortifient lesdites parties. Ils aydent à la digestion, & resserrent le ventre.* Vitet (1738-1809) attribuait aux *cloux de gérofle* une action revitalisante, constipante, faiblement diurétique et sudorifique. Il les prescrivait dans les maladies soporeuses par sérosité, dans le dégout ou le vomissement par humeurs pituiteuses, la colique venteuse. Il recommandait l'huile essentielle de girofle pour calmer les douleurs dentaires. En 1898, le Dorvault lui consacrait un article qui le qualifiait d'excitant stomachique et signalait l'existence d'un antiseptique à base d'acide borique, de glycérine et d'infusion de girofle. Le girofle figurait dans le Codex de 1866 et Adolphe Gubler (1821-1879) écrivait à son propos : *En médecine, on l'emploie comme stomachique, cordial, carminatif* (qui dissipait les gaz) ; *pour dissiper les nausées, les vomissements, le météorisme* (accumulation d'air dans l'estomac et dans l'intestin). *Il sert à corriger le goût et l'odeur des autres médicaments. L'huile volatile, introduite dans les dents cariées, cautérise la pulpe nerveuse et fait cesser la douleur*. Fracastor, *Ibid.*, 286 ; Matthiole, *Ibid.*, 559 ; Dodoens, *Ibid.*, 571 ; Bauhin, *Ibid.*, 179 ; Renou, *Ibid.*, 308 ; Vitet, *Ibid.*, 522 ; Mérat, de Lens, *Ibid.*, **2**, 119-123 ; Gubler, *Ibid.*, 136-137 ; Dechambre, S. 4, **8**, 724.

Gattilier : voir *Agnus castus.*

Genépi, grande absinthe, *Artemisia rupestris.* Haller (1708-1777) la recommandait en infusion dans la pleurésie, les fièvres intermittentes, l'aménorrhée et la cicatrisation des plaies. Elle était *vulnéraire, tonique, stomachique, fébrifuge, emménagog*ue. Haller, *Ibid.*, **1**, 43 ; Dorvault, *1850*, 306. Voir : ratafia.

Genêt. Le genêt, *Sarothamnus scoparius* (L.) Wimmer, appelé aussi *Spartium scoparium* L. ou *Cytisus scoparius* L. Link, ou *Genista scoparia Lmk*, pour les anciens auteurs, est cet arbuste, dont Jean de Renou (1568-1620) disait qu'il était connu, même des chambrières qui en confectionnaient des balais. Il était également familier aux médecins de l'Antiquité qui le prescrivaient déjà comme diurétique dans l'hydropisie et dans les obstructions du foie et de la rate. Hyeronimus Bock (1498-1554) le recommandait comme sudorifique et pour soulager l'esquinancie (angine) et la sciatique. Rembert Dodoens (1517-1585) prescrivait des infusions de boutons de genêt comme diurétique chez les hydropiques. Giulio Cesare Claudini (?-1618) était l'inventeur d'un remède secret à base de genêt et d'absinthe, souverain contre l'ascite. Bauhin (1560-1624) insistait sur ses vertus lithontriptiques et le disait chaud et sec, De Meuve (circa 1677) précisant : *jusqu'au second degré,* et ajoutant que sa graine broyée, bue dans de l'eau miellée *lâche le ventre, débouche la vessie & remedie à la strangurie*. En 1749, la *Pharmacopée universelle raisonnée* de John Quincy (?-1722) disait des fleurs du genêt qu'elles *sont fort en usage et reconnues pour spléniques, néphrétiques et hépatiques. Elles sont un détersif pour la gravelle et pour les humeurs séreuses, aussi bien par les selles que par les urines, et on les croit extraordinairement efficaces dans la cachexie et dans l'hydropisie.* Haller (1708-1777) recommandait également les fleurs et les semences, la lessive de cendres ou la décoction du genêt, dans l'hydropisie. Vitet (1738-1809) s'il récusait l'activité diurétique des feuilles et des fleurs de genêt dans l'hydropisie, admettait sans réserves l'action de la lessive des cendres du genêt : *Elle excite abondamment le cours des urines, elle favorise la curation du gonflement du foie, l'ascite par obstruction de la ratte, l'hydropisie de la matrice, l'œdème des jambes, l'anasarque, la leucophlegmasie, & le rhumatisme par des humeurs séreuses.* Cette indication persistait encore au XIXème siècle puisque Jean-Baptiste Fonssagrives (1823-1884), en 1878, employait les sommités fleuries du genêt comme diurétiques. En 1851, John Stenhouse (1809-1880) en avait isolé la spartéine, utilisée initialement comme tonicardiaque, par Alfred Houdé (1854-1919), dès 1885. Bauhin, *Ibid.*, **2**, 719 ; Renou, *Ibid.*, 384 ; De Meuve, *Ibid. 1689*, 321 ; Quincy, *Ibid.*, 226 ; Haller, *Ibid.*, **1,** 120-121 ; Vitet, *Ibid.*, 71 ; James, *Ibid.*, **3**, 939-940 ; Mérat, de Lens, *Ibid.*, 354-355 ; Fonssagrives, *Ibid.*, **2**, 665.

Genèvrier sabine. Voir sabine.

Genièvre. *Juniperus, Juniperus communis.* Le genévrier était de qualité échauffante (qui excitait l'action organique, accélérait la circulation et augmentait la chaleur animale), âcre et forte, moyennement chaude et astringente (qui avait la propriété de provoquer une rétraction des parties qu'il touchait et de ralentir ou d'arrêter les évacuations). A défaut de racine de gentiane ou de galanga à mâchouiller, suggérait Fracastor (1478-1553), on pouvait avoir toujours dans la bouche quelques grains de genièvre pour se protéger contre la peste. Selon Matthiole (1500-1577), ses grains *prins en breuvage profitent grandement contre les indispositions de la poitrine, contre la toux, ventosités, trenchées, & morsures de serpent. Ils font uriner, ils servent aux ruptions, spasmes, suffocations de matrice. Les feuilles ont* *une certaine acrimonie. Pource il est bon de boire ou d'icelle, ou de leur jus contre les morsures de vipère. La cendre de l'escorce détrempée dans l'eau nettoye les lèpres si on s'en frotte.* Fuchs (1501-1566) le décrivait de *tempérament* chaud et sec au troisième degré alors que le fruit, tout aussi chaud, était moins sec, mais *purgeait le foye & les reins en extenuant, & subtiliant les grosses, & glueuses humeurs*. Bauderon (1539-1623) signalait que certains médecins le prescrivaient contre la vérole *dans quelque eau convenable, ou dans du vin blanc.* La baie du genévrier, *Juniperus communis* L., était classée, dans le *Grand dispensaire médicinal* de Renou, à *Graines de genèvre*, tant cette partie de la plante était utilisée en priorité par les médecins. *Au reste, les bayes de genèvre sont chaudes & amyes de l'estomac, elles sont diurétiques & purgent très-bien toutes humeurs crasses & visqueuses.* On employait encore les baies, en infusé, à la fin du XIXème siècle, comme stomachique et diurétique. Son bois sudorifique était bon pour résister au mauvais air, si l'on en croyait Lémery. Mieux encore, Nicolas Alexandre (1654-1728) rapportait une observation de Matthiole dans laquelle cet auteur *dit avoir vû guéri des gens retenus au lit par la goutte sciatique, pour s'être baignés jusqu'aux reins, après avoir été purgés, dans une forte décoction de bois de geniévrier coupé par morceaux, faite en eau, fomentant d'icelle les parties des malades.* Vitet (1738-1809) estimait particulièrement les baies qui échauffaient (qui excitaient l'action organique, accéléraient la circulation et augmentaient la chaleur animale), et surtout *altéraient* en changeant l'état des solides et des liquides organiques, comme le faisaient les calmants ou les excitants, les *relâchants* ou les toniques. Il les prescrivait dans les diarrhées et les coliques venteuses notamment. Jean-Louis Alibert (1766-1837) le considérait comme un puissant tonique, efficace contre le scorbut et possédant des affinités avec le système urinaire. Dans ses commentaires sur le Codex, Gubler (1821-1879) réservait les baies de genièvre avant tout aux cas où il était impératif d'augmenter la diurèse : maladies cardiaques, ascite, anasarques et autres hydropisies. Sinon, il était commun de les employer comme anti-catarrhaux dans les écoulements de l'urètre. Elles avaient également leur utilité dans le traitement des dyspepsies hypotoniques, dans les débilités et le scorbut. Fracastor, *Les trois livres*, 286 ; Matthiole, *Ibid.*, 98 ; Fuchs, *Ibid.,* 59 ; Bauderon, *Ibid.*, 868 ; Alexandre, *ibid, 1759*, 184-185 ; Vitet, *Ibid.*, 513 ; Renou, *Ibid.*, 452-453 ; Alibert, *Ibid.*, **2**, 170 ; Gubler, *Ibid.*, 132 ; Dorvault, Würtz, *Ibid.*, 516.

Gentiane. La gentiane jaune, *Gentiana lutea* L., dont seule la racine était utilisée, était connue de Dioscoride (1er siècle) et figurait dans la plupart des compositions que les Grecs et les Arabes nous ont laissées : la thériaque, l'orviétan, le mithridate notamment. Fracastor (1474-1553) la prescrivait dans le début des infections, dans les fièvres véritablement pestilentes et la faisait entrer dans la composition de son *Diascordium.* Il ajoutait qu'on devait en mastiquer la racine pour se protéger de la peste… Fuchs (1501-

1566), qui la classait parmi les plantes médicinales chaudes sèches et astringentes (qui avaient la propriété de provoquer une rétraction des parties qu'elles touchaient et de ralentir ou d'arrêter les évacuations), prétendait que : *La racine cuicte, ou broyee en pouldre, se donne en breuvage, à ceux qui sont rompus, spasmez, cheus & rombez de haut.* Matthiole (1500-1577), recommandait la gentiane pour guérir les douleurs de côté, les convulsions, les maux de foie et d'estomac, contre les morsures de serpent, sous forme d'une boisson où elle était associée à du poivre, de la rue et du vin. Dodoens (1517-1585) disait qu'elle *croist sur hautes montaignes, & en aucunes vallées entre la feugere...* Il la recommandait en poudre et mêlée à du vin et à de la rue pour guérir les morsures de bêtes enragées ou les empoisonnements. Il la prescrivait dans toutes les maladies froides internes, dans les affections hépatiques et gastriques, dans le mal de côté, dans les traumatismes, *car elle resout le sang figé, & guerit les playes*, dans les conjonctivites et, en pessaire, comme emménagogue et comme stimulant des contractions utérines pour expulser l'enfant mort-né. Jean de Renou (1568-1620) confirmait certaines de ces indications un siècle plus tard : *elle fortifie fort bien l'estomac, tue la vermine, résiste à toute pourriture, réfrène toute virulence pestilente et guérit toute morsure de serpent et autres bêtes venimeuses étant appliquée dessus.* Haller (1708-1777), confirmait qu'elle était l'amie de l'estomac, mais la recommandait également dans les fièvres intermittentes, tout en admettant sa moindre efficacité comparée au quinquina et nonobstant le fait que *Mr. de SENAC n'a pas été content de ses effets dans les fièvres de ce genre, & il la regarde comme un remède trop chaud.* Quelques temps plus tard, Louis Vitet (1738-1809) préconisera la racine de gentiane à l'intérieur comme fébrifuge, associée au quinquina et accessoirement comme vermifuge. Il la jugeait également utile dans la jaunisse, l'anémie des jeunes filles, l'obstruction de la rate et l'aménorrhée ; en topique, il l'utilisait pour les ulcères sanieux et putrides, mais pas toujours avec de bons résultats. On l'employait encore comme fébrifuge, tonique et stomachique, à la fin du XIXème siècle. Elle figurait à côté de l'écorce de chêne et de la camomille, dans une spécialité appelée le fébrifuge français. Heursel De Meester qualifiait la racine de tonique, apéritive et antiscorbutique. Son amertume se retrouve dans bon nombre de liqueurs de nos montagnes. Fracastor, *Les trois livres*, 238, 286, 298, 311, 312, 341, 343, 346 ; Matthiole, *Ibid.*, 392 ; Fuchs, *Ibid.*, 144 ; Dodoens, *Ibid.*, 224 ; Renou, *Ibid.*, 332 ; Haller, *Ibid.*, **1**, 215 ; Vitet, *Ibid.*, 459 ; Mérat, de Lens, *Ibid.*, **2**, 362-364 ; Dorvault, Würtz, *Ibid.*, 516-517 ; Heursel De Meester, *Ibid.*, 154.

Géranium : c'était le bec de grue ou bec de cigogne ou aiguille de berger, décrit par Herman Boerhaave (1668-1738) comme le *Geranium robertianum* L., Herbe-à-robert. Il lui reconnaissait des vertus détersives, astringentes, hémostatiques et le pouvoir de guérir le cancer du sein. Dodoens (1517-1587) en connaissait six sortes toutes possédant des vertus desséchantes, nettoyantes et agglutinantes. Il leur prêtait la vertu de guérir les ventosités de la matrice, de faire uriner, de chasser la pierre, de cicatriser les ulcères buccaux, génitaux et mammaires, d'être hémostatique, de cicatriser les ulcères, de traiter le cancer du sein. Cette dernière indication était reprise par Schröder (1600-1664) : *Enfin le géranium est estimé contre le cancer des mammelles, ulcéré ou non, intérieurement en forme de potion, & exterieurement en forme d'onguent ou d'emplâtre.* Schröder considérait le Bec de cigogne comme le remède spécifique pour empêcher que les plaies ne dégénèrent en ulcères. Haller (1708-1777) écrivait à propos du géranium : *On regarde l'herbe à Robert comme un topique vulnéraire, & propice à dissiper les oedèmes en l'employant sous forme de cataplasmes, comme aussi pour faire disparoître l'érésipelle, pour guérir les gerçures de la langue, les ardeurs de la bouche & les rhagades qui viennent aux boutons des mamelons.* Il estimait *la poudre de cette herbe & sa décoction aqueuse bonne dans le scorbut.* Dom Alexandre (1654-1728) le mélangeait avec de la fiente de pigeon ou de chèvre, pour *dissiper l'enflure oedémateuse des pieds dans l'hydropisie.* On le prescrivait encore en gargarismes astringents à la fin du XIXème siècle. Dodoens, *Ibid.*, 35, 36, 37 ; Schröder, *Ibid.*, 247 ; Renou, *Ibid.*, 370-372 ; Dom Alexandre, *Ibid.*, 35-36 ; Haller, *Ibid.*, **1**, 322 ; James, *Ibid.*, **4**, 102-105 ; Mérat, de Lens, *Ibid.*, **3**, 368 ; Dorvault, Würtz, *Ibid.*, 517.

Germandrée aquatique ou Germandrée scordium, *Teucrium scordium* L. voir **Scordium**.

Gingembre. Le gingembre, *Amomum zingiber* L., zingiber officinale, était connu de Dioscoride (1er siècle) qui le considérait comme alexitère (qui protégeait des poisons), sudorifique et cordial (qui augmentait rapidement la chaleur du corps). On utilisait ses racines, de nature chaude et stimulante, dans les laryngites, les maladies pulmonaires avec encombrement bronchique, les digestions difficiles. C'était un des composants obligés de la thériaque. On trouvait le gingembre dans les *Trois livres* de Fracastor (1478-1553) pour traiter la peste et la vérole. Matthiole (1500-1577) en faisait d'emblée une essence végétale à part, proche du poivre, car douée de facultés chaudes, favorable à l'estomac, amollissant le ventre modérément, favorable à la vue. Chaud et sec au troisième degré, tel était le *tempérament* du gingembre selon Dodoens (1517-1585). Mais il était aussi capable, pris en sirop, de *mondifier* (nettoyer) la poitrine, de couper et mûrir la pituite visqueuse et lente. Son action sur les obstructions du foie, dues à l'humidité et au froid, était indéniable. Accessoirement, il fortifiait également la mémoire. Lémery (1645-1715) estimait son *tempérament* incisif (qui divisait les humeurs épaissies), atténuant (qui fluidifiait les humeurs), apéritif (qui ouvrait les pores et les canaux de l'organisme). Il lui attribuait la faculté de fortifier l'estomac, de stimuler l'appétit, de faciliter la digestion, de résister à la malignité des humeurs, de chasser les gaz, de combattre le scorbut et de réchauffer les vieillards ! Robert James (1705-1776) estimait que le gingembre, pratiquement inconnu en dehors de l'Arabie, *récemment cueilli, est un excellent remède dans la colique, la passion coeliaque* (occlusion intestinale aiguë), *la lienterie* (diarrhée), *la diarrhée longue causée par le froid, les flatulences, les tranchées* (coliques violentes) *et autres maladies cruelles*. Vitet (1738-1809) contestait son utilisation interne dans les coliques venteuses ou la diarrhée. Tout au plus admettait-il son emploi pour ouvrir l'appétit diminué par un excès de pituite. En revanche, il conseillait de mastiquer sa racine pour accroître la salivation et l'indiquait dans les mêmes maladies que la racine de zédoaire, sachant qu'elle était plus échauffante (qui excitait l'action organique, accélérait la circulation et augmentait la chaleur animale), et moins excitante pour le système nerveux. Aux Indes, il fut employé depuis toujours en cuisine, dans la confection des sauces et des ragoûts. Son utilisation s'était perpétuée au XIXème siècle, comme sialagogue (qui stimulait la salivation), stomachique (qui fortifiait l'estomac), diaphorétique (qui provoquait la transpiration) et révulsif (qui détournait une humeur ou le principe d'une maladie vers une partie plus ou moins éloignée). Fracastor, *Les trois livres*, 298, 331 ; Matthiole, *Ibid.*, 358 ; Dodoens, *Ibid.*, 579-580 ; Renou, *Ibid*, 297 ; Lémery, *Ibid.*, 815 ; Vitet, *Ibid.*, 201 ; James, *Ibid.*, **6**, 1122 ; Mérat, de Lens, *Ibid.*, **6**, 1006-1007 ; Gubler, *Ibid.*, 135.

Girofle : voir clou de girofle.

Glaïeuls. *Le glaïeul puant a les feuilles semblables à la flambe, plus larges, pointues à la cime...* ainsi Matthiole (1500-1677) commençait-il la description de l'*Iris foetidissima* dont la racine et la graine étaient spécifiques du traitement des plaies céphaliques, des fractures, des tumeurs et apostèmes, des extractions de corps étrangers. Prises en breuvage, avec du vin, racine et graine guérissaient les convulsions, les fractures, les sciatiques, les dysuries, les diarrhées, et, ingérée avec du vinaigre, sa graine réduisait la *ratelle* (rate). Chomel (1671-1740) écrivait : *La racine de cette plante, sèche et en poudre, se donne au poids d'une dragme ou environ, dans un verre de vin blanc, dans les vapeurs hystériques et dans les affections hypocondriaques, dans la difficulté de respirer, dans l'asthme ; on l'ordonne de la même manière dans les écrouelles : on l'applique encore en cataplasmes sur les tumeurs scrophuleuses.* En 1868, Adolphe Gubler (1821-1879), tout en admettant les effets laxatifs de son rhizome, affirmait qu'il était totalement négligé par ses collègues. Matthiole, *Ibid.*, 561 ; Mérat, de Lens, *Ibid.*, **3**, 656-657 ; Guibourt, *Ibid.*, **2**, 195 ; Gubler, *Ibid.*, 168.

Gobelet : voir nombril de Vénus.

Gobelet. Le gobelet était un récipient constitué d'antimoine pur, ou d'un alliage d'antimoine et d'étain, dans lequel on mettait du vin qui acquérait des vertus vomitives ou purgatives.

Gomme ammoniaque. Pour les Anciens, elle provenait de plantes africaines identifiées comme Ferula mais appartenant sans doute à diverses ombellifères. Pour Dioscoride (1er siècle), il s'agissait d'une gomme extraite d'une férule africaine et appelée ainsi parce qu'elle poussait dans les sables de Libye, près du temple de Jupiter Ammon. Dans le traitement de la vérole, Fracastor (1478-1553), après avoir obtenu la digestion de la matière par application d'un onguent gras à base de thériaque, de poivre, d'encens, évacuait cette matière digérée avec des liquéfiants comme la gomme ammoniaque associés à des drastiques, comme la coloquinte. *C'était le jus d'une ferule qui croist en Afrique près Cyrene*, affirmait Matthiole (1500-1577), qui ajoutait : *Ils nomment l'arbrisseau avec la racine Agasyllis...* le plus pur était appelé *Thrausma.* Ses qualités thérapeutiques étaient innombrables : en breuvage, il facilitait le transit intestinal, réduisait la ratelle (rate), apaisait la douleur de la goutte et de la sciatique, guérissait l'épilepsie, atténuait l'essoufflement, facilitait l'accouchement. En topique, broyé avec du vinaigre, il réduisait les duretés du foie et de la rate ; mélangé à du miel et à de la poix, *il resout les neuds qui surviennent aux jointures.* Nicolas Lémery (1645-1715) disait de la gomme ammoniaque *qu'elle découle en larmes blanches des branches et de la racine incisées d'une espèce de férule appelée en latin, Ferula ammonifera.* Nicolas J.B.G. Guibourt (1790-1867) la pensait originaire d'Arménie, *ammoniacum* étant la déformation d'*armoniacum*, hypothèse émise par James Donn (1758-1813), vers 1811, et qui attribuait sa production au *Dorema ammoniacum.* Pour le Dorvault, la gomme ammoniaque était produite par le *Peucedianum ammoniacum* et le *P. aucheri*, ombellifères abondantes près d'Ispahan et dans le Khorassan, en Iran. La gomme ammoniaque du Maroc, ou feeshook, était extraite de la *Ferula communis* L.. Les applications thérapeutiques de la gomme ammoniaque étaient innombrables : dyspnées, asthme, bronchite chronique, laryngite, leucorrhée, obstruction des viscères pelviens, sans compter les applications locales sur les contractures ou les tumeurs froides. Jean de Renou (1568-1620) la recommandait dans toutes les *oppilations* (obstructions), les nodosités des articulations, les tubercules endurcis, la scrofule, les scirrhes spléniques. Nicolas Lémery (1645-1715) lui prêtait une action diurétique, lithontriptique (qui brisait les calculs) et emménagogue (qui déclenchait les règles). Il l'estimait propre *pour les duretés de la rate, du foie, du mésentère,* et susceptible de lever les obstructions et de déclencher la menstruation. Elle n'était plus guère employée, dès 1830, que comme excipient gommeux. Fracastor, *Ibid.*, 329 ; Renou, *Ibid.*, 459 ; Lémery, *Dictionnaire univ.*, 33 ; Mérat, de Lens, *Ibid.*, **1**, 250-253 ; Guibourt, *Ibid.*, **3**, 244-248 ; Gubler, *Ibid.*, 138 ; Dorvault, Würtz, *Ibid.*, 246.

Gomme adragante. La gomme adragante, ou adraganthe, ou encore, tragacanthe, était produite par divers astragales, légumineuses poussant en altitude. Fracastor (1478-1553) la prescrivait seule, ou dans des compositions médicamenteuses destinées à ouvrir les pores et à calmer l'ébullition des humeurs dans le traitement de la *variole* (varicelle) et de la rougeole. Selon De Meuve (circa 1677), elle passait pour froide et humide, ce qui expliquait ses qualités rafraîchissantes (qui diminuaient la température du corps), mondifiantes (détergentes), humectantes (qui augmentaient la liquidité du sang) et conglutinantes (agglutinantes : qui recollaient les parties divisées). On la donnait *dans du bouillon contre la douleur des reins, contre les érosions de la vessie & contre la dissenterie.* Elle avait la réputation d'adoucir l'âcreté des humeurs, d'arrêter les hémorragies et les diarrhées. Mêlée à du miel ou à du sucre, elle était recommandée contre les trachéites et les laryngites. Mêlée à de l'eau de rose ou à du lait, elle entrait dans la composition de collyres. Comme adoucissant, elle servait encore à la préparation de looch et de tablettes, au XIXème siècle. Fracastor, *Ibid.*, 245, 246 ; Matthiole, *Ibid.*, 474 ; De Meuve, *Dictionnaire…, 1689*, 598-599 ; Renou, *Ibid.*, 458 ; Lémery, *Dictionnaire univ.*, 767 ; J. Jeannel, *Ibid.*, 315 ; Gubler, *Ibid.*, 137 ; Dorveaux, *Ibid.*, 57, 59 ; Dorvault, Würtz, *Ibid.*, 526.

Gomme arabique. La gomme arabique, appelée par certains, thébaïque, gomme de Babylone, gomme acanthine, était citée par Dioscoride (1er siècle) qui connaissait sa provenance : l'*Acacia vera* W.. Matthiole (1500-1577) estimait que les apothicaires vendaient pour de la véritable gomme arabique la résine d'une plante appelée Espine d'Egypte ou un mélange de gommes provenant de divers arbres et il en tenait pour preuve *la diversité de la figure des grains & la variete des couleurs.* Il classait la gomme arabique ou ses substituts parmi les drogues sèches au troisième degré et froides, au second. Réfrigérante (qui diminuait la température du corps) et incrassante (qui épaississait les humeurs devenues trop fluides, à l'opposé des incisifs qui diminuaient leur viscosité), elle était, selon Jean de Renou (1568-1620), particulièrement indiquée pour traiter les trachéites et les maladies oculaires. Nicolas Lémery (1645-1715) confirmait ces indications, en les élargissant aux diarrhées et aux hémorragies. Au siècle suivant, Louis Vitet (1738-1809) les récusait toutes. Enfin, en 1868, Adolphe Gubler (1821-1879) considérait la gomme arabique comme *un émollient usité dans les irritations de la gorge, du tube digestif, ainsi que dans celles des voies respiratoires et urinaires.* Il signalait son emploi pour arrêter les saignements consécutifs à la pose des sangsues et comme excipient de nombreux médicaments. Matthiole, *Ibid.*, 140 ; Renou, *Ibid.*, 457 ; Lémery, *Dictionnaire univ.*, 348 ; Vitet, *Ibid.*, 341 ; Cartheuser, *Ibid*, **2**, 447 ; Mérat, de Lens, *Ibid.*, **1**, 14 ; Gubler, *Ibid.*, 138-139.

Gomme d'amandier ou de cerisier : leur tronc laissait exsuder une gomme jaunâtre et transparente qui servait aux mêmes usages que la gomme arabique. Dom Nicolas Alexandre (1654-1728) écrivait : *La gomme qui sort du tronc et des branches du cerisier est apéritive, propre pour exciter l'urine, pour rompre la pierre, étant prise intérieurement dissoute dans du vin blanc.* Dom Alexandre, *Ibid.*, 74-75.

Gomme de lierre. Cette gomme de lierre, *Hedera helix* L., coulait *du tronc des vieux lierres en arbre* : elle était employée comme dépilatoire. Mérat, de Lens, *Ibid.*, **3**, 457-458. Voir lierre.

Gomme de pêcher. La gomme du pêcher ou gomme nostras ou gomme de pays, était utilisée comme succédané de la gomme arabique. Ses propriétés humectantes, adoucissantes et pectorales, la destinaient au traitement des affections respiratoires et oculaires. Renou, *Ibid.*, 457. Voir pêcher.

Gomme de prunier. La gomme de prunier, utilisée souvent comme excipient mucilagineux, était *propre pour la pierre, pour la colique néphrétique, pour humecter la poitrine, pour exciter le crachat...* Dom Alexandre, *Ibid.*, 599. Voir prunier.

Gomme-gutte. La gomme-gutte était obtenue en entaillant l'écorce d'un arbre originaire d'Extrême-Orient, le *Garcinia hanburyi* Hook, ou *Garcinia gutta* L., notamment, d'autres arbres monoïques fournissant le même suc, qui était improprement appelé gomme. Elle fut introduite en thérapeutique par Charles Lécluse (1526-1609), en 1603. Anthelminthique et purgatif drastique, elle était également prescrite dans l'hydropisie, l'apoplexie, la paralysie, certaines dermatoses chroniques, certaines formes de goutte. Etienne Geoffroy (1672-1731) l'utilisait comme vomitif. François Victor Mérat (1780-1851) et Adrien Jacques de Lens (1786-1851) signalaient, dès 1834, qu'elle n'était plus guère utilisée. Lewis W., *Ibid.*, **1**, 300 ; Mérat, de Lens, *Ibid.*, **6**, 521-525 ; Dorvault, Würtz, *Ibid.*, 536-537 ; Perrot, *Ibid.*, **1**, 1052.

Gouttes de Rousseau. Appelé aussi Vin d'opium par fermentation, hydromel fermenté de Rousseau, cette préparation était un laudanum composé d'opium, de miel, de levure et d'eau. On le prescrivait dans les mêmes indications que le laudanum de Sydenham, mais il contenait deux fois plus d'opium. Dorvault, *Ibid.*, *1850*, 613. Voir : opium.

Graine d'écarlate. On donnait le nom de graine d'écarlate au kermès, *Coccus ilicis* L., cochenille, très utilisé jadis comme astringent et dessicatif. Importée du Mexique, son utilisation médicale avait survécu en Angleterre et en Allemagne comme spécifique de la coqueluche sous forme d'un sirop contenant 1 g de cochenille pour 3 g de sucre dilué dans 192 g d'eau. C'était également l'ancien nom de l'aneth, *Anethum graveolens* L.. Rappelons qu'autrefois on qualifiait d'écarlate, tout produit de qualité supérieure. En pharmacie, elle servait d'excipient coloré et avait perdu tout rôle thérapeutique, dès les années 1850. Mérat, de Lens, *Ibid.*, **2**, 333 ; Gubler, *Ibid.*, 78 ; Dorvault, 1886, 399.

Graine de paradis. La graine de paradis, *Amomum granum paradisi* L., était confondue jadis avec la grande cardamome. On la dénommait également maniguette, poivre de Guinée. Ses indications étaient identiques à celles de la cardamome ; comme elle, elle facilitait la digestion et dissipait les gaz intestinaux. Vitet (1738-1809), qui lui préférait la racine de zédoaire, lui attribuait pour seule vertu le fait de provoquer une intense salivation quand on les mastiquait. Elle n'avait plus sa place dans la pharmacopée de la fin du XIXème siècle. Vitet, *Ibid.*, 203 ; Mérat, de Lens, *Ibid.*, **1**, 257, 308.

Graisses. Toutes les graisses étaient considérées comme adoucissantes, échauffantes (qui excitaient l'action organique, accéléraient la circulation et augmentaient la chaleur animale), et raréfiantes (qui augmentaient le volume du sang et des humeurs circulantes). Mais les Anciens croyaient que chaque espèce de graisse possédait des pouvoirs thérapeutiques distincts. Le sein ou sain désignait la graisse qu'on trouvait au niveau du péritoine et autour des reins, par opposition à la graisse proprement dite, beaucoup plus fusible. On l'utilisait pour confectionner l'onguent citrin, véritable panacée pour les maladies de la peau, à base de citron, d'amidon, de camphre, de poudre de marbre, de corail et de cristal. Voici comment Matthiole (1500-1577) conseillait de préparer les graisses de porc et d'ours : *La graisse de pourceau & d'ours s'acoustre comme s'ensuit. On prend le plus frais & le plus gras de ces bestes, sur tout d'alentour des rougnons, l'ayant nettoyé de toute peaux on le pétrit fort avec les mains dans force eau de pluye fort froide, & l'épreint on tant qu'il en devient quasi sec, nonobstant changer souvent d'eau pour le laver : puis on met cette graisse dans un pot de terre... le tout sur un feu lent & petit, de charbon pour fondre, en remuant tousjours avec une spatule, on la coule dans l'eau froide...* On l'égoutte... On la met dans un pot de terre... On la pétrit avec les mains pour faire descendre les résidus au fond... On la coule dans un mortier... On la fait fondre pour la troisième fois... *On la serre dans un pot de terre bien bouché, en lieu tresfroid.* On imagine le temps consacré à ces manipulations et les difficultés de conservation de ces produits hautement périssables. La graisse humaine, d'abord, dont on disait qu'elle fortifiait et dissipait les engorgements, apaisait les douleurs, amollissait les cicatrices, effaçait les taches de la variole. *Nous vendons*, disait Pierre Pomet (1658-1699), *de l'axonge humaine que nous faisons venir de plusieurs endroits : mais comme chacun sait que le maître des hautes œuvres en vend à ceux qui en ont besoin, les* *apothicaires et les droguistes n'en font pas grand débit. Néanmoins, celle que nous pourrions fournir ayant été préparée avec des herbes aromatiques serait, sans comparaison, meilleure que celle qui sort des mains de l'exécuteur de la justice.* La graisse de chien était considérée comme la plus chaude de toutes les graisses animales. Appliquée à l'extérieur, elle détergeait et cicatrisait les plaies ; tartinée sur une tranche de pain, elle était souveraine contre la phtisie. Elle guérissait la surdité et la gale. La graisse de cheval était prescrite pour oindre les luxations. La graisse de porc, ou *axunge* (axonge) ou *saïn*, sein (graisse, saindoux) était adoucissante, *ramollitive*, résolutive (elle faisait disparaître les engorgements), anodine (elle calmait la douleur) et maturative (elle favorisait la suppuration). Elle calmait les douleurs invétérées des articulations. Elle servira d'excipient à différents onguents ou pommades pendant des siècles. La graisse de bœuf était réputée depuis Dioscoride (1er siècle) pour son efficacité contre la goutte, les squirres, les gangrènes et les inflammations de l'intestin. La graisse de veau possédait les mêmes propriétés que celle du bœuf et de la vache. La graisse de taureau était sudorifique et adoucissante. La graisse d'éléphant éloignait les serpents. La graisse de bouc adoucissait, résolvait, ramollissait : on la préconisait dans la goutte, la dysenterie, les hémorroïdes, la rétention d'urine. Elle était recommandée par Hippocrate (-460/-377), comme émollient, dans un pessaire. Celle de chevreau ou de chèvre avait les mêmes vertus à un degré moindre. La graisse d'ours était résolutive (activité anti-inflammatoire qui dissipait les engorgements) et discussive (elle dissipait l'œdème et éliminait la rétention), *amollissante*, fortifiante. Elle avait la réputation d'éviter la chute des cheveux. Pierre Pomet (1658-1699) la recommandait également, en frictions, dans toutes les douleurs rhumatismales. La graisse du blaireau ou taisson, *Meles taxus*, était considérée comme plus chaude et donc plus efficace que celle du porc. Elle calmait les douleurs des coliques néphrétiques, atténuait la fièvre, réduisait les contractures et les faiblesses articulaires. La graisse de chat, émolliente et discussive (elle combattait l'inflammation) était recommandée dans les douleurs de la goutte et de la colique. La graisse de souris guérissait les alopécies. La graisse d'oie était réputée comme résolutive (elle soulageait les engorgements) et laxative, et celle du canard comme émolliente, résolutive et adoucissante. La graisse de chapon et de poule était utilisée pour les gerçures des lèvres, les maux d'oreilles et les pustules des yeux. Les graisses de poule et d'oie, étaient recommandées dans les maladies de l'utérus, à condition qu'elles fussent fraîches et non salées. La graisse de caille, *Tetrao coturnix* L., était aphrodisiaque et enlevait les taches cornéennes, son sang guérissait l'hydropisie et sa cervelle, l'épilepsie. Les diverses parties de l'élan étaient renommées comme médicaments : sa graisse était cicatrisante. La graisse de l'épervier, *Falco nisus* L., était recommandée dans les maladies de peau et les taies oculaires (taches opaques de la cornée). La graisse du renard fortifiait les nerfs, calmait les tremblements et les convulsions, traitait la calvitie, les douleurs d'oreilles et les plaies de la tête ; ses poumons guérissaient l'asthme et la toux. La graisse du brochet était adoucissante et résolutive (elle réduisait les engorgements et les tumeurs). La graisse de serpent avait la réputation de ramollir les écrouelles, de calmer les douleurs de la goutte, de guérir les rougeurs. Elle améliorait la vue si l'on en frottait le bord des paupières et guérissait les taies. Cette graisse était utilisée comme excipient de l'emplâtre de Vigo qui, on l'a vu, à côté du mercure, contenait également des vers de terre, des grenouilles, du vin, de la matricaire, de la lavande, de l'aneth, etc. Fracastor, *Les trois livres*, 352, 361 ; Matthiole, *Ibid.*, 258 ; Renou, *Ibid.*, 591, 560-562, 937 ; Lémery, *Dictionnaire univ.*, 699, 733, 801 ; Pomet, *Ibid.*, **2**, 99, 145-146 ; Dom Alexandre, *Ibid.*, 14, 80, 668 ; James, *Ibid.*, **1**, 366-375, 1175, **3**, p. 1388, **6**, 157 ; Mérat, de Lens, *Ibid.*, **1**, 280.

Graisse de balsamine : voir balsamine.

Grande scrophulaire. La scrophulaire noueuse, *Scrophularia nodosa* L. ou grande scrophulaire dont la racine guérissait la gale et dont Hyeronimus Bock (1498-1554) avait composé un onguent *ad scabiem* (contre la gale), devait son nom à sa réputation, usurpée, partagée avec d'autres plantes de la même famille, de guérir les scrophules (ganglions tuberculeux). Lonhard Fuchs (1501-1566) soulevait un problème d'identification. Pour lui, en effet, la scrophulaire était la même plante que l'herbe au chat, l'ortie puante, la Ficaria, la Millemorbia, la Castrangula, autrement dit la Galeopolis des Anciens. Ses indications restaient immuables et survivront jusqu'au XVIIIème siècle : *scrophules* (écrouelles), tumeurs parotidiennes, hémorroïdes, vers parasites du tube digestif, tumeurs dures et squirrheuses, chancres et ulcères. Chaude et sèche au troisième degré, voilà les qualités attribuées à la *Scrofularia*, dite *Mille-morbia*, *Ficaria* et *Castrangula*, par Bauhin (1560-1624). Il la considérait comme vermifuge, guérissant écrouelles et hémorroïdes. Schröder (1600-1664), sans doute inspiré par la réminiscence de la théorie des signatures, expliquait l'efficacité des racines noueuses de cette plante sur les marisques hémorroïdaires par leur ressemblance avec ces boursouflures de la marge anale, cicatrices fibreuses d'anciennes thromboses locales. Il ajoutait à cette indication les écrouelles, les ulcères cancéreux et les galles malignes. Vitet (1738-1809) n'écrivait-il pas, en 1780 : *Malgré la réputation dont les feuilles et particulièrement la racine jouissent pour domter le virus écrouelleux, l'observation les rejette comme inutiles. Il est douteux si elles font mourir les vers contenus dans les premières voies, si elles provoquent la sueur, si elles calment les coliques venteuses & les hémorroïdes douloureuses, si elles guérissent la gale ; & en gargarismes, si elles favorisent la résolution de l'angine inflammatoire.* Haller (1708-1777) partageait le scepticisme de Vitet : *Quant à moi, je le répète encore, toute cette classe me déplait, & je ne crois pas que la scrophulaire soit d'usage.*

Antonin Bossu (1809-1897) porta le coup de grâce en 1862 dans son *Traité des plantes médicinales indigènes* en récusant le nom d'herbe aux hémorroïdes qui avait été donné à la *scrophulaire*, et en conseillant d'abandonner également toutes les autres indications thérapeutiques de cette plante. Et cependant, elle apparaissait encore dans le Dorvaut de 1886 comme antidote du virus rabique et, chez les Arabes, en décoctée, contre les fièvres intermittentes. Fuchs, *Ibid.*, LXXI, 130 ; Bauhin, *Ibid.*, 1, 422 ; Schröder, *Ibid.*, **1**, 482 ; Haller, *Ibid.*, **1**, 108 ; Vitet, *Ibid.*, 446 ; Mérat, de Lens, *Ibid.*, **6**, 273 ; Bossu, *Ibid.*, **2**, 458 ; Dorvault, *1886*, 877. Voir : signatures.

Grémil, *Lithospermum officinale* L. ou herbe aux perles ou thé de Fontainebleau. Sa consistance pierreuse la destinait, selon les arcanes de la théorie des signatures, à briser les pierres rénales et vésicales. Dodoens (1517-1587) en connaissait deux, le sauvage et le cultivé qui correspondaient à deux espèces, le grand et le petit. Leurs graines étaient chaudes et sèches au second degré. Dodoens affirmait : *La graine du grémil pilée & beuë en vin blanc, rompt et pousse la pierre hors, & provoque l'urine.* Nicolas Lémery (1645-1715) conseillait de l'employer en décoction ou réduit en poudre comme lithontriptique (qui brisait les calculs), bien entendu, mais aussi comme diurétique, dans les coliques néphrétiques et venteuses, ou comme emménagogue et pour faciliter l'accouchement. Chomel (1671-1740) le recommandait dans la rétention d'urine, la prostatite. Il signalait sa présence dans les électuaires lithontriptiques de Justin et de Nicolas d'Alexandrie. Nicolas J.B.G. Guibourt (1790-1867) écrivait en 1820 : *On attribuait autrefois, bien gratuitement, à ces grains la propriété de dissoudre ou de désagréger la pierre dans la vessie. Elles sont maintenant complètement inusitées*. Dodoens, *Ibid.*, 204-205 ; Lémery, *Dictionnaire univ.*, 444 ; Chomel, *Ibid.*, 1, 322 ; Mérat, de Lens, *Ibid.*, **4**, 134-135 ; Guibourt, *Ibid.*, **2**, 512. Voir électuaires de Justin et de Nicolas d'Alexandrie, signatures.

Grenade, *Malum punicum, Malum granatum.* Le grenadier commun, miouganier ou balaustier, *Punica granatum* L., était un arbrisseau des pays méditerranéens, provenant sans doute de l'Inde. Fracastor (1478-1553) préconisait le vin de grenade dans le typhus, la peste et son décocté en gargarisme dans les ulcères oro-pharyngés de la vérole. *Toutes grenades sont de bonne nourriture proufitable à l'estomac, peu nourrissantes,* affirmait Matthiole (1500-1577*)*. Il ajoutait que les grains de ce fruit étaient prescrits dans le traitement des hémoptysies, des diarrhées, des ménorragies. Cuit avec du miel, le jus de la graine triangulaire de ce fruit cicatrisait les ulcères de la bouche, de la verge et de l'anus. Les fleurs du grenadier en décoction guérissaient les gingivites et prévenaient la chute des dents. On disait *que quiconque mangera trois de ces fleurs de grenadier pour petites qu'elles* *soient, n'aura tout l'an aucune chassieuseté des yeux*. Rembert Dodoens (1517-1585) recommandait le jus de grenade contre les fièvres, les inflammations sanguines et hépatiques. Les fleurs et l'écorce du fruit réduites en poudre, étaient, selon lui, connues pour leur action hémostatique. Jean de Renou (1568-1620) reconnaissait des qualités astringentes (qui provoquaient une rétraction des parties qu'elles touchaient et ralentissaient ou arrêtaient les évacuations) et réfrigératives à toutes les parties du grenadier, en privilégiant tout de même les graines *ornées de plusieurs belles vertus* comme étant amies du cœur, propres à calmer les brûlures gastriques et à combattre le choléra. L'écorce des racines du grenadier était surtout connue pour ses vertus taenifuges (qui provoquaient l'expulsion du ténia) citées par Dioscoride, Celse et Pline, aux premiers siècles de l'ère chrétienne. Selon Johannes Schröder (1600-1664), qui en distinguait trois variétés, la grenade aigre était froide, astringente et stomacale : elle convenait dans la gonorrhée, les fièvres bilieuses, la corruption de la bouche ; la grenade douce était indiquée dans les toux invétérées ; enfin, les grenades vineuses, entre le doux et l'aigre, de nature cardiaque et céphalique, étaient recommandées dans les syncopes et les vertiges. Alexandre (1654-1728), obtenait à partir de la cuisson d'une grenade mise au four dans un pot de terre hermétiquement bouché, une poudre qui, mêlée à du vin guérissait la dysenterie. Vitet (1738-1809), et cette fois il se trompait lourdement, niait les vertus anthelmintiques de la grenade. Il admettait le pouvoir constipant de l'écorce et son action hémostatique dans les ménorragies et les hémoptysies. Il en conseillait l'usage en gargarisme pour déterger les ulcères buccaux et raffermir les gencives. Un médecin anglais de Calcutta, en 1807, rappela ses propriétés taenifuges utilisées aux Indes depuis des siècles et sortit ce médicament de l'oubli. C'est le pharmacien et chimiste Charles Joseph Tanret (1847-1917) qui découvrit entre 1878 et 1880, quatre alcaloïdes du grenadier : la pelletiérine, l'isopelletiérine, la methylpelletiérine, la pseudo-pelletiérine, substances proches des alcaloïdes de la ciguë. Fracastor, *Les trois livres*, 110, 114, 120, 262, 274, 290 et 353 ; Matthiole, *Ibid.*, 157 et suiv. ; Dodoens, *Ibid.*, 494 ; Renou, *Ibid.*, 429 ; Schröder, *Ibid.*, 252 ; Alexandre, *Ibid.*, 1759, 197 ; Vitet, *Ibid.*, 306 ; Mérat, de Lens, *Ibid.*, **5**, 538–542 ; Dechambre, *Ibid.*, S4, **10**, 612 ; Perrot M., *Matières premières usuelles du règne végétal*, Paris, 1943-1944, **2**, 1594, 1598.

Grenat. Le grenant ou grenat, *granatus*, d'un rouge plus foncé que le rubis, possédait des qualités identiques, notamment le pouvoir de fortifier le cœur, de calmer les palpitations, de chasser la mélancolie et de résister au venin. On le mettait au rang des alcalins, ce qui le destinait au traitement des hémorragies et des diarrhées. Schröder (1600-1664) le rangeait, avec le rubis et l'hyacinthe, parmi les escarboucles, ces pierres précieuses couleur de feu. Pour lui : *Le grenat est dessicatif, corroboratif, & specifique contre la* *palpitation, la mélancolie, & le venin ; il arrête le crachement de sang, il dissout le tartre du corps, & on dit qu'étant porté au col, il a les mêmes vertus.* Schröder, *Ibid.*, **2**, 274 ; Lémery, *Dictionnaire univ.*, 341.

Grenouille. Les anciens auteurs considéraient toutes les grenouilles comme venimeuses et dangereuses à manger. Ils réservaient leur consommation à l'usage médical exclusif. Leurs indications étaient innombrables : on conseillait leur décoction en bain de bouche pour apaiser les douleurs dentaires ; on recommandait leurs cendres mêlées à de la poix et du miel contre la chute des cheveux ; appliquées sur les articulations douloureuses, elles calmaient les douleurs de la goutte, leurs propriétés dessicatives les rendant aptes à résorber l'humidité infiltrée dans les articulations lors des maladies goutteuses ; enfin, on assurait qu'elles préservaient des morsures de serpents. Le sang de grenouille empêchait la barbe de repousser. Quelques alchimistes tiraient, par distillation, du frai de grenouille, une eau souveraine contre les inflammations des yeux, du visage et de tout le corps. Matthiole (1500-1566) contestait Pline (29-79) qui prétendait qu'elles ne vivaient que six mois puis, se désagrégeaient dans la vase pour en renaître au printemps suivant, hypothèse à *quoi l'expérience est contraire* ! Il s'émerveillait de leurs potentialités thérapeutiques : *Les grenouilles sont le contrepoison de tous serpens si on les mange cuittes avec sel & huile, & si on en hume le bouillon. Elles sont bones contre les rigueurs des nerfs inveterees. Les cendres d'icelles estanchent les flus de sang, si on les mesle avec poix liquide, & qu'on en frotte les places de la teste qui sont sans poil, le font renaistre. Le sang des grenouilles vertes engarde de renaistre le poil des paupieres, si on en applique à la place d'où on l'aura arraché. Cuittes en eau & vinaigre guerissent le mal de dens, si on s'en lave la bouche.* Dès le XVIIIème siècle, son emploi fut en partie abandonné. En revanche, en 1868, Gubler vantait encore les qualités de ces aimables batraciens qu'appréciaient les Français, les Allemands et les Italiens tant pour la chair blanche et succulente du train postérieur que pour les vertus thérapeutiques du bouillon de grenouille contre les affections chroniques de la poitrine et du pelvis, contre les maladies de langueur ou diverses pathologies nerveuses. Renou, *Ibid.*, 566-587 ; Lewis, *Ibid.*, 394 ; Dom Alexandre, *Ibid.*, 257 ; Mérat, de Lens, *Ibid.*, **6**, 15 ; Gubler, *Ibid.*, 147.

Groseille. *Ribes rubrum* L.. Le sirop de groseille était employé pour combattre la fièvre, les inflammations, les exanthèmes, le scorbut. Les grappes, consommées bien mûres, étaient utiles dans les maladies hépatiques, les inflammations intestinales chroniques et le purpura. Fuchs (1501-1566) doutait que le *Groeselier* ait été connu des Anciens. Il avait donc adopté le nom que lui donnaient les pépiniéristes et les apothicaires. Le tempérament du groseillier était froid au premier degré, presque au second, et sec au second. En topique, les feuilles étaient indiquées dans l'herpès et l'érésipèle. Fuchs validait semble-t-il la croyance selon laquelle les branches de cet arbuste attachées aux portes et aux fenêtres des maisons, aux haies des jardins, *rechassent les sorcelleries, & empoisonnemens*. Haller (1708-1777) recommandait la gelée de groseille diluée dans de l'eau dans les maladies aiguës, notamment dans les esquinancies (angines) catarrhales suivies de fièvre putride. Gubler (1821-1879) recommandait la groseille rouge comme rafraîchissant, comme styptique, comme fébrifuge et alcalinisant des urines. Fuchs, *Ibid.*, LXVIII, 133-134 ; Haller, *Ibid.*, **1**, 302 ; Mérat, de Lens, *Ibid.*, **6**, 85-86 ; Bossu, *Ibid.*, **2**, 254 ; Gubler, *Ibid.*, 147.

Guêpe. *La piqueure des guespes & mouche à miel n'a jamais fait mourir personne,* assurait Matthiole (1500-1577). Néanmoins, il recommandait d'appliquer sur cette douloureuse piqure, de l'huile de mauve ou de chenille des jardins, de la fange ou de la bouse avec eau et vinaigre, et de faire boire du vin et deux drachmes de feuilles de laurier. La sariette, la mélisse, la menthe aquatique calmaient également le mal. Matthiole rappelait que l'aiguillon de l'abeille, au contraire de celui de la guêpe, restait dans la plaie. La guêpe, *vespa, est propre pour faire croître les cheveux, étant pulvérisée et appliquée dessus*, nous apprenait Nicolas Lémery (1645-1715). Matthiole, *Ibid.*, 838 ; Lémery, *Dictionnaire univ.*, 785.

Gui. Le gui de chêne, *Viscum album* L., était réputé plus efficace que le gui des autres arbres. On lui prêtait le pouvoir de guérir l'apoplexie, la léthargie, l'hystérie. Jacques Daleschamps (1513-1588), Pierre André Matthiole (1500-1577), Théophraste Paracelse (1493-1541) le préconisaient dans l'épilepsie, plante sacrée traitant un mal sacré. Paracelse, nous dit Schröder, avait concocté une préparation dont il vantait les propriétés pour arrêter les flux de matrice, blancs ou *rouges, pour les hernies ou ruptures des femmes* : *Il faisait bouillir trois onces de guy de chêne dans une livre de bon vin, à quoi il ajoûtoit un jaune d'œuf poché, suc d'acacia, ou prunelles, une dragme & demie ; usnée, une dragme, extrait de racine de consolide*. Schröder (1600-1664) estimait que : *Le gui de chêne emporte le prix sur tous les autres guis ; il est émollient & discussif, il est spécifique intérieurement contre l'épilepsie, & il sert extérieurement à meurir les tubercules, les parotides & les autres abcès semblables mêlé avec de la résine & de la cire.* La colle tirée du fruit du gui servait d'excipient pour certains emplâtres. Hermann Boerhaave (1668-1738) l'utilisait contre les convulsions, opinion partagée par l'apothicaire John Colbatch (1670-1728) qui le donnait dans l'asthme, l'épilepsie et la chorée. Vitet (1738-1809), à son habitude, déniait toute activité thérapeutique au bois de gui notamment dans le traitement des hémorroïdes, les ménorragies, la diarrhée et la dysenterie. Johann Peter Franck (1745-1821) l'employait comme antitussif. Chaumeton (1775-1819) écrivait en 1817 : *Divers auteurs ont vanté ses succès contre les flux de ventre, la ménorrhagie, les écoulements hémorroïdhaires ; et quelques* *auteurs mêmes dans les vertiges, l'apoplexie, la dysenterie, la goutte et autres maladies variées. ... Toutefois les faits allégués en faveur de l'efficacité de cette plante contre ces différentes maladies, sont loin d'être concluans.* Certains praticiens, au XIXème siècle, le prescrivaient dans la coqueluche, la chorée et le hoquet. Vitet, *Ibid.*, 276 ; Mérat, de Lens, *Ibid.*, **6**, 921 ; Chaumeton, *Ibid.*, **4**, 84 ; Bossu, *Ibid.*, **2**, 255.

Guimauve, le *marsh mallow* des Anglais, *Althaea officinalis* L.. Elle était recherchée pour sa racine mucilagineuse et adoucissante. Son écorce ôtée, on la donnait aux jeunes enfants qui la mastiquaient pour calmer l'inflammation des gencives. Sa décoction servait à confectionner des lotions pour calmer les irritations de la peau. Dans la pharmacie familiale, elle occupait une place importante pour traiter les rhumes, les inflammations intestinales et les fièvres. Elle figurait en bonne place dans les prescriptions magistrales, jusqu'au XXème siècle : poudre de racine, infusion de fleurs, feuilles sèches en fomentations, en gargarismes comme émollients. Ainsi, on trouvait une décoction destinée au traitement des phtisiques, et contenant de la guimauve, de l'iris sauvage, du bois de gaïac, de la terre de Lemnos, du bol arménien, dans les *Trois livres* de Fracastor (1478-1553). Matthiole (1500-1577) la considérait comme chaude et sèche au premier degré. Il la destinait, bue dans du vin, au traitement des douleurs consécutives à la gravelle et aux lithiases urinaires, à celui des dysentérie, de la sciatique, du tremblement, des convulsions, des fractures. Cuite dans du lait, la guimauve était un bon antitussif. Cuite dans de l'eau, dans du vinaigre ou dans du vin, elle pouvait être bue avec profit par les personnes piquées par des abeilles ou des guêpes. Les usages externes des feuilles et de la racine de la guimauve, avec différents excipients, étaient multiples : cuite en vin ou eau miellée, elle cicatrisait les plaies récentes et réduisait les tumeurs froides, les enflures, les apostèmes, les fissures du fondement, les tremblements nerveux ; broyée dans de l'axonge ou de la térébenthine, elle adoucissait les apostèmes ou les ulcères de la matrice ; les feuilles appliquées avec de l'huile guérissaient les brûlures, les morsures de chien… ou d'homme. La guimauve *est chaude & humide, la racine est chaude, emolliente, laxative, resolutive, & anodine,* selon Schröder (1600-1664) qui ajoutait : *Elle est d'un grand usage dans les affections de la vessie & de la poitrine, comme dans la pleurésie... on l'emploie exterieurement dans les cataplasmes & les lavements.* A la fin du XVIIIème siècle, on utilisait toujours les mêmes parties de la plante, la feuille et la racine. Et c'était un véritable panégyrique que Vitet consacrait à la guimauve et à ses vertus. Contrairement à son habitude, il lui reconnaissait toutes les qualités que ses prédécesseurs lui avaient accordées dans le passé. La racine était diurétique, calmait la soif, la diarrhée, le ténesme, la dysenterie, les coliques néphrétiques, les cystites, les dysuries. Le mucilage calmait les brûlures d'estomac, la sécheresse de l'oropharynx. La pâte de guimauve et, dans une certaine mesure, les tablettes, était de bons antitussifs

et expectorants. Gubler (1821-1879) ramenait la guimauve au rang des médications pectorales par voie interne et des cataplasmes pour fomenter les zones douloureuses ou bassiner les plaies. La guimauve figurait encore en bonne place dans le *Codex* de 1908 et même dans celui de 1937 ! Fracastor, *Ibid.*, 304 ; Dodoens, *Ibid.*, 403 ; Schröder, *Ibid.*, **1**, 37-38 ; Vitet, *Ibid.*, 358-359 ; Mérat, de Lens, *Ibid*, **1**, 202-203 ; J. Jeannel, *Ibid.*, 321-323 ; Gubler, *Ibid.*, 149 ; *Codex Medicamentarius*, 1908, 320-321 ; *Codex* 1937, **1**, 455.
Fracastor (1478-1553) recourait à l'hématite dans une décoction qu'il utilisait pour traiter la phtisie parvenue à un stade avancé, mixture dans laquelle étaient associés la terre de Lemnos, le bol arménien, le bois de gaïac, la guimauve, la consoude, l'iris, le tussilage et le dracunculus. Selon James (1705-1776), l'hématite, peroxyde rouge de fer, était, *une substance métallique, ferrugineuse, dure, pesante, d'un rouge obscur, tantôt de couleur ferrugineuse & noirâtre, tantôt jaunâtre, d'un goût terrestre & astringent, qui étant brisée montre des fibres longues & minces comme celles du bois.* Il rappelait que *Dioscoride & Galien recommandent la pierre hématite pour les cicatrices des yeux & les inégalités des paupières ; & pour cet effet ils l'usent sur la pierre à aiguiser avec de l'eau, de la décoction de foenugrec, ou avec du blanc d'œuf ; ils l'employent aussi délayée dans du lait de femme pour guérir les suffusions des yeux.* Elle était vantée à

Fracastor (Fracastor (1478-1553) recourait à l'hématite dans une décoction qu'il utilisait pour traiter la phtisie parvenue à un stade avancé, mixture dans laquelle étaient associés la terre de Lemnos, le bol arménien, le bois de gaïac, la guimauve, la consoude, l'iris, le tussilage et le dracunculus. Selon James (1705-1776), l'hématite, peroxyde rouge de fer, était, *une substance métallique, ferrugineuse, dure, pesante, d'un rouge obscur, tantôt de couleur ferrugineuse & noirâtre, tantôt jaunâtre, d'un goût terrestre & astringent, qui étant brisée montre des fibres longues & minces comme celles du bois.* Il rappelait que *Dioscoride & Galien recommandent la pierre hématite pour les cicatrices des yeux & les inégalités des paupières ; & pour cet effet ils l'usent sur la pierre à aiguiser avec de l'eau, de la décoction de foenugrec, ou avec du blanc d'œuf ; ils l'employent aussi délayée dans du lait de femme pour guérir les suffusions des yeux.* Elle était vantée à 1478-1553) recourait à l' Fracastor (1478-1553) recourait à l'hématite dans une décoction qu'il utilisait pour traiter la phtisie parvenue à un stade avancé, mixture dans laquelle étaient associés la terre de Lemnos, le bol arménien, le bois de gaïac, la guimauve, la consoude, l'iris, le tussilage et le dracunculus. Selon James (1705-1776), l'hématite, peroxyde rouge de fer, était, *une substance métallique, ferrugineuse, dure, pesante, d'un rouge obscur, tantôt de couleur ferrugineuse & noirâtre, tantôt jaunâtre, d'un goût terrestre & astringent, qui étant brisée montre des fibres longues & minces comme celles du bois.* Il rappelait que *Dioscoride & Galien recommandent la pierre hématite pour les cicatrices des yeux & les inégalités des paupières ; & pour cet effet ils l'usent sur la pierre à aiguiser avec de l'eau, de la décoction de foenugrec, ou avec du blanc d'œuf ; ils l'employent aussi délayée dans du lait de femme pour guérir les suffusions des yeux*. Elle était vantée à hématite dans une déc Fracastor (1478-1553) recourait à l'hématite dans une décoction qu'il utilisait pour traiter la phtisie parvenue à un stade avancé, mixture dans laquelle étaient associés la terre de Lemnos, le bol arménien, le bois de gaïac, la guimauve, la consoude, l'iris, le tussilage et le dracunculus. Selon James (1705-1776), l'hématite, peroxyde rouge de fer, était, *une substance métallique, ferrugineuse, dure, pesante, d'un rouge obscur, tantôt de couleur ferrugineuse & noirâtre, tantôt jaunâtre, d'un goût terrestre & astringent, qui étant brisée montre des fibres longues & minces comme celles du bois*. Il rappelait que *Dioscoride & Galien recommandent la pierre hématite pour les cicatrices des yeux & les inégalités des paupières ; & pour cet effet ils* *l'usent sur la pierre à aiguiser avec de l'eau, de la décoction de foenugrec, ou avec du blanc d'œuf ; ils l'employent aussi délayée dans du lait de femme pour guérir les suffusions des yeux*. Elle était vantée à oction qu'il *pierre à...*

H

Hellébore : voir ellébore.

Hématite. Fracastor (1478-1553) recourait à l'hématite dans une décoction qu'il utilisait pour traiter la phtisie parvenue à un stade avancé, mixture dans laquelle étaient associés la terre de Lemnos, le bol arménien, le bois de gaïac, la guimauve, la consoude, l'iris, le tussilage et le dracunculus. Selon James (1705-1776), l'hématite, peroxyde rouge de fer, était, *une substance métallique, ferrugineuse, dure, pesante, d'un rouge obscur, tantôt de couleur ferrugineuse & noirâtre, tantôt jaunâtre, d'un goût terrestre & astringent, qui étant brisée montre des fibres longues & minces comme celles du bois*. Il rappelait que *Dioscoride & Galien recommandent la pierre hématite pour les cicatrices des yeux & les inégalités des paupières ; & pour cet effet ils l'usent sur la pierre à aiguiser avec de l'eau, de la décoction de foenugrec, ou avec du blanc d'œuf ; ils l'employent aussi délayée dans du lait de femme pour guérir les suffusions des yeux*. Elle était vantée à l'extérieur comme styptique (astringent) pour arrêter les hémorragies et les lochies. La pierre d'aigle en était une variété brune, sensée se trouver dans le nid de ces rapaces et dotées de pouvoirs magiques. On la désignait sous beaucoup d'autres noms : chalcitis, ferret d'Espagne, sanguine, terre d'ombre, ocre jaune et rouge etc. Plusieurs oxydes de fer étaient également obtenus artificiellement : le colcothar, résidu de la distillation du sulfate de fer, qui servait d'astringent dans certains emplâtres ; le safran de Mars, préparé en chauffant de la limaille de fer arrosée de vinaigre, astringent prescrit dans la diarrhée, la dysenterie, les hémorragies et, en topique. Ces substances étaient connues depuis l'Antiquité. Au XIXème siècle, on leur substituait l'oxyde de fer noir ou éthiops martial ou safran de Mars de Lémery, notamment dans le traitement des helminthes intestinaux et comme emménagogue. Fracastor, *Ibid.*, 304 ; James, *Ibid.*, **4**, 178-179 ; Mérat, de Lens, *Ibid*, **1**, 229-230 ; Dorvault, Würtz, *Ibid.*, 660.

Hépatique. Le dictionnaire Dechambre, en 1888, ne dénombrait pas moins de sept plantes nommées communément *Hépatique* et préconisées par les Anciens contre les maladies du foie. En revanche, pour Louis Vitet (1738-1809), l'hépatique était l'*Anemone hepatica* L., dont les feuilles étaient en principe actives sur les maladies du foie et de la rate : *Il est incertain*, disait-il, *si elles suspendent la diarrhée séreuse, la diarrhée avec relâchement de l'estomac et des intestins, l'hémoptysie par pléthore, le pissement de sang par pléthore ; & si en gargarisme, elles détergent les ulcères de la bouche.* Julien Joseph Virey (1775-1845) l'identifiait aussi comme une anémone, mais *Ficaria hepatica* Jussieu, et la considérait apéritive, vulnéraire, à prescrire dans le diabète, l'hémoptysie et la dysenterie. Le Dorvault, dans sa quatorzième édition, en 1898, les rangeait toutes parmi les plantes astringentes, mais peu usitées. Vitet, *Ibid.*, 271 ; J.-J. Virey, *Histoire naturelle des médicamens*, Paris, 1820, 228-229 ; Dechambre, *Ibid.*, S4, **13**, 532-533 ; Dorvault, Würtz, *Ibid.*, 538.

Hépatiques (famille des). Dodoens (1517-1587) qui l'appelait également lichen, considérait cette plante de tempérament froid et humide, comme indiquée, en décoction, dans les inflammations ou les obstructions du foie, mais également dans les fièvres tierces et toutes les inflammations du sang. En topique, appliquée broyée, toute verte, sur les plaies, elle était hémostatique et prévenait l'inflammation et la formation d'un apostème. Bouillie dans du vin, utilisée en bain de bouche, elle prévenait *les catarrhes tombans du cerveau au gosier*. Enfin, en application sur la peau, elle guérissait les dartres, les impétigos, les érythèmes et elle effaçait les cicatrices. Pour Nicolas Lémery (1645-1715), il s'agissait d'une mousse, détersive et apéritive, dont on utilisait la décoction pour les maladies du foie et de la rate, pour la grattelle, pour purifier le sang, et qui entrait dans la composition du sirop de chicorée. Ces bryophytes, proches des mousses, des lycopodes et des algues, n'offraient plus aucun intérêt thérapeutique pour les médecins de la fin du XIXème siècle. Dodoens, *Ibid.*, 280 ; Lémery, *Dictionnaire univ.*, 358 ; Mérat, De Lens, *Ibid.*, **2**, 484 ; Dechambre, 4S, **13**, 532-533.

Herbe aux puces : voir plantain pucier.

Herbe d'épervier ou épervière des murs : il s'agissait de l'*Hieracium murorum* L., appelé aussi pulmonaire des Français, Chicorée jaune, de la famille des composées, à ne pas confondre avec la *Pulmonaria officinalis* L., borraginacée. Les macules de ses feuilles lui valaient la réputation usurpée d'être efficace dans les maladies pulmonaires, en vertu de la théorie des signatures. Fuchs (1501-1566) disait de la chicorée jaune : *Elle ha vertu de rafreschir, & moyennement restreindre : & pource est il proufitable à l'estomach eschauffé, aux inflammations, frotté appliqué dessus. Le jus d'iceluy prins & humé comme en potage adoulcit & apaise l'erosion & pointure dudict estomach.* Bauhin (1560-1624) la classait dans les plantes froides et un peu astringentes. Mêlée au lait de femme, sa sève blanche guérissait toutes les maladies des yeux. Les éperviers s'en servaient pour conserver leur acuité visuelle, disait-on. L'eau tirée de la plante calmait la toux, diminuait la fièvre et endormait, comme le pavot. Haller (1708-1777) la disait nuisible au bétail dont elle irritait la gorge et l'estomac. Elle était inusitée depuis le début du XIXème siècle. Fuchs, *Ibid.*, CXXI, 223 ; Haller, *Ibid.* **1**, 9 ; Mérat, de Lens, *Ibid.*, **3**, 492-493. Voir : signatures.

Herbe vermiculaire : voir poivre de muraille, *Sedum âcre* L.

Hermodacte. *Hermodactylos* ou doigt d'Hermès : le tubercule de cette colchinacée méditerranéenne, *Colchicum variegatum* L., qui ressemble à la racine d'arum ou au bulbe du colchique, était employé par Alexandre de Tralle (525-605) comme purgatif contre la goutte. Fracastor (1478-1553) utilisait l'hermodacte pour traiter les infections débutantes, au même titre que le sel ou le cuivre. Dans la syphilis, il le prescrivait pour évacuer la matière digérée après les applications d'onguents antalgiques, ou l'associait au gaïac. Matthiole (1500-1577) croyait identifier deux sortes d'hermodactes : l'un, colchique oriental, était un faux hermodacte ; l'autre, le seul véritable, possédait une racine constituée de tubercules en forme de doigts. Il était vraisemblable qu'il s'agissait de l'*Iris tuberosa*. Mathieu de Lobel (1538-1616) ayant reçu un spécimen d'Alep, en Syrie, l'appelait *Colchicum illyricum*. Leonhart Fuchs (1501-1566) le disait de *tempérament* chaud et sec au second degré. Il était bénéfique aux douleurs articulaires. Sa toxicité était notoire. Il déclenchait des diarrhées sanglantes. Le traitement de cette intoxication reposait sur le lait, la décoction de feuilles de chêne ou de glands, ou d'écorce de grenade, ou de serpolet, du suc de renouée, des bourgeons d'églantier, de la ferula, du fenouil, de la myrthe. Jean de Renou (1568-1620), qui jugeait cette plante *fort convenable à la chiragre, podagre et toutes autres maladies et douleurs des jointures,* adoptait l'opinion de Matthiole. Nicolas Lémery (1645-1715) restait indécis quant à l'appartenance botanique : iris tubéreux ? espèce de colchique ? fruit produit par un arbre égyptien ? Il le classait dans les purgatifs doux agissant sur la pituite du cerveau et des articulations. Carol von Linné (1707-1778) l'assimilait à l'*Iris tuberosa*, perpétuant l'erreur commise par Matthiole deux siècles auparavant. Gustave Planchon (1833-1900) l'identifiait définitivement comme le *Colchicum variegatum* L., corrigeant l'erreur de Lobel. Inusité à la fin du XIXème siècle, l'hermodacte proprement dit n'était plus utilisé qu'à titre de laxatif doux. En revanche, le bulbe et la semence du colchique, ou narcisse d'automne, *Colchicum autumnale* L., étaient employés comme antigoutteux, antirhumatismaux, laxatifs drastiques et diurétiques. En 1819, Joseph Pelletier (1788-1842) et Joseph Bienaimé Caventou (1795-1877) en extrayaient la colchicine. Fracastor, *Les trois livres*, 237, 329, 330, 337, 368 notes ; Matthiole, *Ibid.*, 617-618 ; Fuchs, *Ibid.*, 249 ; L., Renou, *Ibid.*, 289 ; Lémery, *Traité univ.*, 360-361 ; Guibourt, *Ibid.*, **2**, 149-150 ; Dorvault, Würtz, *Ibid.*, 384-385, 538.

***Hieracium murorum* L.** : voir herbe d'épervier.

***Hieracium pilosella* L.**, oreille-de-souris ou de rat, la piloselle, *Hieracium pilosella* L., appartenait à la même famille que la pulmonaire, *Hieracium umbellatum* L.. Elle était astringente, apéritive, fébrifuge et vulnéraire (cicatrisant des plaies) et renommée pour traiter les hémorragies, l'hydropisie, la lithiase urinaire et la fièvre tierce, jusqu'au XVIIIème siècle. Haller (1708-1777) écrivait à propos des *hiéraciums* qu'elles étaient *hors d'usage*, même si autrefois certains prescrivaient l'oreille de rat aux hydropiques et l'utilisaient comme vermifuge. Totalement absente des prescriptions des praticiens exerçant au siècle suivant, François Victor Mérat (1780-1851) et Adrien Jacques de Lens (1786-1851) écrivaient à son sujet, en 1831 : *On l'a vantée comme propre à remédier aux hernies, aux hémorragies, à la gravelle, à l'hydropisie, à la fièvre tierce, etc., c'est-à-dire sans propriétés réelles ; car c'est un axiome, en matière médicale, que c'est n'être bon à rien que d'être bon à tout. Les médecins ne l'emploient plus ; elle est reléguée dans la pratique des herboristes et des bonnes femmes, où, du moins, elle est fort innocente*. Haller, *Ibid.*, **1**, 9 ; Mérat, de Lens, *Ibid.*, **3**, 492-493 ; Dechambre, *Ibid.*, S4, **14**, 112.

Hièble. L'hièble, *Sambucus ebulus* L., ièble, yèble, sureau en herbe, c'était le *chamoeacte* des Anciens, dont ils employaient les semences comme laxatif. La graine, qui passait pour hydragogue (diurétique), était prescrite contre l'ascite. Mais c'était surtout la seconde écorce du sureau, et notamment celle de sa racine, qui purgeait les humeurs séreuses des hydropiques. On administrait encore, en 1834, les feuilles, les fleurs et les baies, dans les mêmes indications que celles du sureau. Le Dorvault de 1898 le citait comme une médication du passé. Dom Alexandre, *Ibid.*, 690-691 ; Lémery, *Dictionnaire univ.*, 669 ; Mérat, de Lens, *Ibid.* **6**, 196 ; Dorvault, Würtz, *Ibid.*, 1002.

Hierapicra. Le hierapicra ou hiera (grand et sacré), était un électuaire (préparation pharmaceutique molle à base de sirop de miel) laxatif et emménagogue, selon la préparation de Galien (129-201). On en prescrivait de nombreuses variantes, toutes très appréciées des médecins et des apothicaires. Selon Brice Bauderon (1539-1623), *hiere est un nom grec qui signifie sacrée et grande. Picre signifie amère, noms qui lui conviennent fort bien tant grandes, sacrées et rares vertus à plusieurs maladies que pour la saveur amère, pour cause de l'aloès qui y entre en grande quantité...* Lémery (1645-1715) décrivait les différentes phases de sa confection et les nombreux ingrédients utilisés : canelle, bois de lentisque, asarum, spicanard, aloès, mastic, safran, miel. Puissant purgatif, prescrit dans les maladies d'estomac et du foie, la constipation, l'aménorrhée, l'Hierapicra figurait encore dans les *Commentaires thérapeutiques du codex medicamentarius,* d'Adolphe Gubler (1821-1879), en 1868. Bauderon, *Ibid.*, 418-419 ; Renou, *Ibid.*, 731 ; Lémery, *Pharmacopée universelle*, 714 ; Dechambre, *Ibid.*, S 4, **14**, 112 ; Gubler, *Ibid.*, 57.

Hiere : voir hierapicra.

Houblon. Cette plante, *Humulus Lupulus* L., qui, selon Jean de Renou (1568-1620), escaladait parfois les arbres jusqu'à la cime et entrait, avec l'orge fermenté, dans la fabrication de la bière, était utilisée en médecine depuis les temps les plus anciens comme diurétique, stomachique, vermifuge. Il était prescrit dans la jaunisse, l'hypocondrie, la rétention d'urine et l'aménorrhée. Fracastor (1478-1553) prescrivait le sirop de houblon, dans les mêmes indications que celles du vinaigre, de la pimpinelle ou du fumeterre, pour enrayer la fièvre lenticulaire (typhus). Utilisant le pouvoir atténuant et fluidifiant de cette plante, Fracastor la prescrivait dans la vérole. Après s'être assuré de sa compatibilité avec le tempérament du malade, sa constitution, ses habitudes, son âge et le temps de l'année, on pouvait, disait-il, associer à l'infusion de gaïac utilisée contre la syphilis, non seulement un décocté de houblon, mais aussi celui de bourrache, d'endive ou de chicorée. Matthiole (1500-1577) vantait le houblon dont les pousses mondifiaient (comblaient) le sang, purgeaient, désopilaient (qui détruisaient les obstructions) tout en flattant le palais. Il recommandait la décoction des fleurs en breuvage pour traiter les dermatoses, pour lever les obstructions hépatiques et pour combattre la vérole et les empoisonnements. Fuchs (1501-1566) contestait le classement du houblon parmi les remèdes froids ou même tempérés. Son opinion reflétait fidèlement les moyens d'appréciations organoleptiques dont disposaient les praticiens de l'époque pour déterminer l'action d'un remède, à l'exclusion de tout autre. En effet, Fuchs écrivait : *Mais les uns & les autres sont abusez & trompez à mon advis. Car la forte odeur, & amertume insigne, rendent temoignage suffisant que les fleurs du houblon, desquelles l'usage est le principal, sont chaudes & seches.* Ce que Dodoens (1517-1585) confirmait derechef précisant toutefois que ces gradations là atteignaient le second degré ! Fuchs recommandait le houblon pour purger la bile et l'atrabile, pour évacuer l'aquosité des hydropisies, pour traiter les obstructions de la rate et du foie, pour prévenir les infections auriculaires ; Dodoens complétait cette énumération en ajoutant aux vertus du houblon le pouvoir de guérir les dermatoses comme la gratelle (rate) (prurit) ou la rongne (galle) dues à un sang gros & corrompu. On pouvait certes prendre cette plante dépurative et diurétique en décoction, mais une bonne salade préparée avec les bourgeons qui sortaient au printemps avait la même action thérapeutique. Lieutaud (1703-1780) recommandait les jeunes pousses et les sommites de houblon, dans le prurit, les dartres et les maladies vaporeuses. L'*Officine,* dans son édition de 1898, le mentionnait encore, en pilules, comme *tonique et narcotique, contre les pertes séminales, les* *érections nocturnes*. Fracastor, *Les trois livres*, 280, 328, 340 ; Matthiole, *Ibid.*, 661 ; Fuchs, *Ibid.*, 122 ; Dodoens, *Ibid.*, 272 ; Renou, *Ibid.*, 408 ; Dom Alexandre, *Ibid.*, 284 ; Lieutaud, *Ibid.*, **2**, 146 ; Dorvault, Würtz, *Ibid.*, 538.

Huile de bénédiction : voir nard.

Huile de cade. La véritable huile de cade était fournie par la combustion du genévrier, *Juniperus oxycedrus* L.. Elle était prescrite contre les maladies dartreuses, contre l'herpès, le psoriasis. On lui attribuait aussi des qualités vermifuges et odontalgiques. Il est possible que l'huile de Harlem utilisée contre la goutte, les rhumatismes, la gravelle, les blessures, soit une variété d'huile de cade. Mérat, de Lens, *Ibid.*, **2**, 8 ; Dorvault, *Ibid.*, 1850, 306 ; Dorvault, Würtz, *Ibid.*, 515-516.

Huile de froment. Matthiole (1500-1577) nous apprenait qu'*on fait de l'huile des grains de fourment pressés entre deux lames de fer chauffées au feu, lequel ils estiment estre fort bon aux ulceres caverneux. Aucuns en usent aux fentes & crevasses des pies & des mains avenues par le froid, & pour adoucir l'aspreté de la peau.* Un siècle plus tard, Dom Nicolas Alexandre (1654-1728), confirmait que l'huile de froment chaude *appliquée nettoye les taches de la peau, guérit les dartres, fissures et fistules ou fentes de la peau, comme aussi la teigne des enfants*. Matthiole, *Ibid.*, 274 ; Dom Alexandre, *Ibid.*, 308.

Huile de gland. Pomet écrivait ceci à propos de l'huile de gland : *Le chêne produit des glands qui est son fruit, & qui est fort employé en médecine, dont quelques uns se flattent d'en faire & vendre l'huile ; mais comme je n'ay pû y réussir jusqu'à ce jourd'hui, je n'en dirai rien, sinon que toute l'huile de gland que les Provençaux nous envoient n'est que de l'huile de Ben ou de Noisette, empreinte des qualitéz du gland...* Voici comment Nicolas Lémery (1645-1715) préparait l'huile de gland : il prenait vingt-quatre livres de glands qu'il faisait sécher au soleil. Puis, après avoir détaché leur cupule et leur écorce, il les réduisait en poudre. Il malaxait cette poudre avec de l'huile de noisettes fraîche dans un mortier. Après quinze jours de bain-marie, il chauffait le tout puis en exprimait l'huile en pressant ce mélange dans un linge, entre deux planches, à plusieurs reprises, en ajoutant chaque fois une partie de la poudre de gland restante. On frottait avec cette huile *les parties du corps pour l'embellissement de la peau et pour fortifier*. Par voie interne, l'huile de gland soignait la colique, la dysenterie et les crachements de sang. Pomet, *Ibid.*, 1735, **1**, 297 ; Lémery, *Cours de chymie*, 611-612.

Huile de myrrhe. L'huile de myrrhe, *oleum myrrhae*, s'obtenait en remplissant de myrrhe en poudre une moitié de blanc d'œuf cuit dont on avait ôté le jaune. On posait les œufs ainsi préparés sur un treillis recouvrant l'ouverture d'un récipient qui recueillait le suc s'écoulant à travers le blanc d'œuf. L'huile de myrrhe était *estimée pour ôter les taches du visage et pour les dartres, appliquée extérieurement.* Chomel (1671-1740) donnait une autre recette pour obtenir cette précieuse huile : *la cornue au bain de sable*, le récipient contenant la matière à traiter étant entouré de sable brûlant Il recommandait l'huile de myrrhe comme résolutif et vulnéraire, *propre à résister à la pourriture et à la carie des os.* Renou, *Ibid.*, 890 ; Lémery, *Cours de chymie*, 776 ; Chomel, *Ibid.*, **1**, 265.

Huile de pétrole. Don Nicolas Alexandre (1654-1728) la désignait sous le nom de *Naphta*, liquide bitumineux qui sourdait entre les rochers dans plusieurs régions d'Italie, de Sicile, du Languedoc. Elle était de diverses couleurs blanche, jaune, rouge ou noire. Le pétrole noir venait d'un village languedocien nommé Gabian ce qui le faisait appeler *huile de Gabian.* L'huile de pétrole était incisive (qui divisait les humeurs épaissies), pénétrante (qui imprégnait en profondeur), raréfiante (qui augmentait le volume du sang ou des autres humeurs), résolutive (qui dissipait les engorgements), atténuante (qui rendait les humeurs moins épaisses). Elle fortifiait les nerfs, chassait les vents, résistait aux venins. Selon Alexandre, elle était *très salutaire aux affections convulsives & paralytiques des nerfs, sur tout quand c'est de cause froide, enduite seule ou avec l'Huile de succin.* Lémery, *Dictionnaire univ.*, 581 ; Alexandre, *Ibid.*, 1748, 527.

Huile de tartre. L'huile de tartre, ou de pierre de vin, était obtenue en laissant s'égoutter le tartre, recueilli au fond des barriques, dans un sachet de tissu suspendu au-dessus d'un récipient destiné à recueillir le liquide qui en exsudait. On pouvait aussi l'obtenir en mélangeant le tartre à du vinaigre et en le faisant réduire au feu jusqu'à obtenir un liquide huileux de couleur noirâtre. L'huile de tartre avait la réputation de guérir la teigne, les dartres, la grattelle et de faire disparaître les rides. Pierre Pomet (1658-1699) apportait cette précision quant à la nature exacte de cette huile : *On tire du véritable sel de tartre, après avoir été exposé à la cave, une huile claire & blanche qui est ce que nous appelons improprement Huile de Tartre par défaillance, puisque ce n'est qu'un sel résout à la cave, de laquelle on se sert à plusieurs ouvrages.* Pomet connaissait *une dame à Paris qui a le secret d'adoucir cette huile sans aucune humidité et qui s'en sert pour se décrasser le visage, sans lui faire aucune ride.* Renou, *Ibid.*, 889-890 ; Pomet, 1735, *Ibid.*, **1**, 289.

Huile de vitriol, vitriol fumant, acide sulfurique, H2SO4. Appelée improprement huile de vitriol, c'était la quintessence du vitriol pour les alchimistes, qui y cherchaient la pierre philosophale. Elle était obtenue par distillation du vitriol vert (sulfate de fer). Très corrosive, elle n'était jamais employée seule, mais diluée ou associée à des décoctions ou à des conserves (préparations pharmaceutiques molles obtenues en mélangeant du sucre à une pulpe de fruit ou à une poudre qui lui donnait sa consistance). Lémery (1645-1715) conseillait de l'utiliser dans les juleps pour traiter les fièvres continues ou les maladies accompagnées de grande chaleur. L'eau de vitriol, ou eau forte, possédait les mêmes propriétés. Renou, *Ibid.*, 893-894 ; Lémery, *Cours de chymie*, 496 ; James, *Ibid.*, **2**, 721-723.

Huiles empyreumatiques : huiles nauséabondes obtenues par la combustion de substances organiques, dans des récipients clos munis d'un dispositif destiné à les recueillir. On obtenait ainsi l'huile de gaïac ou de tout autre bois, en traitant leurs copeaux dans des retortes (cornues). L'empyreume était défini *comme l'odeur particulière qu'exhalaient les substances volatiles obtenues en distillant des matières animales ou végétales : cette odeur est due à une huile pyrogénée, qui exerce aussi une action particulière sur le sens du goût.* Lewis, *Ibid.*, **2**, 301-303 ; Littré, Robin, *Dictionnaires de médecine…*, Paris, 1858, 498.

Humectant : fluidifiant du sang.

Hus : voir sureau.

Hyacinthe. L'hyacinthe ou jacinte, variété de zircon, était recommandée pour traiter les défaillances cardiaques et les palpitations. Fracastor (1478-1553) qui la jugeait froide et sèche, comme les autres gemmes, comme les argiles, comme certaines simples : oseille, trèfle odorant, l'utilisait dans les infections débutantes, et dans le typhus, car leur ténuité nullement obstructive facilitait l'évacuation des humeurs corrompues. L'hyacinthe, qualifiée par Johannes Schröder (1600-1664) de corroborative (elle augmentait de façon durable la force de la constitution) et d'antipestilentielle, outre ses qualités cardiaques (tonique et stimulant spécifique du cœur), protégeait de la contagion et prévenait l'épilepsie du jeune enfant. Elle entrait dans la composition de la confection d'hyacinthe qui, selon Jean de Renou (1568-1620), comprenait, outre l'hyacinthe, vingt-huit ingrédients : de la terre de Lemnos, du bol d'Arménie, des yeux d'écrevisse, du kermès, des racines de tormentille, du dictame, du cédrat, du safran, de la myrrhe, des roses, du santal, de l'os du cœur et de la corne brûlée de cerf, de l'ivoire, de la semence d'oseille, du pourpier, du saphir, de l'émeraude, de la topaze, des perles, de la soie, de l'or, de l'argent, du camphre, du musc, de l'ambre gris, du sirop de citron, du miel. Cette recette, héritée de la pharmacopée arabe, montrait combien celle-ci attribuait de vertus curatrices aux pierres précieuses. Brice Bauderon (1539-1623) disait à propos de la confection d'Hyacynthe : *Cet antidote sert à la précaution et à la cure de la peste et pour le soutien des forces ; il discute (*dissipe) *la mélancholie et a les mêmes vertus que la confection d'Alkermès*. Moyse Charas (1618-1698) la préconisait comme vermifuge. Fracastor, *Ibid.*, 239,

276 ; Bauderon, *Ibid.*, 215 ; Renou, *Ibid.*, 517-518, 521-522, 801-802 ; Schröder, *Ibid.*, **2**, 276 ; Charas, *Ibid.*, **1**, 248.

Hydromel. L'hydromel simple, constitué de cent parties de miel pour mille d'eau, était considéré comme adoucissant, émollient, rafraîchissant. Mérat, de Lens, *Ibid.*, **4**, 422 ; Dorvault, Würtz, *Ibid.*, 964.

Hypocistis : suc du *Cytinus Hypocistis* L., plante parasite des cistes. Mérat, de Lens, *Ibid.*, **3**, 579. Voir Cytinus.

Hysope. L'hysoppe ou hysope, *Hyssopus officinalis* L., serait l'Esob ou herbe sacrée des Hébreux. Dioscoride (1er siècle) le recommandait dans la toux, les affections bronchiques et l'asthme. En gargarisme, il guérissait les angines et, en collyre, les ophtalmies. Excellent stomachique, il pouvait remplacer le thé. Fracastor (1478-1553) à propos du sirop d'hysope qu'il prescrivait dans la vérole au même titre que celui d'origan, de bétoine ou de calament, développait sa théorie des processus humoraux présents au cours de la syphilis : *Supposons, comme dans toute affection contagieuse et surtout dans cette maladie* (la vérole), *que la matière a été au préalable digérée et préparée, et qu'elle est sur le point d'être chassée. Le remède qui doit convenir à ce mal doit être chaud pour l'atténuer, puis le couper, comme on dit, parce que la matière est épaisse, sordide et lourde.* Selon Matthiole (1500-1577), qui ne mettait pas le Mal français parmi les indications de *l'Hyssopus officinalis*, écrivait : *L'hysoppe cuit avec des figues, eau, miel & rue, & prins en breuvage, est bon aux inflammations du poulmon, à la toux vieille, difficulté d'aleine, catarres, à ceux qui ne peuvent respirer qui ne soient tout drois, & est bon à faire mourir les vermines du ventre. Il en fait autant mis en loch avec miel. Cuit en vinaigre miellé évacue les grosses humeurs par le ventre. Broié avec figues vertes lasche le ventre : & ce avec plus grande operation y ajoustant de la racine de flambe, du cardamome, ou de l'erysimum : il entretient la bone couleur de la personne. Il sert à la ratelle* (rate), *& à l'hydropisie, appliqué avec des figues, & du nitre, aux inflammations avec du vin : resout ternisseures, mises dessus avec eau bouillante. Il est singulier aux esquinancies, gargarisé avec decoction de figues. Sa decoction faite en vinaigre est bone au mal des dens, s'en lavant la bouche. Son parfum resout les ventosités, & bruis des oreilles.* Fuchs (1501-1566) répertoriait l'hysope parmi les plantes médicinales qui échauffaient (qui excitaient l'action organique, accéléraient la circulation et augmentaient la chaleur animale), et desséchaient (qui drainaient les ulcères en absorbant le pus ou en arrêtant sa sécrétion). Il confirmait les vertus cicatrisantes de l'hysope pour les inflammations de l'oropharynx, mais ajoutait que, broyé avec miel, sel et cumin, il guérissait les morsures de serpents. Dodoens (1517-1585), qui plaçait ses facultés desséchantes et échauffantes au troisième degré, recommandait sa décoction qui *resout &*

consume le sang qui est amassé & grumelé soubs le cuir : Davantage toute meurtrissure appliquée dessus. Bauhin (1560-1624) le situait au troisième degré des *tempéraments* chauds et secs et le décrivait comme incisif (qui divisait les humeurs épaissies), abstersif (qui enlevait les sécrétions à la surface des tissus lésés) et apéritif (qui ouvrait les pores et les canaux de l'organisme). Il le recommandait pour *purger les phlegmes* et dans le traitement de l'épilepsie. Nicolas Rosen (1706-1773) l'utilisait comme vermifuge. Incisive et résolutive (activité anti-inflammatoire qui dissipait les engorgements) selon Haller (1708-1777), l'hysope était *propre à rétablir l'estomac débile et distendu par les vents*. En revanche il doutait de son efficacité dans l'épilepsie, mais pas de son activité vermifuge. Sa poudre entrait dans la cosmétologie des Persans. Vitet (1738-1809) n'était pas convaincu de l'efficacité des feuilles, encore moins de celle des fleurs, comme expectorant dans l'asthme, l'ulcère des poumons. Ses résultats dans l'apoplexie, l'épilepsie, la jaunisse par obstruction, l'ascite, la colique néphrétique d'origine lithiasique, la rétention d'urine demandaient à être confirmés par l'observation. De la même façon, son efficacité en externe dans les inflammations oculaires ou dans les acouphènes restait à prouver. Cette labiée occupait encore une vaste place dans la pharmacopée du XIXème siècle, comme stomachique, carminatif (qui chassait les gaz), sudorifique, emménagogue (qui déclenchait les règles), vermifuge et fluidifiant bronchique. On l'utilisait également en gargarismes dans les angines simples ou diphtériques, en collyre, dans les ophtalmies catarrhales (conjonctivites) et, en fomentation, dans les blessures, les contusions et les lésions ligamentaires. Fracastor, *Les trois livres*, 327, 328 ; Matthiole, *Ibid.*, 418 ; Fuchs, *Ibid.*, 571 ; Dodoens, *Ibid.*, 160 ; Bauhin, *Ibid.*, 370 ; Renou, *Ibid.*, 370 ; Haller, *Ibid.*, **1**, **88** ; Vitet, *Ibid.*, 167 ; Renou Mérat, de Lens, *Ibid.*, **3**, 580-581 ; Bossu, *Ibid.*, **2**, 264 ; Gubler, *Ibid.*, 163.

I

Impératoire. L'impératoire, *Peucedanium Orstruthium* (L.) Koch, *Imperatoria Osthrutium* L., benjoin français, justifiait son nom par ses exceptionnelles vertus thérapeutiques. On employait ses racines qui étaient sialagogues (qui provoquaient la salivation), alexipharmaques (qui protégeaient des poisons), corroborantes (qui donnaient de la force), stomachiques (qui fortifiaient l'estomac), emménagogues (qui déclenchaient les règles), diaphorétiques (qui favorisaient la transpiration) et diurétiques (qui faisaient uriner). Johann Lange (1485-1565) l'utilisait dans les fièvres intermittentes et notamment en cas d'échec du quinquina. Peter van Forest (1522-1595) la vantait pour combattre l'hystérie. Bauhin (1560-1624) classait l'*Imperatoria* parmi les simples dont la racine était chaude et sèche au troisième degré. Il résumait ainsi ses propriétés : *Elle resout merveilleusement les vens de l'estomac, des intestins, & de la matrice : & par ce moyen est excellente aux trenchées de ventre, & à la colique.* Giorgio Baglivi (1668-1707) la recommandait dans les maladies de l'appareil respiratoire, comme la pneumonie ou la pleurésie, car elle facilitait l'expectoration. Frédéric Hoffmann (1660-1742) la proclamait *divinum remedium*, car, selon lui, l'impératoire guérissait *les coliques venteuses, les obstructions, l'hystérie, la fièvre intermittente…* Elle entrait dans les mêmes antidotes que l'angélique et notamment dans la composition de l'orviétan, une variante de la thériaque. En application externe, elle cicatrisait les plaies atones et les ulcères invétérés. Vitet (1738-1809) vantait la racine à l'odeur aromatique puissante, à la saveur âcre, amère, acide : *La racine échauffe beaucoup,* disait-il, *augmente la vélocité & la force du pouls, provoque quelquefois la transpiration jusqu'à la sueur, fortifie l'estomac affoibli par des humeurs séreuses ou pituiteuses, l'asthme humide, la toux catarrhale ancienne, la colique venteuse sans disposition inflammatoire, le dégoût par des humeurs pituiteuses, la suppression du flux menstruel par l'impression du froid avec cachexie, les pâles couleurs, le rachitis & les fièvres intermittentes avec abattement des forces vitales.* C'était un très beau palmarès, à peine tempéré par les ultimes remarques de Vitet, toujours avare de compliments : *elle est très rarement utile dans la passion hystérique, les écrouelles, l'épilepsie par des acides ou des vers dans l'estomac des enfants : étant mâchée, elle procure une abondante secrétion de salive.* Au XIXème siècle, elle était tombée dans un total oubli. Néanmoins elle figurait toujours dans le Codex en 1868, comme en témoignait Gubler (1821-1879) : *L'Impératoire de montagne, qui se tire d'Amérique, est analogue à l'Angélique, mais plus faible, ce qui lui fait préférer cette dernière. Sa racine était usitée jadis comme sudorifique et alexipharmaque. Elle offre en effet, une saveur chaude, un peu piquante et amère, qui excite la salivation, stimule l'estomac et les intestins, active la circulation, excite la calorification, pousse à la peau, et peut déterminer des flux vers diverses issues.* En somme, *nihil novi* ! Bauhin, *Ibid.*, **1**, 238 ; James, *Ibid.*, **4**, 531 ; Vitet, *Ibid.*, 504 ; Mérat, de Lens, *Ibid.*, **3**, 595-596 ; Gubler, *Ibid.*, 164 ; Bossu, *Ibid.*, **2**, 266.

Incisif : qui divisait les humeurs épaissies.

Incrassant : *Signifie, épaisissant* (sic) *et agglutinant les humeurs séreuses et trop claires ; tels sont les mucilages, les sirops pectoraux et les gommes.* Lémery, *Pharmacopée univ.*, **1**, 34.

Infection. *Dans ces contagions, non seulement il faut que se produise de la putréfaction, il faut encore que des germes primitifs naissent et se propagent d'autres germes qui leur soient semblables et par leur nature et par leur combinaison, comme dans l'organisme les esprits engendrent du sang d'autres esprits semblables à eux. Ce qu'aucune des qualités spirituelles ne peut faire par elle-même. C'est pour cela que dans les contagions qui se font à distance, nous devons penser qu'il y a un principe commun, le même que pour les autres contagions, et que le mode d'infection doit être le même grâce à des qualités connues ce qui sans aucun doute a été l'opinion d'Aristote et de Galien.* Fracastor, *Ibid.*, 29-30.

Intempérie. *Mauvaise constitution, dérèglement, désordre dans les humeurs du corps, suivant Galien.* Nysten P.H., Littré M.P.E., Robin Ch., *Dictionnaire de médecine, de chirurgie, de pharmacie, des sciences accessoires et de l'art vétérinaire,* Paris, 1858, 756.

Ipéca. L'ipéca, ou racine brésilienne, était, avec le quinquina, l'autre plante bienfaisante venue du Nouveau Continent. Cette fois c'était la racine et non plus l'écorce qui était utilisée. L'uragoga ipecacuahna était une essence médicinale connue des indigènes pour guérir les flux de ventre. Des navigateurs puis des médecins, dont Garcia da Orta (1501-1568) et Guillaume Pison (1611-1678) l'introduisirent dans la pharmacopée européenne. Ce dernier et Georg Marggraf (1610-1644) dans un ouvrage publié en 1648, *Historia rerum naturalium,* écrivaient :... *Surtout dans la dysenterie, on aura recours à la racine d'Ipecacuanha comme à une ancre de salut, car la nature n'a point imaginé de remède plus excellent ni plus sûr pour calmer le flux sans avoir recours à la saignée.* Louis XIV (1638-1715), comme il l'avait fait pour le quinquina, en achètera la formule secrète à Jean Adrien Helvetius (1661-1727), avec l'appui du Père la Chaise (1627-1709), directeur de conscience et confesseur du roi. Nicolas Lémery (1645-1715) écrivait en 1698 : *Il est purgatif et astringent, il purge par haut et par bas par sa partie la plus dissoluble, puis il resserre et raffermit les fibres des viscères par sa partie terrestre, c'est un des meilleurs remèdes et des plus assurés qu'on ait trouvé jusqu'ici pour la dysenterie.* Joseph François de Lassonne (1717-1788) en fera l'étude approfondie en 1779. Vitet (1738-1809) décrivait la racine comme noueuse, sans odeur, mais de saveur âcre, à l'écorce grise et épaisse et précisait : *Elle procure le vomissement, augmente quelquefois l'excrétion des matières fécales, suspend la diarrhée par foiblesse d'estomac ou des intestins, la diarrhée bilieuse, la diarrhée séreuse, la diarrhée par la mauvaise qualité des aliments, favorise la guérison de la dyssenterie bénigne, de la dyssenterie des camps & de plusieurs espèces de dyssenterie épidémiques. C'est le plus sûr & le plus avantageux de tous les vomitifs, dans la plupart des maladies, où il est essentiel d'exciter le vomissement. Il ne survient après son effet, ni anxiété, ni douleur dans la région épigastrique, ni diminution sensible des forces vitales & musculaires, ni mouvements convulsifs.* Ses indications comme vomitif, purgatif, fluidifiant bronchique et expectorant, subsisteront au-delà du XIXème siècle. En revanche, comme pour le quinquina, on perdra toute illusion sur ses qualités de remède universel et l'on abandonnera sa prescription comme sudorifique, taenicide ou fébrifuge. Pierre Joseph Pelletier (1788-1842) et François Magendie (1783-1855) en isoleront l'émétine, en 1817. Il faudra attendre 1911 pour qu'Edward Bright Vedder (1878-1952), médecin militaire américain, démontrât l'action amoebicide de l'émétine et imposât son adoption dans le traitement des dysenteries amibiennes. Lémery, *Dictionnaire univ.*, 392-393 ; Mérat, de Lens, *Ibid.*, **3**, 645-647 ; Deschiens Robert, *L'amibiase et l'amibe dysentérique*, Paris, 1965, 10-11.

Iris fétide : voir Glaïeul puant.

Iris. Il s'agissait souvent de l'iris des marais, *Iris Pseudo-acorus L.*, acorus bâtard de Lémery et de Dom Alexandre, auquel on attribuait une action diurétique. On prescrivait également sa racine astringente (qui avait la propriété de provoquer une rétraction des parties qu'elle touchait et de ralentir ou d'arrêter les évacuations), abstersive (qui enlevait les matières visqueuses ou putrides des surfaces auxquelles elles adhéraient : nous dirions détergente), digestive (qui avait la propriété de désagréger et de disperser les matières stagnant dans les tissus), résolutive (qui faisait disparaître les engorgements), adoucissante, désobstructive (qui désobstruait les canaux du corps et notamment les vaisseaux capillaires), dans les maladies du système nerveux et du cerveau, dans la pleurésie, dans les obstructions de la rate et du foie, dans la dysenterie, dans les rhumatismes et la goutte. Fracastor (1478-1553) introduisait l'iris dans de multiples préparations quand il ne l'employait pas seul : au commencement des infections, comme le galbanum, le romarin ou la muscade recherchés pour leur chaleur et leur sècheresse, dans la tuberculose, dans la syphilis, la rage et la lèpre. Matthiole (1500-1577) vantait l'efficacité de la composition suivante pour traiter les hydropisies : jus de racine d'iris, galanga, zédoaire, cinnamone, girofle, chou marin (soldanelle, *Convulvus soldanella* L., liseron de mer, plante laxative) et miel. Fuchs (1501-1566) mettait l'accent sur ses propriétés échauffantes (qui excitaient l'action organique, accéléraient la circulation et augmentaient la chaleur animale), desséchantes (qui desséchaient les ulcères en absorbant le pus ou en arrêtant sa sécrétion), détergentes (qui nettoyaient plaies et ulcères) et maturatives (qui favorisaient la suppuration) : *Iris eschauffe au second degré : desseche, absterge, & meurit, au tiers.* Il prétendait que l'iris était bon *contre les morsures des serpents & araignées, prinse avec eau & vinaigre... et qu'on en prend dans du pain ou de l'eau contre les scorpions... les morsures de chiens, avec huyle...* En outre, il faisait *esternuer, & parce purge le cerveau...* il *abbat & esteint l'yvrongnerie...* il *provoque le sommeil.* Jean de Renou (1568-1620) plaçait l'iris de Florence au rang des vingt deux sortes de flambes, nommés iris en raison de la diversité de leurs couleurs. C'était le plus actif en thérapeutique et il était recommandé *pour réfréner les coliques venteuses, pour provoquer les mois aux femmes*, pour faciliter l'expectoration et la respiration, pour donner bonne haleine et combattre les poisons. L'iris germanique, *Iris germanicus* L., *Iris nostras*, était recommandé par Daniel Sennert (1572-1637), Lazare Rivière (1589-1655) et Michel Ettmuller (1644-1683) dans l'hydropisie, mais son action irritante le fit abandonner comme trop drastique (purgatif énergique). L'iris de Florence était encore utilisé au XIXème siècle et Jean Louis Alibert (1766-1837) le proposait comme expectorant dans l'asthme et la dyspnée. Adolphe Gubler (1821-1879), en 1868, estimait son emploi délaissé, voir nuisible dans les dernières indications connues, comme masticatoire chez le nouveau-né, notamment. Fracastor, *Les trois livres*, 31, 238, 296, 301, 304, 306, 311, 328, 329, 331, 343, 346, 352, 353, 360, 361 ; Matthiole, *Ibid.*, 19 ; Fuchs, *Ibid.*, 221-222 Renou, *Ibid.*, 327 ; Lémery, *Dictionnaire univ.*, 394 ; Dom Alexandre, *Ibid.*, 242-243 ; Alibert, *Ibid.*, **1**, 575-576 ; Mérat, de Lens, *Ibid.*, **3**, 658 ; Bossu, *Ibid.*, **2**, 267 ; Gubler, *Ibid.*, 168.

Isatis : voir pastel.

Ivoire. L'ivoire (on l'orthographiait alors yvoire) avait *une infinité de belles proprietez & vertus,* dont celles d'arrêter les vomissements et de calmer les douleurs gastriques. Fracastor (1478-1553) mettait la râclure d'ivoire parmi les spécifiques de la lèpre, bien après le mercure, en compagnie de la vipère, de la salamandre, des merlus, du trèfle, de l'asphaltite, de la syderitis, du jonc odorant, *comme ayant quelque valeur*. Matthiole (1500-1577) s'étendait peu sur ses qualités thérapeutiques : *L'ivoire est bon aux fleurs blanches des femmes, s'il est fort pulvérisé sur une pierre de porphyre, donné en breuvage avec le jus de graine de laitue, trempé devant en eau ferrée.* Râpé, il arrêtait la diarrhée, fortifiait le cœur, détruisait les parasites intestinaux et protégeait des venins. Calciné à feu ouvert, jusqu'à réduction en une poudre blanche, le spodium, il acquérait des qualités astringentes (qui avait la propriété de provoquer une rétraction des parties qu'il touchait et de ralentir ou d'arrêter les évacuations) qui en faisaient un excellent hémostatique ; le spodium adoucissait l'âcreté des humeurs. On le donnait dans la gonorrhée et la diarrhée. Le spode était encore cité dans le Dorvault de 1898, avec les autres phosphates de chaux, obtenus par calcination des os, et qui connaissaient un regain d'actualité, en cette fin de siècle. Fracastor, *Les trois livres*, 363 ; Matthiole, *Ibid.*, 239 ; Renou, *Ibid.*, 577 ; Lémery, *Dictionnaire univ.*, 288-289 ; Dorvault, Würtz, *Ibid.*, 690-691.

Jarrus ou *Arum maculatum* L., appelé aussi gouet ou pied-de-veau est une plante âcre, vénéneuse et caustique. Nicolas Lémery (1645-1715) donnait la poudre de ses racines, dans l'asthme, l'hydropisie, la mélancolie hypocondriaque. Ses feuilles pouvaient servir de vésicant cutané ou de détergent pour les vieux ulcères. Roques (1772-1850) mettait en garde, en 1821, contre les effets toxiques du Jarrus : *La racine fraîche de cette plante contient un principe volatil d'une âcreté extrême. Appliquée sur la peau, elle l'enflamme et détermine la vésication ; prise intérieurement à une certaine dose, elle agit sur les membranes du canal alimentaire à l'intar des poisons phlegmasiques. Les principaux symptômes qui naissent de son action délétère sont la cardialgie, les vomissements, les coliques violentes, les convulsions, etc. Les feuilles et les baies ne sont pas moins funestes. Lorsqu'on le mache, elles paraissent d'abord insipides ; mais bientôt après elles irritent et enflamment toutes les parties de la bouche.* La racine en poudre était encore conseillée dans la pituite, l'asthme, la cachexie et la fièvre intermittente, dans la première moitié du XIXème siècle. Adolphe Gubler (1821-1879), en 1868, contestait la pertinence de ces indications, d'autant plus que la racine sèche, le plus souvent utilisée, était totalement inerte. Lémery, *Dictionnaire univ.*, 73 ; Roque, *Ibid.*, **1**, 65-66 ; Mérat, de Lens, *Ibid.*, **1**, 458-459 ; Gubler, *Ibid.*, 26.

J

Jalap. L'origine botanique du jalap est restée longtemps incertaine. Venant d'Amérique, où elle fut signalée, en 1565, par Nicolas Monardès (1493-1588), sa racine fut introduite en Europe au début du XVIIème siècle. Elle fut longtemps attribuée au *Convolvulus jalapa* L., ainsi qu'au *Convolvulus macrorhiza* Mich.. Vitet (1738-1809) l'attribuait au *Convulvus Jalapa, racine sèche, compacte, de couleur grise, qui nous vient coupée par tranches ; inodore, & de saveur âcre.* Il la décrivait comme un violent purgatif, mal toléré, mais l'indiquait tout de même dans certaines anorexies, dans la cachexie, dans la chlorose, dans *l'intempérie froide du foie, l'asthme pituiteux, la leucophlegmasie, l'anasarque, l'ascite... l'enflure oedémateuse des jambes... dans les maladies des enfants où il y a difficulté à respirer...* Il restait très réservé sur les prescriptions du Jalap jugé par lui violent et dangereux. En fait, il s'agissait du *l'Exogonium Purga L..*, convulvacée originaire de la zone tempérée du Mexique, ce qui ne fut déterminé qu'au XIXème siècle. Le botaniste Jules Emile Planchon (1833-1900), le désignait comme le vrai jalap et précisait ses diverses dénominations synonymes : jalap tubéreux, *Ipomoea Purga* Hayne, *Ipomoea Jalappa* Nuttal, *Convulvus officinalis* Pelletan. Connu à l'origine sous le nom de Mechoacan, c'était un purgatif dont on vantait l'action dans l'asthme, l'hydropisie, le carreau (entérite tuberculeuse) et qui tomba rapidement en désuétude, sauf en association avec le séné ou le calomel. Le jalap entrait dans la composition de l'eau-de-vie allemande. Gubler (1821-1879) écrivait à propos du Jalap tubéreux ou Officinal, *Exogonium Purga* Benth., *Convulvus Jalapa* L. : *Comme purgatif énergique et passablement sûr, le jalap est souvent employé dans les cas auxquels conviennent les drastiques. On doit l'éviter cependant lorsqu'il existe de l'irritation ou de l'inflammation du canal alimentaire, de la congestion sanguine des organes pelviens ou de la muqueuse rectale et de la tendance aux métrorrhagies.* Vitet, *Ibid.*, 38-39 ; Mérat, de Lens, *Ibid*, **2**, 407-409 ; Mérat, de Lens, *Supplément*, 205-207 ; Planchon, *Traité pratique de la détermination des drogues simples d'origine végétale*, Paris, 1875, **1**, 518 ; Gubler, *Ibid.*, 170 ; *Codex medicamentarius gallicus, pharmacopée française...*, Paris, Masson, 1908., 365.

Janua : voir emplâtre de.

Jarrus ou *Arum maculatum* L., appelé aussi gouet ou pied-de-veau est une plante âcre, vénéneuse et caustique. Nicolas Lémery (1645-1715) donnait la poudre de ses racines, dans l'asthme, l'hydropisie, la mélancolie hypocondriaque. Ses feuilles pouvaient servir de vésicant cutané ou de détergent pour les vieux ulcères. Roques (1772-1850) mettait en garde, en 1821, contre les effets toxiques du Jarrus : *La racine fraîche de cette plante contient un principe volatil d'une âcreté extrême. Appliquée sur la peau, elle l'enflamme et détermine la vésication ; prise intérieurement à une certaine dose, elle agit sur les membranes du canal alimentaire à l'intar des poisons phlegmasiques. Les principaux symptômes qui naissent de son action délétère sont la cardialgie, les vomissements, les coliques violentes, les convulsions, etc. Les feuilles et les baies ne sont pas moins funestes. Lorsqu'on le mache, elles paraissent d'abord insipides ; mais bientôt après elles irritent et enflamment toutes les parties de la bouche.* La racine en poudre était encore conseillée dans la pituite, l'asthme, la cachexie et la fièvre intermittente, dans la première moitié du XIXème siècle. Adolphe Gubler (1821-1879), en 1868, contestait la pertinence de ces indications, d'autant plus que la racine sèche, le plus souvent utilisée, était totalement inerte. Lémery, *Dictionnaire univ.*, 73 ; Roque, *Ibid.*, **1**, 65-66 ; Mérat, de Lens, *Ibid.*, **1**, 458-459 ; Gubler, *Ibid.*, 26.

Jasmin. Le jasmin, *Jasminum officinalis* L., très utilisé en cosmétologie pour son parfum suave, était également employé à l'extérieur et à l'intérieur, en médecine. On le prescrivait pour aider l'accouchement, pour mûrir le rhume, pour faciliter la respiration. Il était recommandé contre la pleurésie et les tumeurs squirreuses. Cet arbrisseau originaire des Indes orientales, aux fleurs blanches à l'odeur aromatique, était, pour Vitet (1738-1809) plus une plante d'ornement qu'une essence médicinale. Rien ne prouvait son efficacité dans l'asthme, dans la pleurésie, dans la péripneumonie, pas plus que son action sur la toux ou, sous forme d'onguent huileux, sur les contractures des membres et les douleurs utérines. Antonin Bossu (1809-1897), en 1862, le donnait comme antispasmodique et narcotique léger. Il rangeait son essence dans les céphaliques et les cordiaux. Lémery, *Dictionnaire univ.*, 386 ; Vitet, *Ibid.*, 468 ; Mérat, de Lens, *Ibid.*, **3**, 673 ; Bossu, *Ibid.*, **2**, 271.

Jaspe. On trouve dans la *La pharmacopée raisonnée de Schröder commentée par Michel Ettmuller* que *le jaspe qui est rouge partout, porté au col est fort estimé contre l'hémorragie, pris intérieurement il brise le calcul, & lié à la cuisse il accelere l'accouchement.* C'était du moins ce qu'en pensait Schröder ((1600-1664). Dans son commentaire, Ettmuller (1644-1683) était plus explicite, précisant que, enchâssé dans de l'argent, il était plus efficace contre les saignements, qu'il était souverain contre les ménorragies et prévenait l'avortement. Le jaspe, pierre siliceuse, *était plus* *ou moins estimé comme stomachique, cordiale, anti-épileptique et surtout en amulette pour arrêter les hémorragies et chasser la pierre.* Mérat, de Lens, *Ibid.*, **3**, 673.

Jaune d'œuf : voir oeuf.

Jonc. Le jonc odorant ou schoenante, ou foin de chameau, était une substance attribuée à une graminée, l'*Andropogon schoenanthus* L., originaire du Moyen-Orient, de l'Inde et de la Malaisie. Il était connu d'Hippocrate (-460/-377), et entrait dans la formule du diascordium et de la thériaque. Fracastor (1478-1553) prescrivait le *Juncus odoratus* pour ses qualités desséchantes et abstergentes, pour combattre les infections à leur début. Il le destinait également au traitement de la syphilis et de la lèpre. Matthiole (1500-1577), écrivait à propos du jonc odorant : *Il provoque l'urine, les menstrues, il dissout les ventosités, rend la tête pesante, restraint modérément, il rompt, il meurit, & ouvre les bouches des veines. Les fleurs prinses en bruvage sont bones à ceux qui crachent le sang, aux douleurs d'estomac, du poulmon, du foye, des reins. On les mesle aux antidotes. La racine est plus astringente* (qui avait la propriété de provoquer une rétraction des parties qu'elle touchait et de ralentir ou d'arrêter les évacuations) *: pource on en baille pour quelques jours du poids d'une drachme* (3,6 g) *avec autant de poivre aux degoustements, aux hydropisies, aux convulsions.* Jean de Renou (1568-1620) conseillait le schoenante comme diurétique et emménagogue (qui déclenchait les règles). Schröder (1600-1664) limitait son emploi en thérapeutique à celui d'un des ingrédients de la Thériaque en raison de ses propriétés alexipharmaques (anti-poisons) et rappelait que les vieux auteurs l'utilisaient pour adoucir la virulence de certains purgatifs. Nicolas Lémery (1645-1715) ajoutait à ces indications, toutes les obstructions et les plaies, tant en usage interne qu'externe. Selon Louis Vitet (1736-1809), déjà plus critique, *les fleurs, les feuilles, la tige et la racine* (du schoenanthe) *échauffent beaucoup, raniment les forces vitales et sont recommandées, sans avoir l'observation pour preuve, dans les maladies de faiblesse par sérosités : extérieurement, sous forme de poudre, sur les chairs des ulcères fongueux, particulièrement sur les chairs qui s'élèvent de la substance du cerveau.* Julien Joseph Virey (1775-1845) qui l'identifiait avec le vétiver des Indes, le recommandait encore comme *atténuant* (qui rendait les humeurs moins épaisses), *discussif* (qui dissipait les humeurs accumulées dans un engorgement ou une tumeur), *tonique* (susceptible de rendre les humeurs plus fluides, de les dissiper là où elles étaient accumulées et d'exciter progressivement le fonctionnement des différents organes). On utilisait les tiges et les feuilles et non la racine, contrairement à ce que disait Vitet, dans les dyspepsies, comme stomachique, et contre les rhumatismes. Fracastor, *Les trois livres*, 238, 280, 331, 363 ; Matthiole, *Ibid.*, 44 ; Renou, *Ibid.*, 314 ; Lémery, *Dictionnaire univ.*, 683 ; Schröder, *Ibid.*, **2**, 477 ; Vitet,

Ibid. 516 ; Virey, *Ibid.,* 148 ; Mérat, de Lens, *Ibid.*, **1**, 290-291 ; Dorvault, Würtz, *Ibid.*, 832. Voir Schoenante.

Joubarbes. Dodoens (1517-1587) connaissait quatre sortes de joubarbes : la Grande, la Petite, la Vermiculaire et celle qu'on appelait *Pain d'oyseau*. Les trois premières étaient de tempérament froid et sec au troisième degré, le *pain d'oyseau* chaud et sec presque au quatrième degré. Les trois premières joubarbes avaient les mêmes propriétés médicinales : elles arrêtaient les diarrhées, elles étaient vermifuges, elles calmaient les céphalées appliquées sur la tête mélangées avec farine d'orge et huile rosat, en pessaires elles arrêtaient flux et fleurs des femmes. Le jus instillé dans les yeux soulageait leur inflammation. Le jus du *Pain d'oyseau prins avec du vinaigre, faict vomir & faict jecter par vomissemennt flegmes grosses & visceuses, & humeurs chaudes & bilieuses : outre est bon contre fievre & toute poison prinse par dedens le corps : toutesfois il ne le faut donner sinon à des gens robustes.* La joubarbe des toits, *Sempervivum tectorum* L. dite grande joubarbe ou artichaut sauvage, était utilisée comme émollient contre les brûlures, les tumeurs inflammatoires, les hémorroïdes. Portant le même nom vulgaire, des orpins, autres plantes grasses indigènes, étaient utilisés également en topiques, mais aussi *per os* : la joubarbe des vignes, *Sedum telephium* L., herbe aux charpentiers, était un remède populaire contre brûlures, coupures, cors. On en portait les racines en amulettes contre les hémorroïdes ; la joubarbe âcre ou petite joubarbe, *Sedum acre* L., était également appliquée sur les brûlures, mais aussi sur les ulcères, le cancer et les tuméfactions rhumatismales ; elle était émétique, antiépileptique et antiscorbutique ; la joubarbe rose, orpin rose, *Sedum rhodiola* D.C., appelée par les Modernes, *Sedum roseum* Scop., était astringente et céphalique. En 1817, Chaumeton (1775-1819) rappelait que les feuilles mâchées de la joubarbe des toits procuraient une sensation de fraîcheur astringente. Il signalait l'emploi du suc exprimé dans la dysentérie, dans les maladies convulsives, dans les fièvres intermittentes sans y croire véritablement, pas plus qu'il ne croyait à ses vertus cicatrisantes en topique sur les plaies, les brûlures, les hémorroïdes, l'érésypèle ou en gargarisme dans les aphtes ou l'angine. Il s'étonnait des qualités qu'on lui attribuait chez les paysans notamment : *Dans certaines contrées, la joubarbe est honorée d'une sorte de respect religieux ; les simples et crédules habitans des campagnes lui accordent la puissance de prévenir les enchantemens et les maléfices des prétendus sorciers.* Adolphe Gubler (1821-1879), en 1868, l'employait *en gargarisme ou collyre, comme adoucissant. A l'intérieur*, il la donnait *à la dose de 60 ou 100 grammes, en qualité de rafraîchissant, dans les fièvres bilieuses et la dysenterie*. Dodoens, *Ibid.*, 86-87 ; Chaumeton, *Ibid.*, **4**, 161 ; Gubler, *Ibid.*, 170 ; Dorvault, Würtz, *Ibid.*, 576.

Jujube. Les jujubes, *sont les fruits drupacés* (fruit charnu à un seul noyau) *du Zyziphus vulgaris* Lam., *arbre originaire de l'Orient, subspontané et cultivé dans toute la région méditerranéenne*, écrivait Jules Emile Planchon (1833-1900) en 1875. Une controverse avait surgi entre certains médecins et Matthiole (1500-1577), ce dernier se rangeant à l'opinion d'Avicenne qui disait *les jujubes estre bonnes à la poitrine & aux poulmons*, à condition de n'en point prescrire dans les maladies de poitrine venues du froid, car le jujube rendait le sang gros et épais du fait de la viscosité de ces affections. Selon Pomet (1618-1699), *les Jujubes sont stomacales, pectorales, & diuretiques, employées dans les maladies de poitrine & du poulmon, & dans la toux, comme aussi les ptisannes pectorales*. Chaumeton (1775-1819) était très élogieux à propos des qualités thérapeutiques du jujube :... *ces fruits mucilagineux et sucrés sont très nutritifs, et jouissent manifestement des propriétés émollientes, adoucissantes, relâchantes, lubréfiantes, qui sont le propre de tous les fruits mucilagineux, et particulièrement des figues et des raisins. Sous ces différens rapports, on pourrait en faire usage avec succès dans la plupart des maladies inflammatoires, et dans les affections aiguës et chroniques, accompagnées de sécheresse, d'ardeur et d'irritation. Leur décoction dans l'eau a été surtout préconisée contre les maladies de la poitrine, tels que les catarrhes pulmonaires, l'enrouement, la phthisie, et les toux d'irritation.* Appelé aussi *Rhamnus Zyziphus* L. ou *Zyziphus Jujuba* Miller, cet arbre produisait ces fruits, de la taille et de la forme d'une olive, mucilagineux, prescrits dans le traitement de la toux, de la pleurésie et des trachéites, ce qui permettra à Edmond Rostand (1868-1918), dans l'*Aiglon*, de faire dire à Flambeau, évoquant le pédiluve des grognards de l'Empire :
Nous qui, pour notre toux, n'ayant pas de jujube,
Prenions des bains de pied d'un jour, dans le Danube.
On en fera longtemps des tisanes ou des pâtes pharmaceutiques. Matthiole, *Ibid.*, 178-179 ; Pomet, *Ibid.*, 1735, **1**, 243 ; Dom Alexandre, *Ibid.*, 328-329 ; Chaumeton, *Ibid.*, **4**, 169 ; Gubler, *Ibid.*, 170-171 ; Planchon, *Ibid.*, **1**, 286-287 ; Perrot, *Ibid.*, **2**, 1325.

Julep. Le julep était un sirop de sucre léger, employé immédiatement après sa confection. Renou, *Ibid.*, 173-174.

Jusquiame. La jusquiame *Hyoscyamus niger* L., hanebane, herbe aux pourceaux ou herbe apollinaire, avait la réputation d'engendrer la folie, de provoquer des convulsions et de faire apparaître, en cas d'intoxication, des signes de possession démoniaque. Cette solanacée, proche de la stramoine et de la belladone, était connue des Anciens dans ses trois variétés, la noire, la blanche et la jaune. Narcotiques et *stupéfactives*, ses semences étaient employées par Dioscoride (1er siècle) contre les douleurs d'oreille. Fracastor (1478-1553) savait que la jusquiame amenait le sommeil, et qu'elle était froide comme l'opium. Fuchs (1501-1566) la classait presque au *troisième* *degré des choses refrigeratives.* Il la préconisait comme antalgique et anti-inflammatoire en ophtalmologie et dans les maladies auriculaires. On mêlait jusquiame et miel pour l'appliquer sur les morsures de chien. On donnait à boire du vin mêlé à des feuilles de jusquiame broyées contre la morsure d'aspic. Il faisait aussi la distinction entre diverses graines de la plante, tout comme Matthiole (1500-1577). Celui-ci écrivait à ce sujet : *L'un a la semence noire, la fleur presque purpuree, de feuille semblable au smilax, & sont ses fleurs dures, & espineuses. L'autre a sa graine roussatre comme celle de l'erysimum, ses fleurs jaunes, & gosses plus simples. Ces deux font devenir les gens insensés, & dormir par trop : pource on en use point. Le troisieme n'estant si nuisible que les autres, est receu en usage... sa fleur et ses graines sont blanches...* On connaissait de longue date son pouvoir de dilater la pupille, comme la belladone. Certains la préconisaient dans les hémorragies. En topique, elle apaisait les douleurs de la goutte. Louis Vitet (1738-1809) donnait une bonne description de l'intoxication par les atropiniques. Ainsi, il signalait que *l'extrait des feuilles, prise à haute dose, cause des anxiétés, des maux de cœur, une espèce d'ivresse, un sommeil inquiet, le vomissement, quelquefois des convulsions ; à dose médiocre, il rend la tête lourde, tient le ventre libre, & souvent excite l'appétit sans faire éprouver de vives douleurs dans la région épigastrique. Il a réussi plusieurs fois dans la folie & dans les maladies convulsives : il reste à distinguer l'espèce de folie & de convulsions où il est particulièrement indiqué... Les semences jetées sur la braise fournissent une vapeur qui inspirée trop long-temps cause des étourdissements, la fièvre, un léger délire, & un sommeil inquiet souvent accompagné de mouvements convulsifs ; après ces effets, la tête reste lourde, les forces musculaires sont comme anéanties, quelquefois le délire subsiste plusieurs jours.* Anton von Störck (1731-1803) la conseillait dans le traitement de l'épilepsie. Par la suite, on la prescrivait dans les douleurs gastriques, rhumatismales et nerveuses, la névralgie du trijumeau, notamment. On la donnait pour atténuer le tremblement sénile et mercuriel. Ses principes actifs, découverts au XIXème siècle, l'hyoscyamine, l'atropine et la scopolamine, alcaloïdes communs aux solanées vireuses, étaient des parasympatholytiques (ou anticholinergiques) : ils accéléraient le cœur, dilataient les bronches et la pupille, abaissaient le tonus et le péristaltisme de l'estomac, de l'intestin, des voies biliaires, de la vessie, de l'utérus. Fracastor, *Les trois livres*, 31, 57 ; Fuchs, *Ibid.*, 567-568 ; Matthiole, *Ibid.*, 595 ; Renou, *Ibid.*, 395 ; Mérat, de Lens, *Ibid.*, **3**, 570 ; Dom Alexandre, *Ibid*, 330-331 ; Vitet, *Ibid.*, 412 ; Gubler, *Ibid.*, 34, 172, 600 ; H. Nothnagel, M.J. Rossbach, *Ibid.*, 625.

Jusquiame blanche. Appelée également fève à cochons, l'*Hyoscyamus albus* L. possédait les mêmes propriétés que la jusquiame noire, éventuellement à un moindre degré. Il est intéressant de rappeler qu'un médecin de Montpellier, Jean-Emmanuel Gilibert (1741-1814) avait expérimenté à ses dépens les effets délétères de cette plante dont il avait ingéré des fleurs : vertiges, délire, faiblesse des membres inférieurs, mydriase et rétention d'urine. Néanmoins, Roques (1772-1850) rapportait que François Sauvage (1706-1767) la prescrivait dans la cataracte et les rhumatismes ; qu'Henri Fouquet (1727-1806) l'utilisait dans le cancer et les convulsions ; que Joseph Fages (1764-1824) en faisait usage fréquemment dans la vérole invétérée et ses douleurs ostéoclastiques, dans les squirrhes et les ulcérations suspectes ; enfin, que Jean-Baptiste Thimothée Baumes (1756-1828) l'administrait à ses cancéreux mélangée à de l'extrait de ciguë. Roques, *Ibid.*, **1**, 212-213 ; Gubler, *Ibid.*, 172-173.

K

Kali, carbonate de sodium, Na_2CO_3. Selon Vitet (1738-1809), les feuilles de la Salsola Soda ou Soude, *provoquent avec force le cours des urines, favorisent l'expulsion des graviers contenus dans les voies urinaires, la résolution des tumeurs scrophuleuses, des tumeurs du foie, de la rate & du mésentère, guérissent l'ictère par obstruction des vaisseaux biliaires, l'hydropisie par obstruction des viscères de l'abdomen, la fluxion catarrhale de la vessie : on avertit en même temps qu'il faut se tenir en garde contre l'irritation & même l'inflammation qu'elles peuvent causer dans les voies urinaires. L'observation n'a rien donné de précis sur les effets & les vertus de cette plante. Les feuilles & les tiges brûlées, fournissent des cendres en masse, nommées soudes en pierre, Soda lapidea, abondantes en alcalis marins, dont elles ont les propriétés & les vertus.* Gubler (1821-1879) rappelait que la Salsola, Soude commune, poussait près des marais salés où on les cultivait pour obtenir le carbonate de soude impur. Soumise à l'incinération, la cendre constituait la soude du commerce au XIXème siècle, celle d'Aigues-Morte s'appelait *Blanquette*, celle de Narbonne, *Salicor*. Vitet, *Ibid.*, 99 ; Gubler, *Ibid.*, 330.

Kermès. On désignait sous cette commune appellation soit le sulfure d'antimoine hydraté, Sb_2S_3, kermès minéral ou poudre des chartreux, soit la cochenille kermès, kermès animal, graine d'écarlate, parasite propre à certaines espèces de chênes, à la propriété tinctoriale rouge carmin. Dorvault François L. M., Würtz Frédéric, *L'officine ou répertoire général de pharmacie pratique*, Paris, 1898, 382, 920.

L

Lacca, lachetra (Matthiole), lacque, gomme laque, *Gummi laccae.* Cette résine dure et transparente était produite par diverses plantes comme les ficus religiosa et indica, le rhamnus jujuba, l'aleurite laccifera, le butea frondosa, envahis par des insectes, anciennement appelés *Coccus lacca, Keria lacca* puis, dans la nomenclature moderne, cochenilles dont les femelles secrétaient cette substance. Fracastor (1478-1553) la prescrivait en décoction dans la fièvre lenticulaire (typhus), pour s'opposer à la contagion, au même titre que la figue sauvage ou le fenouil. Matthiole (1500-1577) la disait chaude et sèche au second degré. *Désoppilante* (qui levait les obstructions), elle agissait favorablement sur l'estomac, le foie, guérissant ictères et hydropisies. Matthiole doutait que cancame (résine de nature indéterminée utilisée par les Anciens) et lacca fussent un seul et même produit. Une fois encore, il tançait les moines qui le prétendaient. Il conseillait aux apothicaires d'utiliser dans l'électuaire dialacca[30] la laque véritable et non le sang dragon[31], ce qui aurait constitué une faute gravissime, car ce dernier resserrait au lieu de dilater ! Lémery (1645-1715) vantait les mérites de la gomme laque, *incisive, pénétrante apéritive; elle purifie le sang, elle excite la flueur & les mois aux femmes ; elle facilite la respiration, elle résiste à la malignité des humeurs, elle fortifie les gencives.* Au siècle suivant, Vitet (1738-1809) limitait ses indications : fluidifiant bronchique en fumigation, au même titre que l'encens, et prévention des caries et des gingivites en masticatoire. Nicolas Guibourt (1790-1867) en décrivait de trois sortes : la laque en bâtons, encore attachée à l'extrêmité d'une branche ; la laque en grains, brisée et détachée du branchage ; la laque en écailles, obtenue en traitant par ébullition les deux précédentes. Ses propriétés médicinales étaient d'être astringentes (provoquant une rétraction des parties qu'elles touchaient, ralentissant ou arrêtant les évacuations). Elles étaient également toniques. La laque entrait dans la confection des pâtes

[30] Le *dialacca* était une poudre apéritive (qui ouvrait les pores et les canaux de l'organisme), hystérique (qui convenait aux maladies des femmes), fortifiante (on disait aussi : analeptique ou roborative), dont la gomme laque était la base.

[31] Gomme rouge d'un arbre qui portait le même nom, sans doute le *Calamus Draco* L., originaire d'Indochine et des îles Moluques. Astringent, agglutinant (capable de recoller les parties divisées), c'était un puissant dessicatif (qui desséchait les ulcères en absorbant le pus ou en arrêtant sa sécrétion).

dentifrices. *Mais son plus grand usage est pour la fabrication de la cire à cacheter, pour la chapellerie et la teinture.* Fracastor, *Les trois livres*, 271 ; Matthiole, *Ibid.*, 54-55 ; Lémery, *Ibid.*, 399 ; Lémery, *Pharma. Univ. 1763-1764*, **1** 24 ; Vitet, *Ibid.*, 186 ; Guibourt, *Histoire naturelle des drogues simples ou cours d'histoire naturelle*, Paris, 6ème édition corrigée et augmentée, 1869, **2**, 319-322 ; Dorvault 1898, *Ibid.*, 585.

Ladanum. Le ladanum, ou Labdanum, était une résine qui exsudait spontanément des rameaux et des feuilles de diverses espèces de cistes. Employé en parfumerie, il était prescrit autrefois comme hémostatique et anti-catarrhal. Fracastor (1478-1553) l'utilisait en fomentations ou en onctions pour les alopécies qui frappaient les syphilitiques. Bauhin (1560-1624), qui parlait du *Cistus ladanifera*, ou Ledum, ou Ladanum, comme d'une plante chaude au premier degré et desséchante au deuxième, définissait ainsi ses qualités thérapeutiques : *Il a force d'épaissir, d'échauffer, de ramollir ; Il est pourtant aperitif. Meslé avec du vin, de la Myrrhe, & de l'huile de Myrte, & appliqué, il empêche les cheveux de tomber. Induit avec de l'huile il ôte les cicatrices.* A la fin du XVIIIème siècle, Vitet (1738-1809) défaisait le recensement des prétendues vertus du Labdanum : il n'agissait ni sur la fatigue, ni dans les diarrhées, ni dans les obstructions du foie, de la rate ou du mésentère, ni dans les vomissements ! Il ne faisait pas mieux en usage externe puisqu'il ne réduisait pas les tumeurs et que l'inhalation de son parfum n'améliorait pas la toux, l'asthme ou la phtisie. Cette résine provenant de Cistes ladanifères était, pour Gubler (1821-1879), *un tonique et un stimulant diffusible, bon contre les catarrhes des diverses muqueuses, ainsi que contre les états de débilité et d'atonie des premières voies et de toute l'économie.* Il entrait dans la composition de la *Thériaque céleste.* C'était un médicament inusité dès la fin du XIXème siècle. Fracastor, *Ibid.*, 355 ; Bauhin, *Ibid.*, **2**, 819 ; Vitet, *Ibid.*, 509 ; Mérat, de Lens, *Ibid.*, **4**, 16-19 ; Gubler, *Ibid.*, 174 ; Dorvault, Würtz, *Ibid.*, 578-579. Voir : Thériaque céleste.

Laine. Celse (1er siècle), recommandait déjà d'entourer l'estomac de laine soufrée en cas d'inflammation gastrique. Dioscoride (1er siècle) la conseillait également dans les maux d'estomac. Matthiole (1500-1577) la recommandait : *trampée en vinaigre, huile ou vin, sert grandement aux playes, aux coups, escorcheurs, meurtrisseures, aux os rompus, estant apliquee dessus : car aisément s'abreuve de toutes liqueurs où on la met tramper & est mollification à raison du suin & graisse des ouailles* (brebis) *qu'ils appellent Oesypus. Appliquée avec vinaigre & huile rosat est bonne aux douleurs d'estomac, de la teste, & des autres parties. La cendre de laine brulee fait venir croustes, & escarre aux ulceres, consume la chair superflue, & les cicatrise.* Celse, *Traité de la médecine,* Encyclopédie des sciences médicales, Paris, 1837, 152 ; Matthiole, *Ibid.*, 256 ; James, *Ibid.*, **4**, 770.

Laits. *Tout laict generalement engendre de bonnes humeurs, et de bonne nourriture, fait bon ventre : il engendre des ventosités en l'estomac, & aux intestins*, affirmait Matthiole (1500-1577). Fracastor (1478-1553) interdisait le lait, ainsi que les fruits, les légumes, les œufs et certaines viandes, aux syphilitiques. Il l'utilisait en fomentation pour les ulcères buccaux syphilitiques. Il le prescrivait pour les exulcérations de la gorge, des poumons, des intestins, des reins, de la vessie. Consommé frais, le lait était efficace contre les érosions et brûlures causées par les médicaments toxiques, comme les cantharides, la jusquiame, l'aconit, le dorycnium[32], ou par les animaux venimeux comme les buprestes vésicants [33], les processionnaires, les salamandres. Matthiole reprochait au lait de chèvre d'être *astrictif* : *Il ne fait pas si bon ventre, car cet animal se paist pour la plus part de choses astringentes* (ayant la propriété de provoquer une rétraction des parties qu'il touchait et de ralentir ou d'arrêter les évacuations) *comme de chêne, de lentisque, d'oliviers sauvages, de terebinthe...* Nicolas Lémery (1645-1715) affirmait : *Le lait de femme est restaurant, adoucissant, pectoral* (spécifique des affections du poumon), *propre pour la phthisie et les autres maladies de consomption...* ajoutant que le lait de vache était émollient, rafraîchissant (qui diminuait la température du corps), hydratant et celui de chienne, purgatif et conseillé dans l'épilepsie. Le lait de brebis était prescrit par voie orale dans les ulcères internes et la dysenterie. Le lait d'ânesse, était considéré comme le plus léger et le plus facile à digérer, proche du lait de femme. On le destinait aux tuberculeux, aux cachectiques, aux cirrhotiques. Certains le préconisaient dans la toux, les crachements de sang, l'irritation des voies respiratoires. Le lait pouvait être associé au safran comme collutoire, gargarisme ou médicament injecté dans les cavités. Fracastor, *Les trois livres*, 322, 348 ; Matthiole, *Ibid.*, 253 ; Lémery, *Dictionnaire univ.*, 776 ; Dom Alexandre, *Ibid*, 51 ; Vitet, *Ibid.*, 396 ; Panckoucke, *Ibid.*, **27**, 158 ; Mérat, de Lens, *Ibid.* **2**, 79, **4**, 30 ; Gubler, *Ibid.*, 175.

Laiteron, ou latteron ou lasseron ou laisseron, *Sonchus* (Tourn.) L.. On utilisait nombre de ses espèces en médecine ancienne comme astringent, calmant, émollient, adoucissant, apéritif et stomachique. On en faisait des cataplasmes émollients. On le donnait à manger aux nourrices, mais aussi

---

[32] Arbuste proche de l'olivier que les Anciens considéraient comme narcotique et toxique à forte dose, mais dont l'espèce reste indéterminée. Matthiole lui attribuait les mêmes propriétés froides que le pavot et la mandragore. Matthiole, *Ibid.*, 601.

[33] Insecte semblable à la cantharide responsable d'une maladie du bétail, peut-être le méloé, coléoptère qui sécrète un liquide contenant de la cantharidine.

aux animaux, pour favoriser la lactation. C'était le *Sonchus planus* de Matthiole, le *laitteron* lissé & non piquant que Bauhin (1560-1624) classait dans les plantes de tempérament froid et sec et qu'il donnait pour chasser les fièvres, mais de bien étrange façon : il les plaçait sous le lit du malade à l'insu de celui-ci. Comme le *laitteron* avait les mêmes propriétés que le *laitteron* âpre, *son suc beu addoucit les douleurs & devoyemens d'estomac. On mange les feuilles l'hyver en salade, & les racines cuites. Les feuilles mâchées corrigent l'haleine puante. Son lait est bon aux asthmatiques, & aux stranguries ou distillation goutte à goutte.* Nicolas Lémery (1645-1715) le prescrivait toujours pour les maladies inflammatoires du poumon, de l'estomac, du foie et pour augmenter la lactation des nourrices. Haller (1708-1777) le recommandait dans les obstructions du foie, dans les pleurésies. En revanche, il ne croyait guère aux pouvoirs alexipharmaques ou fébrifuges de l'eau obtenue par distillation de la plante, pas plus qu'à son efficacité contre les morsures de tarentule ou pour expulser les calculs urinaires. Le laiteron figurait encore dans certains traités de matière médicale du XIXème siècle, mais son usage était tombé en désuétude. Bauhin, *Ibid.*, **1**, 158, 159 ; Lémery, *Dictionnaire univ.*, 713 ; Haller, *Ibid.*, **1**, 7 ; Mérat, de Lens, *Ibid.*, **6**, 439 ; Dechambre, *Ibid.*, S1, **1**, 172-173.

Laitue. La laitue domestique, selon Dom Alexandre (1654-1728), la *Lactuca sativa* L., était alimentaire depuis des temps immémoriaux. Elle était réputée pour soulager le mal de tête en application externe. Dom Nicolas Alexandre, *Ibid.*, 333 ; Mérat, de Lens, *Ibid.*, **4**, 11.

Langue-de-bœuf : voir bistorte.

Lapis lazuli. C'était la pierre d'azur, celle que Rémy Belleau (1528-1577) célébrait :

Elle est de couleur Saphistrine,
Plaisante, celeste, azurine
Comme le ciel en temps serain :
Pour purger la melancholie
Et guarir la veuë affaiblie
L'usage en est fort souverain[34].

Très appréciée des auteurs arabes, Avicenne, Mésué, elle semblait ignorée des auteurs grecs. En revanche, Galien la connaissait comme susceptible de purger l'atrabile et de concurrencer l'ellébore. Fracastor (1478-1553) parlait des pilules de lapis lazuli pour évacuer la matière digérée après l'emploi de digestifs dans le traitement de la vérole. Matthiole (1500-1577) contestait l'opinion d'Avicenne qui affirmait que, prise par la bouche, elle était

[34] Remi Belleau, *Ibid.*, 655.

corrosive. Il admettait en revanche ses qualités *adstrictives* (astringentes). Fracastor, *Les trois livres*, 329 ; Matthiole, *Ibid.*, 746.

Larix : voir térébenthine (mélèze : *Larix europoea* Dec.)

Laser. Matthiole (1501-1577) désignait sous ce nom le suc qui sortait des incisions pratiquées sur la tige et la racine échauffante (qui excitait l'action organique, accélérait la circulation et augmentait la chaleur animale) du laserpitium, plante du Moyen Orient, peut-être le *Laserpitium triquetrum.* En application locale avec de l'huile ou du cérat comme excipient, il le prescrivait pour traiter les tumeurs, les écrouelles, les contusions, la sciatique. Appliqué sur les plaies ou les blessures causées par les animaux enragés, les bêtes venimeuses ou par des flèches empoisonnées, il représentait un excellent contrepoison. Il luttait contre la gangrène et le charbon, ce qui devait intéresser Fracastor (1478-1553) qui, en effet, le prescrivait avec d'autres résines abstersives et desséchantes comme la myrrhe ou le galbanum dans la phase initiale de l'infection, sans oublier la vérole au cours de laquelle le laser, comme la coloquinte, l'aloès ou l'hellébore, permettait d'évacuer les matières digérées. Fuchs (1501-1566) l'identifiait comme *benjoin* ou *angelique*, plante de *temperament* sec et très chaud, au troisième degré, *plus chaut & plus fort que le poyvre mesmes,* particulièrement en ce qui concernait la racine et la graine. Pour De Meuve (circa 1677), il s'agissait de l'arbre dont on tirait l'asa foetida... et il l'assimilait au Silphium. Nicolas Lémery (1645-1715), en accord avec De Meuve, estimait qu'il s'agissait de la même essence végétale que le Silphium. Il attribuait à la racine, notamment, des propriétés *incisives* (qui divisaient les humeurs épaissies coagulées et faisaient disparaître les obstacles qu'elles opposaient à la circulation des fluides), *atténuantes* (qui diluait les humeurs épaisses), *résolutives* (qui faisaient disparaître les engorgements), *histeriques* (qui convenaient aux maladies des femmes), *carminatives* (qui chassaient les gaz intestinaux), *détersives* (qui nettoyaient les plaies et les ulcères), *vulnéraires* (qui cicatrisaient les plaies), *propres à résister au venin.* John Quincy (?-1723), dans sa célèbre *Pharmacopée,* à propos du *Laserpitium,* nommé ainsi par Gerhardt, rebaptisé par lui *Ligusticum,* écrivait ceci : *Le Laserpitium de Dioscoride, dont venait la gomme de Laser des Anciens, qui nous est inconnue, est d'un autre genre... Outre ses vertus discussives* (qui dissipaient les humeurs accumulées dans un engorgement ou une tumeur) *& carminatives il passe encore pour un bon alexipharmaque* (anti-poison), *un bon vulnéraire & fortifie l'estomach. Par sa qualité détersive* (qui nettoyait les plaies et les ulcères), *il peut être utile dans la jaunisse & contre les obstructions de la ratte. Comme topique il est un bon remède maturatif* (qui accélérait la suppuration). Le Dorvault de 1898 éclaircissait un peu le mystère et se ralliait à l'hypothèse formulée par De Meuve (circa 1677) en 1689 : le laser des Anciens paraissait bien être l'Asa Foetida des Modernes ! Cette dénomination concernerait en fait deux ombellifères, la Gentiane blanche d'une part, le *Laserpitium Siler* d'autre part, plantes européennes, dont on utilisait la racine de la première et les fruits de la seconde en raison de leurs vertus excitantes et tonifiantes. Fracastor, *Les trois livres*, 328, 329, 368 notes ; Matthiole, *Ibid.*, 470 ; Fuchs, *Ibid.*, 519-520 ; De Meuve, *Ibid.*, 373 ; Lémery, *Dictionnaire…*, 417 ; Quincy John, *Pharmacopée universelle raisonnée où l'on trouve les critiques des principales préparations…*, Paris, 1749, 160-161.

Laudanum : En voici la recette donnée par Thomas Sydenham (1624-1689), son inventeur : *Prenez vin d'Espagne, une livre ; opium, deux onces ; safran, une once ; cannelle et clous de girofle en poudre, de chacun un gros ; faites digérer tout cela ensemble au bain-marie pendant deux ou trois jours, jusqu'à ce que la liqueur ait une consistance requise ; passez-la ensuite et la gardez pour l'usage*. Elle figurait encore dans le *Codex* de 1908, l'alcool à 30° ayant seulement remplacé le vin d'Espagne. On en donnait vingt gouttes, qui représentaient un grain, c'est-à-dire 0,05g d'opium. Le laudanum était souvent prescrit comme antispasmodique. T. Sydenham, *Opera universa*, Londres, 1705, 147-148 ; Mérat, de Lens, *Ibid.*, **5**, 61 ; *Codex medicamentarius gallicus*, Paris, 1908, 372.

Laurier. Les plantes médicinales rattachées au genre laurier par les anciens auteurs étaient innombrables : Jean-Baptiste Fonssagrives (1823-1884) en dénombrait vingt cinq, au nombre desquelles on trouvait un sassafras, un cannelier, un avocatier ou le laurier du Portugal qui est un prunier… Nous ne parlerons que du laurier commun, *Laurus nobilis* L., Laurier-sauce. Cet arbre environnait les temples d'Apollon, et Esculape, son fils, en avait le front couronné. Les oracles en mâchaient les feuilles avant de rendre leurs prophéties. On employait ses feuilles et ses baies, chaudes et dessicatives (qui desséchaient les ulcères en absorbant le pus ou en arrêtant sa sécrétion), dans l'arrêt des règles, la rétention d'urine, les maladies des nerfs et la paralysie, les maladies de l'estomac. L'huile de laurin, *oleum laurinum*, était obtenue en mettant au pressoir des baies de laurier, au préalable battues dans un mortier, puis cuites dans un chaudron, avec de l'eau. Connue de Dioscoride (1er siècle) et de Jean Mésué (777-857), elle était recommandée pour *ouvrir les pores du cuir* (peau). Brice Bauderon (1539-1623) ajoutait : *Elle soulage les indispositions froides et les douleurs qui les suivent de toutes les parties du cerveau, des nerfs, des jointures, du colon, du ventricule, du foie, de la ratte, des reins et de la matrice*. Matthiole (1500-1577) préconisait les feuilles en application sur les piqures de guêpe et d'abeille, sur les inflammations. En breuvage, elles provoquaient le vomissement. Pour le même auteur, les fruits, sous forme de loch, étaient bons aux tuberculeux, aux catarrhes pulmonaires, aux piqûres de scorpions. L'écorce de la racine brisait les calculs rénaux, bénéficiait aux hépatiques et était abortive. Dodoens (1517-1585) lui attribuait un tempérament chaud et sec au second degré pour les feuilles et les fruits ; chaud et sec au troisième degré pour l'écorce des racines. Il recommandait son usage pour ouvrir *les oppilations du foye & de la ratelle (rate), commencement d'hydropisie, & esmeut les fleurs menstruelles des femmes.* Nicolas Lémery (1645-1715) conseillait les feuilles et les fruits pour combattre les gaz intestinaux, pour fortifier les nerfs et le cerveau, pour provoquer les règles et stimuler la sécrétion urinaire. Haller (1708-1777) conseillait pour calmer les *violentes coliques d'estomac*, de consommer un bouillon dans lequel on avait fait cuire six baies de laurier, recette qu'il tenait de paysans qui considéraient cette baie comme un calmant nervin et l'utilisaient également en onguent. A la fin du XVIIIème siècle, Louis Vitet (1738-1809) reprenait les mêmes indications, mais à condition d'utiliser les baies, plus efficaces, selon lui, que les feuilles. Jean-Baptiste Fonssagrives (1823-1884), en 1878, lui reconnaissait une activité fébrifuge, carminative (qui dissipait les gaz), apéritive (qui ouvrait les conduits de l'organisme) et stimulante. Matthiole, *Ibid.*, 104 ; Dodoens, *Ibid.*, 482-483 ; Haller, *Ibid.*, **2**, 220 ; Bauderon, *Ibid.*, 568 ; Renou, *Ibid.*, 882-883 ; Lémery, *Dictionnaire univ.*, 421 ; Dom Alexandre, *Ibid.*, 338 ; Vitet, *Ibid.*, 517 ; Mérat, de Lens, *Ibid.*, **4**, 61-64 ; Fonssagrives, *Ibid.*, 674 ; Dechambre, *Ibid.*, S2, **2**, 28-44.

Laurier officinal. Le laurier officinal ou laurier cerise, *Prunus Mauro Casus* L., *Padous Mauro Casus* Miller, fut décrit par Pierre Belon (1517-1564). Il l'avait découvert, en 1546, aux environs de Trébizonde, en Turquie. Charles de L'Escluse (1526-1609) en recueillit le premier plant, apporté en Europe par l'Ambassadeur d'Allemagne auprès de la Sublime Porte. Louis Vitet (1738-1809), tout en soulignant sa forte toxicité, admettait son activité dans la tuberculose, les coliques néphrétiques et certaines rétentions d'urine. Prescrit à faible dose, l'hydrolat, obtenu par distillation des feuilles, était considéré comme un antispasmodique et un sédatif, doué de propriétés émétisantes et purgatives. Certains l'employaient dans le traitement de l'asthme, de l'hystérie, de la mélancolie et de l'hypocondrie. William Cullen (1712-1790) l'essaya sans succès dans les fièvres intermittentes et Guillaume Dupuytren (1777-1835), dans la rage. A la fin du XIXème siècle, ses indications étaient les mêmes que celles de l'acide cyanhydrique : névralgies spasmodiques, douleurs cancéreuses, coqueluche, toux fébriles, palpitations et gastralgies. En topique, il était appliqué sur les dartres prurigineuses. Vitet, *Ibid.*, 408-409 ; Mérat, de Lens, *Ibid.*, **5**, 153-158 ; Dorvault, *Ibid.*, 204, 586 ; Leclerc, *Ibid.*, 155.

Laurier rose, *Nerium oleander*. Fracastor (1478-1553) faisait entrer l'huile de laurier-rose dans la composition d'un onguent mercuriel abstergent, subtilisant, liquéfiant et s'opposant à la contagion. Fracastor, *Les trois livres*, 386.

Lavande : voir spica.

Lentilles d'eau, *Lemna minor* L. Des lentilles d'eau, Dioscoride (1er siècle) disait qu'en topique, elles guérissaient les hernies des jeunes enfants et mûrissaient les abcès. Fracastor (1478-1553) les recommandait dans les fièvres éruptives de l'enfant quand l'effervescence des humeurs était importante. Matthiole (1500-1577) les conseillait comme rafraîchissant dans les inflammations. Nicolas Lémery (1645-1715), qui les appelait *lenticula palustris*, les jugeait *propres pour humecter, pour rafraîchir, pour éteindre les ardeurs du sang étant prises en décoction ; elles sont aussi employées extérieurement pour la gale.* Dès 1718, John Quincy (?-1722) les considérait comme inusitées. Fracastor, *Ibid.*, 245 ; Lémery, *Dictionnaire univ.*, 425 ; Quincy, *Ibid.*, 325 ; Mérat, de Lens, *Ibid.*, **4**, 85, 86.

Lentisque. *Pistacia lentiscus*, poussait sur le pourtour méditerranéen. L'eau de lentisque était de nature chaude et sèche au second, voire au troisième degré, selon Bauhin (1560-1624). Le lentisque coupait la matière épaisse, sordide et lourde qui accompagnait la vérole, expliquait Fracastor (1478-1553). Dans cette maladie, il l'associait, ainsi que l'acore et l'iris, à la décoction de racines de bardane pour provoquer la sudation. Matthiole (1500-1577) vantait les vertus astringentes (provoquant une rétraction des parties qu'elle touchait et ralentissant ou arrêtant les évacuations) de sa résine ce qui en faisait une boisson favorable *à ceux qui crachent le sang, aux cours de ventre, aux dyssenteries, aux flux de sang par la matrice, à la cheute et descente d'icelle, & du fondement.* Sa résine, apéritive (qui ouvrait les pores et les canaux de l'organisme), était utilisée comme masticatoire, servait aux obturations dentaires, entrait dans la composition du Raki (eau de vie parfumée à l'anis). La décoction du bois de lentisque était utilisée en gargarisme et contre la goutte. On lui attribuait les mêmes qualités qu'au mastic. Il servait à fabriquer des cure-dents. Rembert Dodoens (1517-1585) lui attribuait un tempérament chaud et sec au second degré. Ses feuilles et son écorce arrêtaient les diarrhées, les hémoptysies, les hématuries, les règles et tout autre saignement. Plus de deux siècles plus tard, Louis Vitet (1738-1809) doutait de son pouvoir expectorant, mais admettait son action diurétique. Il le prescrivait parfois dans l'asthme, la toux, la diarrhée, la leucorrhée, la chlorose, la blennorragie après le traitement mercuriel, les arthralgies, les prolapsus utérins ou rectaux. Dilué dans un jaune d'œuf, il était utile pour déterger et cicatriser les ulcères bénins ; en solution dans de l'esprit de vin (éthanol), il guérissait les ulcères des tendons et les caries osseuses. Adolphe Gubler (1821-1879) lui attribuait les mêmes propriétés thérapeutiques que celles des résines et des térébenthines. Avec l'aloès, le lentisque entrait dans la composition des *dinner-pills* que prenaient les Anglais en guise d'apéritif et dans celle de l'Eau de Luce, appelée aussi Ammoniaque succiné ou Mixture d'ammoniaque et d'huile de succin, préparation qui contenait du mastic, des huiles de lavande et d'ambre, de la liqueur d'ammoniaque et de l'alcool. L'eau de Luce était employée en topique dans les paralysies, les rhumatismes, les morsures d'animaux venimeux. On la faisait respirer dans les syncopes. Elle était antiseptique et stimulante. Fracastor, *Les trois livres*, 328, 343 ; Matthiole, *Ibid.*, **88** ; Dodoens, *Ibid.*, 547 ; Vitet, *Ibid.*, 507 ; Mérat, de Lens, *Ibid.*, **5**, 351 ; Gubler, *Ibid.*, 182 ; Dorvault, *Ibid. 1850*, 411-412. Voir : mastic.

Levain. Le levain ou *fermentum*, était utilisé comme rubéfiant ou comme excipient de certains épispastiques (substances qui, appliquées sur la peau, y déterminaient rougeur, chaleur et douleur), en y ajoutant des produits vésicants. Fracastor (1478-1553) l'utilisait associé à la scille, comme caustique pour brûler les charbons, en alternative au fer rouge. Matthiole (1500-1577) le disait attractif (remède vésicant ou suppuratif, qui provoquait une irritation attirant les fluides là où il avait été appliqué) et résolutif (qui déterminait la résolution des inflammations en ouvrant les pores ou en ramollissant l'humeur ou en calmant les mouvements des esprits), susceptible d'attirer *ce qui est profond dans le corps*. De Meuve (circa 1677) le trouvait non seulement attractif, mais également échauffant (qui excitait l'action organique, accélérait la circulation et augmentait la chaleur animale), apte à traiter les durillons, les furoncles et autres collections purulentes. Fracastor, *Les trois livres,* 294 ; Matthiole, *Ibid.*, 274 ; De (circa 1677), *Ibid.*, 301 ; Mérat, de Lens, *Ibid.*, **4**, 94-95 ; P.H. Nysten, E. Littré, Ch. Robin, *Ibid.*, 521.

Lézard. *Les lezardes qu'on void courir par tout, font des œufs comme les serpens, & font la guerre aux escargots,* c'est ainsi que Matthiole (1500-1566) présentait ces graciles, agiles et furtifs reptiles qu'il surnommait *seps…* Il précisait que *la seps bue dans du vin* guérissait de sa propre morsure. Il s'agissait sans doute du stellio, *Lacerta stellaris,* petit lézard étoilé, selon Nicolas Lémery, *Lacerta stellio* L. selon Mérat et de Lens, dont on utilisait les excréments, sous le nom de cordylée, en dermatologie et en cosmétologie. Bouilli dans l'huile, c'était un résolutif employé pour fortifier les articulations et les tendons. Sa chair était antipoison et sudorifique. Enfin, on le portait enfermé vivant dans une boîte, attachée à la tête, pour guérir les *accès de la fièvre quarte*. Les recettes données par Vitet (1738-1809) pour préparer les lézards valant leur pesant d'or, il fallait les reproduire textuellement : *Coupez la tête & la queue du lézard, enlevez la peau & les viscères : faites cuire au bain-marie la chair. Depuis demi-livre jusqu'à une livre, dans deux livres d'eau, pour un bouillon à prendre par verrées dans le jour. Prenez des lézards vivants, faites-les mourir dans du vin blanc, ensuite faites-en macérer au bain-marie pendant douze heures, une livre, dans deux livres d'huile d'olive récente ; passez à travers un linge fin, vous aurez l'huile de lézard, Oleum lacertarum. En onction.* Bien sûr, pour Vitet, rien ne prouvait le moins du monde que la chair du lézard fût diurétique, qu'elle chassât les calculs des voies urinaires, qu'elle stimulât les ardeurs génésiques et qu'en topique, elle fît pousser les cheveux ! Néanmoins, il se croyait tenu de retranscrire les préparations, à peu de choses près culinaires, permettant de l'accomoder au mieux. Matthiole, *Ibid.*, 248 ; Lémery, *Dictionnaire univ.*, 725 ; Vitet, *Ibid.*, 116-117 ; Mérat, de Lens, *Ibid.*, **2**, 459.

Lichen, *Muscus pulmonarius* C.B. Lob., Hépatique des bois, ou Herbe aux poumons. Fracastor (1478-1553) prescrivait l'eau de lichen dans la peste et sa décoction dans la lèpre. Matthiole (1500-1577) l'appelait hépatique et le récoltait sur les pierres humides, souvent arrosées, aux mêmes endroits que les mousses. Ses qualités thérapeutiques étaient diverses : hémostatique, anti-inflammatoire, on le prescrivait également dans le prurit, la jaunisse, les inflammations de la langue et de la cavité buccale. Dodoens (1517-1585) accordait au lichen, Herbe au poumon, un tempérament sec, astringent, froid. Il rappelait que les *Medecins modernes louënt fort l'Herbe aux poulmons contre maladies des poulmons, principalement contre inflammations & ulceres d'iceux, si on la réduit en poudre & boyt avec de l'eau.* Lémery (1645-1715) le préconisait dans l'asthme, la toux invétérée, les pneumopathies. Il l'utilisait également comme hémostatique sur les plaies. Bauhin (1524-1624) rappelait que son nom venait du fait que la première indication de cette plante était précisément le lichen, dermatose inflammatoire identifiée par les Grecs. Vitet (1738-1809) signalait que plusieurs des vertus du lichen étant opposées, c'était à l'observation de décider. Sinon il énumérait les multiples indications de cette plante : la diarrhée, la dysenterie épidémique, les vomissements bilieux, l'hémoptysie, l'asthme pituiteux, la toux catarrhale, la phtisie pulmonaire. Sous le nom de *Lobaria pulmonaria*, DC, Adolphe Gubler (1821-1879) le prescrivait en poudre à la dose de 4 grammes comme pectoral (spécifique des affections du poumon) dans la tuberculose pulmonaire, dans les bronchites ou dans les hémorragies. Fracastor, *Les trois livres*, 293, 360 ; Matthiole, *Ibid.*, 582 ; Dodoens, *Ibid.*, 283 ; Bauhin, *Ibid.*, 680 ; Vitet, *Ibid.*, 172 ; Gubler, *Ibid.*, 183-184.

Licorne : voir corne de licorne.

Lierre. Le lierre grimpant, vigne de Dioscoride, *Hedera Helix* L., était, dans l'Antiquité, une plante consacrée à Bacchus. Il était dessicatif, vulnéraire, apéritif, détersif et pectoral. Fuchs (1501-1566) qui l'appelait *Lyarre* expliquait son tempérament contrasté par le coudoiement dans la même plante d'une astringence froide et terrestre, d'une acrimonie chaude et d'une faculté aqueuse et humide, mais uniquement quand il était vert. Ses applications médicales étaient *doubteuses et ambigues* : le jus troublait l'esprit, purgeait le cerveau, prévenait l'ivresse, soulageait les gens qui crachaient du sang, profitait aux dysentériques, et aux hydropiques, chassait les vers intestinaux, guérissait les morsures des *phalanges* (petits insectes venimeux), traitait les *mélancholiques* sujets aux maladies de la rate, sans compter les utilisations en topique sur les brûlures, les ulcères, les cicatrices. Ses baies furent employées comme vomitif et fébrifuge, mais abandonnées au XIXème siècle, en raison de leur toxicité. La résine qui s'écoulait du tronc des vieux lierres, la gomme de lierre, et les feuilles, prises à l'intérieur, étaient emménagogues (qui provoquaient les règles). A l'extérieur, on les appliquait fraîches sur les cautères, pour entretenir la suppuration et atténuer l'inflammation : ce fut leur dernier emploi médical à la fin du XIXème siècle. Fuchs, *Ibid.*, CLXI, 294-297 ; Renou, *Ibid.,* 468 ; Dom Alexandre, *Ibid.,* 342-343 ; James, *Ibid.,* **4**, 223 ; Mérat, de Lens, *Ibid.,* **3**, 456-458 ; Bossu, *Ibid.*, **2**, 285.

Lierre terrestre. Le lierre terrestre, *Glechoma hederacea* L., appelé aussi rondote ou terrêt, qu'il ne faut pas confondre avec le lierre en arbre ou à cautère, *Hedera Helix* L., était une sorte de panacée. Fuchs (1501-1566) rappelait que les Grecs l'avaient nommé *Chamaecissos par ce qu'il rampe tousjours par terre avec fueilles semblables au Lierre.* Son tempérament était chaud et sec, au troisième degré précisait Bauhin (1560-1624) et non point froid comme certains le prétendaient. Ses vertus thérapeutiques, telles que décrites par Dioscoride, étaient les suivantes : *Les feuilles beües au pois de trois oboles dans trois cyathes* (ou *kiathos*, vase grec servant à puiser le vin ou l'eau) *d'eau, par l'espace de quarante à cinquante jours, proufitent à ceux qui hont la goutte sciatique. Pareillement elles ostent & nettoyent la jaunisse, si on les boit par l'espace de six ou sept jours.* Félix Platter (1536-1614) et Daniel Sennert (1572-1637) le prescrivaient dans les lithiases vésicales. En Angleterre, on le préconisait, dans les maladies de l'appareil respiratoire : bronchites chroniques, asthme, œdème pulmonaire, tuberculose, opinion partagée par Louis Vitet (1738-1809) qui, en revanche, doutait de son efficacité dans la lithiase urinaire, la goutte, les diarrhées, la dysenterie, les hernies et les hémoptysies. Certains avaient étendu ses indications aux maladies mentales comme l'hypocondrie, la manie ou la monomanie. Il était réputé comme stomachique, fébrifuge, détersif et vulnéraire, ces deux dernières qualités expliquant peut-être son choix comme anti-hémorroïdaire. Selon Adolphe Gubler (1821-1898), le lierre terrestre était un tonique vasculaire, un diurétique et un anticatarrhal. Il passait aussi pour cicatrisant des plaies, vermifuge et fébrifuge. Fuchs, *Ibid.*, CCCXXXVI, Vitet, *Ibid.*, 166-167 ; Mérat, de Lens, *Ibid.*, **3**, 380-382 ; Gubler, *Ibid.*, 184-185.

Lièvre. Le lièvre, *Lepus timidus* L., faisait partie de ces animaux dont les anciens thérapeutes utilisaient à peu près tous les organes comme médicaments. En effet, la matrice de cet animal était employée pour aider l'accouchement et la présure, comme aphrodisiaque. Le sang de lièvre, en applications externes, effaçait les taches du visage, les taches de rousseur et les lentilles. Son cœur, ses poumons ou son foie, desséchés et réduits en poudre, étaient administrés contre la fièvre quarte, la dysenterie, et les lithiases urinaires. Il avait la réputation d'être diurétique et emménagogue (qui provoquait les règles). Pour l'anecdote, ajoutons que ses poils arrêtaient l'hémorragie ; ses yeux, posés au sommet du crâne de la parturiente, hâtaient l'accouchement ; sa cervelle appliquée sur les gencives facilitait l'éruption des dents, etc... Schröder (1600-1664) le définissait comme *le plus timide & le plus fécond de tous les animaux, il s'accouple en tout tems*. Il recommandait la cendre de lièvre prise intérieurement pour guérir les calculs, en application externe pour traiter la calvitie et blanchir les dents. Schröder, *Ibid.*, 2, 98-99 ; Renou, *Ibid.*, 558 ; Lémery, *Dictionnaire univ.*, 427-428 ; Dom Alexandre, *Ibid.*, 344 ; Mérat, de Lens, *Ibid.*, **4**, 92.

Lin, *Linum usitatissimum*. Fuchs (1501-1566) prétendait que le lin exigeait pour pousser une terre grasse et humide qu'il épuisait. A l'appui de sa thèse il citait ce vers de Virgile trouvé dans les *Georgiques* :

Lin & Aveine & Pavot endormant
Brûlent la terre, ou on les va semant.

La semence de lin était utilisée en topique pour adoucir et ramollir. En onction, elle réduisait les endurcissements de la rate et, mêlée à de l'eau de chaux, était appliquée sur les brûlures. Fracastor (1478-1553) préconisait, entre autres, la farine de lin en cataplasmes sur les bubons pesteux. Matthiole (1500-1577) l'employait contre les inflammations, cuite avec du miel, de l'huile et de l'eau ; bouillie avec du vin, il l'étalait sur les ulcères ; crue, il la prescrivait, mélangée à du salpêtre et à de la cendre de figuier, dans les oreillons. Par voie interne, on la donnait dans la toux, la pleurésie et la phtisie. L'huile de lin était administrée par voie buccale ou en lavement, dans les coliques, la passion iliaque et le *miserere*. On la recommandait dans la pleurésie, la pneumonie et la phtisie. L'auteur *des Commentaires de Dioscoride* ajoutait *: Incorporée avec poudre de poivre & de miel & accoutrée comm'un gasteau provoque à la luxure, si on en mange en quantité*. Leonhart Fuchs (1501-1566) connaissait aussi cette recette. Il accordait à la semence de lin un *tempérament* inhabituel puisqu'il combinait le chaud au premier degré avec une place intermédiaire entre humidité et sécheresse. Cuisinée avec du vin, la semence de lin guérissait l'herpès et soulageait les inflammations de la parotide. Cuite avec de l'eau, de l'huile et de l'anis, elle calmait les angines. Dodoens (1517-1585), s'il confirmait toutes ces indications, signalait ses nuisances : *La semence de lin prise par dedans est fort contraire à l'estomach, elle empesche la concoction des viandes* (aliments)*, & engendre beaucoup de ventosités.* Vitet (1738-1809) prescrivait la décoction des semences pour calmer les brûlures urinaires causées par les cantharides prises per os. Elle agissait sur toutes les cystalgies et possédait des vertus diurétiques. En revanche, il lui déniait toute action sur les arthralgies, toute efficacité sur les mouvements convulsifs, toute influence sur l'expulsion du placenta et des lochies, tout résultat sur les taches de la peau. Tout juste admettait-il que l'huile de lin possédait parfois un pouvoir vermifuge et antispasmodique sur les coliques dues aux substances vénéneuses, qualités qu'elle partageait avec la plupart des huiles par expression. La semence de lin, riche en huile et en mucilage, était encore la base des cataplasmes, bien au-delà de la fin du XIXème siècle. Fracastor, *Les trois livres*, 295 ; Matthiole, *Ibid.*, 285 ; Fuchs, *Ibid.*, 330-331 ; Dodoens, *Ibid.*, 55 ; Vitet, *Ibid.*, 369 ; Dom Alexandre, *Ibid.*, 349 ; Cartheuser, *Ibid*, **2**, 422 ; Dorvault, Würtz, *Ibid.*, 594-595.

Liqueur de Van Swieten. Elle contenait un millième de son poids de sublimé corrosif (mercure) : *1 gramme de sublimé corrosif préalablement dissous dans 100 grammes d'alcool puis dilué dans 900 grammes d'eau.* On en prescrivait une cuillérée à café à une cuillérée à soupe, c'est à dire 5 à 15 mg de principe actif, à prendre dans de l'eau sucrée ou du lait, une ou deux fois par jour. Très en vogue au XVIIIème siècle, elle le restera jusqu'à la fin du siècle suivant comme traitement de la syphilis. Comme nous l'avons vu à propos du mercure, elle se composait de bichlorure de mercure, d'eau pure et d'alcool à quatre-vingts degrés. Le Codex signalait que la teneur en sublimé corrosif variait selon les pharmacopées. Jeannel, *Ibid.*, 731 ; H. Nothnagel, M.J. Rossbach, *Ibid.*, 162 ; Gubler, *Ibid.*, 513-514.

Lis. Le lis, ou lys, *Lilium.* T., *Lilium candidum* L., *la Rosa Junonis* des Latins, était le *soucan* des Arabes d'où vient le prénom de Suzanne, qui signifiait blancheur et pureté. On employait les pétales macérés dans de l'huile d'amande douce ou d'olives, dans les maux d'oreille ou d'utérus. La racine, après une longue ébullition dans l'eau ou dans le lait, était utilisée en clystères ou comme émollient sur les abcès. Le pollen du lys avait la réputation de provoquer les règles et de faciliter l'accouchement. Fracastor (1478-1553) en présence d'un bubon de la peste non mature, le scarifiait, y appliquait une sangsue et hâtait la maturation en faisant des mélanges *qui appellent et brisent les germes* : parmi ceux-ci figurait la racine de lys en emplâtre. Fuchs (1501-1566) décrivait ainsi son tempérament : *La fleur du Lys ha temperature meslee, partie de subtile, partie de terrestre substance, par laquelle elle ha amertume au goust : partie aussi de substance aqueuse & icelle temperee. Mais la racine & les fueilles sont au premier degré seches, & abstersives.* Selon les auteurs de l'Antiquité et particulièrement Dioscoride, cité longuement par Fuchs, ses applications thérapeutiques étaient surtout externes : *On fait de fleurs de Lys un unguent qui des uns est nommé Litinum des autres appelé Susinum, propre à amollir les nerfs, & singulierement les duretés de l'amarry* (utérus). *Les fueilles de l'herbe appliquees, subviennent aux morsures de serpens. Elles proufitent aux* *bruslures, pourvu que lon les y applique bien bouillies. Elles aydent aux playes, si elles sont confictes en vinaigre. Le jus des fueilles cuit en un vaisseau d'airain avec miel, & vinaigre, remedie tant aux ulceres vieilz, qu'aux plaies nouvellement faictes. La racine cuite souz les cendres, ou broyee avec huyle rosat, remedie aux bruslures : elle amollit l'amarry endurcie : elle chasse hors les fleurs mentrualles, & tire les ulceres en cicatrice. Elle ayde aux nerfz couppez, & aux membres desmis, & disloquez, pestrie avec miel. Elle corrige les tignes gratelle & telz vices survenans sur le cuir* (peau). *Elle nettoye la tigne, & autres ulceres de la teste : elle embellit la face & oste les rides. Elle appaise les inflammations des couillons, broyée avec vinaigre, ou fueilles de Jusquiame, & farine de froment... On enduict sur feux sacrez* (ergotisme), *ou erisipeles la semence, & les fueilles broyée en vin.* Accessoirement la boisson faite avec du vin et les graines de lys traitait les morsures de serpents. Bue en vin miellé, les racines étaient bénéfiques dans la *ratelle* (rate), aux fractures et aux convulsions. Toutes ces compositions étaient tombées en désuétude dès le XIXème siècle. Fracastor, *Ibid.*, 295 ; Fuchs, *Ibid.*, CXXXVIII, 254 ; Renou, *Ibid.*, 275 ; Mérat, de Lens, *Ibid.*, **4**, 116 ; Bossu, *Ibid.*, **2**, 291.

Lis d'étang : voir *Calamus acorus* L..

Litharge. La litharge d'or correspondait simplement à du plomb contenant des résidus de cuivre lui donnant une coloration jaunâtre résultant d'une calcination plus prolongée que pour la litharge d'argent, plus blanchâtre. Dessicative (elle tarissait les ulcères en absorbant le pus ou en arrêtant sa sécrétion) et détersive (elle nettoyait plaies et ulcères), la litharge entrait dans la composition de plusieurs emplâtres, car soluble dans les graisses et dans les huiles. Matthiole (1500-1577) rappelait que Dioscoride et Galien la rangeaient parmi les minéraux desséchants, mais de façon modérée. Abstersive (qui enlevait les sécrétions à la surface des tissus lésés) et astringente (qui avait la propriété de provoquer une rétraction des parties qu'elle touchait et de ralentir ou d'arrêter les évacuations), on la mêlait à d'autres minéraux plus corrosifs. Il en dénonçait les redoutables effets secondaires : *La litharge beuë cause une pesanteur en l'estomac au ventre, & en toute partie intérieure avec grandes douleurs, tellement que quelquefois elle perce les boiaux par cette même pesanteur, & empesche d'uriner : elle rend le corps enfle, & de laide couleur comme le plomb.* Sous la dénomination d'oxyde de plomb fondu, Gubler (1821-1879) signalait sa présence dans la majorité des emplâtres résolutifs (anti-inflammatoires), comme le Diachylon ou l'emplâtre de Vigo, prescriptions désormais obsolètes. Quant à son usage interne, il était totalement abandonné. Matthiole, *Ibid.*, 742, 818 ; Lémery, *Dictionnaire univ.*, 443 ; Gubler, *Ibid.*, 424.

Lithontripticon : Bauderon (1539-1623) expliquait la dénomination de cette poudre, à base de saxifrage, de millet, d'aneth, d'euphorbe, par son action dissolvante sur les lithiases rénales et vésicales. Il en attribuait l'invention à l'Ecole de Salerne. Il justifiait la présence des huiles, du bdellium, de la réglisse et de la gomme tragacanthe pour corriger l'âpreté et la siccité du mélange ; celle du mastic, de la canelle, de la casse, du gingembre et de la girofle pour fortifier l'estomac ; celle du nard indic du rhapontic, du folium et du schoenanthe pour conforter le foie ; celle enfin du chamaedris, de l'iris, du méon, du cyprès, du xylobalsame et de l'opobalsame pour renforcer la rate et l'utérus. Belle démonstration du formalisme thérapeutique hérité de Galien (129-201). Bauderon, *Ibid. 1681*, 237-238. Voir : préface p. 15, bouc.

Lobelia. *Lobelia syphilitica* L., cardinale bleue, mercure végétal. Le suc de sa racine aurait été utilisé par les Indiens d'Amérique du Nord pour traiter les maladies vénériennes avant même l'arrivée des Européens. Dès 1750, cette indication fut connue et expérimentée en Europe sans grand succès semble-t-il. Voici néanmoins ce qu'en disait Vitet (1738-1809) en 1780 : *La décoction ou l'infusion aqueuse de la racine, à haute dose, provoque le vomissement ; à dose moyenne, purge, & à petite dose excite la sueur. Des Observateurs dignes de foi, rapportent qu'elle guérit sûrement & certainement la vérole, dans l'espace de dix ou de vingt jours au plus. Les feuilles, particulièrement les radicales, passent pour jouir des mêmes vertus.* Au XIXème siècle, en Europe, on la considérait comme un succédané de la salsepareille. On faisait bouillir quatre à six racines de lobélies et le malade buvait le maximum de ce liquide qui servait aussi à nettoyer les ulcérations et ce, pendant une quinzaine de jours. Cette thérapeutique était bien oubliée dès la fin du siècle. Vitet, *Ibid.*, 33 ; Dorvault, *Ibid. 1850*, 358.

Looch. Le looch ou loch, lohoc, lohot, éclegme, *linctus*, était un sirop épais formé par l'association d'eau, d'un corps gras et d'une gomme. On le faisait sucer par le malade au bout d'un bâton de réglisse, dans les maux de bouche, de larynx, de trachée ou de poumons. Le *looch sanum* contenait de la cannelle, de l'hysope, de l'iris, de l'anis, du fenouil et du capillaire. Le looch de pineis, à base de *capilli veneris*, de gommes, d'amidon, d'amandes, de noisettes, de miel et de beurre, était recommandé pour l'essoufflement, les toux chroniques, les laryngites et comme fluidifiant bronchique. Renou, *Ibid.*, 708-709 ; James, *Ibid.*, **4**, 891 ; Mérat, de Lens, *Ibid.*, **4**, 144.

Lupin. Le lupin, *Lupinus albus* L. ou *L. luteus* L., avait la réputation d'être détergent, desséchant et cicatrisant. On l'utilisait en décoction dans le traitement des ulcères. On l'appliquait en topique sur les écrouelles et les parotidites. La farine de lupin faisait partie des médicaments sarcotiques (qui régénéraient les chairs), avec celle de fénugrec et d'orobe. Il était réputé aphrodisiaque chez les Arabes. La décoction de graines de lupin était vermifuge et traitait la gale. La graine de lupin était utilisée par Dioscoride (1er siècle) et Mesué (777-857) pour traiter les dermatoses. Elle était *bonne pour guérir ulcères coulants de la tête, grattelle…* et faisait partie des quatre farines résolutives avec le fenugrec, la fève et l'orobe. Jean François Fernel (1497-1558) la classait dans les sarcotiques (régénérateurs des tissus lésés). Fracastor (1478-1553) utilisait la farine de lupins en emplâtre pour son action desséchante sur les bubons pesteux scarifiés. Chaud et sec au deuxième degré selon Bauhin (1560-1624), c'était surtout une plante fourragère dont néanmoins la farine, prise en boisson, chassait la vermine, améliorait les douleurs de la rate, guérissait en topique, les ulcères, les teignes et la gale. A la fin du XIXème siècle, on n'employait la graine de lupin que dans les quatre farines résolutives (lupin, fenugrec, fève, orobe). Fernel, *Ibid.*, 449 ; Fracastor, *Ibid.*, 296 ; Renou, *Ibid.*, 418 ; Dom Alexandre, *Ibid.*, 362-363 ; Mérat, de Lens, *Ibid.*, **4**, 159 ; Dorvault, Würtz, *Ibid.*, 606.

M

Macer. Ecorce astringente, connue de Dioscoride (1er siècle), dont Nicolas Lémery (1645-1715) pensait qu'elle provenait d'un arbre d'Amérique du Sud, le simarouba, ce qui contredisait Galien (129-201) pour qui il venait des Indes et qui le prescrivait dans *les hémoptysies et la dyssenterie*. Dioscoride (1er siècle) utilisait un macer, pour lui originaire de Barbarie (Afrique du nord). Matthiole (1500-1577) partageait cette opinion, et le macer était pour lui *un'ecorce qu'on aporte de Barbarie, roussastre, grosse, grandement astringente au goust. On en boit contre le crachement de sang, les dyssenteries & flux de ventre.* Fracastor l'employait dans les débuts d'infection comme abstergent et desséchant, le prescrivait dans la syphilis au titre d'un aromatique qui séchait, abstergeait, subtilisait et réconfortait. Il recommandait d'en garder dans la bouche comme prophylactique de la peste. Cristobal Acosta (1540-1599) ajoutait à la confusion concernant la nature exacte du macer en le décrivant comme un fruit en forme de cœur dont la fleur ressemblait à une aristoloche. Certains l'identifiaient au macis, écorce de la noix de muscade. Antoine Laurent de Jussieu (1748-1836) parcourut en vain les divers genres de végétaux au fruit en forme de cœur, sans parvenir à reconnaître la plante figurant dans l'ouvrage de Cristobal Acosta. Fracastor, *Les trois livres*, 238, 286, 331, 368 notes ; Matthiole, *Ibid.*, 111 ; Lémery, *Dictionnaire univ.*, 704 ; Mérat, de Lens, *Ibid.*, **4**, 173-174. Voir : Electuaire *indique* de Mésué.

Maceron ou persil de Macédoine ou ache large : il s'agissait du *Smyrnium olusatrum* L. ou du *Smyrnium perfoliatum* L., dont on utilisait la semence et la racine, pour leurs propriétés apéritives, diurétiques et emménagogues. Elles guérissaient la sciatique, la colique venteuse et l'asthme. Fracastor (1478-1553) prescrivait le maceron de la même manière que la gentiane, la matricaire, le romarin pour en exploiter le pouvoir abstergent et desséchant qui chassait la matière corrompue au début des infection. En 1780, Vitet (1738-1809) l'identifiait sous trois dénominations, Persil de Macédoine, *Petroselinum macedonicum* ou *Bubon macedonicum*. Il soulignait la rareté de l'utilisation des feuilles, des racines et des semences de cette plante, à tel point qu'il était difficile d'en apprécier les propriétés peut-être identiques à celles du persil. Au XIXème siècle, on prescrivait encore ses graines et sa racine, en infusion, comme cordiales, carminatives, diurétiques, emménagogues et anti-asthmatiques ; ses feuilles étaient conseillées contre le scorbut. Fracastor, *Ibid.*, 238 ; Lémery, *Dictionnaire univ.*, 710-711 ; Vitet, *Ibid.*, 87 ; Mérat, de Lens, *Ibid.*, **6**, 385 ; Dechambre, *Ibid.*, 1881, S3, **10**, 88-89.

Macis. Matthiole (1500-1577) distinguait bien le macis du macer : *Outre ce on connoist bien les macis & le macer estre differens de ce que Diosco. Galien Pau. Egin. n'ont rien escrit des noix de muscade, la couverture desquelles est le macis. Car si le macer qu'on leur apportoit eust esté notre macis vulgaire, certes il es bien croyable, qu'avec iceluy on eut aporté des noix muscades, desquelles ils n'eussent jamais oublié à descrire histoire & vertus...* Jean de Renou (1568-1620) l'identifiait bien comme l'enveloppe rouge pâle qui recouvre la *noix muscate*. Louis Vitet (1738-1809) le décrivait comme la seconde enveloppe de la graine de muscade. Enfin, Adolphe Gubler (1821-1898) précisait qu'il s'agissait d'un faux arille (arillode, variété de tégument accessoire, appelé arille, et qui recouvre plus ou moins la graine). Ses qualités de stimulant de la digestion étaient identiques à celles de la muscade. Le Dorvault de 1898 mentionnait encore le Macis ou Fleur de muscade, corps de couleur rouge *qui recouvre à l'état frais la graine au niveau de sa base et se divise plus haut en lobes larges et aplatis, ramifiés en lanières étroites qui convergent les unes vers les autres au niveau du sommet de la graine. En se desséchant, il prend une couleur brun orangé et devient cassant et translucide : il contient 4 à 9 pour cent d'huiles essentielles.* Le Dorvault rangeait le macis parmi les excitants, aromatiques qui font partie de quelques préparations. Matthiole, *Ibid.*, 111 ; Renou, *Ibid.*, 306 ; Vitet, *Ibid.*, 523 ; Gubler, *Ibid.*, 213-214 ; Dorvault, Würtz, *Ibid.*, 1898, 634.

Malabathrum. Cette plante, originaire des Indes, connue de Dioscoride (1er siècle), entrait, dès l'Antiquité, dans la composition de la thériaque. On prétendait alors que ses feuilles étaient charriées par les eaux des fleuves indiens, d'où leur nom de feuilles *indiques* et qu'elles poussaient dans les marais de ce pays, sans jamais s'enraciner, telles les lentilles d'eau. Nicolas Lémery (1645-1715) la disait venir d'un arbre originaire de la province de Malabar, sur la côte sud et occidentale du Deccan. Selon Robert James (1705-1776), c'était la feuille d'un cannelier. Les Modernes semblaient s'accorder sur deux plantes lauracées de l'Inde : *Cinnamomum iners* de Blume et *Laurus malabathrum* de Batka, auxquelles Nicolas Guibourt (1790-1867) ajoutait le *Laurus malabathrum* de Burmann. Les feuilles, d'après les anciens auteurs, fortifiaient le cerveau et l'estomac, étaient alexitères, sudorifiques et diurétiques. Dès 1830, on ne trouvait plus les feuilles de malabathrum que chez les droguistes. Le Dorvault de 1898 supposait que la cannelle de Java ou du Malabar provenait du *Laurus Malabatrum,* si l'on en croyait Guibourt, qui attribuait *à ce même laurus les* *feuilles de malabathrum ou d'Inde qui sont ordinairement très longues, trinervées, et qui entrent dans la thériaque.* Bauderon, *Ibid.*, 302 ; Lémery, *Dictionnaire univ.*, 461 ; James, *Ibid.*, **4**, 1086 ; Mérat, de Lens, *Ibid.*, **4**, 59-60 ; Guibourt, **2**, 408-409 ; Dorvault, 1898, *Ibid.*, 349.

Mandragore. La mandragore, *Atropa mandragora* L., plante magique et mythique, dont Pierre André Matthiole (1500-1577) racontait qu'en Italie, certains faisaient métier de lui donner forme humaine puis la vendaient, comme talisman, pour provoquer la fécondité, attirer la chance et procurer de l'argent. Hippocrate (-460?/-377?), Galien (129-201) et Celse (1er siècle) la prescrivaient pour atténuer la douleur avant les opérations. Cette plante à la réputation diabolique, était, selon Bauhin (1560-1624) chaude du troisième au quatrième degré pour la mandragore mâle, chaude et sèche au quatrième degré pour la mandragore femelle. Leurs vertus thérapeutiques étaient les mêmes : *Ses pommes sont chaudes & humides, c'est pourquoy elles font dormir en les mangeant ou en les sentant* : *l'écorce de la racine refroidit & desseche. Autrefois on faisoit cuire la racine dans du vin, jusques à la consomption du tiers, dont on prenait un verre, pour s'empêcher de sentir quelque grande douleur, comme celle d'un cautere ardent, ou d'un membre coupé.* Jean de Renou (1568-1620) se moquait des niais qui gobaient les sornettes rabâchées par les anciens auteurs qui, depuis Pythagore (-585/-500), croyaient reconnaître un corps humain dans la racine de cette plante, *vrays comptes à dormir debout, desquels les charlatans ont accoustumé de se servir pour appigeonner et tromper les idiots.* Tout était dit ! On la recommandait également comme somnifère et antalgique, associée au pavot. Pierre Pomet (1658-1699) signalait l'emploi des feuilles de mandragore, cuites dans du lait avec de la ciguë et de la jusquiame, comme cataplasmes sur les tumeurs scrophuleuses. Délaissée au profit de la belladone, à la fin du XIXème siècle, elle était exceptionnellement prescrite, en topique, sur les tumeurs tuberculeuses ou cancéreuses. Bauhin, *Ibid.*, 278-279 ; Renou, *Ibid.*, 390-392 ; Pomet, *Ibid.*, **1**, 154 ; Mérat, de Lens, *Ibid.*, **1**, 498 ; Gubler, *Ibid.*, 190 ; Dorvault, Würtz, *Ibid.*, 609.

Manne. On crut longtemps que la manne était la rosée du ciel, le miel céleste concreté en gouttelettes sur les feuilles des végétaux sous l'influence de quelques astres. Fracastor (1478-1553) mentionnait la manne parmi les remèdes contre le typhus, dans la même catégorie que les résolutifs comme la casse, l'aloès. Matthiole (1500-1577), pourtant éminent botaniste, partageait cette erreur avec beaucoup de ses contemporains. Il écrivait :… *la manne laxative, qui tombe de l'air, ... j'en escriray ce que j'en ay prins des livres des Arabes, ce que j'en ay veu aussi en la Calabre, où s'en recueulr fort bone. Cette manne est donc une certaine rosee ou liqueur douce qui de nuit tombe de l'air sur le branches & les feuilles des arbres, sur les herbes & pierres, aucunesfois sur la terre, laquelle en peu de tems congelee se* *reduit en petit grains.* Ange Paléa ou Paglia (?-?), en 1543, prouva qu'il s'agissait en fait du suc des frênes. Mais une multitude d'exsudations végétales portaient le nom de manne, avec comme point commun le fait de contenir du mannitol, comme la manne des Hébreux, tirée du *Tamarix gallica* ; la manne de Perse, issue du sainfoin ; la manne de Briançon, extraite du mélèze, etc… Adolphe Gubler (1821-1879) considérait la manne comme un laxatif doux, convenant aux enfants, car d'un goût acceptable. Fracastor, *Ibid.*, 270 ; Matthiole, *Ibid.*, 79, **80** ; Renou, *Ibid.*, 247-248 ; Mérat, de Lens, *Ibid.*, **4**, 220-229 ; Gubler, *Ibid.*, 192 ; Dorvault, Würtz, *Ibid.*, 610-611.

Margariton : voir perle.

Marrouchouin : pastel, *Isatis tinctoria* L.

Marjolaine. Décrite par Dioscoride (1er siècle), prescrite comme antispasmodique, elle avait des propriétés anti-catarrhales et facilitait l'expectoration. On l'utilisait aussi dans les vertiges, les étourdissements, les menaces ou les séquelles de l'apoplexie. Elle avait la réputation de stimuler l'utérus et l'estomac. Pour Fracastor (1478-1553) l'eau de marjolaine, comme celle de la bourrache, de la mélisse, de la scabieuse, du chardon bénit, de l'alléluia ou de l'eupatoire, était bénéfique aux malades atteints de typhus. La marjolaine, *Marum Dod.*, *Majorana*, *Origanum majorana* L., était, selon Dodoens (1517-1587), chaude et sèche jusqu'au troisième degré. Bouillie dans du vin, elle traitait les hydropiques, les dysuriques, les malades affectés de douleurs abdominales, l'aménorrhée. Avec du vinaigre, elle faisait d'excellents cataplasmes sur les piqûres de scorpion. L'emplâtre fait de cire, d'huile et de marjolaine diminuait les oedèmes et profitait aux luxations. Mélangée avec du miel, elle agissait sur les bleus et autres contusions. Enfin, *la marjolaine frottée & boutée dedans le nez, ou le jus d'icelle attiré par le nez, evacue les humeurs de la teste, mondifie le cerveau, fait esternuer, & est fort bonne à ceux qui ont le sentiment degasté.* Vitet (1738-1809) la préconisait avant tout comme sternutatoire pour légèrement évacuer les humeurs séreuses ou muqueuses des fosses nasales. Sinon il doutait de ses qualités pour fortifier l'estomac, pour combattre les convulsions, pour déclencher les règles, pour guérir les morsures des insectes venimeux. Le Dechambre, en 1877, en parlera au passé, comme d'un remède oublié, qui traitait autrefois *les maux de tête, les vertiges, les étourdissements, les paralysies incurables* et l'anosmie. Fracastor, *Ibid.*, 280 ; Dodoens, *Ibid.*, 165 ; Renou, *Ibid.*, 346 ; Vitet, *Ibid.*, 193 ; Mérat, de Lens, *Ibid.*, **4**, 98-100 ; Dechambre, *Ibid.*, S2, **5**, 121.

Marronnier d'Inde. Le marronnier d'Inde, *Aesculus Hippocastanum* L., *Castanea equina* (C. Clusius), *Hippo-Castanum,* fut introduit en Europe au

XVIème siècle. Matthiole (1500-1577) le décrivait ainsi dans ses *Commentaires* de Dioscoride, parus en 1554 à Venise : *Il y a une espèce de chataîgnier en Levant, de laquelle nul des anciens ne modernes n'a ecrit, que j'aye veu ou leu. C'est un chastaignier de belle hauteur, à la feuille comme la quintefeuille, plus grande que la main d'un home, ou de la paume de christ, pendant d'une queuë longue & menue. Il produit à la cîme son fruit armé de sa couverture herissee, aussi grande que la nostre, rousse d'écorce plus dure & plus espaisse, clairsemee d'aiguillons, mais fort & fermes, jaunastres.* En 1568, le marronnier est introduit dans le jardin botanique de Vienne par Charles de l'Escluse (1526-1609). Il ne sera acclimaté en France qu'en 1615, apporté par le botaniste Bachelier (?-?) dans le jardin de l'hôtel de Soubise, à Paris. Haller (1708-1777) rappelait que cet arbre venu d'Orient, il y avait deux siècles, n'avait d'autre utilité que d'ornementer les jardins et d'agrémenter les promenades. Néanmoins, il admettait que certains avaient substitué l'écorce de marronnier à celle de quinquina pour guérir les fièvres intermittentes et que sa décoction guérissait également les ulcères malins, l'épilepsie. La poudre d'écorce du marronnier figurait encore dans le Dorvault de 1898. Quant au marron d'Inde, que la médecine populaire recommandait de porter dans sa poche pour prévenir les maladies veineuses et les hémorroïdes, ce n'est qu'en 1896 que Pierre Stephen Artaut de Vevey (1862-?) démontrera l'activité de son alcoolature, ou de son intrait, dans les hémorroïdes, les phlébites et les hémoptysies, après que Johann B. Trommsdorff (1770-1837) en eut isolé l'esculine. Matthiole, *Ibid.*, 149 ; Haller, *Ibid.*, **1**, 359-360 ; Mérat, de Lens, *Ibid.*, **4**, 87-91 ; Dechambre, *Ibid.*, S2, **5**, 137 ; Dorvault, Würtz, *Ibid.*, 613 ; Heursel-De Meester V., Delmotte Robert, *Ibid.*, 84 ; Perrot, *Ibid.*, **2**, 1295-1296.

Marrube, *Marrubium*, *Prasium*, désignait en général, dans la famille des labiées, le *Marrubium vulgare* L., ou marrube blanc. Il était de tempérament chaud au second degré et sec au troisième, de l'avis de Bauhin (1560-1624), qui prescrivait les feuilles sèches en décoction dans l'eau chez les asthmatiques, les phtisiques, dans les obstructions du foie, de la rate. Le marrube luttait contre la toux et purgeait poitrine et poumons surtout pris avec l'iris séché. Il était un peu nuisible à la vessie et aux reins. Jean de Renou (1568-1620) préférait le marrube blanc au marrube noir, *Ballota nigra* L., une autre labiée. On le prescrivait dans les empoisonnements, les morsures de serpents, les fractures, les convulsions, les maladies pulmonaires. Jean Louis Alibert (1766-1837) le recommandait dans l'asthme et l'hystérie, mais doutait de l'efficacité que lui accordait Alexandre de Tralles (525-605) dans la tuberculose ; son scepticisme s'étendait aux indications conseillées par certains dans l'aménorrhée et les ictères par obstruction. Vers 1849, il fut proposé pour remplacer le quinquina, comme fébrifuge. Encore connu comme stimulant et antihystérique, il n'était plus guère employé à la fin du XIXème siècle. Bauhin, *Ibid.*, **1**, 412-413 ; Renou,

Ibid., 355 ; Alibert, *Ibid.*, **2**, 130-131 ; Dechambre, *Ibid.*, S2, **5**, 144-146 ; Dorvault, Würtz, *Ibid.*, 614.

Mastic. Le mastic entrait dans l'onguent antisyphilitique de Fracastor (1478-1553) aux côtés notamment de l'axonge, du mercure, du soufre, de l'opium, de la myrrhe et de l'encens… Pour Matthiole (1500-1577), *le lentisque produit une résine apelee lentiscine, ou mastic. Prinse en breuvage est bonne à ceux qui crachent le sang, & à la toux inveteree : ell'est utile à l'estomac, mais elle fait router. On en mesle aux poudres faites pour nettoyer les dens, & aux fards pour embellir le visaige : replie & renverse les paupieres fascheuses aux yeux : estant machee fait bon'aleine & resserre les gencives.* Le mastich ou mastic était, selon Jean de Renou (1568-1620), *la meilleure gomme-résine de toutes et provient du lentisque : celui de l'île de Chio est le meilleur de tous…* Il provenait en effet d'un lentisque, *Pistacia lentiscus* L., arbuste qui poussait en Provence, en Grèce, en Afrique du Nord. C'était la résine de cet arbrisseau qui, recueillie par incision du tronc et des branches, était utilisée comme masticatoire notamment pour parfumer l'haleine et fortifier les gencives ; dissout dans un solvant comme l'éther ou le collodion, il servait à obturer les cavités dentaires. Dans les maux d'estomac, il calmait la douleur, aussi bien pris à l'intérieur qu'en application externe. Anti-vomitif, il rendait l'appétit. On le prescrivait aussi en sirop pour les crachements de sang. Il délivrait le cerveau de son excès de pituite. L'huile de mastic, constituée de vin rouge, d'huile rosat et de mastic, fortifiait l'estomac, le foie, les nerfs et le cerveau. Elle réduisait les tumeurs et calmait les douleurs froides. D'après Brice Bauderon (1539-1623), une huile de mastic obtenue en mélangeant cette gomme à du colcothar (oxyde de fer), était employée, en liniment, dans la goutte et le rhumatisme, et, par voie orale, *en la débilité d'estomac et des intestins.* Pour Julien Joseph Virey (1775-1845), le mastic était *astringent, détersif et tonique* et, à ce titre, entrait dans la confection des emplâtres. Adolphe Gubler (1821-1879) l'utilisait dans les mêmes indications que la térébenthine et les balsamiques. En 1877, Delioux de Savignac (?- ?) vantait ses qualités stomachiques, en particulier, associé à la myrrhe, dans les dyspepsies douloureuses. Fracastor, *Ibid.*, 346, 351 ; Matthiole, *Ibid.*, 88 ; Bauderon, *Ibid.*, 877-878 ; Renou, *Ibid.*, 478-479, 864 ; Vitey, *Ibid.*, 293 ; Gubler, *Ibid.*, 182 ; Dechambre, *Ibid.*, S2, **5**, 179 ; Dorvault, Würtz, *Ibid.*, 614. Voir : lentisque.

Mauron : voir maceron.

Mauve, *Malva sylvestris* L.. La mauve figurait parmi les emplâtres que Fracastor (1478-1553) destinait au bubon pesteux *pas encore mûr.* Au XVIème siècle, Matthiole (1500-1577) recommandait les feuilles, mâchées avec du sel et du miel, pour traiter les fistules lacrymales. Cuites et broyées avec de l'huile, ces mêmes feuilles guérissaient érésipèles et brûlures. Le jus de la mauve et de sa racine était un remarquable alexitère et faisait d'excellents gargarismes. Fuchs (1501-1566) distinguait le *tempérament* de la mauve sauvage, digestif (qui avait la propriété de désagréger et de disperser les matières stagnant dans les tissus) et ramollissant, de celui de la mauve des jardins plus humide et moins efficace. Il insistait sur son efficacité contre *toutes picqures de beste venimeuses, principalement des scorpions, mousches, guespes, souris araigneuses* (musaraignes), *& autres semblables...* y compris le *lièvre marin* (raie). Mais ses vertus thérapeutiques s'étendaient à la gravelle, aux tranchées, aux convulsions, aux excoriations de boyaux. Dodoens (1517-1585) qui jugeait les mauves tempérées en chaleur et humidité, les déconseillait pour l'estomac qu'elles relachaient et amollissaient. Par contre, les feuilles mangées crues avec un peu de sel guérissaient *les exulcerations des rongnons & de la vessie.* Les racines cuites sous la cendre et finement moulues faisaient d'excellents emplâtres pour les ulcérations mammaires. Broyées crues ou cuites, seules ou avec de la graisse de porc, elles mûrissaient, adoucissaient et résolvaient les tumeurs froides & chaudes. Au XVIIème siècle, on en identifiait quatre espèces : la mauve, la guimauve, la violette noire et la branque ursine. Toutes possédaient la vertu de ramollir, de traiter les brûlures, d'apaiser le mal des ardents (ergotisme), de neutraliser les venins et d'apaiser les douleurs qu'ils provoquaient. Gaspard Bauhin (1560-1624) écrivait à propos de la *Malva major* : *Sa racine est bonne pour nettoyer les dents, les fëuilles mangées ôtent l'enrouëment, elle lâche le ventre : dans un mot, la mauve est presque bonne à tout, étant appelée Omnimorbia.* Au XVIIIème siècle on utilisait indifféremment la grande ou la petite mauve, toutes deux apéritives (qui ouvraient les pores et les canaux de l'organisme), adoucissantes et émollientes ; elles entraient dans la composition des cataplasmes, des fomentations et des lavements. Au XIXème siècle, les feuilles, émollientes, étaient appliquées en cataplasmes et en fomentations. On employait toujours les feuilles et les fleurs dans les tisanes pectorales (spécifiques des affections du poumon), notamment dans les mélanges béchiques (antitussif). Fracastor, *Les trois livres*, 295 ; Matthiole, *Ibid.*, 304 ; Fuchs, *Ibid.*, 353-354 ; Bauhin, *Ibid.*, **2**, 595 ; Dodoens, *Ibid.*, 401-402 ; Renou, *Ibid.*, **3**, 639, 251-253 ; Lémery, *Dictionnaire univ.* 462 ; Guibourt, *Ibid.*, **1**, 635.

Méconium : *Ancien nom de l'opium obtenu par expression du pavot, par opposition à l'opium en larme.* Mérat, de Lens, *Ibid.*, **4**, 271.

Mélilot. Le mélilot, *Melilotus officinalis* Pali., appelé à l'époque triolet, réputé comme astringent, était utilisé comme cataplasme anodin et résolutif. Il était prescrit dans la colique, la rétention d'urine et les rhumatismes, dans le traitement des tumeurs de l'utérus et de l'anus. Fuchs (1501-1566) rappelait que les Latins l'appelaient *Corona regia*, sa fleur servant à tresser des couronnes, des chapeaux et à composer des bouquets. Fuchs le considérait comme de tempérament hétérogène, car il était *astrictif*, digestif, maturatif et recélait plus de chaleur que de froid. Sa vertu astringente en faisait un bon médicament des inflammations notamment oculaires, génitales ou anales et pour cela, il fallait utiliser la plante bouillie dans du vin, en applications locales. Haller (1708-1777) le regardait *comme une plante émolliente, & c'est dans cette supposition qu'on l'employe dans les lavemens, les fomentations & les emplâtres : on le croit capable d'exciter la suppuration, & même de l'entretenir en l'appliquant après que l'épiderme a été enlevé au moyen d'un vésicatoire. On vante l'infusion de ses fleurs pour les douleurs coliques, pour les inflammations du ventre, pour l'ischurie.* Il était encore indiqué dans le Dorvault de 1898 *comme astringent et béchique* (antitussif calmant et adoucissant) et utilisé en collyre. Il contenait de la coumarine, isolée par Nicolas Guibourt (1790-1867) dans la fève de Tonka, fruit du *Coumarona odorata Aub.*, et considérée comme stupéfiant, anesthésiant et hypnotique par Hermann Nothnagel (1841-1909), mais sans applications thérapeutiques, en cette fin de siècle. Fuchs, *Ibid.*, CCI, 366 ; Renou, *Ibid.*, 414 ; Dom Alexandre, *Ibid.*, 414-415 ; Haller, *Ibid.*, **1**, 123-124 ; Mérat, de Lens, *Ibid.*, **4**, 293-294 ; Guibourt, *Ibid*, **3**, 376 ; H. Nothnagel, M.J. Rossbach, *Ibid.*, 519 ; Dorvault, Würtz, *Ibid.*, 616.

Mélisse. La mélisse, *Melissa officinalis L.* ou citronnelle, était vantée par Dioscoride (1er siècle) et Pline (23-79), pour ses propriétés antispasmodiques, emménagogues, vulnéraires, pectorales, antidysentériques et anti-ophtalmiques. Les Arabes, avec Avicenne (980-1037) notamment, lui attribuaient des propriétés céphaliques (qui fortifiaient le système nerveux) et exhilarantes (qui relevaient les forces). Fracastor (1478-1553) choisissait l'eau de mélisse, dans les mêmes indications que celle de bourrache ou de cuscute ou de chicorée, pour faire transpirer les malades atteints du typhus. Il recommandait un régime alimentaire où la mélisse figurait dans des salades aux côtés de la chicorée, de la cuscute, de l'oxalis, chez les malades atteints de peste. Pour Fuchs (1501-1566) la mélisse était chaude au second degré et sèche au premier. Guillaume Rondelet (1507-1566), Peter van Forest (1522-1595) et Jean François Fernel (1496-1558) la recommandaient dans la mélancolie, l'hypocondrie, la manie, les troubles de la mémoire. Pour Schröder (1600-1664) la *Melissa officinalis est chaude & dessicative, & celebre dans les affections de la tête, du cœur, de la matrice & de l'estomac ; dans la melancholie, les songes turbulens, la paralysie, l'apoplexie, l'épilepsie, le vertige, la lipothymie, les crudités d'estomac, la rétention du flux menstrual & des lochies, la suffocation de matrice, & la puanteur de l'haleine. Elle est salutaire exterieurement dans les bains pour la matrice, & contre les piqueures des abeilles & des guespes en forme de cataplasme.* Haller (1708-1777) la préconisait comme cordiale et la prescrivait aux mélancoliques suivant en cela les conseils de Boerhaave (1668-1738). Adolphe Gubler (1821-1879) lui déniait toute activité thérapeutique dans les maladies mentales et ne lui accordait qu'une relative efficacité contre les *catarrhes muqueux*. Fracastor, *Ibid.*, 280, 290 ; Fuchs, *Ibid.*, CXCI, 346 ; Schröder, *Ibid.*, **1**, 324 ; Haller, *Ibid.*, **1**, 82 ; Gubler, *Ibid.*, 198 ; Dechambre, *Ibid.*, S2, **6**, 426.

Melon. *Ils sont froids & extrêmement humides & ils sont quelque peu astringents,* selon Bauhin (1560-1624) qui précisait : *La chair des melons mangée provoque l'urine, & est bonne aux maux de la vessie & des reins. Quand on en use trop, ils éteignent presque la vertu spermatique ; ce que la graine fait encore mieux que le fruit. Les Melons en général engendrent de mauvaises humeurs, sur tout aux mauvais estomacs ; & causent le mal qu'on appelle Colera morbus.* Le melon, *Cucumis melo* L., était recommandé dans la toux, la phtisie, les fièvres, la rétention d'urine et les cystites. Gubler (1821-1879) rappelait les vertus taenifuges de ses semences. Il utilisait l'émulsion de ses graines comme tempérante ou rafraîchissante dans les phlegmasies des bronches, les fièvres gastriques, les affections aigües génito-urinaires. Bauhin, *Ibid.*, **2**, 588 ; Dom Alexandre, *Ibid.*, 416 ; Mérat, de Lens, *Ibid.*, **2**, 489 ; Gubler, *Ibid.*, 52-53.

Menthe. La menthe ou baume, *Mentha* L., dessicative et un peu astringente, fortifiait le cerveau, le cœur, l'estomac, chassait les vents, résistait aux venins, excitait l'appétit. L'huile, faite avec l'infusion de ses fleurs et de ses feuilles, était utilisée sur les plaies et les contusions. Son nom grec était *Hidiosmos* rappelait Fuchs (1501-1566) qui en connaissait deux espèces, l'une cultivée, l'autre sauvage. La menthe des jardins était sèche et chaude au second degré ; la menthe sauvage, au troisième. Toutes deux étaient vermifuges, aphrodisiaques, hémostatiques, apaisaient les céphalées, les hoquets et les vomissements, les convulsions, les amygdalites, les laryngites. Selon Brice Bauderon (1539-1623), *elle corrobore le ventricule et autres parties en liniment ; favorise la coction par sa chaleur modérée.* Pour Nicolas Lémery (1645-1715) : *Toutes les menthes contiennent beaucoup d'huile exhaltée & de sels volatiles & essentielles. Elles fortifient le cerveau, le cœur, l'estomac ; elles chassent les vents, elles résistent aux venins, elles excitent l'appétit, elles provoquent les mois aux femmes et l'accouchement, elles aident à la respiration, elles sont détersives, vulnéraires, résolutives ; elles tuent les vers, on s'en sert extérieurement et intérieurement.* Que ce soit la menthe poivrée, *Mentha piperita* L., la menthe crépue, *Mentha crispa* L., la menthe verte ou baume vert, *Mentha viridis L.* ou la menthe aquatique, *Mentha rotundifolia* L., toutes figuraient, avec les mêmes actions thérapeutiques, dans les pharmacopées jusqu'au XIXème siècle et au-delà, toutes faisaient l'unanimité du corps médical : stimulantes, stomachiques et antispasmodiques, on les prescrivait dans les migraines, les obstructions viscérales, les catarrhes des muqueuses, les tremblements. Fuchs, *Ibid.*, CXI, 202 ; Bauderon, *Ibid.*, 588 ; Lémery, *Dictionnaire univ.*, 487 ; Dom

Alexandre, *Ibid.*, 416-417 ; Gubler, *Ibid.*, 200 ; Dorvault, Würtz, *Ibid.*, 618-619.

Mercure. Le mercure, Hg, ou argent vif, l'*argentum vivum* des latins, appelé aussi *hydrargyrum,* était peu utilisé dans l'Antiquité. Dioscoride (1er siècle), Galien (129-201), Aëtius (502-575) redoutaient sa toxicité. En revanche, les Arabes et les Arabistes, tout en admettant ses dangers, le recommandaient en applications externes contre les teignes, les gales, les rognes, les poux tels Jean Mésué (777-857), Rhazès (850-932), Avicenne (980-1037) et Jean de Damas (870-930). Ces prescriptions étaient introduites en Europe aux XIIème, XIIIème et XIVème siècles par Borgognoni (1205-1298), Arnaud de Villeneuve (1235-1315) puis Guy de Chauliac (1300-1368) qui utilisait une composition faite d'euphorbe, de litharge, de staphysaigre, de mercure et de graisse de porc. Entre 1484 et 1495, arrivait la syphilis avec ses lésions cutanées traitées rapidement par le mercure en applications locales ou en fumigations (voir cinabre). Le succès du traitement faisait rapidement du vif-argent l'agent spécifique de la maladie, comme l'était le soufre pour la gale. Fracastor (1478-1553) considérait que, dans la syphilis, le mercure était le plus efficace et le plus *violent parce qu'il est constitué de parties ignées très subtiles, comme le sublimé. Dès que ces particules sont entrées dans le corps et y deviennent actives... il arrive qu'il se produit autour des germes et un effet desséchant et un effet caustique.* Il déplorait les effets indésirables sévères du traitement mercuriel : insomnies, tremblements, ulcérations de la bouche et de la gorge, déchaussement des dents, effets indésirables dont il disait : *Rien ne me paraît plus affreux et plus intolérable.* Certains osaient même le donner par la bouche et Matthiole (1500-1577), dès 1535, prescrivait l'oxyde rouge de mercure pris à l'intérieur, car il a *une vertu admirable pour guérir les ulceres rebelles, principalement les ulceres de verolle. Aucuns en font avaller du poids d'un demi scrupule avec des perles & autres choses cordiales* (qui augmentaient rapidement la chaleur du corps), *à ceux qui sont grandement tourmentés des douleurs des jointures provenans de la grosse verolle. On en baille aussi aux melancholiques...* Il ajoutait : *Pource je croi que le vif argent ne fait pas mourir ceux qui en avalent, s'il n'excède le poids et la mesure.* On l'utilisait sous diverses formes : le turbith minéral, sulfate jaune de mercure, était connu de Paracelse (1493-1541) et d'Oswald Croll (1560-1609). Sa formule, sulfate basique de mercure, tenue secrète jusque-là, ne fut donnée qu'en 1608, par le chimiste Jean Beguin (?-?). Puissant vomitif et purgatif, il devint inusité dès le XIXème siècle, sauf en topique, dans l'herpès. Quant à Jean de Renou (1568-1620), il parlait de badinage d'alchimistes et mettait d'accord les partisans du mercure de nature froide ou chaude, en lui attribuant les deux qualités, à l'origine de ses remarquables vertus thérapeutiques qui le rendaient *incisif* (qui divisait les humeurs épaissies), *pénétratif* (qui imprégnait en profondeur), *colliquatif* (qui provoquait la fonte, la dissolution des parties solides ou la diminution de la consistance des humeurs), *résolutif* (qui déterminait la résolution des inflammations) *et purgatif.* En effet, il entraînait du centre du corps vers la surface, les humeurs séreuses, provoquant la salivation ; et, d'autre part, il attirait de la surface au centre, les humeurs peccantes, les évacuant par le bas, dans les selles et les urines[35]. Il était *propre aux fièvres tierces, bâtardes et quartes, à la vérole et à la gale et aux maladies où il y a grande corruption d'humeurs*, selon Brice Bauderon (1539-1623). Autre forme de sels de mercure, le sublimé corrosif, deutochlorure de mercure, était connu des Arabes et de Geber (VIIIème-IXème siècle) qui l'aurait préparé, au VIIIème siècle. On le dénommait aussi dragon, laudanum minéral corrosif, muriate suroxygéné de mercure. On l'utilisait pour ses vertus escharotiques (caustiques dont l'application déterminait l'apparition d'une escarre). Parmi ses indications, il y avait le traitement des éruptions dartreuses et des ulcères. Mais il était également employé par voie orale, en solution dans l'esprit de froment (eau de vie de bière) pour traiter les véroles réfractaires aux frictions mercurielles. C'était un des traitements de référence de la vérole au XIXème siècle, souvent associé à la morphine, et avec les précautions justifiées par sa toxicité. Pendant quatre siècles, le mercure occupera une place prépondérante dans le traitement antisyphilitique. Les thérapeutes proposeront encore des spécialités mercurielles administrées par voie intraveineuse ou intramusculaire au-delà de 1950. Fracastor, *Les trois livres*, 162, 168, 307, 344, 345, 346, 350, 352, 353, 361, 362 ; Matthiole, *Ibid.*, 750 ; Panckoucke, *Ibid.*, **32**, 453, 471, **54**, 436 ; Dechambre, *Ibid.*, S3, **16**, 259 ; Pasteur Vallery-Radot, *Pathologie médicale, 1963,* **3**, 1039-1040. Voir : onguent antisyphilitique de Fracastor. Voir cinabre, turbith minéral (sulfate jaune de mercure).

Mercuriale. La mercuriale, mercuire, foirole, *Mercurialis annua* L., était émolliente et s'employait en fomentation dans cette indication. Mais elle possédait surtout des vertus laxatives, vermifuges, emménagogues et diurétiques. Bauhin (1560-1624) distinguait la mercuriale mâle et la mercuriale femelle toutes deux chaudes et sèches au premier degré ; la *mercurialis foemina* était la plus usitée médicalement : laxative, on l'ingérait ou on l'administrait aussi en lavement. Dans les fièvres ou la jaunisse, on la donnait dans un bouillon de chapon ou de poule. La poudre inhalée par le nez purgeait le cerveau. Vitet (1738-1809), une fois de plus, exerçait son esprit critique aux dépens de la Mercuriale : *Les feuilles maintiennent le ventre libre*, disait-il, ajoutant : *elles nourrissent peu, rafraîchissent médiocrement ; elles ne sont d'aucune utilité dans les maladies cachectiques & la stérilité : en lavement, elles favorisent l'expulsion des matières fécales.* A la fin du XIXème siècle, elle gardait encore ses indications purgatives, soit en décocté, soit en mellite, soit en lavement. Bauhin, *Ibid.*, **1**, 152 ; Renou,

---

[35] Renou, *ibid.*, p. 515.

Ibid., 254 ; Lémery, *Dictionnaire univ.*, 488 ; Mérat, de Lens, *Ibid.*, **4**, 371 ; Dorvault, Würtz, *Ibid.*, 621.

Merlu, *Gadus Merlucius* L.. Fracastor (1478-1553) à propos des traitements de la lèpre, après avoir pris la précaution de citer le mercure comme ayant le plus de vertus, ajoutait *comme ayant quelque valeur*, le vin de merlu, celui de vipère et celui de salamandre. Sous le nom de Merlucius ou de Callarias, Nicolas Lémery (1645-1715) décrivait ainsi cette petite morue : C'*est un poisson long d'environ un pied & demi, ventru, couvert d'écailles minces, de couleur tirant sur le cendré au dos & aux côtés ; sa tête est grossette, sa face large, ses yeux grands ; on trouve dans la tête deux petites pierres oblongues ; il se nourrit d'herbes & d'impuretés qu'il trouve sur les bords de la mer : sa chair est blanche, friable, bonne à manger, & de facile digestion ; on en sert souvent sur les tables. Les pierres qui se trouvent dans sa tête contiennent un peu de sel ce qui les rend apéritives* (qui ouvraient les pores et les canaux de l'organisme) *& propres pour la gravelle, elles sont aussi astringentes* (qui provoquaient une rétraction des parties qu'elles touchaient et ralentissaient ou arrêtaient les évacuations) *par le ventre ; on les prépare en les broyant sur le porphire ; la dose en est demi scrupule jusqu'à demi drachme (1,80g)... Le Dictionnaire* de Robert James (1705-1776) le recommandait pour la colique hépatique, les maladies du foie, l'épilepsie, et les fièvres. Quant au vin de merlu, aucune référence le concernant chez les auteurs consultés. On peut imaginer qu'on l'obtenait comme le vin de vipère, soit en immergeant l'animal vivant dans du vin, soit en faisant macérer ses morceaux découpés dans du moût. Fracastor, *Les trois livres*, 362 ; Lémery, *Traité universel des drogues simples*, 489 ; James Robert, *Dictionnaire universel de médecine...*, Paris, 1746-1749, **4**, 1331.

Meum. Parmi ces ombellifères, la seule espèce utilisée médicalement, était le *Meum athamanticum* Jacq., *Athamanta Meum*, baudremoine, connu de Dioscoride (1er siècle). Ses fruits, aromatiques, possédaient des vertus carminatives (qui chassaient les gaz intestinaux). Sa racine était incisive (qui fluidifiait les humeurs) et apéritive (qui ouvrait les conduits du corps) et Bauhin (1560-1624) la jugeait chaude au troisième degré et sèche, au deuxième. Schröder (1600-1664) désignait le Meum sous diverses dénominations ; *Daucus, Tordylium, Seseli Creticum*. Il lui accordait nombre de vertus : *la racine est chaude, dessicative, atténuante, aperitive, carminative ; elle convient dans l'enflure de l'estomac & les rots, dans la suppression des mois & de l'urine, & la suffocation de matrice ; dans le tranchées du ventre, dans les catarrhes, & pour purger le tartre des poumons. Le Meum entre extérieurement dans les cataplâmes & les bains, & intérieurement dans la thériaque, & dans plusieurs autres compositions.* Haller (1708-1777) jugeait excessif le mépris des médecins pour la racine de Meum, apanage des vétérinaires ! Il vantait ses qualités diététiques, son efficacité dans les douleurs hystériques, ses vertus emménagogues, son action dans les fièvres intermittentes. Vitet (1738-1809) considérait la liste des qualités thérapeutiques du meum avec scepticisme : la racine échauffe, constipe, altère, fluidifie les sécrétions bronchiques, fatigue l'estomac, alourdit la tête disaient les uns, en aucune façon affirmaient les autres. Cette discordance ne permettait guère de prendre position. Au XIXème siècle, le meum figurait néanmoins dans l'arsenal thérapeutique de l'époque comme un excitant adapté au traitement de la leucorrhée, des atonies et des fièvres intermittentes. Schröder, *Ibid.*, **1**, 332 ; Vitet, *Ibid.*, 494 ; Bossu, *Ibid.*, **2**, 317 ; Dechambre, *Ibid.*, S2, **7**, 462.

Mezereon. Bois gentil ou Lauréole femelle, le *Daphne Mezereum* L. était réputé pour les vertus laxatives et vomitives de ses baies. Matthiole (1500-1677) décrivait la plante comme un petit arbuste d'une coudée (50 cm), garni d'un feuillage ressemblant à celui du laurier à mi hauteur, avec une écorce gluante. Les feuilles brûlaient la bouche et la gorge si on les mâchait. Elles étaient également cataméniales, émétisantes, sternutatoires, purgatives pour la pituite et le cerveau. Bauhin (1560-1624) parlait du Daphnoide ou *Laureola foemina* et confirmait les vertus déjà définies par Matthiole : *Sa feuille seche ou verte prise en brevage evacuë le flegme, provoque les mois, & fait vomir ; maschée elle purge le cerveau, & fait éternuër.* Vitet (1738-1809) répugnait à utiliser les baies purgatives du *Daphne Mezereum* qui déclenchaient des douleurs abdominales violentes et du ténesme sans résultats appréciables dans l'hydropisie. Quant à l'écorce elle était encore plus dangereuse et contre-indiquée dans l'ascite et les fièvres. En applications externes, c'était un révulsif agressif. Gubler (1821-1879) résumait en quelques mots les vertus thérapeutiques de sa racine odoriférante : *Le Meum jouit des propriétés des ombellifères aromatiques en général (angélique, anis). Il entre dans l'Orvietan, la Thériaque, le Mithridate et d'autres préparations officinales.* Matthiole, *Ibid.*, 662-663 ; Bauhin, *Ibid.*, 2, 810 ; Vitet, *Ibid.*, 225 ; Mérat, de Lens, *Ibid.*, **2**, 584 ; Gubler, *Ibid.*, 203.

Miel. Le miel était pectoral, facilitait l'expectoration et la respiration, rendait plus fluides les sécrétions pituiteuses et possédait des vertus laxatives. Il entrait dans la composition de multiples préparations pharmaceutiques. Dans la phtisie, Fracastor (1478-1553) utilisait le miel comme lénitif associé aux résines, aux styptiques et aux astringents. Dans la vérole, il l'ajoutait au bois de gaïac pour en adoucir l'amertume et employait le miel rosat comme atténuant et fluidifiant des humeurs épaissies par la maladie. Le miel était abstersif, apéritif, attractif, *pource*, disait Matthiole (1500-1577), *on en use volontiers aux ulceres ords* (sales) *& caverneux : cuit & appliqué soude les chairs separees l'une de l'autre. Cuit avec alum liquide nettoye la gratelle* (gale), *si l'on en frotte : mis tiede avec sel mineral bien broyé dans les* *oreilles oste les tintements, & douleurs d'icelle. Si on s'en frotte la teste, il tue les lendes & les poulx : il recouvre la teste du membre viril de sa peau (pourveu qu'il ne soit circoncis) en mollifiant avec miel ladite peau trente jours durans : apres s'estre baigné.* Entre autres vertus, Matthiole attribuait au miel le pouvoir de cicatriser les inflammations oro-pharyngées. Alexipharmaque (antidote) notamment vis-à-vis des champignons vénéneux, des morsures de serpents et de chiens enragés, il était également antitussif, diurétique. Plus de deux siècles plus tard, Vitet (1738-1809) attribuait au miel de multiples bienfaits, particulièrement dans les maladies respiratoires : il facilitait l'expectoration qu'il rendait plus abondante, il calmait la toux, il combattait le rhume épidémique et l'asthme pituiteux ou convulsif, il traitait la péripneumonie, la pleurésie. En revanche, Vitet le contre-indiquait en présence d'humeurs acides dans l'estomac ou les intestins, de tendance à la putridité des humeurs chez certains patients, chez les bilieux, les hypocondriaques ou les hystériques, chez les jeunes enfants dont il favorisait les parasitoses digestives. Au XIXème siècle, on le prescrivait contre la constipation des enfants ; il était encore employé comme édulcorant des tisanes et conservateur des sirops de miel, les mellites, et entrait dans la composition des électuaires ; on le donnait en lavements. Le miel despumé était un miel écumé, appelé aussi anaphromeli. La despumation était toujours précédée de l'ébullition qui amenait, à la surface du liquide, les *superfluités grossières, terrestres et viqueuses,* sous forme d'écume qu'on enlevait. Fracastor, *Ibid.*, 304, 328, 336, 338, 348, 355 ; Matthiole, *Ibid.*, 267 ; Lémery, *Dictionnaire univ.*, 480 ; Vitet, *Ibid.*, 158 ; James, *Ibid.*, **1**, 1174 ; Jeannel, *Ibid.*, 55 ; Dorvault, Würtz, *Ibid.*, 622.

Millefeuille : voir **Achillée**.

Millepertuis, *Hypericum perforatum* L.. Chaud, sec, subtil dans ses composants, tel était le Millepertuis pour Fuchs (1501-1566) qui rappelait que certains, inspirés par la superstition, le nommaient *Fuga daemonum* car il avait la réputation de faire fuir les démons... Paracelse lui attribuait, si l'on en croit Schröder (1600-1664), le pouvoir de chasser les sortilèges et les fantômes à condition de le cueillir sous l'influence de mars, de Jupiter et de Vénus, de le porter sur soi, et d'en joncher sa maison ! En topiques, les feuilles appliquées avec la semence guérissaient les brûlures, les feuilles seules étaient à la fois emménagogues et diurétiques. Bu avec du vin, le millepertuis protégeait des fièvres tierces et quartes. La graine bue pendant quarante jours traitait la sciatique. Absorbée avec du vin, elle traitait les lithiases vésicales. Schröder lui attribuait, en plus des qualités thérapeutiques énumérées par Fuchs, celles de cicatriser les plaies, de dissoudre le sang coagulé, de soigner les contusions, le tremblement, les dystocies, et d'être vermifuge. *Hypericum perforatum* L. était crédité par les anciens thérapeutes d'innombrables qualités médicinales. Thomas Bartholin (1616-1680) le considérait comme un puissant fébrifuge. On l'administrait dans la dysenterie, les maladies vermineuses, la goutte, la jaunisse, la phtisie. Georges Baglivi (1668-1707) l'utilisait dans le traitement de la pleurésie. Louis Vitet (1738-1809) qui lui accordait un faible pouvoir diurétique, lui déniait toute action sur la jaunisse et sur les parasites intestinaux. En revanche, il lui prêtait les mêmes qualités que celles de l'huile d'olive pour atténuer la douleur des plaies et des ulcères, en application externe. Julien Joseph Virey (1775-1845), en 1820, l'appréciait comme un bon cicatrisant des plaies et des ulcères, et rappelait l'emploi de la teinture de ses fleurs dans le traitement de la manie et de la mélancolie. Adolphe Gubler (1821-1879) lui reconnaissait des qualités astringentes et balsamiques pouvant expliquer sa réputation de cicatrisant et d'hémostatique. Fuchs, *Ibid.*, CCCXXII, 565 ; Schröder, *Ibid.*, **1**, 271 ; Vitet, *Ibid.*, 282-283 ; Virey, *Ibid.*, 240 ; Mérat, de Lens, *Ibid.*, **3**, 577-579 ; Gubler, *Ibid.*, 204.

Millet en épi. Le millet des oiseaux, *Setaria italica (L.) P.B. (Panicum italicum* L.), était utilisé pour l'alimentation animale et humaine dans certaines régions. On employait sa farine pour les fomentations dans les coliques douloureuses. Dodoens (1517-1587) plaçait le millet dans les *simples* de tempérament froid au premier degré et sec au troisième. Il recommandait de le rôtir et de le mettre encore chaud dans un sachet appliqué sur l'abdomen pour calmer les coliques et apaiser toutes douleurs, *pour secher le cerveau & le conforter.* S'il admettait l'action diurétique et constipante du pain de millet, à défaut de blé, il déplorait sa faible valeur nutritive. Pour Schröder (1600-1664), les parties officinales du millet étaient la semence et la farine. Réfrigérative et dessicative, il prescrivait la décoction du millet comme sudorifique et diurétique. L'eau de Saint Ambroise obtenue en faisant bouillir du millet dans de l'eau de fontaine était souveraine pour traiter les fièvres tierces. Pour éliminer les calculs du rein, Schröder recommandait l'eau distillée de l'herbe en fleur. Rafraîchissant, dessicatif et astringent, selon Robert James (1705-1776), on le prescrivait comme sudorifique. Dodoens, *Ibid.*, 315 ; Schröder, *Ibid.*, **1**, 333 ; Robert James, *Ibid.*, **4**, 1359-1360 ; Mérat, de Lens, *Ibid.*, **5**, 182.

Misy. Efflorescence de sulfate hydraté naturel, couleur jaune d'or, qui se forme à la surface du chalcitis, minerai de cuivre contenant du fer. Mérat, de Lens, *Ibid.*, **2**, 196 et **4**, 432.

Mithridate. Le mithridate ou mitridat (du nom du roi d'Asie Mineure, Mithridate VI Eupator (-132/-163), qui l'aurait composé pour se protéger des poisons, était un électuaire contenant myrrhe, safran, agaric, spicanard, oliban, semence de thlaspi, casse, pouliot, poivre, scordium, daucus, carpobalsam, bdellium, meum, millepertuis, seseli, jonc odorant, stoechas, costus et gomme arabiques, persil, opium, cardamome, fenouil, anis et gentiane, roseau aromatique, grande valériane, le tout réduit en poudre et mélangé à du storax calamite, à du vin d'Espagne et à du miel. Cette étonnante mixture, longue et difficile à préparer, *était un très assuré et très efficace remède contre la peste, contre toutes sortes de poisons et venins et contre toutes maladies malignes et contagieuses*, du moins aux dires de Jean de Renou (1568-1620). Bien sûr, Fracastor (1478-1553) en faisait un large emploi dans les infections débutantes, dans la peste et dans la vérole. Au XVIIème siècle, De Meuve (circa 1677) exprimait ainsi son opinion sur le mithridate : *Pour ce qui est des vertus & proprietez du Mithridate, la froideur de l'opium étant surmontée par la chaleur des autres medicamens, & par la suite, il est singulierement propre aux maladies froides du cerveau, de tous les visceres, & mêmes des jointures ; comme aussi à la peste, aux poisons, & aux morsures des bestes venimeuses, en quoy cependant il cede à la thériaque*. En revanche, au siècle des Lumières, Louis Vitet (1738-1809) écrivait : *Ce mélange, ainsi que les précédents* (dont l'Orviétan et la thériaque), *devront être enfin rejetés de la pratique, à cause des mauvais effets qu'ils ont produits et qu'ils produisent tous les jours.* Fracastor, *Ibid.*, 239, 287, 325 ; Renou, *Ibid.*, 814-816 ; De Meuve, *Ibid.*, 417 ; Vitet, *Ibid.*, 543-544.

Moelle. La moelle des os, *medulla ossium*, faisait partie de l'arsenal thérapeutique des Anciens, soit seule, comme adoucissant dans les irritations de la peau, soit comme excipient de pommades, onguents ou emplâtres. Fracastor (1478-1553) l'utilisait comme excipient gras, avec l'axonge et le beurre, dans son onguent antalgique à base de rue, d'aunée, d'encens, de poivre et de thériaque prescrit aux syphilitiques tourmentés par la douleur au stade secondaire de la maladie, pour digérer *la matière épaisse, sordide et lourde*. Associée à l'ammoniaque, elle entrait avec le genièvre, l'huile de thym et de romarin, le savon et l'alcool dans le baume Opodeldoch, antirhumatismal renommé. Selon James (1705-1776) qui, en 1747, lui consacrait un long article de son *Dictionnaire universel de Médecine : On use en pharmacie de la moelle de plusieurs animaux. Schröder fait mention de celle de bœuf, de chien, de bouc, de chevreau, de brebis, & de veau. Nous lisons dans Dioscoride... que la moelle la meilleure est celle du cerf, ensuite celle de veau, & après celle de veau, la moelle de bœuf, de chèvre & de brebis. Le tems le plus propre pour s'en pourvoir, est le commencement de l'automne ; dans les autres saisons elle est sanglante & fragile comme la chair... Toutes les moelles sont émollientes, raréfiantes, soulagent en liniment dans les lassitudes & font incarner les ulcères. La moelle de cerf garantit les parties qu'on en a frottées de la morsure des animaux, dont elle les guérira, si on l'applique fraicement tirée des os.* Le Dorvault, en 1898, mentionnait encore la moelle de bœuf, composée d'acides palmitique, médullique et oléique. Fracastor, *Ibid.*, 329 ; James, *Ibid.*, **4**, 1199 ; Mérat, de Lens, *Ibid*, **4**, 434 ; Gubler, *Ibid.*, 132 ; Dorvault, Würtz, *Ibid.*, 282, 533.

Moly ou muly. Voir ail.

Momie. Voir mumie.

Morelle. La morelle officinale, *Solanum nigrum* L., crève-chien, raisin de loup, était prescrite par Dioscoride (1er siècle), contre les maux d'estomac. Mais elle était surtout utilisée en applications locales pour combattre les douleurs, les irritations et les inflammations. Fuchs (1501-1566) décrivait ainsi le tempérament des morelles : *La morelle de jardin refrigere & astreint au second ordre, & tient absolument le millieu de l'humectatif, & du dessicatif... La morelle dormitive est du troisième ordre des choses refrigeratives. L'escorce de la Morelle maniaque refrigere au second ordre commençant, & dessèche au second ià complet, & au troisiesme commençant.* Fabrice d'Acquapendente (1537-1619) traitait les tumeurs cancéreuses avec du suc de morelle noire broyé avec du plomb dans un mortier de plomb. En 1780, Louis Vitet (1738-1809) la regardait comme peu efficace en topique contre les douleurs et l'érésipèle et comme vénéneuse, prise à l'intérieur. Julien Joseph Virey (1775-1845), en 1820, la réservait à l'usage externe, pour traiter les inflammations de la peau. Chaumeton (1775-1819) la destinait uniquement à l'usage externe en fomentation, en bain, en cataplasme sur les furoncles, les phlegmons, les chancres vénériens, les cancers, les ulcères mammaires, les brûlures, les contusions. Selon Adolphe Gubler (1821-1879), sa décoction était calmante, en lotion, sur les inflammations douloureuses. La morelle était encore en usage à la fin du XIXème siècle comme narcotique. Elle contenait un alcaloïde, la solanine, découvert par Pierre Desfosses (1792-1865), dans la douce-amère, *Solanum Dulcamara* L.. Fuchs, *Ibid.*, CCXLV, 466-472 ; Fabrice d'Acquapendente, *Œuvres chirurgicales*, Lyon, 1674, 658 ; Vitet, *Ibid.*, 411 ; Virey, *Ibid.*, 181 ; Chaumeton, *Ibid.*, **5**, 34 ; Gubler, *Ibid.*, 205 ; Noël Fiessinger, *La thérapeutique des vieux maîtres,* Paris, 1897, 106-107 ; Dorvault, Würtz, *Ibid.*, 628.

Morelle furieuse : voir solanum.

Mouron : voir *anagallis*.

Moutarde. La moutarde officinale, moutarde noire, *Sinapis nigra* L., *Brassica nigra* Koch, était déjà employée par Galien (129-201) pour purger les humeurs et, en gargarismes, pour les ulcérations de la bouche. Dioscoride (1er siècle) la prescrivait dans l'anorexie, l'hypocondrie, la cachexie, l'anémie. Mastiquée, elle attirait la pituite qui environnait la cavité buccale. Bauhin (1560-1624) parlait de Sinapi, de Senevé blanc, plante chaude et sèche au quatrième degré. Il décrivait ainsi ses propriétés : *On use de la* *graine dans les fièvres quartes intermittantes utilement. Pilée & mise dans le vin l'empêche de bouillir, & ainsi il conserve longtemps sa douceur. Prise en breuvage, elle guérit le venin des champignons : étant mâchée, elle fait cesser la douleurs des dents : elle est utile aux asthmatiques : elle purge les flegmes, elle provoque l'urine & les mois. Detrempée avec de l'eau, elle ôte toutes les ordures, & les taches qui sont sur la peau, est fort utile aux Vieillards & pituiteux l'Hyver. Elle est tres-singuliere au Scorbut, comme on le reconnut par experience au siège de la Rochelle l'an 1628.* Réputée résolutive, on l'appliquait sur les tumeurs froides. Herman Boerhaave (1668-1738) l'utilisait comme purgatif. Son utilisation comme sinapisme, cataplasme et autres pédiluves est passé à la postérité, immortalisant son pouvoir rubéfiant chez des générations de malades. Son emploi comme condiment remonte à l'Antiquité et Columelle (-1er siècle) la qualifiait de lacrymogène. Le pape Médicis, Clément VII (1478-1534), l'appréciait particulièrement et son Moutardier était un fournisseur envié. La médecine du XIXème siècle ne l'utilisait communément qu'à titre de rubéfiant et les cataplasmes de farine de moutarde connaîtront un succès jamais démenti au-delà de la première moitié du XXème siècle. Bauhin, *Ibid.*, **1**, 110 ; Renou, *Ibid.*, 32 ; Mérat, de Lens, *Ibid.*, **6**, 351 ; Gubler, *Ibid.*, 209.

Muguet. Le muguet, *Convallaria maialis* L., était appelé *Lilium convallium* par Nicolas Lémery (1645-1715) et Dom Nicolas Alexandre (1654-1728). Il était chaud, dessicatif et céphalique. Sa fleur était utilisée dans les pertes de connaissance, les vertiges, l'épilepsie, l'apoplexie et la paralysie. L'eau distillée de muguet, l'eau d'or, avait la réputation de ranimer les forces vitales. Dans ses *Commentaires de Dioscoride, 1554*, Pierre André Matthiole (1500-1577) disait, d'après des auteurs allemands, que le muguet fortifiait le cœur et qu'il était utile chez ceux qui présentaient des palpitations. Fuchs (1501-1566) écrivait à propos du Grand muguet : *Les modernes disent qu'il renforce le cœur, le foye & le cerveau. De la vient qu'ilz endonnent le suc.* Dodoens (1517-1587) sous la même dénomination précisait qu'on l'appelait aussi *Lis de valées*. Comme le lys, son tempérament était chaud et sec. La poudre de sa racine prise avec vin ou vinaigre, était souveraine contre la peste et tout poison. *L'eau de la fleur du Grand muguet distillée avec un fort et bon vin faict retourner la parole à ceux qui sont tombés en Apoplexie, & qu'elle proufitte à ceux qui sont paralytiques, & qui ont la goute, & quelle conforte fort le cueur. La mesme eau comme on dict, fortifie la mémoire, & la remet à son naturel quand par maladie elle est diminuée.* C'était sans conteste Schröder qui donnait le plus de renseignements sur les divers noms du muguet : *Lilium Convallium album, Ephemerum non lethale, Cacalia, Lilium Convallis vel Sylvestris.* Les fleurs et la racine, plus rarement, en constituaient les parties officinales. Il reprenait les indications formulées au siècle précédent par Fuchs et Dodoens mais semblait avoir oublié l'activité tonicardiaque du muguet. Jean Frédéric Cartheuser (1704-1777), en 1745, confirmait l'efficacité du muguet dans les affections cardiaques, notamment pour calmer la tachycardie. Germain Sée (1818-1896) soulignait, à la fin du XIXème siècle, les propriétés tonicardiaques et diurétiques du muguet. Bien plus tard, en 1929, Karrer (?-?) isolera de la plante son principe actif, un glucoside, la convallatoxine. Fuchs, *Ibid.*, LXXXIX, 171 ; Dodoens, *Ibid.*, 132-133 ; Schröder, *Ibid.*, **1**, 301 ; Lémery, *Dictionnaire univ.*, 438 ; Cartheuser, *Ibid.*, **2**, 274 ; Dom Alexandre, Ibid., 440 ; Mérat, de Lens, *Ibid.*, **2**, 398-399 ; Dujardin-Beaumetz, *Leçons de clinique thérapeutique*, 1891, **1**, 99-102.

Mumie. La véritable mumie, employée par les médecins de l'Antiquité, était de la graisse humaine, recueillie sur les cadavres embaumés, et riche en aloès, encens, myrrhe, bitume, gommes, ingrédients utilisés pour éviter la putréfaction. La véritable mumie devait provenir exclusivement d'Egypte. Plus tard, les apothicaires vendaient sous cette dénomination, de la chair de cadavre desséchée au four, après avoir été rempli de divers aromates. On prétendait qu'elle guérissait l'épilepsie, les vertiges, la paralysie, et qu'elle cicatrisait les plaies, évitait la gangrène. Ses qualités régénératrices des tissus l'indiquaient dans les chutes et les contusions. Elle entrait donc dans la composition d'emplâtres et d'onguents. Matthiole (1500-1577), se livrait à une diatribe contre les apothicaires qui vendaient en leurs boutiques une composition contrefaite de poix, d'huile de pierre (naphte) en lieu et place de la véritable mumie, qui, selon les Arabes, *était chaude & dessicative au second degré : ell'apaise les douleurs de teste provenant du froid sans humeur : elle est bonne à la micraine, aux paralytics, à ceux qui ont la bouche torce, au haut mal, aux tournoyemens de teste, mise dans le nez avec eau de marjolaine.* On la prescrivait également dans les otalgies en instillation, dans les maux de gorge dans une décoction de sarriette. Elle luttait contre la toux dans une décoction de sebeste, de jujube et d'orge. Elle était efficace contre les poisons et les piqûres de scorpion en association avec la décoction de tribule de mer (Macre flottante, *Trapa natans* L.) et d'asa foetida, contre la *ratelle* (rate) avec une décoction de carvi, contre les ballonnements avec la décoction de cumin, contre les passion du cœur avec l'eau de menthe. La mumie était également bonne pour les hémoptysies, les exulcérations vésicales, les exulcérations péniennes, l'incontinence d'urine. Matthiole, *Ibid.*, 95-96 ; Pomet, *Ibid.*, **2**, 98 ; Mérat, de Lens, *Ibid.*, **4**, 440.

Musc : substance secrétée par le *Moschus moschiferus* L., chevrotain d'Extrême-Orient, au niveau d'une glande située entre l'ombilic et les organes génitaux du mâle. On croyait autrefois que c'était un abcès et que le musc était constitué de sang épais et corrompu, sanie virulente, recueilli sur les pierres et les branches où l'animal s'était frotté pour l'évacuer. Il réchauffait le cœur atteint de palpitations ou le cerveau atteint de maladies froides (hypocondrie). Il était utile dans les coliques, les affections de la tête et, à l'extérieur, dans les taies des yeux et la surdité. Il était emménagogue. Fracastor (1478-1553) mettait au rang des antidotes contre l'infection, les préparations à base de musc. Il prescrivait un cosmétique odorant à base de musc, de ladanum, d'eau de rose contenant du sublimé, pour traiter les alopécies de la vérole. Matthiole (1500-1577) affirmait : *Si on en met dans le creux du nombril, ell'est fort souveraine contre la suffocation de matrice. Pource il n'est de merveille, si les homes ayant oint d'icelle les parties honteuses, donnent grandissime plaisir aux femmes.* On le prescrivait encore au XIXème siècle comme stimulant général et antispasmodique. La parfumerie l'emploie comme un coûteux et précieux ingrédient. Ses pouvoirs aphrodisiaques resteront un lieu commun. Fracastor, *Ibid.*, 240, 355 ; Matthiole, *Ibid.*, 52 ; Renou, *Ibid.*, 569-570 ; Mérat, de Lens, *Ibid.*, **4**, 487, **7**,497 ; Gubler, *Ibid.*, 214.

Muscade. La noix de muscade, graine aromatique de diverses espèces de muscadiers, dont le *Myristica moschata* Thunb., venu des Indes. Elle était prescrite par Fracastor (1478-1553) dans les infections débutantes, comme une foule de végétaux aromatiques : le genévrier, la verveine, la gentiane, pour n'en citer que quelques uns. Dodoens (1517-1587), la disait chaude et sèche au second degré. Elle fortifiait et réchauffait l'estomac, luttait contre hoquets et vomissements, donnait bonne haleine. Il ajoutait : *Elle proufitte aussi contre douleurs & ventosités du ventre, & contre toute obstruction du foye & de la ratelle* (rate). *Icelle rostie ou sechée au feu, guerit flux de ventre principallement si on la prend en vin rouge. Elle est utile à la matrice, aux rongnons & vessie, elle guerit le mal quand on ne peut pisser sinon goute à goute de cause froide, & autres maladies secretes tant de l'homme, comme de la femme : elle rompt & pousse hors la gravelle, signamment elle a premier trempé en huile d'amandes douces.* On pensait qu'elle donnait au cœur plus de force et de contractilité. On la proposait dans le traitement de la consomption, de l'asthme, des maladies chroniques de l'intestin. En 1780, Vitet (1738-1809) était moins enthousiaste : *On l'emploie tous les jours,* s'exclamait-il, *rarement avec succès, dans les maladies de foiblesse avec sérosités, le dégoût par des matières pituiteuses, la diarrhée par foiblesse de l'estomac & des intestins, la diarrhée séreuse, la colique venteuse, & dans la suppression des règles, ou des lochies, ou des fleurs blanches par impression du froid avec abattement des forces vitales.* En 1846, Jonathan Pereira (1804-1853) l'utilisait à la place de l'opium dans les diarrhées modérées et rappelait sa présence dans la *confection aromatique*, électuaire carminatif, anti-acide et stimulant contenant également du clou de girofle, de la cardamome, du safran, et de la craie préparée. Fracastor, *Ibid.*, 238 ; Dodoens, *Ibid.*, 513 ; Renou, *Ibid.*, 307 ; Vitet, *Ibid.*, 523 ; Mérat, de Lens, *Ibid.*, **4**, 532-538, 267 ; Pereira, *Ibid.*, **2**, 250, 267. Voir : macis.

Myrabolans ou mirabolan ou myrobalans, fruits à noyau, de la taille d'une olive à celle d'une datte, produits par différents arbres de l'Inde, appartenant au genre *Terminalia* pour les 4 premiers, au genre Euphorbiacés pour le dernier. Dodoens (1517-1587) en décrivait cinq espèces : les *Myrabolani citrini,* froids au premier degré, secs au second *;* les *Cepula* et *Inda*, froids et secs au premier degré *;* les *Emblici et Belitrici,* froids, secs, astringents, au premier degré à son maximum. Tous, prétendait Dodoens, retardaient la sénilité, donnaient bonne mine, renforçaient le coeur, l'estomac, le foie et, accessoirement, purgeaient la bile noire et prévenaient... les hémorroïdes ! Jean de Renou (1568-1620) et, deux siècles plus tard, François Victor Mérat (1780-1851) et Adrien Jacques de Lens (1786-1851), comme Dodoens, en dénombraient cinq : Chébules, Bellirics, Citrins, Indiques et Emblics. Ces derniers auteurs avançaient l'hypothèse que les myrobolans des Anciens n'étaient pas ceux des Modernes. Peut-être était-ce la noix de muscade ? Au XVIème comme au XVIIème siècle, on leur attribuait des effets laxatifs. Très astringents, ils étaient censés fortifier le cœur, le foie et l'estomac. A la fin du XIXème siècle, on ne les employait plus qu'en teinturerie et dans la maroquinerie comme tannants. Dodoens, *Ibid.*, 574 ; Renou, *Ibid.*, 180 ; Mérat, de Lens, *Ibid.,* **4**, 539 ; Dorvault, Würtz, *Ibid.*, 634.

Myracopa. Le myracopa ou myracopon désignait déjà au temps d'Asclépiade, plusieurs siècles avant l'ère chrétienne, tout médicament constitué d'un mélange de miel, d'huile et de puissants aromates, destiné au traitement des rhumatismes aigus et des obstructions intestinales. Mérat, de Lens, *Ibid.,* **4**, 531.

Myrrhe. La myrrhe était une gomme-résine fournie par divers arbres et arbustes d'Arabie et d'Afrique Orientale, tels *Commiphora simplicifolia* Engl. ou *C. abyssinica* Engl.. Elle exsudait spontanément de la plante et se solidifiait au contact de l'air. C'était la myrrhe liquide, myrrhe stactée de Théophraste (-372/-287) et de Pline (23-79). La légende voulait que Myrrha, fille de Cyniras, roi de Chypre, ait été transformée en arbre par Vénus en punition de ses amours incestueuses avec son père. Cet arbre pleura la myrrhe et enfanta Adonis. La myrrhe entrait dans de multiples médicaments, comme le baume de Fioravanti ou l'emplâtre de Vigo. Elle était considérée comme un excellent cicatrisant des muqueuses de la bouche sous forme de poudres ou élixirs dentifrices, de collutoires et de gargarismes. Fracastor (1478-1553) la prescrivait pour préserver de la putréfaction, à l'instar du Baume ou de l'aloès ou du cèdre. Il l'utilisait au début des infections pour la *matière qui n'est pas encore corrompue mais en danger de le devenir.* A propos de la phtisie, il plaçait la myrrhe de la même façon que la térébenthine, le larix, le mélèze ou le styrax, parmi *les résines qui me plaisent le mieux... pour s'opposer à la contagion et à la putréfaction, et résister aux germes.* Dans la vérole, il appréciait le mélange de remèdes liquéfiant et dissolvant, dont la myrrhe faisait partie de la même manière que la gomme ammoniaque, le galbanum ou l'opoponax. Matthiole (1500-1577) quant à lui, attribuait à la myrrhe des vertus soporifiques, tussiplégiques, eupnéisantes, antalgiques pour les douleurs du côté, fébrifuges, cicatrisantes des plaies céphaliques et *bonne pour les oreilles qui gettent bouës et ordures*. Selon Nicolas Lémery (1645-1715) : *Apéritive par les urines et un peu astringente par le ventre, elle excite les mois aux femmes, elle hâte l'accouchement et la sortie de l'arrièrefaix, elle incise, elle atténue, elle résiste à la pourriture ; elle est vulnéraire, elle est propre pour les hernies*. Jonathan Pereira (1804-1853) la prescrivait dans les dyspepsies hyposthéniques, dans les dysménorrhées, dans les catarrhes muqueux, notamment respiratoires ou génito-urinaires. Elle était peu employée à la fin du XIXème siècle. Fracastor, *Les trois livres*, 231, 238, 302, 329, 346, 351, 368 notes ; Matthiole, *Ibid.* 72 ; Lémery, *Dictionnaire univ.*, 516 ; Cartheuser, *Ibid*, **2**, 207-210 ; Pereira, *The elements of materia medica*, Philadelphie, 1846, **2**, 618 ; Dechambre, *Ibid.*, S2, **11**, 323-333 ; Dorvault, Würtz, *Ibid.*, 634.

Myrte. Le mirte ou myrte, *Myrtus communis* L., était également appelé murtus ou murte par Nicolas Lémery (1645-1715). Les feuilles et les fleurs, astringentes, nettoyaient ou détergeaient les téguments. Les baies ayant les mêmes vertus, on les essayait à l'intérieur ou à l'extérieur dans les mêmes indications. On leur prêtait un pouvoir vermifuge. Dodoens (1517-1587) attribuait au myrte un tempérament sec au troisième degré et froid au premier. Il le préconisait pour arrêter tous les flux de sang, de l'hémoptysie à l'hématémèse, de l'hématurie à la ménorragie. Le jus séché réconfortait la débilité de l'estomac et guérissait les piqûres de scorpions ou d'autres insectes venimeux. En topique, les feuilles du myrte associées à l'huile rosat, cicatrisaient les ulcères rongeants, le feu sacré, les dartres et diverses dermatoses inflammatoires, voire, seules, les ulcères humides. Bauhin (1560-1624) utilisait le suc extrait du fruit et des feuilles comme diurétique et pour traiter les hémoptysies. Selon lui, les fruits fortifiaient le cœur et, pris avant de boire, préservaient de l'ivresse. On employait encore ses feuilles et ses fruits comme tonifiant, stimulant et taenifuge à la fin du XIXème siècle. Son essence avait les mêmes indications que celle de l'eucalyptus. Dodoens, *Ibid.*, 481 ; Bauhin, *Ibid.*, **2**, 820-822 ; Lémery, *Dictionnaire univ.*, 517-518 ; Dorvault, Würtz, *Ibid.*, 635. Voir : l'eau d'ange.

N

Narcisses, *Leucoium bulbosum vulgare*, Pit. Tournefort. Connus d'Hippocrate (-460/-377), de Théophraste (-372/-287), de Dioscoride (1er siècle), de Pline (23-79) et de Galien (129-201), les bulbes de narcisse étaient prescrits comme antispasmodiques et émétisants. Pedanius Dioscoride (1er siècle), notamment, disait que, pilés avec du miel, les bulbes de narcisse guérissaient les brûlures et régénéraient les nerfs sectionnés. Matthiole (1500-1577) signalait les vertus vomitives de la racine, bue ou mangée, et confirmait ses qualités cicatrisantes, en application, mélangées à du miel, sur les brûlures, les entorses, les douleurs articulaires. Elle guérissait les plaies étendues et les tendons sectionnés, elle réduisait les hernies. Mêlée à la vesce, elle comblait les ulcères. Avec la farine d'ivraie, elle accélérait la maturation des abcès. Avec le miel, elle attirait les corps étrangers logés dans l'organisme. Selon Fracastor (1478-1553), la racine de narcisse en topique sur les bubons pesteux immatures, auparavant entaillés, attirait et brisait les germes, de la même façon que celle du lys. Bauhin (1560-1624) décrivait le narcisse comme chaud et sec au deuxième degré. Selon lui : *La racine est desséchante & glutinative, étant mangée ou beuë elle fait vomir : étant pilée & beuë, voire seulement machée. Comme Clusius l'a expérimenté, elle consolide les playes & sert aux hernies, appliquée.* De Meuve (circa 1677) la disait chaude et sèche au second degré. Le narcisse des poètes ou des jardins, *Narcissus poeticus* L., ou plus précisément l'eau dans laquelle avait cuit son bulbe était administrée comme émétique, usage tombé en désuétude au XIXème siècle. Le narcisse des prés, *Narcissus pseudonarcissus* L., fleur de coucou, clochette des bois, passait pour antispasmodique. Son parfum calmait les convulsions nerveuses. On donnait son sirop dans l'épilepsie, le tétanos et la coqueluche. Sa fleur était fébrifuge, antidiarrhéique. Certains praticiens du XIXème siècle le remirent à la mode *comme vomitif doux et expectorant analogue à l'ipécacuanha.* Fracastor, *Les trois livres*, 295 ; Matthiole, *Ibid.*, 676 ; Bauhin, *Ibid.*, 56 ; Mérat, de Lens, *Ibid.*, **4**, 569-570 ; Bossu, *Ibid.*, **2**, 334 ; Gubler, *Ibid.*, 216 ; Dechambre, *Ibid.*, S2, **11**, 419.

Nard. *Spica nardi*, spicanard ou nard indien de Galien (129-201), ou nard vrai, *Nardostachis Yatamansi* DC., *Valeriana jatamansi* Roxb. Cette racine aromatique, d'une plante apparentée à la valériane, entrait dans la composition de plusieurs électuaires et préparations ophtalmiques. Très prisée des Anciens, on la prescrivait pour soigner l'estomac, le foie, le mésentère. Elle avait des vertus diurétiques, sudorifiques et alexipharmaques, pour chasser les venins : elle entrait donc dans la composition de la thériaque et du mithridate, alexitères de référence. L'huile nardin était confectionnée à l'aide de nard indien (*nardus indica*), de vin, d'eau et d'huile de sésame, le tout étant cuit à feu lent jusqu'à évaporation de l'eau. On surnommait cette huile, huile de bénédiction, car elle traitait aussi bien toutes les maladies froides et flatueuses (qui produisaient des gaz) du cerveau, de l'estomac, du foie, de la rate et de la matrice. Pour Matthiole (1500-1577), il en existait de deux sortes : l'un venait de Syrie, l'autre de l'Inde. La seule partie officinale était la racine. Les deux échauffaient et desséchaient, aussi Bauhin (1560-1624) leur attribuait-il un tempérament chaud et sec au deuxième degré et le mêlait aux contrepoisons. Matthiole jugeait cette racine bénéfique aux affections froides du cerveau : convulsions, épilepsie, apoplexie, paralysie, léthargie. Lors du *post partum*, elle facilitait l'expulsion du placenta. Elle désopilait (détruisait les obstructions) la rate et le foie. Les fleurs bouillies dans du vin étaient diurétiques. La décoction de ces mêmes fleurs guérissait les jaunisses consécutives à l'obstruction hépatique, surtout additionnée de marrube, de cinnamone, de racines de fenouil et d'asperge. Pour Vitet (1738-1809), le spicanard qu'il appelait également *Andropogon Nardus*, était *une racine d'une odeur aromatique forte, d'une saveur âcre, médiocrement amere*, selon la nomenclature organoleptique courante à son époque. Certes, il échauffait et indéniablement accélérait le rythme cardiaque, mais il était loin d'avoir fait la preuve de ses présumées vertus thérapeutiques : fortifiait-il l'estomac ? était-il vermifuge et diurétique ? Guérissait-il la chlorose et le rachitisme ? Aucune observation ne permettait de l'affirmer. L'usage du nard devint inusité à la fin du XIXème siècle. Gubler (1821-1879) rappelait que *le vrai spicanard des anciens est fourni par le Valeriana Jatamansi, Roxb. (Nardostachys L., Jatamansi, DC)*. Matthiole, *Ibid.*, 25-26 ; Bauderon, *Ibid.*, 591 ; Renou, *Ibid.*, 314-315, 865 ; Vitet, *Ibid.*, 516 ; Mérat, de Lens, *Ibid.*, **4**, 582 ; Gubler, *Ibid.*, 361.

Nasitort : voir cresson alénois.

Naveau : Le *Napus*, naveau ou navet, était selon Bauhin (1560-1624) chaud au deuxième degré et humide au premier, en ce qui concernait la racine. La graine était chaude et sèche. Cette racine entrait dans la thériaque, car alexitère. Bue avec jus d'orange ou de citron, elle était vermifuge. Peu nourrissant, le navet était particulièrement *venteux* et enflait l'estomac. *La graine beüe en décoction avec le Capillus Veneris, les Figues & Lentilles, est un préservatif dans la verolle, chasse la gale & pustules, & notamment une cuillérée de cette decoction dans du vin y ajoutant une dragme de graine* *de lin, est propre à faire uriner*. Jean de Renou (1568-1620) connaissait bien cette plante qu'il nommait *reffort*, navet ou bunias. Il en décrivait trois sortes que seule selon lui, distinguait leur apparence extérieure : la première, était en forme de toupie ; la seconde, allongée ; la troisième, la plus petite, la plus commune, était le naveau proprement dit. La graine de naveau était chaude, dessicative, abstersive (qui enlevait les sécrétions à la surface des tissus lésés), apéritive, digestive, atténuante et incisive. Elle servait dans le traitement de la variole, de la rougeole, des fièvres éruptives, de la jaunisse, des rétentions d'urines. Chaumeton (1775-1819) faisait usage de la décoction *contre la toux et l'enrouement, contre le catarrhe et la phthisie pulmonaire... quelquefois dans l'angine, dans la péripneumonie et la pleurésie... dans la néphrite, le catarrhe vésical, la blennorhagie et la strangurie*. Bauhin, *Ibid.*, **1**, 100 ; Renou, *Ibid.*, 342 ; Dom Alexandre, *Ibid.*, 452-453 ; Chaumeton, *Ibid.*, **5**, 58.

Nèfle. Ce fruit du néflier, *Mespilus Germanica* L., était connu de Théophraste (-372/-287) et de Pline (23-79). On le prescrivait dans la diarrhée en raison de ses qualités astringentes. Les noyaux réduits en poudre étaient indiqués dans les ménorragies. La décoction des feuilles du néflier guérissait aphtes et angines ; en outre, elles avaient les mêmes vertus que les fruits. Vertes, les nèfles brisaient la pierre des reins, arrêtaient le flux de ventre et les hémorragies, fortifiaient les organes internes. Pour Bauhin (1560-1624), les nèfles froides et sèches, étaient hémostatiques, cicatrisantes et constipantes. Elles arrêtaient la dysentérie et les vomissements. Il ajoutait : *Les noyaux mis en poudre, & beus dans du vin blanc, où l'on ait cuit des racines de persil commun sont bons contre la pierre*. Selon Vitet (1738-1809) les *fruits récemment cueillis, approchent des vertus des cornouilles ; parvenus à leur dernier degré de maturité, ils nourrissent, ils développent beaucoup d'air dans les premières voies, en conséquence, ils causent très souvent des coliques. Les feuilles plus astringentes que les fruits, sont employées en gargarisme pour déterger les ulcères de la bouche & répercuter l'inflammation des amygdales ; les amandes n'augmentent pas sensiblement le cours des urines*. En 1832, François Victor Mérat (1780-1851) et Adrien Jacques de Lens (1786-1851), rappelaient l'utilisation que faisaient certains médecins de la poudre des graines de nèfle dans les ménorragies et de la décoction des feuilles dans le traitement des aphtes et des inflammations de la gorge. Bauhin, *Ibid.*, **2**, 791 ; Renou, *Ibid.*, 430-431 ; Dom Alexandre, *Ibid.*, 453-454 ; Lémery, *Dictionnaire univ.*, 490 ; Vitet, *Ibid.*, 284 ; Mérat, de Lens, *Ibid.*, **4**, 411.

Nénuphar. Pour s'opposer aux causes de la putréfaction et au principe de l'infection, le nénuphar froid et sec était tout désigné, si l'on en croyait Fracastor (1478-1553) : il était donc indiqué dans le traitement de la peste et des autres fièvres véritablement pestilentes comme le charbon. Le nénuphar,

Nymphaea alba L., était également appelé lis des étangs ou nymphée. Matthiole (1500-1577) le rangeait dans la catégorie des végétaux froids et humides, utiles pour restreindre (resserrer) et refroidir : fleurs, graines ou racines étaient aptes à le faire : *La racine et la graine de nymphea ont vertu de desecher sans cuiseur autrement : parquoy elles resserrent les flux de ventre, & le flux de sperme, soit en songeant ou autrement : elles sont bonnes aussi aux disenteries.* Fuchs (1501-1566) définissait le *tempérament* des semences et de la racine du nénuphar, comme rafraîchissant (qui diminuait la température du corps) et desséchant (qui desséchait les ulcères en absorbant le pus ou en arrêtant sa sécrétion) sans âcreté. Outre son action anaphrodisiaque qui allait jusqu'à chasser les rêves érotiques, la racine appliquée *sur les genitoires, esteint non seulement l'appetit charnel, mais aussi elle resserre le flux de la semence generative...* Dodoens (1517-1585) insistait sur les effets bénéfiques de la racine ou de la semence bouillies dans du vin et bue *à ceux qui ont flux de ventre, dysentere & le tenesme, qui est un desir d'aller à chambre sans pouvoir rien laisser.* Sous cette même appellation de *Nymphea alba minor* ou de *lys d'étang*, Bauhin (1560-1624), tout comme Matthiole cinquante ans auparavant, attribuait à la racine et la graine de cette plante *une vertu desicative sans aucune mordication, & par ce moyen elles sont bonnes aux flux de ventre, & quand on perd la semence en songeant ; elle est bonne aussi aux dysenteries.* Jean de Renou (1568-1620) rappelait qu'il devait son nom à une nymphe morte de jalousie pour Hercule. Ce nénuphar officinal partageait avec le nénuphar à fleur jaune, *Nuphar luteum* Sm, la propriété de *provocquer le dormir et assoupir totalement les chauds mouvements du Dieu d'amour.* Haller (1708-1777) mettait l'huile de nénuphar au nombre des sédatifs et des somnifères ajoutant, avec un soupçon d'ironie : *On dit même qu'elle possède ces propriétés au point de pouvoir réprimer les désirs amoureux.* Quant à son eau distillée, elle fut employée de temps immémoriaux pour calmer les cystalgies, pour tarir les écoulements de sperme, pour arrêter les diarrhées et les saignements. Louis Vitet (1736-1809), en 1780, voulait bien accorder aux feuilles de nénuphar, en application locale, un effet soporifique inconstant et une action fébrifuge limitée, mais lui déniait toute efficacité dans la phtisie pulmonaire, la fureur utérine, la gonorrhée ou la cystite. Jean Louis Alibert (1766-1837) soulignait, en 1808, le faible pouvoir narcotique du nénuphar et confirmait son absence d'activité sur les organes génitaux, se gaussant, au passage, de l'électuaire de chasteté. Le sirop de nymphea survivra néanmoins, comme calmant, au-delà du XIXème siècle. Le nénuphar officinal, était utilisé en cosmétologie par les Turcs : ses fleurs et ses feuilles étaient réputées hydratantes et rafraîchissantes (qui diminuaient la température du corps). En 1912, Heursel De Meester (?-?) vantait le pouvoir sédatif du sirop de fleurs de nénuphar et soulignait l'activité calmante, astringente et anaphrodisiaque du rhizôme. Fracastor, *Les trois livres*, 239, 285, 293 ; Matthiole, *Ibid.*, 516 ; Fuchs, *Ibid.*, CCIV, 176 ; Dodoens, *Ibid.*, 135 ;

Bauhin, *Ibid.*, **1**, 331 ; Renou, *Ibid.*, 274. ; Haller, *Ibid.*, **2**, 33 ; Vitet, *Ibid.*, 361 ; Alibert, *Ibid.*, **1**, 652-653 ; Mérat, de Lens, *Ibid.*, **4**, 639-643 ; Heursel De Meester, *Ibid.*, 239.

Nicotiane. La nicotiane rustique, *Nicotiana rustica* L., petit tabac, tabac femelle, tabac du Mexique, était considérée comme un stimulant actif contre les paralysies, la douleur et notamment les maux de tête. Brice Bauderon (1539-1623) l'estimait : *Convenable aux asthmatiques, aux cruditez d'estomach, aux gouttes et oppilations de la rate et à mondifier les ulcères, quels qu'ils soient, sans douleur*. Bauhin (1560-1624) lui attribuait plusieurs dénominations : Petum, herbe à la reine, Tabacum. Il décrivait ses feuilles comme résolutives, détersives, astringentes. Appliquées chaudes sur la tête, elles guérissaient les migraines et les fluxions dues au froid. En décoction dans de l'eau, elles calmaient la toux invétérée et l'asthme. En sirop, elles faisaient sortir *les humeurs pourries de la poitrine… les prenant en pipe, elles ôtent la faim & la soif, & déchargent le cerveau & la poitrine des mauvaises humeurs : Neanmoins le trop grand usage desseche trop le cerveau, & menace de folie. Le tabac en poudre a aussi quantité de bons effets, surtout pour décharger le cerveau.* Selon Pierre Pomet (1658-1699) : *La vertu du tabac est d'être vomitif, purgatif, vulnéraire, céphalique et convient à l'apoplexie, paralysie et aux catarrhes.* On préconisait la nicotiane dans l'occlusion intestinale en lavements de fumée, insufflés avec un soufflet de cuisine, à moins que le médecin ne souffle la fumée de sa pipe dans le rectum du malade à l'aide d'un tuyau en cuir introduit dans l'anus. On en usait de même manière pour ranimer les asphyxiés. Thomas Willis (1621-1675) conseillait le tabac dans les camps militaires pour couper la faim, lutter contre la fatigue et guérir les épidémies qui frappaient les soldats en campagne. Giovanni Alfonso Borelli (1608-1679) le recommandait sous forme de chique pour maigrir, opinion corroborée un siècle plus tard par celle de Robert James (1705-1776) dans son *Dictionnaire universel de Médecine*. De surcroît, James recommandait de fumer : *Des personnes ont fumé du tabac pendant plusieurs années & presque journellement, sans en avoir ressenti la moindre incommodité ; il y a même toute apparence qu'elles ne sont parvenues à une extrême vieillesse, & sans indisposition, que par l'usage qu'elles ont fait du tabac à fumer ; car nous savons d'ailleurs qu'il fortifie l'estomac & aide la coction des alimens dans les uns ; qu'il relâche doucement les autres, & qu'il est salutaire à quelques-uns qui ne le prennent même que par amusement.* Stahl (1660-1734), recommandait l'extrait de tabac, obtenu par ébullition prolongée, comme apéritif (pour dilater et ouvrir les canaux et les pores de l'organisme) et comme détersif. Au XIXème siècle, il n'était plus guère employé qu'à l'extérieur, en lotion, contre la teigne ou la gale et, en décocté de feuilles sèches, comme lavement, contre les ascaris. La nicotine sera identifiée comme un alcaloïde, en 1817, par Pierre Jean Robiquet (1780-1840) et isolée, en 1828, par Johannes Andreas Büchner (1783-1852) : elle était proposée comme sternutatoire, diurétique, anticonvulsivant et parasiticide par Jean-Baptiste Fonssagrives (1823-1884), en 1878 et citée dans le traitement de l'asthme, par Georges Dujardin-Beaumetz (1833-1895), vers 1890. Bauderon, *Ibid.*, 117 ; Bauhin, *Ibid.*, **1**, 283-284 ; Pomet, *Ibid.*, **1**, 178 ; Lewis, *Ibid.*, **1**, 356 ; James, *Ibid.*, **4**, 1541 ; Fonssagrives J.-B., *Ibid.*, **2**, 682 ; Dechambre, *Ibid.*, S3, **15**, 235, 247-259 ; Dujardin-Beaumetz, *Ibid.*, **2**, 548 ; Dorvault, Würtz, *Ibid.*, 639.

Nielle : voir nigelle.

Nigelle de Damas. Appelée également poivrette, cheveux de Vénus, patte d'araignée, la *Nigella Damascena* L., était réputée pour ses qualités thérapeutiques par la médecine arabe : utilisée comme substitut du poivre, les graines avaient un effet sternutatoire, reconstituant, aphrodisiaque, carminatif (expulsant les gaz intestinaux), emménagogue (provoquant la menstruation) et servaient à traiter les vertiges, les maux de tête, l'asthme. Elles entraient dans de nombreux condiments orientaux comme le curry. Nielle, *Poyvrette* ou *Barbue* ou *Papaver nigrum, Nigella, Gith,* telles étaient les dénominations attribuées à cette plante par Fuchs (1501-1566) qui admettait en connaître trois espèces domestiques, deux à semences noires, une à semences jaunes, la Nielle citrine. La nielle sauvage constituait une quatrième espèce. Toutes avaient le même tempérament : chaud et sec au troisième degré. Leurs vertus thérapeutiques étaient multiples. En topique, avec miel, la nielle soignait les morsures de serpents et les piqûres de scorpion ou d'araignées ; pilée puis inhalée, elle guérissait les catarrhes rhino-pharyngés. Elle calmait les céphalées mêlée à du vinaigre et instillée dans le nez ; avec de l'huile d'iris elle adoucissait les *épiphores* (larmoiement par occlusion du canal lacrymal) et résorbait les tumeurs. On racontait que sa fumée tuait les punaises et les mouches. Bue quotidiennement, elle favorisait la montée laiteuse chez les femmes. Elle était diurétique et emménagogue. Bue avec du vin, elle soulageait les dyspnéiques. Bauhin (1560-1624) appelait la nielle *Nigella flore minore simplici candido* ou Gith ou *Melanthium Sativum* et estimait le tempérament de sa graine, pour laquelle on la cultivait et qu'on appelait *Cumin noir*, comme chaud et sec au troisième degré. Vitet (1738-1809) parlait également et seulement de la *Nigella sativa, herbe aux épices,* dont les semences expectorantes étaient prescrites dans les toux catarrhales et l'asthme pituiteux. Assurément diurétiques et emménagogues, il était moins certain qu'elles fussent également fébrifuges, galactogène, emménagogues et préventive de la rage. En 1912, Heursel-De Meester V. (?- ?) et Delmotte Robert (?- ?), dans leur *Archéologie végétale des simples…* parlaient pour la Nielle de Damas de *Melanthium Damascenum* et ne citaient que ses propriétés emménagogues. Fuchs, *Ibid.*, CXCIII, 350 ; Bauhin, *Ibid.*, **1**, 204-

205 ; Vitet, *Ibid.*, 179 ; Bossu, *Ibid.*, **2**, 337-338 ; Dechambre, *Ibid.*, S2, **13**, 245-249 ; Heursel-De Meester V., Delmotte Robert, *Ibid.*, 222.

Nigelle des champs, nielle batarde, appelée improprement nielle sauvage, la *Nigella arvensis* L. avait les mêmes propriétés thérapeutiques que la nigelle de Damas. *Ses semences réduites en poudre, sont un sternutatoire énergique*, affirmait Antonin Bossu (1809-1897) en 1862. Bossu, *Ibid.*, **2**, 338.

Nitre. Le nitre, sel de pierre ou salpêtre était un azotate (nitrate) de potassium, KNO3, différent du natron, carbonate hydraté naturel de sodium, Na2CO3.10 H2O, utilisé par les anciens Egyptiens dans le processus de momification des morts. Connu de Geber (VIIIème-IXème siècle), il aurait été identifié par Roger Bacon (1214-1292). Apéritif (qui ouvrait le passage, comme un laxatif ou un diurétique), incisif (qui divisait les humeurs épaissies) et résolutif (qui dissipait les engorgements en ouvrant les pores ou en ramollissant l'humeur ou en calmant les mouvements des esprits), il était recommandé dans les fièvres et les inflammations aiguës, les maladies bilieuses, dont l'ictère, l'hydropisie, les affections urinaires, la gonorrhée chronique. Fracastor (1478-1553) le préconisait dans la peste, la rage, la syphilis, la lèpre, comme le soufre auquel il l'associait systématiquement dans ces affections. Matthiole (1500-1577) le préconisait dans les maladies de l'oreille et diverses affections : *Instillé avec eau chaude ou vin guérit les ventositez la bouë & fange, & sons des oreilles : avec vinaigre nettoye les ordures d'icelle, avec graisse d'asne ou de pourceau guérit les morsures des chiens, meslé avec terebenthine fait percer les froncles* (furoncles), *avec figues on l'applique aux hydropisies : avec miel il éclaircit la veuë : beu en eau & vinaigre il est bon contre les champignons venimeux : avec eau contre les piqueures de buprestes* (insecte semblable à la cantharide responsable d'une maladie du bétail, peut-être le méloé, coléoptère qui sécrète un liquide contenant de la cantharidine)... Le salpêtre était encore considéré comme un puissant anti-inflammatoire au XVIIIème siècle, tant à l'intérieur qu'à l'extérieur, car *le nitre, mêlé avec des ingrédients convenables et appliqué à l'extérieur, soulage aussi dans les inflammations*, écrivait Robert James (1705-1776), après avoir énuméré ses nombreuses indications comme anticoagulant, fébrifuge, laxatif, sudorifique, diurétique, lithontriptique (qui dissolvait les calculs), carminatif (qui dissipait les gaz intestinaux), désobstruant du foie et du mésentère. On l'utilisait en gargarisme dans les angines et comme topique anodin (qui atténuait la douleur) et rafraîchissant (qui diminuait la température du corps) dans les brûlures. John Pringle (1707-1782) avait signalé son action antiseptique. M.J.B. Orfila (1787-1853) démontrera sa toxicité sur l'animal. Il était encore prescrit, au XIXème siècle, comme diurétique, dans l'hydropisie, la pleurésie et les épanchements séreux inflammatoires. Fracastor, *Les trois livres*, 237, 295, 311, 346, 354, 351 ; Matthiole, *Ibid.* 766 ; Dom Alexandre, *Ibid.*, 634 ; Lémery, *Dictionnaire* *univ.*, 529-531 ; James, *Ibid.*, **4**, 1555-1561 ; Mérat, de Lens, *Ibid.*, **4**, 584, **5**, 476-483 ; Orfila, *Traité de toxicologie, 1852*, **1**, 352-365 ; Gubler, *Ibid.*, 420 ; Dorvault, Wûrtz, *Ibid.*, 267.

Noisette. Fruit du noisetier ou coudrier, *Corylus Avellana* L., la noisette, béchique et pectorale, était prescrite dans les maladies respiratoires. Elle était également nutritive, constipante et diurétique. La poudre de coquille de noisettes avait la réputation d'être astringente. On lit dans Fuchs (1501-1566) que le tempérament de la noisette était chaud et humide, au même titre que l'écorce et que toute la plante. Il recommandait les *avellanes* ou *noix pontiques* pilées dans l'hydromel pour la toux ou rôties puis mangées avec du poivre pour faire mûrir le catarrhe. Il prétendait que, prises avec de la rue avant toute alimentation, elles préservaient du poison, des venins, des morsures vénéneuses et faisaient fuir les scorpions. Les noisettes étaient recommandées dans les acidités provoquées par l'humeur atrabilaire. Bauhin (1560-1624) les disait *terrestres et peu saines à l'estomac, quoy qu'elles nourrissent plus que les noix, elles font mal à la tête, les seches plus que les vertes, elles engendrent la dyssenterie si on en mange beaucoup ; elles sont admirables contre la gravelle, & les douleurs de reins quand on les mange à jeun, ou au commencement du repas.* Fidèle à une démarche résolument sceptique, Vitet (1738-1809) rappelait que les noisettes, triturées avec beaucoup d'eau, possèderaient diverses vertus thérapeutiques *sans donner aucune observation pour preuve* : elles calmeraient la toux, la pneumonie et la pleurésie, la colique néphrétique, les diarrhées ; l'huile de noisette serait efficace dans certains rhumatismes et certaines coliques. La réputation d'âpreté de la noisette n'était plus admise au XIXème siècle puisque l'huile de noisette, outre ses qualités culinaires, était utilisée en remplacement de l'huile d'amande douce. Fuchs, *Ibid.*, CLI, 279 ; Bauhin, *Ibid.*, **2**, 737 ; Renou, *Ibid.*, 446 ; Lémery, *Dictionnaire univ.*, 246 ; Dom Alexandre, *Ibid.*, 115 ; Vitet *Ibid.*, 367 ; Gubler, *Ibid.*, 219.

Noix de Metel. Il s'agissait du fruit du *Datura metel* L., originaire des Indes, utilisé dans la pharmacopée arabe, dont Belon (1517-1564) rappelait les propriétés soporifiques : *Voudrait-on chose plus singulière que de trouver drogue pour faire incontinent dormir quelqu'un qui ne peut reposer ? Ils vont chez un droguiste auquel ils demandent pour demi-aspre* (petite monnaie d'argent turque), *de la semence de tatoula, puis la baillent à celuy qui ne peut dormir. Tatoula n'est autre chose que ce que les Arabes appellent nux methel.* A propos des noix de Metel, qui ressemblaient à la noix vomique, mais privées des aiguillons caractéristiques de cette dernière, voici la description de l'intoxication qu'elle provoquait selon Matthiole (1500-1577) : *Quand on a mangé de ces noix, la teste tourne, le visaige devient rouge, les yeux offusquez* (obscurci)*, il survient un tremblement de sens, comme si on estoit yvre, & un sommeil fort profond : en fin une sueur* *froide presage de la mort prochaine*. Dès lors, il fallait faire vomir le malade et ensuite lui administrer du beurre et du vin pur avec poivre, pyrèthre, graines de laurier, cannelle et castoreum. On le réchauffait, on l'oignait d'huile balanin ou costin, on le contraignait à faire de l'exercice. Matthiole, *Ibid.*, 184, 810 ; Mérat, de Lens, *Ibid.*, **2**, 591.

Noix vomique. La *Nux vomica*, semence du vomiquier, *Strychnos nux-vomica* L., était prescrite par les Arabes, dont Sérapion (870-930), dans les morsures de serpent. Elle aurait été introduite en Europe par Valerius Cordus (1515-1544) et par Jean Bauhin (1541-1613). Gabriel Fallope (1523-1562) et Conrad Gesner (1516-1565) la préconisaient contre la peste. Plus tard, on la donnait comme vermifuge. Certains la proposaient dans la migraine, la chorée, la rage, les coliques, l'hystérie, la manie, l'hypocondrie, l'épilepsie. Nicolas Lémery (1645-1715) la considérait comme *détersive, dessicative, résolutive, étant appliquée extérieurement en poudre,* et précisait : *On l'emploie aussi intérieurement dans plusieurs compositions propres à résister aux venins, à chasser par transpiration les mauvaises humeurs.* Il admettait son emploi pour empoisonner les chiens et d'autres animaux, mais la considérait comme non toxique chez l'homme. Sous le nom de *Caniram, Strychnos Nux vomica*, Vitet (1738-1809) décrivait le fruit de cet arbre originaire de l'Inde, comme inodore, d'une saveur âcre, qu'on pulvérisait et tamisait avant de le mélanger à du sucre. Vitet en parlait avec défiance : *Fruit vénéneux, très suspect, quoique célébré dans la colique venteuse, dans la gonorrhée virulente dont le virus est corrigé par le mercure & dans les fièvres intermittentes, particulièrement dans la fièvre quarte lorsqu'elles sont rebelles au kina & autres fébrifuges ; il est incertain s'il procure le sommeil, ou la stupeur de tout le corps.* L'alcaloïde de la noix vomique, la strychnine, isolé en 1818 par Pelletier (1788-1842) et Caventou (1795-1877), restait employé, à la fin du XIXème siècle, dans les paralysies, l'épilepsie et l'amaurose. Magendie (1783-1855) conseillait son emploi, *à raison de ses propriétés constantes et de l'uniformité de son action*, de préférence à l'extrait alcoolique de noix vomique dont les effets variaient *suivant le procédé suivi pour leur préparation.* Lémery, *Dictionnaire univ.*, 535 ; Vitet, *Ibid.*, 415 ; Magendie François, *Formulaire pour la préparation et l'emploi de plusieurs nouveaux médicaments*, Paris, 1822, 11 ; Mérat, de Lens, *Ibid.*, **6**, 556-563 ; Dorvault, Würtz, *Ibid.*, 896-897 ; Perrot, *Ibid.*, **2**, 1814.

Nombril de Vénus. Le nombril de Vénus ou gobelet ou cotylet ou ombilic, *Cotyledon umbilicus* L., *Cotyledon tuberosa* Helacsy, *Umbilicus pendulinus* DC, était prescrit, *per os*, comme lithontriptique (qui brisait les calculs) et diurétique. En topique, les feuilles écrasées dans de l'huile étaient émollientes et résolutives ce qui les destinait au traitement des lésions cutanées inflammatoires, des plaies et des tumeurs. Dodoens (1517-1587), qui le tenait pour froid et humide, le prescrivait en applications externes, contre les tumeurs chaudes, le feu volage, les mules au talon. Per os, la racine et les feuilles étaient lithontriptiques, diurétiques et bénéfiques aux hydropisies. Bauhin (1560-1624) l'utilisait en topique, dans les inflammations, dans l'ergotisme, dans les écrouelles. Certes, *l'observation n'a pas encore prononcé sur ces vertus*, concluait Vitet (1738-1809) après avoir dit que le suc des feuilles de *l'Umbilicus Veneris* dissipait les fleurs blanches, suspendait la diarrhée, et la dysenterie et, en applications locales, agissait sur l'érésipèle et les engelures. Le nombril de Vénus avait, selon certains auteurs du XIXème siècle, une action antiépileptique ; prescrit en topique, il était émollient et résolutif sur les plaies et les tumeurs. Dodoens, *Ibid.*, 29 ; Bauhin, *Ibid.*, **2**, 525 ; Vitet, *Ibid.*, 364 ; Mérat, de Lens, *Ibid.*, **2**, 452 ; Dorvault, Würtz, *Ibid.*, 576. Voir : joubarbe.

Noyer. L'écorce du noyer, *Juglans regia* L., réduite en poudre, était employée comme un puissant émétisant, mais aussi comme rubéfiant et révulsif. Les feuilles de noyer étaient appliquées, telles quelles ou après ébullition dans de l'eau de chaux, dans du vin ou dans de l'eau sucrée, sur les brûlures et les ulcères. On faisait avec l'écorce verte des noix des préparations destinées à l'usage externe comme le *rob nucum* recommandé dans les maux de gorge. Leur richesse en tannin expliquait leurs propriétés médicamenteuses. La noix était utilisée en thérapeutique depuis l'Antiquité. Le cerneau désignait l'amande de la noix avant complète maturation, substance gluante réputée pour être alexipharmaque (qui protégeait des poisons). Les Anciens tenaient en haute estime les vertus médicinales de l'huile de noix, *oleum nucum*. Elle dissipait les gaz intestinaux et calmait merveilleusement les coliques. Pour Fuchs (1501-1566) les noix vertes étaient d'un tempérament sec au premier degré et chaud au second. Il les contre-indiquait dans la toux, dans les troubles gastriques, car elles étaient lourdes à digérer et augmentaient la bile. En revanche, elles étaient vomitives et, prises avec figue et rue, elles protégeaient contre les poisons et les venins. En application locale, on les utilisait contre les morsures d'hommes ou de chiens, dans les mammites, les abcès, les luxations. Chaumeton (1775-1819) recommandait le brou de noix pour son action vomitive et vermifuge. Il le prescrivait contre l'apoplexie, la paralysie, la syncope et l'employait en gargarisme pour cicatriser les aphtes, les gingivites, les ulcérations buccales. En poudre, il l'appliquait sur les *ulcères atoniques et sordides*. Fuchs, *Ibid.*, CXLIII, 266 ; Renou, *Ibid.*, 448-449, 879-880 ; Dom Alexandre, *Ibid.*, 459 ; James, *Ibid.*, **4**, 1584 ; Chaumeton, *Ibid.*, **5**, 82-83 ; Mérat, de Lens, *Ibid.*, **3**, 687-691 ; Gubler, *Ibid.*, 220.

O

Œuf. La médecine ancienne faisait grand usage de l'œuf. Néanmoins, Fracastor (1478-1553) déconseillait leur consommation aux syphilitiques en raison de leur viscosité susceptible d'accentuer la grossierté et l'épaisseur des humeurs gluantes qui accompagnait la vérole. Matthiole (1500-1577) résumait en douze lignes de ses *Commentaires* ses vertus nutritives et médicinales : *L'œuf mollet est plus nourrissant que celuy qui est si peu cuit, qui n'est bon qu'à humer, le dur plus que le mollet. Le moyeu de l'œuf est profitable aux douleurs des yeux, rosti & meslé avec saffran & huile rosat guerit les inflammations du fondement & les rides enflées & dures d'iceluy avec du melilot. On le frit avec de la graine de sumac, ou avec de la noixgalle pour resserrer le ventre, on le mange aussi seul. La glaire de l'œuf refraichit, resserre les pores du cuir, addoucit les inflammations des yeux si on en met dedans. Si on en frotte les bruleures, elle garde que pustules & vescies ne s'y enlevent : ell'engarde que le visage ne se brule au soleil : appliquée au front avec encens arreste & divertit les defluxions* (synonyme de fluxion : chute d'humeurs sur quelque partie du corps) *: mise sur de la laine avec miel, huile rosat & vin, mitigue les inflammations des yeux : on la hume toute crue contre la morsure du serpent nommé Hemorrhois : estant chaud sert bien aux érosions de la vescie, aux exulcerations des reins, à l'aspreté du gosier, au crachement de sang, aux reumes qui tombent dans la poitrine.* Le jaune était considéré comme astringent, employé à l'intérieur comme à l'extérieur. On le donnait dans la diarrhée. Il servait d'excipient aux emplâtres et cataplasmes. La membrane coquillière était diurétique et Nicolas Lémery (1645-1715) en entourait le petit doigt des malades fébricitants pour abaisser leur température. Le germe de l'œuf était sudorifique. Nous avons vu les propriétés du blanc. La coquille d'œuf, au même titre que celles des mollusques ou des crustacés, *était regardée jadis, la plupart, comme absorbantes, lithontriptiques* (qui brisaient les calculs), *alexipharmaques et pouvant être toutes aussi remplacées, en général, par les sous-carbonates de chaux ou de magnésie.* Nicolas Lémery (1645-1715) la considérait comme telle et de surcroit, apéritive. L'huile d'œuf était obtenue en pressant des jaunes d'œuf entre deux plaques de fer chauffées à l'eau bouillante. Brice Bauderon (1539-1623) l'appréciait, car, *cette huyle nettoie le cuir* (peau), *guérit la grattelle et rongnes et autres vices du cuir, régénère les cheveux de la tête, guérit les ulcères malins et fistuleux...* Elle était prescrite dans les affections de l'oreille par Joseph Lanzon (1663-1730), médecin de Ferrare. On l'utilisait également contre les gerçures, les crevasses, les brûlures, les hémorroïdes. Elle avait la réputation de prévenir les cicatrices de la variole. On administrait encore des lavements analeptiques à base de jaune d'œuf, de salep (Satyrion, *Orchis mascula* L.) et de bouillon de viande à la fin du XIXème siècle. Fracastor, *Ibid.*, 322 ; Matthiole, *Ibid.*, 235 ; Bauderon, *Ibid.*, 569 ; Lémery, *Dictionnaire univ.*, 328 ; N.F.J. Eloy, *Dictionnaire historique de la médecine*, **3**, 20 ; Mérat, de Lens, *Ibid.*, **4**, 423-424, **5**, 18 ; Jeannel, *Ibid.*, 72. Voir : blanc d'œuf.

Oignon. Fracastor (1478-1553) utilisait la décoction d'oignon, le styrax et le galbanum mélangés à de l'axonge pour confectionner un onguent dont il enduisait les bubons pesteux. Pour Dodoens (1517-1587), le tempérament de l'oignon était chaud jusqu'au quatrième degré, de parties *grosses & non subtiles*. Ses vertus thérapeutiques étaient limitées : *L'oignon engendre ventositez, il faict revenir l'appetit, & subtilise & consume les humeurs grosses et gluantes, sans toutefois nourrir : principalement si on le menge crud. Mais estant bouilly deux ou trois fois il n'est pas adonc si acre, & nourrit aussi avec cela, mais fort peu. Iceluy pris en viande* (consommé avec les aliments) *lache tout doucement le ventre, & provoque l'urine en abondance. Il ouvre aussi les hemorrhoides appelées en Grec Haemorrhoides, induict sur le siege avec huile ou vinaigre. Pareillement le jus d'iceluy appliqué au siege avec cotton.* Schröder (1600-1664) le jugeait chaud, sec, apéritif, incisif, détersif, générateur de gaz intestinaux du fait de la *grossiereté de sa substance*. Suivant les théories en vogue à son époque, répandues par Paracelse (1493-1541) et Van Helmont (1577-1644), l'oignon, associé au miel, incisait et détergeait le tartre des poumons. Il était diurétique, emménagogue, vermifuge et, indication notable que Fracastor (1478-1553) semblait avoir oublié : *On tient des oignons suspendus dans les chambres en tems de peste & on pretend que la contagion s'y arrête & purge les chambres.* Le discours de Vitet (1738-1809) à propos des qualités thérapeutiques de l'oignon était inhabituel, car il reconnaissait la plupart des vertus de l'*Allium Cepa* admises jusque là par ses confrères : la racine et surtout le suc qui en était exprimé était efficace dans les coliques néphrétiques lithiasiques, dans les dysuries, dans les ascites, dans l'anasarque, dans les épanchements pleuraux, dans certaines formes d'asthme. Selon Chaumeton (1775-1819) l'oignon, *Allium Cepa* L., ouvrait l'appétit, stimulait la diurèse, provoquait la transpiration, facilitait la respiration, déclenchait les règles, possédait des vertus aphrodisiaques. Pour Mérat (1780-1851) et de Lens (1786-1851), il avait les mêmes qualités *médicatrices* que l'ail. On l'employait en cataplasme comme maturatif et calmant. En sirop, il était administré dans les rhumes et les affections bronchiques. Ses qualités stomachiques étaient également appréciées. Fracastor, *Ibid.*, 295 ; Dodoens, *Ibid.*, 446 ; Schröder, *Ibid.*, **1**, 128-129 ;

Vitet, *Ibid.*, 112 ; Chaumeton, *Ibid.*, **5**, 93 ; Mérat, de Lens, *Ibid.*, **1**, p. 181-183.

Olive : voir olivier.

Olivier, *Olea europaea* L. : il était connu des Egyptiens depuis l'invasion des Hyksos, venus de Syrie, vers 1700 avant Jésus-Christ. La légende disait que l'olivier avait été donné aux Grecs par Athéna. Diodore de Sicile (-1er siècle) notait sa présence au Maghreb trois siècles avant l'ère chrétienne. Les Phéniciens l'auraient introduit en France en -680. Ses origines méditerranéennes lui devaient sans doute d'être l'arbre sacré de la paix et de la spiritualité tant dans les traditions juives que chrétiennes et musulmanes. Les feuilles et les tendrons (bourgeons) de l'olivier, selon Dodoens (1517-1597), étaient froids, secs et astringents. Les olives vertes également. En revanche, mûres, leur tempérament devenait chaud et humide. L'huile qu'on en extrayait reflétait ces particularités : celle issue d'olives non mûres était froide et astringente ; celle tirée d'olives mûres était chaude, humide et de composition subtile. Les feuilles d'olivier étaient rafraîchissantes, astringentes et dessicatives. On les employait en applications externes dans l'herpès et d'autres maladies de peau, dans les maux de tête et les diarrhées. Astringente, l'olive verte, cueillie en septembre, était d'usage pour ouvrir l'appétit. On la faisait macérer dans de la potasse ou de la soude pour la rendre comestible, puis on la conservait dans la saumure. Les olives noires, elles aussi, étaient apéritives, fortifiaient l'estomac et desséchaient les *humidités superflues*. L'huile d'olive était par nature chaude et humide, donc propre à traiter les maladies froides et sèches. Plus elle était vieille, plus ces propriétés s'accentuaient. Elle avait la réputation, selon Adolphe Gubler (1821-1879), de tapisser la muqueuse gastrique d'un film protecteur : on l'associait aux médicaments irritants, comme certains vermifuges, pour protéger la muqueuse de leurs effets caustiques. Emolliente, digestive et vulnéraire, elle entrait, comme excipient, dans de nombreux baumes, onguents et emplâtres. Louis Vitet (1738-1809) lui accordait un faible pouvoir diurétique, et contestait son action sur la jaunisse et sur les parasites intestinaux. En revanche, il lui prêtait les mêmes qualités que celles de l'huile d'amande douce pour atténuer la douleur des plaies et des ulcères en application externe. Jonathan Pereira (1804-1853) jugeait bénéfique l'action de l'huile d'olive en émulsion, dans les toux spasmodiques et les irritations broncho-pulmonaires ; il approuvait son emploi comme laxatif doux dans les irritations, les inflammations ou les spasmes du tube digestif ou des organes génito-urinaires ; il signalait, sans grande conviction, son emploi comme antidote dans les intoxications par l'arsenic ou par les cantharides. Un curieux procédé permettait d'obtenir des *strigmenta* (raclures) à partir de l'huile omphacin issue d'olives vertes. Selon François Victor Mérat (1780-1851) et Adrien Jacques de Lens (1786-1846) *: On donnait ce nom chez les*

Anciens à une huile visqueuse, brunâtre, qu'on retirait des olives vertes, non mûres ; les athlètes se frottaient de cette huile puis se roulaient dans la poussière ; on la leur ôtait, après le combat, de dessus le corps avec des espèces de racloirs (strigilis, strigile*) et la matière qu'on en obtenait s'appelait strigmenta ; on l'estimait fort dans plusieurs maladies pour faire croître les cheveux, guérir les crevasses, les tumeurs goutteuses etc. et les marchands qui la vendaient faisaient de gros bénéfices.* Dodoens, *Ibid.*, 518 ; Renou, *Ibid.*, 442 ; Dom Alexandre, *Ibid.*, 464 ; Vitet, *Ibid.*, 282-283 ; Mérat, de Lens, *Ibid.*, **3**, 577 et **5**, 34 ; Pereira, *Ibid.*, **2**, 380 ; Gubler, *Ibid*, 226 ; Perrot, *Ibid.* **2**, 1738.

Ongle de vache. Matthiole (1500-1577) était convaincu que les cendres des ongles des pieds de devant des vaches prises en boissons provoquaient une montée laiteuse chez les nourrices et tenait cette croyance du médecin arabe d'origine perse, Rhazès (850-932). La poudre d'ongle de vache brûlée était recommandée comme anti-acide, agglutinatif (qui recollait les parties divisées : cicatrisant) et dans la dysenterie. Ses propriétés anti-épileptiques étaient également reconnues. Matthiole, *Ibid.*, 342 ; James, *Ibid.*, **2**, 972. Voir : Elan.

Onguent Agrippa. Appelé également onguent de bryone, l'onguent Agrippa associait des racines de bryone, du concombre sauvage, de la scille, de la racine d'iris, d'hièble, de fougère, d'arum, de l'huile d'olive et de la cire jaune. Selon Moyse Charas (1618-1698), il était *recommandable pour la guérison de l'hydropisie si l'on en oint tout le ventre et pour soulager les rateleux* (malades atteints d'une augmentation de volume de la rate)*, si l'on en frotte l'endroit où on sent la douleur ; il est aussi fort estimé pour résoudre et dissiper les tumeurs oedèmateuses qui arrivent aux muscles et aux nerfs, et les douleurs des reins. Il lâche quelquefois le ventre des enfants et des personnes délicates, en l'appliquant sur la région de l'estomac et du nombril.* De Meuve (circa 1677) recommandait cet onguent pour *amollir, pour atténuer, & inciser puissamment, pour dissiper les humeurs oedèmateuses, pour guerir les indispositions inveterées des nerfs, pour remedier à la douleur des reins, lâcher le ventre, & pour soulager les hydropiques.* Il était encore prescrit à la fin du XIXème siècle comme *résolutif* (qui dissipait les engorgements), *fondant* (qui fluidifiait la lymphe épaissie), *hydragogue* (qui provoquait l'évacuation des humeurs). Charas, *Ibid.*, **1**, 384 ; De Meuve, *Ibid., 1639*, 630 ; Dorvault, Würtz, *Ibid.*, 388.

Onguent antisyphilitique de Fracastor. Composition : *Axonge de porc : 5 livres ; Beurre récent : 4 onces ; Térébenthine, styrax liquide aa : 2 onces ; Encens, Myrrhe, Mastic, aa : 5 onces ; Iris, Aristoloche, Gentiane, aa : 4 drachmes ; Ellébore : 2 drachmes ; Soufre : 5 onces ; Nitre : 1 drachme ; suc d'Aunée et d'Opium, aa : 1 once ; huile de Laurier-rose q. s. ; Vinaigre,*

1 once ; Vif-Argent, un 1/8 du tout ; qu'on mêle pour un onguent dans un mortier de fer[36]. Fracastor, *Les trois livres,* 306-307, 345-346.

Onguent basilicum. Connu également sous le nom de Tetrapharmacum, car il était composé de quatre substances : cire, résine, poix noire et huile d'olive, cet onguent *échauffe, humecte, appaise la douleur et aide la suppuration et est propre aux inflammations dans le temps de leur augmentation,* affirmait Brice Bauderon (1539-1623). De Meuve (circa 1677) l'utilisait pour échauffer, humecter, apaiser la douleur, pour faciliter la collection des suppurations. Il le recommandait dans la période de maturation des inflammations. Nicolas Théodore Gobley (1811-1876) ne dira pas autre chose, trois siècles plus tard, quand il en recommandera l'usage comme résolutif sur les ulcères torpides et comme pansement sur les vésicatoires et les sétons, soulignant ses vertus antiseptiques. Bauderon, *Ibid.*, 643 ; De Meuve, *Ibid., 1639*, 631 ; Dechambre, *Ibid.*, **8**, 407.

Onguent de céruse. L'onguent de céruse ou onguent de Rhazès, était confectionné avec de la céruse, de l'huile rosat, du camphre, de la gomme adragante et des jaunes d'œufs. Il traitait les démangeaisons, les brûlures, les ulcères et les pustules. Don N. Alexandre (1654-1728), qui conseillait d'y ajouter les œufs au moment de l'emploi, pour éviter la corruption, élargissait ses indications à la gale, aux plaies légères, aux écorchures. Renou, *Ibid.*, 472 ; Alexandre, *Ibid., 1759*, 361.

Onguent de la comtesse : l'onguent de la comtesse, appelé aussi onguent de Guillaume Varignana (1270?-1339), était constitué de cire dans laquelle avaient été incorporés des composants végétaux : grande chélidoine, écorce moyenne de châtaigne, de gland de chêne et de fève, baies de myrtille, queue-de-cheval, galles, grains de raisin, sorbes, nèfles, feuilles de prunier sauvage, pavot, eau de plantain, huiles de myrte et de mastic, poudre de karabe (ambre jaune). Il prévenait les fausses couches, fortifiait les reins relâchés, guérissait les hémorroïdes et les hernies. En 1868, Gubler (1821-1879) déplorait l'abandon de cet onguent à base de noix de cyprès (galbules). Bauderon, *Ibid.*, 638 ; Nicolas Lémery, *Pharmacopée univ.*, **2**, 1087 ; Gubler, *Ibid.*, 103 ; Dorvault, *Ibid.*, 426.

Onguent dialthée. L'onguent dialthée était composé de racine de guimauve, de graines de lin, de fenugrec, de scille, de cire, de colophane, de térébenthine, de gomme de galbanum et de lierre. Echauffant, ramollissant, adoucissant, humectant et résolutif, il était indiqué dans toutes les affections

[36] Le kilo répondait à deux livres ; le demi-kilo, à une livre ; le gramme à dix-huit grains ; deux grammes à une demi-drachme ; quatre grammes à une drachme ou gros ; trente-deux grammes à une once ; un décigramme, à deux grains ; un demi-décigramme, à un grain.

froides, notamment la pleurésie et les maladies musculaires provoquées par la crudité des humeurs. De Meuve (circa 1677) écrivait en 1639 à propos de cet onguent et en accord avec ses collègues :... *Il echauffe, humecte, adoucit & digere, chasse l'intempérie froide, & est bon pour les nerfs endurcis, en corrigeant leur trop grande siccité, & enfin il remédie à la pleurésie & autres incommodités, causées par des humeurs crues, qui adhèrent aux muscles.* Bauderon, *Ibid.*, 647 ; Renou, *Ibid.*, 921-922 ; De Meuve, *Ibid., 1639*, 231.

Onguent égyptiaque. L'onguent égyptiaque associait l'acétate de cuivre avec le miel, l'alun et le vinaigre. Fracastor (1478-1553) l'utilisait comme substitut des caustiques dans les infections débutantes et pour tuer les germes des bubons charbonneux. C'était un onguent réputé efficace contre la gangrène, la suppuration et toute pourriture. Bauderon (1539-1623) notait que *sa vertu dessicative* (qui desséchait les ulcères en absorbant le pus ou en arrêtant sa sécrétion), *est augmentée par le vinaigre et le verdet* et ajoutait *qu'il déterge les vieux ulcères & les fistules, en ôte la pourriture et la sanie : mange la chair superfluë et morte, ce qu'il fait plus puissamment que l'onguent Apostolorum* (essentiellement à base de térébenthine et de litharge), *mais aussi avec plus de douleur.* Fracastor, *Les trois livres,* 237, 294, 368 notes ; Bauderon, *Ibid.*, 656.

Onguent Martiatum. Il est surnommé grand, *tant pour ses grandes vertus, que pour le grand nombre des medicaments qu'il reçoit.* En effet Bauderon (1540-1623) en énumérait une soixantaine, essentiellement des simples, dont le fénugrec, plantes aux vertus souvent opposées ce qui faisait dire à François Verny (?- ?) correcteur de l'édition de 1681 de *La pharmacopée de Bauderon* : *Cet onguent... est composé d'un grand ramas de simples... d'un tel mélange, il n'en sçauroit resulter ce qu'on en promet, qui me contraint à dire qu'il aurait besoin de correction, tant pour certains simples qui me semblent fort inutiles, que sur l'explication de certains noms d'iceux, qu'aussi sur les doses de quelques autres ; & finalement sur le modus faciendi.* Quelles étaient les indications de cet onguent chaud ? Il était par nature spécifique des affections froides du cerveau, des nerfs, des articulations : convulsions, tremblement, paralysie, goutte. Il ramollissait les tumeurs dures, particulièrement celles de la rate. Lémery (1645-1715) disait qu'il raréfiait et résolvait les humeurs froides et recommandait d'en frotter les parties malades, particulièrement pour apaiser la douleur sciatique. Bauderon, *Ibid. 1681*, 663-665 ; Lémery, *Pharmacopée universelle*, 926. Voir : Fénugrec.

Onguent populeum. L'onguent *populeum* (peuplier en latin) était à base de bourgeon de peuplier. Les bourgeons, fraîchement cueillis, étaient malaxés dans de l'axonge avec vin et vinaigre, pavot noir, feuilles de mandragore, jusquiame, laitue, joubarbe, cotylédon lutea, nombril de Vénus. Nicolas Myrepsus (XIIIème siècle), important pharmacologue grec, auteur d'un antidotaire célèbre, en aurait été l'inventeur. On en massait doucement les tempes ou le front, pour provoquer le sommeil et calmer les céphalées des fébricitants. Appliqué sur la plante des pieds, il atténuait la fièvre. Efficace sur les brûlures, l'érysipèle, les inflammations hémorroïdaires, on l'employait aussi *pour dissiper le lait des mamelles*. Lémery (1645-1715) vantait les qualités de cet onguent très réputé : *Il adoucit, il tempère les inflammations, il appaise les douleurs de teste estant appliqué sur le front, il excite le dormir, on s'en sert heureusement pour les hemorrhoides, pour les brûlures, pour dissiper le lait des mammelles, on en frotte les parties malades*. On trouvera encore cette préparation dans les pharmacopées modernes qui la préconisaient comme traitement des hémorroïdes. Renou, *Ibid.*, 910 ; Lémery, *Pharmacopée universelle, 1697*, 917 ; Charas, *Ibid.*, 368 ; Eloy, *Ibid.*, **3**, 366-367 ; Dorvault, Würtz, *Ibid.*, 740.

Onguent rosat. L'onguent rosat était obtenu en incorporant à du saindoux, du suc de roses, de l'huile d'amande douce, et, parfois, un peu d'opium, délayés dans de l'eau de rose. Cet onguent apaisait la douleur et atténuait l'inflammation des phlegmons, de l'érysipèle et des dartres. Lémery (1645-1715) le préconisait pour *résoudre & pour adoucir*. Il le destinait au traitement des inflammations, des douleurs articulaires et à celui des hémorroïdes. Bauderon, *Ibid.*, 623 ; Renou, *Ibid.*, 908 ; Lémery, *Pharmacopée universelle, 1697*, 917.

Opiat de Salomon. Voilà un exemple de l'usage abusif du mot opiat pour désigner une préparation ne contenant pas une once d'opium. Ce vénérable électuaire figurait dans la *Pharmacopée* de Laurent Joubert (1529-1583), parue en 1579, dans laquelle Brice Bauderon (1539-1623) et Jean de Renou (1568-1620) le recueillirent. Bauderon expliquait, et justifiait, sa composition avec clarté et minutie. Son texte mérite d'être reproduit pour éclairer le raisonnement qui guidait les thérapeutes de cette époque : *La base est l'écorce de citron confite et sèche et sa semence ; sa vertu alexitère* (contrepoison) *est augmentée par le Mithridate, conserve d'énule campane et de buglosse, os de cœur de cerf, gentiane, cardamome, dictame, semence contre les vers et de chardon-bénit. Le macis, canelle, gérofle et bois d'aloës y sont mis pour fortifier les viscères et inciser, atténuer et déterger les matières crasses et visqueuses, que la graine de genièvre conduit par la voie de l'urine. La conserve de rose, fortifie le ventricule* (estomac) *par sa légère astriction* (effet produit par les astringents). *La conserve d'ozeille et syrop de limon ou de citron, avec le succre, corrigent leur chaleur, rendent leur action meilleure, donnent la forme et conservent leur vertu.* Quelles étaient les indications de cette variante de la thériaque et du mithridate ? Essentiellement les maladies pestilentes et contagieuses. Il chassait pourriture et parasites, renforçait l'organisme tant chez le sujet sain que chez le valétudinaire. Lemery (1645-1715) donnait quelques précisions sur ses indications et sa posologie : *Il est employé pour fortifier l'estomac, pour arrêter le vomissement, pour exciter l'appétit, pour résister au mauvais air & à la corruption des humeurs, pour faire mourir les vers, & pour toutes les maladies contagieuses : la dose en est depuis un scrupule jusqu'à quatre.* Bauderon, *Ibid.*, 355 ; Renou, *Ibid.*, 810-811 ; Lémery, *Pharmacopée univ. 1764*, **2**, 695. Voir : Préface à propos de la thériaque.

Opium. L'opium, suc extrait des capsules du *Papaver somniferum L.* ou *Papaver sativum* Fuchs, était connu des médecins de l'Antiquité. Hippocrate (-460/-377), Galien (129-201) utilisaient ses vertus hypnotiques et antalgiques : on disait que la déesse Cérès avait fait connaître le pavot aux humains. Fracastor (1478-1553) classait l'opium dans les remèdes froids, au même rang que la jusquiame et l'avait associé aux aromates, aux argiles, aux gommes et aux résines de son *Diascordium* destiné à traiter la peste notamment. L'opium était également présent dans son onguent antisyphilitique aux côtés du mercure et singulièrement du soufre et du nitre. Paracelse (1493-1541) en avait fait le composant essentiel de son *spécifique anodin*, (antalgique) qui contenait 4 grammes d'opium pour 180 de suc d'orange et de citron, 4 de cannelle, et 45 de girofle, le tout additionné de quintessence d'or, de magistère de perles et de suc de corail. Fuchs (1501-1566) lui attribuait un *tempérament* froid au quatrième degré, à l'instar de tous les pavots. Il rappelait son pouvoir antalgique, ses vertus narcotiques, antitussives et antidiarrhéiques et ajoutait : *Mais si on en prend par trop, il nuyt : il faict venir les gens en letharge, & les tue*. Matthiole (1500-1577) confirmait cette opinion : *Le jus du pavot nommé Opium refroidit davantage, reserre & deseche. Prins de la grosseur d'un grain d'ers* (orobe), *appaise la douleur ; fait faire digestion, fait venir le sommeil : il aide à la toux, & à la celiaque passion : mais si on en prend par trop, il nuit : car il rend les personnes lethargiques, & les fait mourir... on en met dans les oreilles avec huile d'amande, myrrhe, & saffran pour alleger les douleurs d'icelle : il est profitable aux inflammations des yeux avec un moieu d'œuf rosti : aux erysipeles & aux plaies avec du vinaigre : aux gouttes avec du laict de femme, & du saffran. Il fait dormir, si on en met dans le fondement comm'un suppositoire*. Dodoens (1517-1585) décrivait le *tempérament* de tous les pavots et de l'opium comme froid et sec quasiment au quatrième degré. Il confirmait ses indications comme somnifère et antalgique ajoutant qu'*il en faut toutesfois user avec discrétion* et que son *usage est fort dangereux & mauvaix, principalement celuy d'opium, lequel prins par trop excessivement, ou trop souvent induict par dehors, ou autrement sans meure deliberation, il fait par trop dormir, comme si on estoit en letharge, il induit resverie, il corrompt le sens & entendement, induit paralysie aux membres, & en la fin tue aussi la personne.* Jean de Renou (1568-1620) le recommandait, car, *il* *modère les veilles importunes des malades en les faisant dormir opportunément ; il apaise encore la furie des douleurs en endormant et obstupéfiant le sentiment.* Bauhin (1560-1624) indiquait une recette de vin soporifique : cinq ou six têtes de pavot noir cuites dans du vin jusqu'à réduction de moitié. Thomas Sydenham (1624-1689) disait que, sans lui, *la science thérapeutique serait incomplète et chancelante* et le conseillait pour procurer le sommeil, chasser les douleurs et ralentir les flux de ventre. Voici la recette de son laudanum : *Prenez vin d'Espagne, une livre ; opium, deux onces ; safran, une once ; cannelle et clous de girofle en poudre, de chacun un gros ; faites digérer tout cela ensemble au bain-marie pendant deux ou trois jours, jusqu'à ce que la liqueur ait une consistance requise ; passez-la ensuite et la gardez pour l'usage.* Cette prescription magistrale figurait encore dans le *Codex* de 1908, l'alcool à 30° ayant seulement remplacé le vin d'Espagne. On en donnait vingt gouttes, qui représentaient un grain, c'est-à-dire 0,05g d'opium. Pierre Pomet (1658-1699) affirmait que les Turcs, *lorsqu'ils veulent se battre, en prennent par excès, ce qui les met hors du bon sens, et, ensuite, vont au combat, tête baissée, sans se soucier du danger.* On lisait, presque deux siècles plus tard, dans le Mérat et De Lens (1829) : *Tous les peuples soumis aux dogmes de l'Alcoran font un usage journalier de l'opium... C'est pour eux un excitant agréable qui leur procure des sensations et des rêves voluptueux ; ils en prennent surtout pour s'exciter au combat, se donner du courage, braver la mort, etc. Pris trop abondamment, il les enivre, les rend furieux, leur fait commettre des meurtres ; il y en a qui, à force d'en faire usage, en prennent plusieurs gros par jour, ce qui est chez eux une sorte d'ivrognerie, qui donne lieu à des maladies diverses, comme la maigreur, l'abrutissement, le tremblement... Les mahométans fument aussi l'opium, qui paraît produire, de cette manière, des résultats presque analogues.* Baudelaire (1821-1867) n'avait pas encore publié les *Paradis artificiels* (1851). Christoph Wilhelm Hufeland (1762-1836) écrivit, en 1829, un mémoire sur l'opium, reproduit plus tard dans son *Manuel de Médecine pratique*, dans lequel il affirmait sa place prédominante en thérapeutique, codifiant son emploi et insistant sur sa vertu palliative qui consiste *à alléger les souffrances et les douleurs du malade, à calmer son moral et à rendre la mort plus douce et plus facile*, qualité supplantant, à ses yeux, toutes les autres. La morphine sera isolée par Friedrich Sertürner (1783-1841), en 1806. Elle se substituera rapidement à l'opium dans toutes ses indications, sauf la diarrhée, la dysenterie et le choléra, pour lesquels, à la fin du XIXème siècle, il gardait la préférence des praticiens. On connaît la fortune de l'élixir parégorique dont les infirmeries militaires durent se séparer, le personnel l'utilisant comme substitutif du pastis. Pour mémoire, voici sa formule telle qu'on la trouvait dans le *Codex* de 1908 : *Poudre d'opium 5 g ; acide benzoïque 5 g ; Essence d'anis 5 g ; camphre 2 g ; alcool à 60° 985 g.* Magendie (1783-1855) avait composé des sirops d'acétate ou de sulfate de morphine *pour remplacer le sirop de diacode avec d'autant plus d'avantages, que la préparation de celui-ci est, pour ainsi dire, arbitraire.* Il remplaçait également le laudanum liquide ou les gouttes de Rousseau par des gouttes calmantes contenant les mêmes principes actifs morphiniques. Fracastor, *Les trois livres*, 57, 298, 346 ; Matthiole, *Ibid.*, 591 ; Fuchs, *Ibid.*, CXCVII, 360 ; Dodoens, *Ibid.*, 293 ; Bauhin, *Ibid.*, 286 ; Bauderon, *Ibid.*, 306 ; Renou, *Ibid.*, 485-486 ; Magendie François, *Formulaire pour la préparation et l'emploi de plusieurs nouveaux médicaments*, Paris, 1822, 18, 19 ; Hufeland, *Manuel de médecine pratique, legs d'une expérience de 50 ans*, Paris, 1838, **2**, 341-392 ; Mérat, de Lens, *Ibid.*, **5**, 48 ; Dechambre, *Ibid.*, S2, **16**, 144 ; H. Nothnagel, M.J. Rossbach, *Ibid.*, 579, 597-598 ; *Codex* 1908, 215. Voir : diacode.

Opobalsamum : *Un des noms du baume de La Mecque*. Voir : baume de La Mecque. Mérat, de Lens, *Ibid.*, **5**, 66.

Opoponax. L'opopanax ou opoponax, était une gomme-résine fournie autrefois par *Pastinaca opoponax* L. ou *Opopanax chironium* Koch (ombellifères). L'opoponax entrait dans l'emplâtre confectionné par Fracastor (1478-1553) avec de la farine de lin et de fénugrec et destiné à hâter la maturation des bubons pesteux. L'auteur du *Syphilis sive morbus gallicus* prescrivait aussi l'opoponax comme évacuant dans le traitement de la vérole. Enfin, cette résine figurait dans l'emplâtre desséchant et attractif imaginé par l'auteur des *Trois livres* pour attirer le miasme contagieux inoculé par la morsure des animaux enragés. Matthiole (1500-1577) l'identifiait sous le nom de *Panaces heracleum ou heraclium*, peut-être la plante connue sous le nom Berce blanc-ursine, dite également Patte d'ours ? Connue dès l'Antiquité, elle était donnée pour résoudre les engorgements, provoquer les règles et traiter les maladies hystériques. Elle entrait dans de nombreuses préparations, dont la thériaque et le mithridate. L'auteur du *Commentaire sur les six livres de Dioscoride* lui attribuait des qualités échauffantes (qui excitaient l'action organique, accéléraient la circulation et augmentaient la chaleur animale), ramollissantes, dessicatives (qui desséchaient les ulcères en absorbant le pus ou en arrêtant sa sécrétion) et résolutives (qui faisaient disparaître les engorgements). Il précisait : *l'ecorce de la racine échauffe et deseche mais moins que le suc, & a quelques vertus abstersives* (qui enlevaient les sécrétions à la surface des tissus lésés). Jean de Renou (1568-1620) la tenait en grande estime, pour *amollir, digérer, atténuer, adoucir, mondifier* (déterger), *résoudre et dissiper les ventosités*. Nicolas Lémery (1645-1715) confirmait ces indications, auxquelles il ajoutait les affections hystériques et la pourriture. Louis Vitet (1738-1809), en 1780, la trouvait encore discussive (elle dissipait les humeurs accumulées dans un engorgement ou une tumeur), résolutive (elle faisait disparaître les engorgements), siccative et carminative (elle chassait les gaz). Il la recommandait dans l'asthme et les obstructions. François Victor Mérat

(1780-1851) et Adrien Jacques De Lens (1786-1851), en 1833, la considéraient comme tonique et excitante, ce qui en faisait un remède de choix dans les paralysies, les maladies du cerveau ou les affections chroniques. Le Dorvault de 1898, lui accordait encore une activité comme expectorant et antispasmodique. Fracastor, *Les trois livres*, 295, 311, 329, 369 notes ; Matthiole, *Ibid.*, 443 ; Renou, *Ibid.*, 466 ; Lémery, *Dictionnaire univ.*, 546-547 ; Vitet, *Ibid.*, 220 ; Dorvault, Würtz, *Ibid.*, 652.

Oppilation ou opilation, signifiait obstruction. Celle-ci était consécutive à l'accumulation d'humeurs épaissies, qui, en coagulant, obstruaient les organes.

Or. Les anciens Egyptiens utilisaient, disait-on, les feuilles d'or appliquées sur la peau, pour enrayer le développement des pustules varioliques. L'or avait été introduit en thérapeutique par les Arabes. Il fortifiait le cœur, ranimait les esprits et réjouissait l'âme. On le prescrivait dans la mélancolie, le tremblement et les palpitations. Il entrait dans la composition de la confection d'alkermès, d'hyacinthe et dans le *cornu cervi auratum* (la corne de cerf dorée) résultant de la calcination de feuilles d'or avec de la corne de cerf. Les Anciens croyaient à l'influence des planètes sur les différents organes du corps humain, mais aussi sur les métaux enfermés dans les entrailles de la terre, c'est pourquoi ils donnaient aux différents métaux le nom de la planète leur correspondant. Ainsi, l'or, dédié au soleil, source de vie et de fécondité, devait-il posséder les mêmes vertus médicinales que son brillant parrain céleste. *Pour moy je tiens que cette grande vertu civile & morale, qu'il a de réjoüir le cœur,* affirmait Bauderon (1540-1623), *procede d'une vertu physique & solaire cachée dans ce metail. Laquelle le rend propre contre les passions du cœur, telles sont la melancholie, la palpitation, la syncope, outre la faculté alexitère de resister aux venins.* Schröder (1600-1664) affirmait : *L'or est le plus solide, & le plus noble de tous les Métaux, jaune, compact, & composé de parties très digérées, & très fixes. Il est appelé Soleil par les chymistes qui le désignent par le caractère du Soleil du grand monde, & avec le cœur qui est le soleil du petit monde... L'or passe pour l'excellent corroboratif de la chaleur naturelle, & du cœur, & on le donne avec succès dans les maladies où les forces manquent, il purifie la masse du sang en dissipant les mauvaises humeurs par diaphorèse.* Le XVIIIème siècle était sceptique sur ses vertus thérapeutiques et Robert James (1705-1776) écrivait : *Ce métal, qui est le plus noble et le plus précieux de tous, est aussi le plus inutile dans la médecine, si ce n'est qu'il est l'antidote de la pauvreté.* A la fin du XIXème siècle, on prescrivait encore la poudre d'or ou le chlorure d'or, en frictions gingivales ou linguales et, en pommade, sur les chancres vénériens. Jean Baptiste Fonssagrives (1823-1884), dans un article du Dechambre, publié en 1881, proposait la chrysothérapie pour provoquer la fièvre dans certaines maladies chroniques, pour déclencher les règles, pour traiter le goitre en cas d'échec de l'iode, pour remplacer le mercure dans le traitement de la syphilis, pour traiter la scrophule et l'herpès. Bauderon, *Ibid.*, 909 ; Schröder, *Ibid.*, **2**, 366 ; James, *Ibid.*, **2**, 707-715 ; Mérat, de Lens, *Ibid.*, **5**, 70 ; Dechambre, *Ibid.*, 2S, **16**, 482-495 ; Dorvault, Würtz, *Ibid.*, 652.

Orange. L'orange, *Citrus Aurantium* L., était cordiale (elle renforçait le cœur) et humectante (elle augmentait la fluidité du sang). Elle servait à fabriquer l'eau naphe dont on se parfumait autrefois. Son écorce, appelée *flavedo* dans le Codex, convenait aux coliques et aux troubles urinaires. Elle fortifiait le cerveau et l'estomac. Elle était sudorifique et fébrifuge. La fleur d'oranger était vermifuge, hystérique (qui convenait aux maladies des femmes), céphalique (qui traitait les maladies de la tête), cordiale et stomacale. La pulpe cuite était appliquée sur les ulcères cutanés. Fracastor (1478-1553) la recommandait, ainsi que le citron, dans le typhus, surtout si le sang était épais, car c'était un remède acerbe, sec et froid. Vitet (1738-1809) doutait de l'efficacité des fleurs comme vermifuges, anticonvulsifs, anti-hystériques, même si on pouvait admettre leurs vertus stimulantes des forces vitales. Les feuilles n'avaient sans doute aucune efficacité dans l'épilepsie. En revanche, l'orange épluchée était recommandée dans le scorbut, les maladies consécutives à l'air confiné et miasmatique, dans les fièvres continues avec humeurs tendant à la putridité. Fracastor, *Ibid.*, 274 ; Renou, *Ibid.*, 427-428 ; Dom Alexandre, *Ibid.*, 492-493 ; Vitet, *Ibid.*, 335 ; Mérat, de Lens, *Ibid.*, **2**, 301-305 ; Bossu, *Ibid.*, **2**, 347.

Orcanette. L'orcanette, *Alkanna tinctoria* Tausch, *Anchusa tinctoria* L., plante vivace de la région méditerranéenne, offrait dans l'écorce de ses racines, une substance colorante qui permettait de donner une couleur rouge à certains cosmétiques. Le henné provenait d'une plante de la même famille. Matthiole (1500-1577) l'appelait aussi *Calyx* ou *Onocleia*. Il disait la racine capable de guérir avec huile et cire, les brûlures, les ulcères anciens, et, avec griottes, la lèpre et le vitiligo. Sa décoction était bénéfique aux maux de rein, de *ratelle* (rate), à la jaunisse et à la fièvre, mais, pour cette dernière, avec de l'eau miellée. Les feuilles bues dans du vin étaient constipantes. Son tempérament était, pour Bauhin (1560-1624), froid et sec. Il prescrivait la racine avec des griottes séchées, dans l'ergotisme et croyait qu'*appliquée par le bas elle attire l'enfant hors du ventre de la mère ....* Selon Pierre Pomet (1658-1699), *l'orcanette est astringente et détersive, et arrête le cours de ventre, étant prise en décoction ; elle est encore employée pour déterger et sécher les vieux ulcères...* William Lewis (1708-1781) lui déniait toute action thérapeutique, mais il admettait bien volontiers que *son principal usage est de teindre les huiles, les onguents et les emplâtres en une couleur rouge, qui est fort belle.* Adolphe Gubler (1821-1879), un siècle plus tard, pensait également que l'orcanette n'avait d'autre utilité que de colorer en rouge les crèmes et les pommades. Matthiole, *Ibid.*, 562 ; Bauhin, *Ibid.*, **2**, 463 ; Pomet, *Ibid.*, **1**, 90 ; Lewis, *Ibid.*, **1**, 206 ; Gubler, *Ibid.*, 238.

Orge, *Hordeum sativum* Jessen, *Hordeum vulgare* L., *Hordeum distichum*. Il était appelé orge mondé quand on avait ôté sa première pellicule. Fracastor (1478-1553) rappelait que certains médecins, avant de commencer les frictions avec l'onguent mercuriel, mettaient à leurs malades *des sacs d'orge chaud entre les aines, sous les aisselles et sous les pieds de façon que l'onguent pénètre mieux, et que la sueur soit plus abondante*. Il utilisait l'eau d'orge pour soigner les ulcérations buccales dues au mercure. Matthiole (1500-1577) lui attribuait toutes sortes de bienfaits : traitement des affections de la bouche et du pharynx, action diurétique et galactogène. La farine d'orge cuite avec du miel et des figues guérissait inflammations et abcès. Cette même farine cuite avec des fientes de pigeons et de la résine était souveraine contre toutes les indurations ; cuite avec mélilot et têtes de pavot, elle faisait disparaître *les douleurs de costés*. On l'associait à diverses autres substances pour traiter les écrouelles, les gratelles (gale), les fluxions des articulations, la goutte, les inflammations. Pour Fuchs (1501-1566), l'orge était froid et desséchant (qui drainait les ulcères en absorbant le pus ou en arrêtant sa sécrétion) au premier degré. Il lui attribuait les mêmes propriétés curatives que Matthiole à cette nuance près qu'il le préconisait contre les morsures de polypes venimeux et de serpents. L'orge mondé était employé comme pectoral (spécifique des affections du poumon), émollient, humectant (qui augmentait la liquidité du sang), adoucissant. Il atténuait l'âcreté de la pituite qui descendait du cerveau et favorisait le sommeil. L'orge entrait dans la fabrication de la bière. On a extrait des touraillons, autrement dit des germes triés de malt de brasserie, un antiseptique intestinal qui a longtemps figuré dans les traités de thérapeutique et qu'on a cru spécifique du choléra, l'hordénine, alcaloïde dont on utilisait le sulfate à la dose de 1 à 2 g.. Fracastor, *Les trois livres*, 347, 348 ; Matthiole, *Ibid.*, 275-276 ; Fuchs, *Ibid.*, CLXVII, 307-309 ; Renou, *Ibid*, 418 ; Dom Alexandre, *Ibid.*, 494-495 ; Savy, *Traité de thérapeutique clinique*, Paris, 1938, **1**, 452 ; Perrot, *Ibid.*, **1**, 531.

Origan : voir marjolaine.

Ormeau. L'ormeau ou orme, *Ulmus campestris* L., était connu de Dioscoride (1er siècle) qui conseillait d'en manger les feuilles, légèrement purgatives, et recommandait, déjà, d'en utiliser le liber (seconde écorce) contre l'exanthème et la lèpre croûteuse ; plus tard on étendit ses indications aux fièvres intermittentes, au cancer, aux scrofules et aux hémorragies. L'infusion d'écorce d'ormeau dans du vin additionné de sels de plomb, de fourmis et de tormentille, était recommandée contre les veines douloureuses. Le bois de l'orme passait pour fébrifuge. Les galles de l'orme, provoquées par un puceron, *Tetraneura ulmi*, contenaient une humeur claire, appelée eau d'orme, conseillée pour laver les yeux, les plaies, les contusions et recommandée par Dioscoride (1er siècle) et Pierre André Matthiole (1500-1577) pour réduire les hernies, chez l'enfant : *Les feuilles, l'escorce, & les branches de l'orme ont vertu de restreindre. Les feuilles broyées avec du vinaigre guerissent les lèpres, si on les en frotte, & soudent les plaies encore bien plus l'écorce du dedans & la plus deliee, si on en lie les playes alentour comme d'une bende : car elle se ploie comme une courroie. L'escorce du dessus & la plus grosse beuë avec du vin ou eau froide, du poids d'un'once purge le phlegme. Les os rompus sont plustost soudez & reprins si on les fomente de la decoction des feuilles, de l'escorce de la racine de l'orme. L'humeur qui croist dans les vescies qu'il produit quand il commence à getter son germe, si on s'en frotte rend le teint du visage plus beau & plus cler. Quand cette humeur se seche, elle se convertit en petites bestioles semblables aux mouchons.* Il s'agissait du contenu liquidien de galles qui, à l'automne, devenait épais et qui était conseillé pour les affections respiratoires. Le Dorvault de 1898 mentionnait encore l'eau d'orme et le baume d'ormeau, dans les mêmes indications, tout en précisant qu'ils étaient peu usités. Matthiole, *Ibid.*, 112 ; Dom Alexandre, *Ibid.*, 496-497 ; James, *Ibid.*, **6**, 746 ; Mérat, de Lens, *Ibid.*, **6**, 799 ; Dorvault, Würtz, *Ibid.*, 654-655.

Orobe. L'orobe, *Orobus vernus* L., dont les graines, noires et luisantes, réduites en poudre, servaient à confectionner des cataplasmes résolutifs, était un des composants de la thériaque. Matthiole (1500-1577) connaissait cette plante sous le nom d'*Ers* et rappelait que les apothicaires la nommaient *ers orobus*. On en faisait une farine *qui fait bon ventre, provoque l'urine, fait avoir bonne couleur... elle mondifie les ulcères avec miel, oste les lentilles, & toutes autres taches du visaige, & generalement de tout le corps : elle reprime les ulceres qui mangent tant les parties saines que les corrompues, gangrenes, duretés, elle remollit les mammelles endurcies : fait tomber l'escarre des ulceres noirs, nommés theriomas, & de ceux qui gettent en plusieurs lieux de sa fang retirant à miel : elle rompt les charbons : incorporee avec vin guerit les morsures d'viperes, des chiens, & des homes : avec vinaigre appaise les difficultés d'urine, & les douleurs de ventre qu'on a dans la maladie qui donne toujours tranchees, & envie d'aller à selle sans y pouvoir rien faire.* François Victor Mérat (1780-1851) et Adrien Jacques de Lens (1786-1851) confirmaient que, sous le nom d'orobe, on employait en fait de la farine de semences d'ers, *Ervum Ervilia* L. (*Vicia Ervilia* Wild.). Avec celle de fénugrec, la farine d'orobe était considérée comme un cicatrisant des plaies par régénération des tissus : sarcotique. Elle faisait partie des quatre farines résolutives, avec, nous l'avons vu, celles de fénugrec, de fève et de lupin. Fernel, *Ibid.*, 449 ; Matthiole, *Ibid.*, 293 ; Mérat, de Lens, *Ibid.* **5**, 103 ; Gubler, *Ibid.*, 240 ; Dorvault, Würtz, *Ibid.*, 494, 655.

Orpiment. L'arsenic, corps simple hautement toxique, n'était connu des Anciens que sous deux formes : l'orpiment, sulfure jaune d'arsenic ou le realgar ou sandaraque, le sulfure rouge. Pour Fracastor (1478-1553), l'orpiment, pareillement à l'arsenic, aux cantharides, aux venins de serpents, qui avaient la réputation de putréfier, en réalité ne le faisaient pas, mais brûlaient *et ce qui s'évapore d'eux ne peut être un germe de contagion parce qu'il est sec.* Aussi l'utilisait-il dans les infections à leur commencement, dans la phtisie et dans la vérole. On employait l'orpiment comme caustique en applications externes pour *consumer les chairs.* Selon Matthiole (1500-1577) : *Il a une vertu astringente et corrosive : il fait venir des escarres avec un grand brulement & une vehemente cuiseur. Il oste les excroissances de la chair, & fait tomber le poil. Comme le sandarach et la chaux-vive, l'orpiment prins en breuvage ronge les intestins avec grandes douleurs.* Il faut donner dans ce cas du suc de mauve et de guimauve, de la décoction de graine de lin ou de riz, du lait miellé, du bouillon gras. Louis Vitet (1736-1809) assurait que *sa solution aqueuse détruit la gale et quelquefois les dartres récentes et exemptes de tout virus vénérien ou scrophuleux...* On le proposait, à la fin du XVIIIème siècle, pour le traitement du cancer. J.-B. Fonssagrive (1823-1884), en 1878, signalait sa présence dans les préparations épilatoires et dans le collyre de Lanfranc ou vin arsenical cuivreux, associant orpiment, eau de rose, verdet, myrrhe, aloès dilués dans du vin blanc, mixture appliquée sur les ulcères surinfectés. Fracastor, *Les trois livres*, 57, 237, 301, 344 ; Matthiole, *Ibid.*, 759, 819 ; Renou, *Ibid.*, 510-511 ; Lémery, *Dictionnaire univ.*, 71 ; Dom Alexandre, *Ibid.*, 22 ; Vitet, *Ibid.*, 233 ; Mérat, de Lens, *Ibid.*, **1**, 429 ; Fonssagrives, *Ibid.*, **2**, 684.

Orpin. Voir Joubarbe. Mérat, de Lens, *Ibid.*, **6**, 285-285.

Ortie : parmi les innombrables espèces de cette plante, il semble que les anciens praticiens aient exploité de préférence les vertus urticantes de l'ortie brûlante ou petite ortie ou ortie grièche, *Urtica urens* L.. Celse (1er siècle) et Arétée (120?-200?) lui prêtaient le pouvoir de ranimer les forces vitales des malades qu'on flagellait avec elle, notamment dans l'apoplexie et la paralysie. Pétrone (1er siècle) prétendait que les libertins s'en servaient pour récupérer leur vigueur sexuelle après d'exténuantes orgies : *Viridis urticae fascem comprehendit, omniaque infra umbilicum coepit lenta manu caedere* (elle saisit une poignée d'orties vertes et m'en flagelle d'une main souple tout le corps au dessous du nombril). L'infusion et le suc d'orties, astringents, étaient prescrits contre la bronchite chronique, la pleurésie, l'asthme, la goutte et le rhumatisme, les lithiases urinaires, la variole et la rougeole. Pour Bauhin (1560-1624), l'*urtica* était de tempérament chaud et sec. *L'eau distillée des feuilles et de la fleur bue matin, midi et soir à la dose de trois onces est bonne pour la colique, pour la pierre, & la vessie, pour la toux invétérée, pour les vers & les ventositez.* En topique, c'était un excellent remède pour les ulcères sales, les cancers, les fistules, la goutte, les polypes du nez, l'œdème du pied, la morsure des chiens enragés. Julien Joseph Virey (1775-1845) la recommandait encore, en 1820, comme diurétique, dans l'hémoptysie et comme dépuratif sanguin ; il prescrivait la semence d'ortie dans les toux rebelles et dans l'asthme. La graine d'ortie avait la réputation d'inciter à la luxure et d'être l'antidote de la jusquiame, de la ciguë, des champignons vénéneux et du mercure, si l'on en croit Jean de Renou (1658-1620). Elle passait pour provoquer les urines et les règles. L'ortie connut un regain d'intérêt à la fin du XIXème siècle, lorsqu'Armand Trousseau (1801-1867) s'en servit dans les paralysies hystériques. Elle était parfois utilisée comme rubéfiant de substitution. Bauhin, *Ibid.*, 415 ; Renou, *Ibid.*, 325 ; James, *Ibid*, **6**, 830-833 ; Panckoucke, *Ibid.*, **38**, 356-360 ; Virey, *Ibid.*, 310 ; Gubler, *Ibid.*, 241 ; Dorvault, Würtz, *Ibid.*, 655 ; Pétrone, *Le Satyricon*, trad. Maurice Rat, Paris, Garnier, 1934, chap. XXXVIII, 349.

Orviétan. L'orviétan était un avatar de la thériaque et, comme pour elle, sa composition pouvait varier selon les pharmacopées des différentes régions. Nicolas Lémery (1645-1715) proposait celle-ci : vieille thériaque, vipères séchées avec leur cœur et leur foie, racines de scorsonères, de carline, d'impératoire, de bistorte, de petite aristoloche, d'angélique, de dictame blanc, de gentiane, de costus, d'acorus vrai, de contrayerva ; feuilles de sauge, de romarin, de galenga, de chardon bénit, de dictame de Crète ; des baies de laurier et de genièvre ; de la cannelle, du girofle et du macis ; du miel écumé. L'orviétan était indiqué dans la peste, les fièvres malignes, la variole et les morsures d'animaux venimeux. Son action fortifiante était attestée sur le cerveau, le coeur et l'estomac. On en donnait un scrupule à une dragme et demie. Robert James (1705-1776) dans son *Dictionnaire universel de Médecine* écrivait : *Il est fort estimé contre la peste, contre les fièvres malignes, contre la petite-vérole, contre les morsures de bêtes venimeuses. Il fortifie le cerveau, le cœur & l'estomac. La dose en est depuis un scrupule, jusqu'à une dragme & demi. Les descriptions d'orvietan se trouvent différentes en plusieurs circonstances dans les Pharmacopées. Quelques-unes y demandent la racine d'anthera, les écorces de citron & d'orange, & beaucoup plus de racine d'angélique, qu'il n'en entre ici. J'ai tiré cette description de la Pharmacopée Royale*. Lémery, *Pharmacopée univ.*, **2**, 690 ; James, *Ibid.*, **5**, 196.

Os calciné. L'os calciné, terre des os, terre animale, était constitué de phosphate de chaux, obtenu en calcinant l'os jusqu'à ce qu'il devienne blanc et cassant. Il entrait dans la confection des onguents comme liant et absorbant. On le trouvait dans la composition des dentifrices. Gubler (1821-1879) préconisait le phosphate de chaux comme substitutif du carbonate de calcium en tant qu'absorbant antiacide, mais aussi au titre de reconstituant du tissu osseux chez l'enfant ou l'adulte. Piorry (1794-1870) l'utilisait dans les lyses osseuses consécutives à la tuberculose des os. Gubler, *Ibid.*, 564 ; Dorvault, Würtz, *Ibid.*, 690.

Os de seiche, *seche*, *Sepia officinalis*. L'os de seiche, ou biscuit de mer, coquille interne de la *Sepia officinalis* L., était utilisé porphyrisée (broyage d'une substance pour la rendre très fine) et insufflée dans l'œil pour éliminer les taies cornéennes. Vitet (1738-1809) estimait que l'os de seiche porphyrisé certes détartrait les dents, mais usait l'émail quand on réitérait son emploi. Vitet, *Ibid.*, 248 ; Mérat, de Lens, *Ibid.*, **6**, 324.

Os du cœur. L'os du cœur du cerf et de la biche, *qui n'est autre chose que la crosse de l'aorte endurcie et presque ossifiée dans les vieux cerfs*, selon Nicolas Guibourt (1790-1867), était recommandé, de longue date, comme cordial, alexipharmaque (anti-poison) et hémostatique. James (1705-1776) rappelait l'emploi très fréquent de cette substance par les médecins : on la considérait comme un moyen de résister aux venins et de prolonger la vie. Sa forte teneur en sel volatile lui donnait la propriété de lever l'obstruction des capillaires. On le prescrivait dans les pleurésies, dans les maladies de cœur, pour éviter l'avortement. En application externe, il passait pour hémostatique. James, *Ibid.*, **3**, 329 ; Mérat, de Lens, *Ibid.*, **2**, 189 ; Guibourt, **4**, 77.

Oseille : voir vinette et trifolium acetosum.

Oseille. L'oseille, *Rumex acetosa* L., surelle, vinette, fortifiait le cœur, excitait l'appétit, combattait les venins, arrêtait les flux de ventre et de sang. Fracastor (1478-1553) utilisait l'oseille comme abstergent et desséchant au commencement du processus infectieux. Le sirop d'oseille, au même titre que d'autres sirops acides, faisait partie de ses prescriptions dans le typhus. L'oseille entrait dans la composition du Diascordium, anti-pesteux de référence pour l'auteur du *Syphilis sive morbus gallicus.* L'oseille faisait également partie de son arsenal pour traiter la rage. Matthiole (1500-1577), à propos de la *Rumex acetosa,* célébrait précisément *sa vertu particuliere bonne aux morsures de chien enragé* : on commençait par rincer la plaie avec une décoction de la plante, puis, on appliquait l'herbe sur la morsure et enfin on faisait boire au malade une infusion de ses racines. Elle était souveraine contre toutes sortes de fièvres continues, malignes et pestilentielles. Leonhart Fuchs (1501-1566) la considérait comme froide et sèche au second degré et recommandait l'oseille cuite dans du vin pour guérir les oreillons, les goitres, les écrouelles ; certains affirmaient obtenir le même résultat en suspendant les feuilles au cou du malade. Elle était efficace contre les piqûres de scorpion. Dodoens (1517-1585) qui identifait cinq espèces d'*ozeilles* leur attribuait à toutes un *tempérament* tempéré en froideur et chaleur, mais sèche quasiment au troisième degré, tout particulièrement la graine, également astringente (qui provoquait une rétraction des parties qu'elle touchait et ralentissait ou arrêtait les évacuations). Il les recommandait, cuites dans du vin, pour traiter les jaunisses, les lithiases urinaires et comme emménagogues (qui déclenchaient les règles) et diurétiques. Pour Vitet (1738-1809), l'oseille des prés, *Acetosa pratensis, Rumex acetosa,* était indiquée dans le scorbut, les fièvres ardentes, inflammatoires et putrides comme dans toutes les maladies à tendance putride. A contrario, il doutait de l'utilité des semences pour traiter la diarrhée, l'hémoptysie, l'hématurie. La racine ne rafraîchissant pas beaucoup, il était inutile de la prescrire dans les cystites ou les rétentions d'urine dues à l'inflammation du col de la vessie et de l'urètre. Elle gardait ses indications dans le traitement de l'ictère par rétention, la colique néphrétique lithiasique et, en application locale, dans la gale. Adolphe Gubler (1821-1879), tout en admettant ses propriétés diurétiques et antiscorbutiques, la cantonnait au rôle d'assaisonnement pour acidifier la soupe ou relever la fadeur des œufs durs. Fracastor, *Les trois livres*, 239, 266, 280, 298, 316 ; Matthiole, *Ibid.*, 302 ; Fuchs, *Ibid.*, CLXXVI, 326 ; Dodoens, *Ibid.*, 384 ; Vitet, *Ibid.*, 338 ; Renou, *Ibid.*, 402 ; Dom Alexandre, *Ibid.*, 502 ; Mérat, de Lens, *Ibid.*, **6**, 133-135 ; Gubler, *Ibid.*, 242.

Oxilapathum. Voir parelle.

Oxycras. Mélange de vinaigre et d'eau employé dans les fièvres et les phlegmasies, qui devenait astringent (provoquait une rétraction des parties qu'il touchait et ralentissait ou arrêtait les évacuations) quand on augmentait la dose de vinaigre et qui avait, depuis Galien (129-201), la réputation d'être à la fois chaud et froid, résolutif (qui dissipait les engorgements en ouvrant les pores ou en ramollissant l'humeur ou en calmant les mouvements des esprits) et apocroustique (astringent et répercussif) ou seulement répercussif (qui poussait et chassait les humeurs). En application externe, il empêchait la surinfection des ulcères, prévenait la gangrène, dissolvait les humeurs séreuses et oedèmateuses. Voici l'opinion catégorique et définitive de Fracastor (1478-1553) à propos des boissons à donner aux patients atteints de la peste : *Qu'on ne donne pas de vin à boire, quoiqu'il y ait des médecins qui le donnent très pur, et cela à tort, puisqu'ils augmentent l'intensité de la fièvre surtout parce que les forces peuvent être soutenues sans danger par d'autres moyens. Qu'on donne donc à boire aux malades, de l'oxycras...* Jean de Renou (1568-1620) disait du vinaigre qu'il était *grandement incisif* (qui divisait les humeurs qu'on supposait épaissies et coagulées, faisait disparaître les obstacles qu'elles opposaient à la circulation des fluides de l'organisme), *attenuatif* (qui avait la faculté de rendre les humeurs moins épaisses) *& penetratif* (qui imprégnait facilement), *& avec cela il reprime et rafraichist, voire qui plus est, il eschauffe bien souvent...* ses qualités sont *en partie chaudes, & en partie froides... mais quoy qu'il en soit il est certain* *qu'il panche plus du costé de la froideur que non pas de la chaleur.* Renou le préconisait en application sur les inflammations récentes non ulcérées et signalait qu'il piquait et brûlait appliqué sur *les parties ulcérées*. Fracastor, *Les trois livres*, 289, 369 notes ; Renou, *Ibid.* 242, Dechambre, *Dict. Encyclo. ...*, S2, **19**, 472.

Oxysacre. L'oxisacre, ou *oxysaccharum,* était un mélange de sucre et de vinaigre aux vertus astringentes et désinfectantes. Renou, *Ibid.*, 376-377 ; Mérat, de Lens, *Ibid.* **5**, 149.

Oxicroceum : voir emplâtre d'oxicroceum.

P

Pain. James (1705-1776) rappelait que le pain *est un remède très-énergique, pour rétablir les forces perdues & altérées, si on le prend rôti et trempé dans de bon vin, avec un peu de cannelle ou de sucre. C'est de tous les analeptiques celui qui est le plus propre pour ceux en qui il est à propos de ranimer les forces épuisées par de grandes fatigues ou par des hémorrhagies violentes, à la suite d'une blessure.* On employait la mie de pain pour confectionner des cataplasmes émollients et maturatifs. On en faisait des tisanes sucrées prescrites dans les maladies inflammatoires des intestins ou des voies respiratoires. Elle servait d'excipient dans la fabrication de certaines pilules et pouvait même être conseillée seule, et privée de principe actif, pour traiter sans risques certains malades imaginaires : *mica panis*, ancêtre de nos actuels placebos. James, *Ibid.*, **5**, 330 ; Mérat, de Lens, *Ibid.*, **5**, 165.

Panchymagogue : on désignait sous ce nom l'électuaire diacatholicon. Bauderon, *Ibid.*, 874.

Panchymagogue de Quercetanus : une des nombreuses dénominations du protochlorure de mercure. Dorvault, Würtz, *Ibid.*, 365-366.

Parelle. Oxilapathum, c'était le nom donné par Olivier de Serres (1539-1619) *à une espèce de parelle ou patience.* Il s'agissait vraisemblablement de la patience sauvage, *Rumex obtusifolius* L. anciennement *Rumex acutus* L.. Dodoens (1517-1587) en décrivait cinq espèces. Seule la première était utilisée par De Serres, *Rumex acutus*. Selon sa classification, Dodoens plaçait la graine sèche presque au troisième degré et l'estimait astringente. Sinon, les parelles étaient tempérées en froideur et en chaleur. En bouillon, la *Rumex acutus* était modérément laxative, de même en décoction. Bue avec du vin ou de l'eau, la graine arrêtait la diarrhée, guérissait la dysenterie. La racine était indiquée pour traiter la jaunisse, la lithiase urinaire et les piqûres de scorpion. Elle était diurétique et emménagogue. En cataplasme, pilée avec huile rosat et safran, elle digérait et résolvait les abcès et tumeurs de la tête. En application, la racine guérissait les tumeurs situées derrière les oreilles. Pilée avec du vinaigre, elle soignait la *ratelle* (rate). On prétendait que, pendue autour du cou, elle remédiait aux écrouelles. Sa racine était fréquemment utilisée à la place de celle de la patience, *Rumex patientia* L., dont elle possédait les mêmes propriétés : elle épurait les humeurs, ranimait les forces de l'estomac, purgeait et provoquait la sudation. Adolphe Gubler (1821-1879), en 1868, considérait l'infusion de patience sauvage comme la plus adaptée au traitement des maladies cutanées et dyscrasiques (dues à une mauvaise constitution) et appréciait ses qualités dépuratives, sudorifiques et antiscorbutiques. Dodoens, *Ibid.*, 384 ; O. de Serres, *Le théatre d'agriculture*, Paris, 1606, 957 ; Mérat, de Lens, *Ibid.*, **6**, 136 ; Gubler, *Ibid.*, 244.

Pariétaire. Le tempérament de la pariétaire, *Parietaria officinalis* L., perce-muraille, aumure, était, si l'on en croit Fuchs (1501-1566), humide, nullement froide, mais détersive et astringente : *Les fueilles de la Parietaire hont vertu refrigerante, & adstringente. Parquoy, appliquee par dehors, guerissent les feux sacrez, ou erisipeles, le mal sainct Fiacre, ou condylomats, bruslures, abcès commencans, toutes inflammations, oedemes, & duretés.* Elle faisait partie des herbes émollientes, comme la guimauve, la grande consoude et la mauve. William Lewis (1708-1781) l'utilisait comme diurétique. On l'employait encore à la fin du XIXème siècle en infusions diurétiques et émollientes. Fuchs, *Ibid.*, CVII, 195 ; Lewis, Ibid., **1**, 374 ; Mérat, de Lens, *Ibid.*, **3**, 111 et **5**, 202-203 ; Dorvault, Würtz, *Ibid.*, 668.

Pas d'âne : voir tussilage.

Pastel. Fuchs (1501-1566) écrivait : *L'herbe que nous nommons en Françoys Gusde, ou Pastel, a esté dicte des Latins, Isatis.* De tempérament sec, amer et astringent, particulièrement la sauvage, ses feuilles broyées avec de la farine d'orge rôti cicatrisaient les plaies, arrêtaient les saignements, guérissaient les ulcères rongeants, facilitaient la suppuration. En breuvage, les feuilles et les racines étaient indiquées dans le feu sacré, l'érésipèle, le mal de Saint Antoine (ergotisme), la *ratelle* (rate) et les obstructions. L'*Isatis tinctoria* L., plante astringente, était aussi utilisée pour renforcer les articulations et réduire les hernies. Nicolas Lémery 1645-1715) recommandait d'appliquer ses feuilles broyées, sur les poignets, dans le traitement des fièvres intermittentes. Les paysans provençaux préconisaient le pastel contre la jaunisse. On lui attribuait encore, dans la seconde moitié du XIXème siècle, des propriétés antiscorbutiques et résolutives (qui éliminaient les oedèmes). Fuchs, *Ibid.*, CXXVI 231 ; James, *Ibid.*, **4**, 684 ; Mérat, de Lens, *Ibid.*, **3**, 661 ; Bossu, *Ibid.*, **2**, 363.

Patience, *Rumex Patientia* L., dite également rhubarbe sauvage, parelle ou lapathon. La racine de patience était conseillée comme traitement de la gale en tisane, mais aussi, mêlée à un corps gras, sous forme de pommade dont on frictionnait la peau. Depuis Arétée de Cappadoce (1er-2ème siècle), qui la préconisait dans l'éléphantiasis (lèpre), c'était le traitement de base de toutes les dermatoses non inflammatoires. Fracastor (1478-1553) prescrivait le sirop de patience dans le typhus, au même titre que celui de marjolaine ou de pouliot. Il la croyait utile dans le traitement de la rage à l'égal de la garance ou du pouliot. Fuchs (1501-1566) situait son *tempérament* comme froid et sec au second degré. Il la recommandait bouillie dans du vin et bue, dans le traitement de la jaunisse. On suspendait les racines au cou des malades souffrant d'écrouelles et à celui des goitreux. Parmi ses autres prescriptions, on trouvait la lithiase vésicale, l'aménorrhée, les piqures de scorpions. Fuchs ajoutait comme indication, dans le langage pittoresque de l'époque : *La semence guerit les maladies d'estomach, desquelles on ne se peut bonnement despestrer.* Dodoens (1517-1585) nuançait cette estimation jugeant que *ces herbes sont asses temperées en froideur & chaleur, mais elles sont seches jusque bien pres au tiers degré, principalement la graine, laquelle est aussi astringente* (qui provoquait une rétraction des parties qu'elle touchait et ralentissait ou arrêtait les évacuations). Il la prescrivait bue avec de l'eau ou du vin comme anti-diarrhéique. En revanche, il utilisait les feuilles comme laxatif doux. Vitet (1738-1809) la considérait comme un médiocre diurétique et comme un acceptable laxatif, mais à forte dose. Il jugeait sa renommée pour traiter les dermatoses un peu usurpée car reposant sur son efficacité toute relative dans le traitement de la gale. Du moins, ajoutait-il, si elle ne faisait pas de bien, ne faisait-elle pas de mal ! Nicolas Guibourt (1790-1860) jugeait la division du genre rumex en deux groupes (oseille et patience) par Joseph P. Tournefort (1656-1708) injustifiée, car les deux espèces pouvaient être utilisées indifféremment les unes à la place des autres, dans les mêmes indications thérapeutiques. Le Dorvault, en 1898, la préconisait encore, en infusé, per os, dans le traitement de la gale. Fracastor, *Les trois livres*, 280, 316 ; Fuchs, *Ibid.*, CLXXVI, 326-327 ; Dodoens, *Ibid.*, 384 ; Vitet, *Ibid.*, 80 ; Mérat, de lens, *Ibid.*, **6,** 136-137 ; Guibourt, *Ibid.*, **2**, 421 ; Dorvault, Würtz, *Ibid.*, 684.

Patience sauvage : voir parelle.

Pavots. La variété de pavot, *Papaver somniferum* L., à pétales blancs, dite pavot blanc, pavot officinal, était censée produire des graines moins narcotiques que la variété noire, mais donnant une huile analogue. On disait autrefois cette graine peu somnifère, pectorale et adoucissante. Le suc laiteux s'écoulant des capsules et des feuilles, se concrétionnait pour former l'opium en larmes. L'opium était, il l'est encore, le suc desséché obtenu par incision des capsules non mûres. En revanche, c'était en général le pavot noir, variété du *Papaver somniferum* L., pavot à huile, qui entrait dans la composition des onguents analgésiques et sédatifs, comme nous l'avons vu pour le célèbre *unguentum populeum* (onguent peuplier) dont Brice Bauderon (1539-1623) disait qu'*il provoque le sommeil et profite aux* *fébricitants, et aux douleurs de tête causées de chaleur, si on en frotte le front et les temples, ou les plantes des pieds, ou les carpes ou poignet des mains.* Schröder (1600-1664) donnait de judicieux conseils pour procéder à sa récolte : *Quant à l'usage, le plus ordinaire est à procurer le sommeil, & apaiser la douleur de tête, en fixant les esprits & les humeurs. Pour emplir mieux ces deux indications, il est nécessaire suivant Rhumelius* (1597-1661), *de le cueillir dans son tems balsamique, lorsque la lune est dans le signe du cancer, & qu'elle regarde Mars d'un aspect trine*[37] (ou trigone) *ou sextil*[38]. Ses graines donnaient une huile blanche, ou d'oeillette, comestible. Ses capsules, n'étaient pas admises au *Codex*, mais, d'après Adolphe Gubler (1821-1879), fournissaient néanmoins un opium de qualité supérieure, appelé *affium.* Selon cet auteur, *le vin d'affium est composé de 50 g d'affium pour 500 g de vin de Madère, et contient, d'après cela, un dixième de son poids de substance active, c'est-à-dire 1 centigramme de morphine par gramme. Il est destiné à remplacer les laudanums...* Bauderon, *Ibid.*, 637 ; Renou, *Ibid*, 910-911 ; Schröder, *Ibid.*, **1**, 376 ; Dom Alexandre, *Ibid.*, 518 ; Gubler, *Ibid.*, 246. Voir : opium.

Pavot rouge. Le pavot rouge, *Papaver rhaeas* L., plus connu sous le nom de coquelicot, faisait partie des quatre fleurs pectorales avec la mauve, la guimauve et la violette. Schröder (1600-1664) considérait les fleurs comme réfrigératives, somnifères et anodines : *elles servent dans les fièvres, sont spécifiques à la pleurésie, salutaires à l'esquinancie & aux maladies de poitrine qui ont besoin de rafraichissement. L'infusion des fleurs dans de l'esprit de vin, arrête le flux menstrual immodéré. On croit que les feuilles de Pavot Rheas apliquées sur le foye arrêtent l'hemorragie du nez. On attribue la même vertu à la racine. On lui attribuait des qualités expectorantes et on l'employait dans les rhumes chroniques, les angines, l'asthme et la pleurésie.* Schröder, *Ibid.*, **1**, 376-377 ; Dom Alexandre, *Ibid.*, 518-519 ; Mérat, de Lens, *Ibid.*, **5**, 186-187.

Pêches, fleurs de pêcher. Les pêches étaient froides et humides, selon Jean de Renou, (1568-1620), mais *leurs noyaux sont chauds et secs, voyla pourquoy, ils sont apéritifs, incisifs et détersifs et si, sont très propres pour désopiler le foie et la rate.* C'était précisément cette froideur parfumée qu'elles partageaient, du reste, avec les citrons, les pommes d'api et les coings, qui justifiait pour Fracastor (1478-1553) leur présence à proximité des malades atteints de la peste, pour purifier l'air qu'il respirait, de la même façon que le faisaient les fleurs odoriférantes. Dom Alexandre (1654-1728) les recommandait contre les calculs urinaires. On utilisait un sirop à base

---

[37] Position d'un astre par rapport à un autre quand ils sont distants de 120° ce qui constitue le côté d'un triangle équilatéral.
[38] Aspect de deux astres quand ils sont éloignés de soixante degrés.

d'eau distillée de fleurs de pêcher *fort bon pour purger les eaux et pour tuer la vermine des petits enfants.* Vitet (1738-1809) traitait les supposées vertus thérapeutiques de *l'Amygdalus Persica* comme des on-dit : les feuilles et les fleurs purgeraient ? Les fruits rafraîchiraient ? Les amandes seraient vermifuges et leur huile instillée dans le conduit auditif modérerait les acouphènes ? Tout cela était problématique pour l'auteur de *La matière médicale réformée* ! En 1868, Gubler (1821-1879) disait : *On peut se servir des amandes du pêcher comme de celles de l'amande amère.* Il prescrivait les fleurs comme laxatif doux et le sirop comme cathartique (laxatifs moyennement actif, moins que les drastiques et plus que les purgatifs) chez les enfants. Fracastor, *Ibid.*, 286 ; Renou, *Ibid.*, 435-436 ; Dom Alexandre, *Ibid.*, 325-326 ; Vitet, *Ibid.*, 20 ; Gubler, *Ibid.*, 247.

Pénide : sorte de sucre d'orge torsadé, appelé aussi sucre tors, qu'on donnait dans les rhumes, comme pectoral. Bouillet M.-N., *Dictionnaire universel des sciences, des lettres et des arts*... Paris, 1857, 1244.

Perche. La perche, *Perca, est un poisson de riviere, & un poisson de mer*, nous enseignait Schröder (1600-1664). Les pierres (petits osselets) qui se trouvaient dans sa tête, servaient extérieurement à blanchir les dents et, réduites en poudre, à dessécher les ulcères. Ettmuller (1644-1683) dans son commentaire sur la pharmacopée de Schröder, confirmait ses vertus diurétiques et lithontriptiques et ajoutait : *Elle ne convient pas moins à la pleurésie que la pierre de brochet*... sa forme de cœur la mettant au rang des cardiaques. Elle entrait dans la composition de la confection d'Alkermès. La perche était connue pour sa grande digestibilité. On utilisait également les pierres contenues dans sa tête pulvérisées comme anti-acides. Schröder, *Ibid.*, **2**, 184 ; Lémery, *Dictionnaire univ.*, p. 575 ; Mérat, de Lens, *Ibid.*, **5**, 236.

Perle. Parmi les produits froids et secs figuraient les perles que Fracastor utilisait, aussi bien que le corail, le saphir ou l'émeraude du reste, comme *médication dirigée contre la matière qui a deja commencé à être infectée,* mais également contre les *fièvres qu'on appelle lenticulaires* (typhus). Matthiole (1500-1577) rappelait que Sérapion et Avicenne disaient des perles *qu'elles sont singulieres aux passions et faiblesses de cœur, meslees es collyre eclaircissent la veuë, & dessechent l'humeur qui tombe dans les yeux.* Framboisière (1560-1636), un siècle plus tard confirmait cette constatation et rappelait les vers de Rémi Belleau (1528-1577) :

Perle gentille, mise en poudre
Qui sçait l'humeur fondre et dissoudre,
Qui nous rend froids et catarreux,
Et qui de vertu non connuë
Eclaircit et chasse la nuë

Qui nous flotte dedans les yeux.
………………………………………
Pour purger le melancholique,
*Ou cil (*celui*) qui seche languissant*
D'une fievre ou d'un mal de teste :
Poudre qui doucement arreste
Le flux qui coule rougissant[39].

Les perles, constituées de carbonate de calcium et de substances azotées, étaient considérées comme astringentes (provoquant une rétraction des parties qu'elles touchaient et ralentissant ou arrêtant les évacuations), cordiales (augmentant rapidement la chaleur du corps), alexitères et stimulantes, c'est-à-dire bonnes pour le cœur, propres à combattre venins, poisons et miasmes, capables de rendre ses forces à un organisme fatigué. Du fait de leur nature chimique, les perles, comme la nacre, étaient particulièrement appréciées comme anti-acides. Elles entraient dans la composition de nombreuses préparations comme le diarrhodon et le diamargariton. Le diarrhodon était un électuaire confectionné avec des roses rouges, du santal, de l'aloès, du nard, de la cannelle, de l'os de cœur de cerf, du mastic, de la cardamome, de la gomme adraganthe et arabique, de la réglisse, des semences d'anis, de fenouil, de basilic, de melon, de concombre, ingrédients auxquels on ajoutait de l'ambre gris, du musc et des perles préparées ; au même titre que tous les absorbants, il était destiné à fortifier le foie et l'estomac. Le diamargariton froid, *diamargaritum frigidum*, était composé de perles broyées, de pourpier, de pavot blanc, de santal, d'aloès, de gingembre, de lotus, de bourrache, de myrtille et de corail blanc ; il était souverain contre les syncopes, les défaillances du cœur et l'asthme. Pour Brice Bauderon (1539-1623), *il fortifie les forces débiles, aide à la syncope, à la toux ; recrée* (ranime) *les asthmatiques, tabides* (malades atteints de consomption) *et ceux qui sont extenuez et abbatus de quelque longue maladie de cause chaude et les rétablit en leur première vigueur.* Dans les dentifrices, les perles jouaient le rôle d'abrasif doux. Pierre Pomet (1658-1699) mettait en garde contre la kyrielle des préparations à base de perles comme les huiles, les teintures, les essences, *qui sont plus propres à attraper l'argent des idiots que d'apporter aucun soulagement.* Fracastor, *Ibid.*, 239, 275, 276 ; Matthiole, *Ibid.*, 99 ; Remi Belleau, *Ibid.*, 590 ; Bauderon, *Ibid.*, 198 ; Renou, *Ibid.*, 775-776 ; Pomet, *Ibid.*, **2**, 228-229 ; Lémery, *Pharmacopée univ.*, **1**, 379-380 ; Mérat, de Lens, *Ibid.*, **4**, 563 ; Nysten, Littré, Robin, *Ibid.*, 1059.

Persicaire : voir polygonum.

---

[39] Remi Belleau, *Ibid.*, 592.

Persil. Le persil, *Apium hortense*, *Petroselinum hortense* Hoffmann, *Apium petroselinum* L., *Petroselinum sativum* traitait l'ictère, les calculs urinaires et les rétentions d'urines. Fracastor (1478-1553) le prescrivait dans la rougeole et dans la *variole* (varicelle). En application externe, on le disait résolutif (activité anti-inflammatoire qui dissipait les engorgements). C'était une des cinq racines apéritives majeures (qui ouvraient les pores et les canaux de l'organisme) avec l'ache, le fenouil, l'asperge et le fragon. Fuchs (1501-1566) le disait *chaut au second degré, & sec au milieu du troisiesme*. Au fil des siècles, le persil déserta la boutique de l'apothicaire pour celle du marchand de primeurs. Matthiole (1500-1577) s'étendait néanmoins longuement sur les vertus thérapeutiques que cette plante partageait avec la coriandre : *Il est profitable aux inflammations des yeux avec griotte sèche, ou du pain : il appaise les chaleurs de l'estomac : resout les duretés des mammelles causées du lait caillé au dedans. Mangé cuit ou cru fait uriner. La decoction de l'herbe & de la racine prinse en breuvage résiste aux venins, car elle fait vomir : elle reserre le ventre. La graine est plus forte pour faire uriner : sert contre les venins des serpens, & la litharge beuë, & dissout les ventosités*. Dodoens (1517-1585) ajoutait à ces indications la toux, les obstructions *du foye, des reins, & de toutes les parties intérieures*. Au XVIIIème siècle, Vitet (1738-1809) employait le suc exprimé ou l'infusion des feuilles comme diurétique doux. Il appliquait des cataplasmes de feuilles récentes sur les seins engorgés de lait. Faute de contrôle expérimental, il doutait de l'activité de l'*Apium petroselinum* L. dans les lithiases urinaires, les hydropisies, les affections hépatiques, spléniques ou mésentériques sans inflammations ni spasmes. Gubler (1823-1879) signalait dans le persil la présence d'un principe actif isolé en 1849 par Augustin E. Homolle (1801-1883) et Joret, l'apiol, abortif et emménagogue (déclenchant les règles). Sinon, les indications du persil restaient celles du siècle passé : fébrifuge pour le suc et diurétique pour la racine qui était résolutive (activité anti-inflammatoire qui dissipait les engorgements) sur les piqûres d'insecte et les engorgements mammaires. Heursel De Meester recommandait la décoction de persil en lavements dans les diarrhées. Fracastor, *Les trois livres*, 345 ; Matthiole, *Ibid.*, 454 ; Fuchs, *Ibid.*, 505 ; Dodoens, *Ibid.*, 420 ; Renou, *Ibid.*, 264 ; Vitet, *Ibid.*, 86 ; Mérat, de Lens, *Ibid.*, **1**, 365-367 ; Gubler, *Ibid.*, 248 ; Heursel De Meester, *Ibid.*, 36.

Pervenches. De tempérament, la pervenche était sèche, astringente, froide, de l'avis de Dodoens (1517-1587) et de Bauhin (1560-1624) qui affirmait : *Sa décoction beue en vin, arreste le flux de ventre, & guerit la dysenterie : Elle met fin & arreste le cours des fleurs immoderé, le cracher sang, & tout flux de sang. Icelle demeslée avec huile rosat, & appliquée en l'amarry en forme de pessaire, oste les douleurs. Icelle machée guerit douleurs de dens, & aussi toutes piqures de bestes venimeuses, si on l'applique dessus. Icelle broyée puis mise dedans le nez faict arrester le sang qui en coule*. Bauhin ajoutait : *Son herbe mise dans un tonneau quelque jour clarifie le vin trouble, & étant attachée aux cuisses, elle arrête les mois*. La pervenche, grande et petite, *Vinca major* L. et *Vinca minor* L., violette de sorcier, était indiquée, en application externe, dans les hémorragies et dans les angines ; en lavement, dans la dysenterie ; *per os*, dans les crachements de sang, dans la pleurésie. Vulnéraire, on l'employait en potion ou en topique, pour cicatriser les plaies. Elle tarissait le lait des nourrices. A la fin du XIXème siècle, elle était encore utilisée, en médecine populaire, comme vulnéraire hémostatique, et pour interrompre la lactation. Dodoens, *Ibid.*, 25-26 ; Bauhin, *Ibid.*, **2**, 564 ; Dom Alexandre, *Ibid.*, 524-525 ; Dorvault, Würtz, *Ibid.*, 688.

Pessaires. Les pessaires, ancêtres des ovules, étaient constitués soit d'un récipient ovoïde métallique à l'intérieur duquel on déposait le principe actif pour le porter au col de la matrice, soit d'un tampon de laine ou de coton imbibé d'un onguent. Un fil attaché au pessaire permettait son extraction ultérieure. Renou, *Ibid.*, 194-195.

Petit-chêne. La germandrée chasse-fièvre ou chamaëdris, était une labiée, *Teucrium chamaedris* L., utilisée à l'extérieur dans les catarrhes qu'elle desséchait, les ulcères, la gale, les démangeaisons. On vantait son efficacité, à l'intérieur, dans les fièvres, le scorbut, la goutte, l'aménorrhée, la jaunisse et la douleur de rate. Selon Dodoens (1517-1587), elle était chaude et sèche au troisième degré. La germandrée, petit chêne, ajoutait-il, avec *ses fleurs bouilies en eau & beue, oste les obstructions du corps humain & incise les humeurs glueuses : pour ceste cause, ainsi usurpée* (employée), *elle est singulierement bonne à ceux qui ont la toux & courte haleine, & ont difficulté d'urine, & commencent à devenir hydropiques*. On la prescrivait encore à la fin du XIXème siècle pour son action tonifiante, stimulante, apéritive et fébrifuge. Dodoens, *Ibid.*, 25 ; Bauhin, *Ibid.*, **2**, 564 ; Dom Alexandre, *Ibid.*, 240-241 ; Mérat, de Lens, *Ibid.*, **2**, 198 ; **6**, 703.

Petit Glouteron. Un des noms de la lampourde ou petite bardane, était *Xanthium strumarium* L.. Selon Dioscoride (1er siècle), cette plante guérissait les scrofules. On la prescrivait aussi dans la gale, le goitre et le cancer. *Le petit Glouteron*, comme le disait Matthiole (1500-1577), *croist en bone & grasse terre, & aux estans taris... On le cueult devant qu'il soit parfaitement sec, pour le piler & le serrer dans un vaisseau de terre. Il fait les cheveux blonds, si ayant devant trampé dedans dix huit drachmes d'eau tiede on s'en lave la teste, au preallable frottée de nitre. Aucuns le pilent en vin, & ainsi le gardent. Sa graine est fort bone appliquée sur les tumeurs... Son fruit a vertu de résoudre.* Adolphe Gubler (1821-1879), en 1868, persuadé de sa totale inefficacité, la considérait comme *une des illusions de notre matière médicale indigène*. Toutefois, Heursel-De Meester V. et

Delmotte Robert, le considéraient toujours comme un astringent amer. Matthiole, *Ibid.*, 656 ; Mérat, de Lens, *Ibid.*, **3**, 384, **6**, 969-970 ; Gubler, *Ibid.*, 32 ; Dorvault, Würtz, *Ibid.*, 584 ; Heursel-De Meester V., Delmotte Robert, *Ibid.*, 386.

Petit poivre : voir *Agnus castus*.

Peucedanum. Fracastor (1478-1553) l'utilisait comme traitement des bubons pesteux, en parallèle avec l'iris, l'aristoloche ou la térébenthine, toutes substances desséchantes. Cette ombellifère appelée *Peucedanum officinale*, Peucedan, queue de cochon, fenouil de porc, était dotée d'un *tempérament* échauffant (qui excitait l'action organique, accélérait la circulation et augmentait la chaleur animale), au second degré avec véhémence, et desséchant (qui desséchait les ulcères en absorbant le pus ou en arrêtant sa sécrétion) au troisième plus modérément, selon Fuchs (1501-1566) qui conseillait de s'oindre le nez d'huile rosat pour éviter les céphalées et les étourdissements causés par l'inhalation du parfum de ce suc quand on extrayait son jus des racines ou des tiges. Le peucedanum était doté par Matthiole (1500-1577) de très nombreuses facultés thérapeutiques : le jus des racines ou des tiges appliqué avec du vinaigre et de l'huile rosat, traitait les accès de frénésie et les léthargies, les vertiges, les céphalées persistantes, l'épilepsie, les paralysies, les convulsions et la sciatique. Son parfum ramenait à la conscience les femmes atteintes de suffocation de matrice et chassait les serpents. Avec de l'huile rosat, instillé dans l'oreille ou dans une dent cariée, il calmait la douleur. Pris avec un œuf, il calmait la toux, facilitait la respiration, calmait les douleurs abdominales et les ballonnements. Son activité eutocique était reconnue ainsi que son action, pris en breuvage, sur les douleurs vésicales et rénales, sur les obstructions de la matrice. La racine avait les mêmes indications ; en décoction : elle cicatrisait les ulcères. Louis Vitet (1730-1809) avait la même opinion que ses prédécesseurs et croyait encore aux qualités médicatrices du *Peucedanum officinale* : *Racine, puissant urinaire, avantageuse dans la colique néphrétique par des graviers, la difficulté d'uriner par des humeurs pituiteuses, l'asthme pituiteux, & la jaunisse par obstruction des vaisseaux biliaires sans douleur ni penchant vers l'inflammation ; elle échauffe beaucoup, elle altère et constipe. Le suc exprimé de la racine, mis sur les ulcères sanieux, fétides & insensibles passe pour les déterger...* Le Dorvault mentionnait encore en 1898 le peucedanum comme un excitant et un antihystérique et signalait l'extraction récente de son principe actif, la peucédanine, qui était antimitotique. Fracastor, *Les trois livres*, 296 ; Fuchs, *Ibid.*, 412 ; Matthiole, *Ibid.*, 467-468 ; Vitet, *Ibid.*, 90 ; Dorvault, *Ibid.*, *1850*, 416 ; Dorvault, *Ibid.*, *1898*, 689.

Philonium romanum. Electuaire, antidotaire et opiat inventé, selon la tradition, par le médecin philosophe grec Philon de Tarse, qui vivait sous le règne d'Auguste (-65/14). On y trouvait dix-sept ingrédients : semences de jusquiame et de pavot blanc, opium, casse et cannelle, semences d'ache, de persil de Macédoine, de daucus de Crète, du costus, de la myrrhe, du castoréum, du safran, du pyrèthre, du nard indique, du zédoaire, du poivre et du miel écumé. Il était prescrit dans les pleurésies, les coliques, les hémorragies digestives, pulmonaires ou urinaires, les nausées. Soporifique, alexitère, on l'utilisait par voie orale et en clystères. *Cette préparation est bonne pour arrêter les hémorragies & et les flux de toutes espèces, & pour empêcher l'avortement,* estimait Lémery (1645-1715). Selon Moyse Charas (1618-1698), concurrencé par le laudanum, le grand philonion n'était plus guère utilisé qu'en lavement ou en topique, dès la seconde moitié du XVIIème siècle. Pour James (1705-1776), le philonium *est une espèce d'opiat anodyn & somnifère, ainsi appelé de Philon son inventeur... Par les médicamens de cette sorte, on ne peut entendre que les antidotes, tels que sont le Mithridate, la Thériaque, la Hiere & autres semblables. Je ne crois pas que la composition de Philon fût tout-à-fait aussi ancienne que le mithridate, mais elle alloit sans doute de pair pour le tems avec la hiere simple qui avoit été inventée par Themison, qui vivoit sous le règne d'Auguste...* La recette donnée par Philon était écrite en vers élégiaques, de manière sibylline et nécessitait une connaissance approfondie de la mythologie pour être comprise. La recette donnée par Galien était un tel galimatias que les auteurs modernes avaient réduit à dix-sept les ingrédients nécessaires à sa confection. A la fin du XVIIIème, Louis Vitet (1738-1809) mettait en doute l'efficacité de cet avatar de la thériaque, en dehors de son action constipante, sédative et soporifique. Renou, *Ibid.*, 809 ; Charas, *Ibid.*, **1**, 253 ; Lémery, *Pharmacopée univ.*, **2**, 679 ; Quincy, *Ibid.*, 139 ; James, *Ibid.*, **5**, 503-504 ; Vitet, *Ibid*, 540-541.

Phu : nom donné à la grande valériane.

Pied-de-lion. Voir alchemille.

Pierre d'airain brûlée : voir chalcanthum.

Pierre d'aigle. La pierre d'aigle, *Aetites lapis*, oxyde ferrique hydraté, était, selon la légende, apportée dans leur nid par les aigles pour faciliter la ponte. Schröder (1600-1664) paraissait convaincu de son pouvoir d'empêcher l'avortement, attachée au bras, et de faciliter l'accouchement, attachée à la cuisse. Mais il fallait impérativement la détacher promptement de la cuisse quand la femme était délivrée, autrement elle arracherait la matrice. Bue dans du vin ou dans du bouillon, la poudre de la pierre d'aigle augmentait la lactation. Nicolas Lémery (1645-1715) lui attribuait les mêmes propriétés :

La vertu d'empêcher l'avortement des femmes grosses si elles la portent au bras et de faciliter l'accouchement si elles l'attachent à la cuisse dans le temps du travail. Schröder, *Ibid.*, **2**, 311, 312 ; Lémery, *Dictionnaire univ.*, 15.

Pierre d'aimant. La pierre d'aimant était préconisée par Hippocrate (-460/-477), contre la stérilité. Bien plus tard, Johann Baptist van Helmont (1577-1644) la prescrivait pour prévenir les fausses couches et faciliter l'accouchement. Schröder (1600-1664) la disait *astrictive*, hémostatique et bonne pour purger les humeurs grossières et atrabilaires. On en faisait avec de la cire, après l'avoir calcinée, un emplâtre, *l'Onguent Magnétique ou Sympathique*, qui appaisait les douleurs de la goutte. Schröder, *Ibid.*, **2**, 339-340 ; Mérat, de Lens, *Ibid.*, **1**, 118-125.

Pierre ponce. La pierre ponce, *pumex*, *lapis pumicis*, d'origine volcanique, pulvérisée, entrait dans la composition des poudres pour blanchir les dents. Les chirurgiens en saupoudraient les plaies. Pour Schröder (1600-1664), c'était une pierre *légère & spongieuse... dessicative, refrigerative, attenuante, elle mondifie les ulceres & cicatrise. La farine ou fleur de pierre ponce entre dans les remedes pour les yeux, & les parties de la génération... & les sternutatoires.* Ettmuller (1644-1683), dans ses commentaires sur la *La pharmacopée raisonnée de Schröder*, ajoutait cette indication : *La même pierre calcinée, pilée & prise intérieurement est fort estimée contre les écroüelles, pourvû qu'on examine le tems de la lune. Qui doit être toûjours le décours* (période qui succède à la pleine lune) *pour tous les remèdes contre les écroüelles en général.* Schröder, *Ibid.*, **2**, 345 ; Dom Alexandre, *Ibid.*, 540 ; Dorvault, Würtz, *Ibid.*, 743-744.

Pierres précieuses. Fracastor (1478-1553) préconisait, à la phase initiale des infections, des produits froids et secs parmi lesquels on trouvait des perles, des saphirs, des hyacinthes, des émeraudes, gemmes dont on espérait qu'elles donneraient *de la consistance à la matière* et freineraient les putréfactions. On attribuait diverses vertus curatrices aux pierres précieuses : l'hyacinthe, qualifiée par Johannes Schröder (1600-1664) de corroborative (propre à augmenter de façon durable la force de la constitution) et d'antipestilentielle, outre ses qualités cardiaques (tonique et stimulant spécifique du cœur), protégeait de la contagion et prévenait l'épilepsie du jeune enfant ; l'émeraude, portée au doigt, préservait de l'épilepsie, fortifiait la mémoire, permettait de résister aux tentations de la chair. Selon Schröder, *elle remédie aux morsures de bêtes qui ont du venin, à la peste, & aux fièvres pestilentielles ;* le saphir, froid, sec, astringent (qui provoquait une rétraction des parties qu'il touchait et ralentissait ou arrêtait les évacuations), consolidatif, alexipharmaque (protégeant des poisons), cordial (qui augmentait rapidement la chaleur du corps) et ophtalmique aux dires de

Schröder, réconfortait le cœur, combattait les poisons, rendait heureux ceux qui le portaient, guérissait les ulcères de l'intestin et certaines maladies de l'œil ; la topaze était réputée pour son action hémostatique et prévenait les maladies mentales. Fracastor, *Ibid.*, 236, 239 ; Schröder, *Ibid.*, **2**, 276, 280, 282.

Pierre judaïque. *La Judaïque*, affirmait Schröder (1600-1664) *est une pierre blanche en forme de gland ou, d'olive, tendre & friable, qui a certaines rayes si bien disposées, qu'il semble qu'elles ayent été comparties au tour. Elle se trouve en Judée d'où elle a pris son nom. La petite appelée femelle est pour la pierre de la vessie ; la grosse qu'on nomme le mâle, & qui est quelquefois de la longueur du petit doigt, convient à la pierre des reins. Cette pierre prise en poudre remedie à la difficulté d'urine, rompt la pierre de la vessie, & particulièrement la pierre des reins.* Il s'agissait en réalité des piquants d'oursins fossiles, originaires de Palestine, autrefois prescrits dans la rétention d'urine. Schröder, *Ibid.*, **2**, 333 ; Mérat, de Lens, *Ibid.*, **1**, 306.

Pierre triangulaire. Schröder (1600-1664) et Ettmuller (1644-1683) vantaient la pierre triangulaire dans le traitement de l'épilepsie, des hémorragies, des lithiases urinaires, de la colique. Dom Nicolas Alexandre (1654-1728) confirmait ces vertus thérapeutiques : *La pierre triangulaire qui se trouve dans la tête* (de la carpe), *remédie à la colique, au calcul et arrête l'hémorragie et les cours de ventre, pousse l'urine et chasse le calcul.* On attribuait des qualités antiseptiques, antiépileptiques, antiapoplectiques et antiépistaxis à cette pierre, *lapillus carpionus*. D'une manière générale, elle atténuait l'âcreté des humeurs. Schröder, *Ibid.*, **2**, 175 ; Dom Alexandre, *Ibid.*, p. 66 ; Lémery, *Dictionnaire univ.*, 267 ; Mérat, de Lens, *Ibid.*, **2**, 570-571.

Pigeon. Schröder (1600-1664) rappelait que *le pigeon Ramier, convient avec le domestique, les plumes calcinées refont les icteriques & soulagent la difficulté d'uriner des graveleux. Le pigeon vif coupé par le milieu et appliqué chaud sur la tête, après l'avoir rasée, tempère les humeurs effarouchées.* Appliqué à la plante des pieds, il calmait les fièvres malignes. C'était également un excellent remède contre les céphalées, la mélancolie, la tristesse et le délire. James (1705-1776) jugeait *que tous les pigeons sont d'un tempérament sec, & qu'ils ne diffèrent en cela les uns des autres que du plus au moins. Leur chair est nourrissante parce qu'elle contient beaucoup de parties huileuses & balsamiques. Elle produit même un aliment assez solide & durable, parce qu'étant compacte & massive elle s'attache de manière aux parties solides, qu'elle ne s'en sépare ensuite que difficilement. Enfin la chair du pigeon convient dans les cas où il est question de fortifier*

& resserrer le ventre... Schröder, *Ibid.*, **2**, 158 ; Dom Alexandre, *Ibid.*, 542 ; James, *Ibid.*, **3**, 707.

Pignons, *Nuces pini, coculi pinei, Pinus foliis geminis : primor dialibus solitariis ciliatis.* Selon Schröder (1600-1664), *les pignons sont tempérés & humides, maturatifs, lénitifs, aglutinatifs, résolutifs, & propres à engraisser, ce qui fait qu'on en donne aux phthisiques, dans la toux, la strangurie, & l'acrimonie de l'urine pour radoucir. Ils encouragent les maris lâches, & mondifient les ulcères des reins.* Les pignons avaient la réputation d'être pectoraux, diurétiques, d'adoucir l'âcreté des humeurs, d'augmenter la sécrétion urinaire et spermatique. Utilisés en topiques ou par voie orale, ils résolvaient, mûrissaient et amollissaient. Le pignolat était fabriqué avec des pignons bien nettoyés, plongés dans du sucre fondu, et cuits, jusqu'à consistance de sucre rosat. Au XIXème siècle, on confectionnait avec des pignons des émulsions tempérantes. Gubler 1821-1879) les considérait comme un met agréable dont on extrayait une huile douce et comestible. Renou, *Ibid.*, 189-190 ; Schröder, *Ibid.*, **1**, 394 ; Lémery, *Dictionnaire univ.*, 594 ; Vitet, *Ibid.*, 100-101 ; Dorvault, *Ibid, 1850*, 507 ; Gubler, *Ibid.*, 251.

Piloselle : voir *hieracium*.

Pilule. Il existait une multitude de pilules. Elles étaient constituées d'ingrédients finement pulvérisés puis intégrés à du miel ou à un sirop additionné d'une gomme pour leur procurer suffisamment de consistance. On les entourait d'une feuille d'or pour en masquer le goût (dorer la pilule !). La plupart, très amères, contenaient de l'aloès. Parfois, la rhubarbe renforçait leurs effets purgatifs.

Pilules aggrégatives, *Pilulae polychrestae*. Parmi les médicaments composés, Fracastor (1478-1553) conseillait ces pilules pour évacuer la matière digérée. Elles renfermaient aloès, diagrède, myrobolans, suc d'absinthe et d'aigremoine, agaric, polypode, coloquinte, mastic, roses rouges, sel gemme, épithyme, anis, gingembre, électuaire rosat cholagogue, etc. Leur principale qualité, qui justifiait leur nom, était de rassembler les humeurs corrompues de façon à en purger simultanément de plusieurs sortes. Bauderon (1540-1623) expliquait très savamment le pourquoi de cette mixture sans avoir la moindre idée du comment, à l'exemple de tous ses confrères de l'époque ! On retrouvait les activités mutuellement inhibitrices ou stimulantes des diverses substances végétales, animales ou minérales entrant dans la composition des remèdes composés de l'époque. Donc le diagrède était là pour accélérer l'activité cholagogue de l'aloès, des myrobolans et de la rhubarbe ; le sel gemme corrigeait les défauts du turbith ; le gingembre, ceux l'agaric ; l'anis, ceux du polypode ; le mastic était présent pour protéger l'estomac de l'agressivité des purgatifs et les roses pour en préserver le foie ; les sucs incisaient et atténuaient les matières crasses et visqueuses, ils désoppilaient les veines mésaraïques et les voies hépato-biliaires bouchées. Quant à l'électuaire rosat cholagogue, *il y est mis pour augmenter la vertu des bases, donner forme à la masse & longuement la conserver au besoin.* Fracastor, *Ibid.*, 329, 369 ; Bauderon, *Ibid 1681*, 466. Voir : Préface à propos de la thériaque.

Pilules cochées. Les pilules cochées ou cocchées, inventées par le médecin arabe Rhazès (850-932), contenaient de la coloquinte, purgative, de l'hierapicra forte en aloès, du dacrydion, autrement dit de la scammonée, résine laxative cuite dans un coing, du turpethus ou turbith, dit encore thapsia, ombellifère laxative, et enfin de la stoechas, autrement dit de la lavande. De quoi libérer l'intestin le plus encombré. Brice Bauderon (1539-1623) les recommandait comme *céphaliques, parce qu'elles purgent le cerveau fort heureusement et déchargent les nerfs des humeurs crasses et lentes.* Dans le *Dictionnaire* de James (1705-1776), on trouvait une recette de pilule cochée avec hellébore qui faisait merveille dans les vésanies : *Ce remède, quand il est appliqué à propos, est un cathartique admirable dans la manie, dans les maladies hypocondriaques, & dans beaucoup de maladies de cette espèce...* En 1898, le Dorvault nous les proposait encore, simplifiées, mais non moins drastiques, ne contenant, doux euphémisme, que l'aloès et la coloquinte. Bauderon, *Ibid.*, 473 ; Renou, *Ibid* 358, 753 ; James, *Ibid.*, **3**, 622 ; Dorvault, Würtz, *Ibid.*, 701.

Pilule commune ou de Ruffus. A base d'aloës socotrin, de myrrhe et de safran mêlés à du vin rouge, ces pilules purgeaient, fortifiaient, purifiaient le sang et déclenchaient les règles. De Meuve (circa 1677) disait qu'elles aidaient à *la coction, & empêchent la pourriture, d'où vient qu'elles sont merveilleuses contre la peste.* Ce qui expliquait le choix de ce léger laxatif que Fracastor introduisait dans son arsenal thérapeutique contre les maladies pestilentes. Fracastor, *Ibid.*, 287, 292 ; De Meuve, *Ibid., 1689*, 468 ; Lémery, *Pharma. univ. 1697*, 446. Voir rhubarbe.

Pilules de Morton : voir benjoin.

Piment, Le piment annuel, *Capsicum annuum* L., poivre d'Inde ou de Cayenne, poivre long, rubéfiant énergique, était utilisé sous le nom d'*apone* comme révulsif et cataplasme vésicatoire. On le prescrivait, par voie orale, dans les atonies de l'estomac et contre les hémorroïdes. Vitet (1738-1809) disait que le *fruit mâché, excite une salivation quelquefois abondante ; il cause en même temps dans la bouche une ardeur brûlante : on prétend que sous cette forme, il est d'un grand avantage dans les espèces de maladies où la racine de zédoaire est trop faible. L'observation n'a rien prononcé de certain sur ces objets, de même que sur son usage intérieur dans l'asthme* *humide & la toux catarrhale.* Encore présent dans le Codex en 1868, le piment de Cayenne, *Capsicum frutescens* L., avait pour Gubler (1821-1879) des propriétés identiques à celles du *Capsicum annuum.* Il signalait la présence dans les officines anglaises de tablettes et d'une teinture alcoolique de piment de Cayenne, sous les noms de *Cayenne lozenges* et de *Essence of Cayenne.* Vitet, *Ibid.*, 204 ; Mérat, de Lens, *Ibid.*, **2**, 83 ; Gubler, *Ibid.*, 251 ; Dorvault, Würtz, *Ibid.*, 721.

Pimpinelle, Pimprenelle, *Sanguisorba minor* J.B., *Pimpinella hortensis* Ger., *Piminella sanguisorba minor hirsuta.* Que ce soit la grande, *Sanguisorba officinalis* L. ou la petite, *Sanguisorba minor* Scopoli, elles possédaient toutes deux les mêmes potentiels thérapeutiques. Pour les vieux auteurs, pimprenelle se disait *pimpinella* en latin, source d'éventuelles confusions. Néanmoins les indications de la pimprenelle étaient spécifiques : apte à tarir les hémorragies, ce que justifiait son nom (*Sanguisorba*), elle était également efficace dans la phtisie et la fluxion de poitrine, prise à l'intérieur ou en application, dans ces trois indications. Fracastor (1478-1553) lui avait trouvé d'autres indications, en sirop dans le typhus, aux côtés des sirops de bourrache, chicorée, de citron ou de fumeterre, oseille, toujours pour leur activité desséchante ou dans la syphilis pour fluidifier l*a matière épaisse, sordide et lourde.* Fuchs (1501-1566) disait à propos du *tempérament* de cette plante *: Ayant la pimpinelle une grande acuité au goust, sans point de faute elle sera chaude & seche au second degré : voyre qu'elle passe le second & approche quasi jusqu'au tiers.* Il prescrivait la racine à tenir dans la bouche contre la peste et le mauvais air, *car elle est singulierement contraire aux venins, & engarde les hommes d'estre surprins de la peste.* Dodoens (1517-1585) en distinguait deux, la grande et sauvage, la petite et cultivée. Elles étaient astringentes (qui provoquaient une rétraction des parties qu'elles touchaient et de ralentissement ou d'arrêt les évacuations), sèches au troisième degré, froides, au second, contrairement à ce que prétendait Fuchs. Sa décoction guérissait la dysenterie, les hémoptysies, les hématuries, toutes les hémorragies. On obtenait les mêmes résultats avec la poudre des graines et des feuilles bues dans du vin ou de l'eau ferrée, *ou tenue verde en la main comme aucuns disent.* Les feuilles macérées dans du vin reconfortaient le cœur et prévenaient ses défaillances. Jean de Renou (1568-1620) distinguait la pimpinelle des jardins, cultivée, et celle des champs, sauvage, mais les classait toutes deux comme saxifrage, plante herbacée qui poussait dans les fissures des vieilles murailles. Elles correspondaient sans doute à *Pimpinella magna* L. et *Pimpinella saxifraga* L.. Schröder (1600-1664) les rangeait parmi les plantes chaudes et dessicatives (qui desséchaient les ulcères en absorbant le pus ou en arrêtant sa sécrétion), apéritives (qui ouvraient les pores et les canaux de l'organisme), abstersives (qui enlevaient les sécrétions à la surface des tissus lésés), lithontriptiques (qui brisaient les lithiases), vulnéraires (qui cicatrisaient les plaies). Antidotes du mercure, il les recommandait néanmoins dans le traitement de la vérole. Elles étaient renommées pour guérir les lithiases urinaires, les morsures de chiens enragés, les obstructions et les tumeurs squirreuses du foie et de la rate, et par conséquent la jaunisse et l'anasarque, les fièvres malignes et la peste. Haller (1708-1777) la trouvait modérément vulnéraire et astringente et la préconisait pour les hématuries, les hémorragies, les diarrhées. Certains présumaient qu'en l'appliquant sur une morsure de chien enragé après pose d'une ventouse sur la plaie et en buvant sa décoction pendant sept jours, on prévenait la maladie, mais ajoutaient qu'il s'agissait vraisemblablement d'une vieille recette inefficace. Vitet (1738-1809) différenciait la petite de la grande pimprenelle et leur consacrait deux articles séparés de sa *Pharmacopée médico-chirurgicale* de 1780. Les feuilles et plus encore la racine de la Petite, *Pimpinella minor, Poterium sanguisorba,* échauffantes (qui excitaient l'action organique, accéléraient la circulation et augmentaient la chaleur animale), fortifiaient l'estomac, étaient prescrites dans les diarrhées. En revanche, elles n'avaient aucune efficacité dans la rage, les hémorragies, l'hémoptysie et la tuberculose. La racine de la Grande, *Pimpinella sanguisorba major, Sanguisorba officinalis*, n'était guère appréciée de Vitet. En effet, probablement dépourvue d'action diurétique, rien ne prouvait qu'elle eût la moindre activité dans les diarrhées, l'asthme, la dysenterie, la rage et tout semblait indiquer qu'elle était dangereuse dans les spoliations sanguines qu'elle aggravait. Le Dorvault de 1850 regardait la *Sanguisorba officinalis* comme galactophore, astringente, diurétique, vulnéraire (cicatrisant des plaies). Le XIXème siècle avait conservé l'usage des feuilles, comme condiment dans la salade, d'une part, comme diurétique, astringent, cicatrisant des plaies et stimulant de la lactation, d'autre part. La racine contenait une huile volatile encore utilisée au XIXème siècle, à l'intérieur, dans les dyspepsies hyposthéniques, la typhoïde, la bronchite chronique, l'ascite. Fracastor, *Ibid.*, 280, 328 ; Fuchs, *Ibid.*, 419 ; Schröder, *Ibid.*, **1**, 392 ; Dodoens, *Ibid.*, 105 ; Haller, *Ibid.*, **1**, 235 ; Vitet, *Ibid.*, 91-92 ; Dorvault 1850, 435 ; Renou, *Ibid.*, 365 ; Mérat, de Lens, *Ibid.*, **5**, 492 ; Bossu, *Ibid.*, **2**, 385-386 ; Dorvault, Würtz, *Ibid.*, 721.

Pin, *Pinus domestica, Pignus sativi,* pour Bauhin (1560-1624) possédait une écorce qui desséchait, constipait et faisait uriner. Mêlée à de la litharge et à de la manne, on en confectionnait des emplâtres pour les brûlures et les ulcères superficiels. Son parfum accélérait l'accouchement, facilitait l'expulsion du placenta et palliait les suffocations de matrice. Bues avec de l'eau pure ou miellée, les feuilles étaient bénéfiques dans les maladies de foie. Matthiole (1500-1577) rappelait qu'il produisait *des pommes grandes, bien entassées, fermes, esquelles les noyaux sont enclos durs, noirs comme suie, dedans on trouve le fruit couvert d'une mince peau, jaunastre, aisée à depouiller en la frottant des doigts. Ce fruit est doux & plaisant au goust, de* *substance grasse, & oleagineuse*. La pomme de pin, avant qu'elle n'arrive à maturité, était utilisée comme astringent. Bauhin, *Ibid.*, **2**, 852 ; Matthiole, *Ibid.*, 83 ; Mérat, de Lens, *Ibid.*, **5**, 321.

Pistache : fruit du pistachier, *Pistachier vera* L.. On en tirait une huile qui, comme celle d'amande douce, servait aux soins de beauté. La pistache avait la réputation d'être aphrodisiaque, calmante, pectorale et favorable aux maladies urinaires. Pour Rembert Dodoens (1517-1587) les *pistaces* étaient de tempérament *tempéré en chaleur, & quelque peu astringentes. Elles valent*, disait-il, *contre oppilation de foye, & pour le reconforter aussi elles sont utiles à l'estomach : mais prinses pour viande, elles nourrissent fort peu. Elles désoppilent aussi les poulmons & le thorax, & proufittent pareillement contre la toux & difficulté de respirer à part elles ou avec succre.* Gubler (1821-1879) prescrivait encore le sirop de pistache dans la période aigüe de la bronchite. L'électuaire satyrion réputé aphrodisiaque en contenait. Il était réputé stimulant, peut-être à juste titre, car les pistaches étaient un peu balsamiques, selon l'opinion de Gubler. Dodoens, *Ibid.*, 515 ; Mérat, de Lens, *Ibid.*, **5**, 353 ; Gubler, *Ibid.*, 257.

Pivoine. Les Anciens distinguaient deux principales espèces de pivoines, la pivoine mâle aux fleurs simples et la pivoine femelle aux fleurs doubles. C'était une fleur magique, émanation de la lune, propre à éloigner les mauvais esprits et à préserver du malheur. On lui attribuait le pouvoir de cicatriser les blessures les plus graves et de guérir les morsures de serpents. Selon Galien (129-201), Jean François Fernel (1497-1558) et Thomas Willis (1621-1675), elle prévenait l'épilepsie, portée en amulette. Du XVIème au XIXème siècle, la *Paeonia officinalis* L. figurait toujours parmi les plantes médicinales dont on utilisait autrefois les racines et les graines *pour fortifier le cerveau et les nerfs et pour guérir ceux qui sont atteints du mal caduc* (épilepsie). Elle était également appréciée pour ses vertus astringentes et dessicatives. Le tempérament des racines de pivoine était sec jusqu'au second degré et chaud au premier expliquait Dodoens (1517-1587) qui, par ailleurs, lui attribuait des parties subtiles et diverses qualités médicinales. Ainsi, la racine bue avec de l'hydromel était emménagogue. Bouillie avec gros vin, elle désobstruait le foie, les reins et arrêtait la diarrhée. Pendue au cou, la pivoine mâle guérissait l'épilepsie chez l'enfant. Il ajoutait, et l'on côtoyait la sorcellerie : *Quinze ou seize grains noirs bus en vin ou hydromel, donnent allégeance aux suffocations d'amarry* (utérus), *& aydent grandement ceux qui sont travaillés de l'Incube, qui est un mal, qu'il semble qu'on soit de nuict oppressé de quelque grand fais, ou envahi de quelcun, & de songes melancholiques.* Au XVIIème siècle, Schröder (1600-1664) disait *qu'il fallait cueillir la racine de la pivoine mâle, & qu'elle soit cueillie en son tems balsamique, ou dans son exaltation sous certaine constellation, sur quoi les auteurs ne sont pas tous d'acord. Paracelse qui est fort expert dans* *la connoissance des constellations pour cueillir les plantes, veut que ce soit dans le croissant de la lune, lors que le soleil la regarde de son aspect sextil... Riviere... dit qu'il faut arracher la racine de pivoine au decours de la Lune, le soleil étant dans le Bélier...* Vitet (1738-1809), à son habitude, affirmait que les fleurs n'étaient pas anticonvulsives et encore moins soporifiques. L'inutilité des conserves et de l'eau distillée des fleurs n'était plus à prouver. Quant aux racines, leur seule vertu était de procurer des effets indésirables à type de nausées et de coliques ! Néanmoins, le sirop de pivoine, au même titre que celui de coquelicot, était encore prescrit à la fin du XIXème siècle. Gubler (1821-1879) écrivait en 1868 : *Il n'est donc pas impossible que la Pivoine soit de quelque utilité dans les affections spasmodiques, convulsives et douloureuses. Mais pour s'assurer de la réalité de ces vertus, il faudrait, d'une part, l'administrer seule, et, d'autre part, pouvoir choisir les préparations qui conservent la substance active, ou bien s'adresser directement à ce principe immédiat. On devrait renoncer à la poudre de racine, à l'extrait, au sirop et même à l'eau distillée, et ne faire usage que de la racine fraîche (Murray, Mérat, de Lens), dont le suc laiteux d'une odeur pénétrante, serait prescrit à la dose de 8 à 30 grammes.* Dodoens, *Ibid.*, 227 ; Renou, *Ibid.*, 333 ; Schröder, *Ibid.*, **1**, 403-404 ; Dom Alexandre, *Ibid.* 556-557 ; Vitet, *Ibid.*, 437 ; Bossu, *Ibid.*, **2**, 398-399 ; Gubler, *Ibid.*, 258 ; Jeannel, *Ibid.*, 389.

Plantago major **L.** : voir plantain majeur.

Plantago psyllium **L.** voir plantain pucier.

Plantain. Le plantain majeur ou *Plantago major* L., était employé comme astringent (qui diminuait les sécrétions et resserrait les tissus), dans les diarrhées, au même titre, du reste, que les autres variétés (*Plantago lanceolata et media*), mais avec moins d'efficacité peut-être. Galien (129-201) et Dioscoride (1er siècle) l'avaient en grande estime pour le traitement des fièvres intermittentes, des catarrhes (inflammations) des voies digestives, des ophtalmies (inflammations de l'œil), des stomatites, des hydropisies, des crachements de sang, des maladies de la vessie. Les feuilles de plantain, dessicatives (qui desséchaient les ulcères en absorbant le pus ou en arrêtant sa sécrétion) et astringentes (qui provoquaient une rétraction des parties qu'elles touchaient et ralentissait ou arrêtait les évacuations), étaient donc hémostatiques et cicatrisantes. On les prescrivait dans le traitement des ulcères de toutes natures, des charbons, des morsures de chien, des brûlures, des inflammations, des apostèmes (Matthiole). Fracastor (1478-1553) conseillait les gargarismes de décocté de plantain, mais également de grenade ou de troëne, pour traiter les érosions syphilitiques de la gorge et du pharynx qui, parfois, nécrosaient le tissu osseux. Bauhin (1560-1624) lui attribuait un tempérament froid et sec au deuxième degré. Fuchs (1501-

1566), un peu embarrassé, décrivait ainsi son *tempérament* : *Le plantain est de temperature meslee : car il ha quelque aquosité froide, & ha quelque peu d'austere qui est terreux, sec, & froid : pour autant il refrigere & deseche ensemble : Et en un & en l'autre il est du second degré, tenant le moyen.* En 1780, dans sa *Pharmacopée*, Louis Vitet (1738-1809) procédait à une exécution en règle des présumées vertus thérapeutiques accordées au plantain par les vieux auteurs : *Feuilles, diminuent rarement la diarrhée essentielle, les pertes de sang utérines par pléthore, l'hémoptysie essentielle & les fleurs blanches. La racine n'est pas accompagnée d'un succès plus heureux dans ces espèces de maladies, particulièrement dans les pertes de sang utérines par pléthore. Elles ne sont utiles ni l'une ni l'autre contre la morsure des animaux enragés & des vipères. Extérieurement, les feuilles récentes sont d'un faible secours pour la cicatrice des plaies. L'eau distillée des feuilles de plantain est moins avantageuse dans toutes les espèces de maladies où l'on a coutume de la prescrire, que l'eau du Rhône filtrée.* On se demande comment, après ce réquisitoire, Adolphe Gubler (1821-1879), pouvait encore écrire en 1868 : *On emploie le plantain en décoction avec d'autres astringents, pour injections, gargarismes et fomentations. L'eau distillée de la plante fleurie, associée ordinairement à celle de rose, constitue un collyre très fréquemment usité dans la blépharite et la conjonctivite.* Fracastor, *Les trois livres*, 353 ; Matthiole, *Ibid.*, 315 ; Bauhin, *Ibid.*, **1**, 320 ; Fuchs, *ibid.*, 28 ; Vitet, *Ibid.*, 240 ; Gubler, *Ibid.*, 258 ; Dechambre, S2, **25**, 749-750.

Plantain pucier, *Plantago Psyllium* L., était appelé herbe aux puces en raison de la similitude de taille et de coloration entre ses semences et les puces. Bauhin (1560-1624) le disait froid et sec au deuxième degré. Il prescrivait l'eau de plantain dans les hématuries, dans la tuberculose, dans la fièvre tierce et quarte, dans l'hydropisie, dans l'épilepsie… Avec la laitue, le pourpier, l'endive, la pariétaire, le hieracium, notamment, il faisait partie des plantes réfrigératives. Ses feuilles, appliquées sur les plaies, avaient la réputation de les cicatriser. Ses graines, mucilagineuses, avaient les mêmes indications que celles du lin. Jean Frédéric Cartheuser (1704-1777) les prescrivait dans les affections inflammatoires de la bouche et de la gorge, dans les érosions gynécologiques et intestinales. *Le suc de plantain tiré par expression, ou le syrop, remédie au crachement et au vomissement de sang et aux pertes de sang des femmes.* Dans la seconde moitié du XIXème siècle, Adolphe Gubler (1821-1879), prescrivait son mucilage en fomentation, par voie orale, ou en lavement, dans les spasmes, les inflammations ou les irritations. Fernel, *Ibid.*, *Methodi medendi*, **lib. VI**, 101-102 ; Bauhin, *Ibid.*, **1**, 321 ; Cartheuser, *Ibid.*, **2**, 444 ; Dom Alexandre, *Ibid*, 558 ; Mérat, de Lens, *Ibid.*, **5**, 36 ; Gubler, *Ibid.*, 269.

Plantes réfrigératives : voir plantain pucier.

Plâtre. Le plâtre, sulfate de chaux, était astringent et obstruant. Il était utilisé comme hémostatique et entrait dans la composition de la poudre diaphorétique faite de sulfate de chaux calciné, prescrite comme sudorifique et dans celle de l'emplâtre *contra rupturam* réputé efficace contre les hernies. Matthiole (1500-1577), qui lui attribuait la faculté de restreindre, de resserrer, d'empêcher l'hémorragie et la sueur, assurait que bu, *il faisoit mourir la persone comme si on l'estrangloit.* Mélangé au coaltar, le plâtre servait à confectionner une poudre chirurgicale antiseptique en 1859 : le plâtre coalté de Corné et Demeaux. Dans sa poudre désinfectante, le médecin et pharmacien Appolinaire Bouchardat (1806-1886) remplaçait le coaltar par de l'acide phénique et Jean Nicolas Demarquay (1814-1875), par du permanganate de potassium. Matthiole, *Ibid.*, 768 ; Renou, *Ibid.*, 530, 970-972 ; Mérat, de Lens, *Ibid.*, **2**, 28 ; Dorvault, Würtz, *Ibid.*, 772.

Plomb. *Le plomb est le plus vil de tous les métaux,* s'exclamait Schröder (1600-1664), ajoutant qu'il est *composé d'un soufre indigeste, d'un sel alumineux, & d'un mercure de la nature de l'antimoine. On le nomme Saturne à cause qu'il a de la correspondance avec le Saturne planète, & avec la rate, qui est la Saturne du petit monde.* Il était réfrigératif (propre à rafraîchir), astrictif (qui resserrait), incrassant (épaississant le sang et les humeurs). *Il reprime la sensualité, il incarne les ulceres, cicatrise & diminue l'excroissance des chairs ; il convient aux ulcères dit chironiens, malins, chancreux, & pourris, seul ou mêlé aux autres remèdes.* La poudre de plomb était utilisée localement pour ses propriétés desséchantes. L'onguent de minio contenait du minium (oxyde rouge de plomb), de la litharge (oxyde de plomb), de la céruse (carbonate de plomb), de la tuthie, du camphre, de l'huile rosat et de la cire blanche. On l'utilisait pour les lésions cutanées ulcérées chroniques et de guérison difficile. Renou, *Ibid.*, 538, 919 ; Schröder, *Ibid.*, **2**, 486 ; Dorvault, Würtz, *Ibid.*, 662.

Poire. Les poires, fruits du poirier commun, *Pirus communis* L., étaient considérées comme astringentes. Elles étaient réputées pour guérir les empoisonnements par champignons vénéneux. Elles rafraîchissaient, adoucissaient et humectaient. Elles calmaient les chaleurs d'entrailles… et la soif. Dodoens (1517-1587) les prescrivait en topique sur les plaies récentes ou les phlegmons. Les feuilles jouissaient des mêmes propriétés cicatrisantes sur les blessures nouvelles. Les poires douces et grasses nourrissaient plus que les pommes ; elles renforçaient l'orifice de l'estomac et arrêtaient les flux de ventre. Bauhin (1560-1624) les disait froides au premier degré et sèches au second. Vitet (1738-1809) était catégorique : *La poire nourrit peu, se digère plus lentement que la pomme renette, rafraîchit moins, développe plus d'air, constipe plus souvent qu'elle ne relâche : en conséquence, elle ne doit jamais être préférée, quelle qu'en soit l'espèce, à la pomme renette.*

Dodoens, *Ibid.*, 499-500 ; Renou, *Ibid.*, 425-426 ; Bauhin, *Ibid.*, **2**, 778 ; Vitet, *Ibid.*, 334 ; Mérat, de Lens, *Ibid*, **5**, 565-566.

Pois. Le pois, *Pisum sativum* L., avait la réputation d'être émollient, résolutif et faiblement laxatif. Dodoens (1517-1587) estimait que les pois ramiers nourrissaient moyennement et ballonnaient énormément, moins cependant que les fèves. Les autres pois ronds communs étaient préférables, avaient une meilleure qualité nutritive et des vertus doucement laxatives. James (1705-1776) les disait *bons pour adoucir le sang & pour corriger les humeurs salées scorbutiques*. Dodoens, *Ibid.*, 325 ; Lémery, *Dictionnaire univ.*, 598 ; James, *Ibid.*, **5**, 623 ; Mérat, de Lens, *Ibid.*, **5**, 354.

Pois chiche. *Les ciches cultivés font bon ventre, font uriner, engendrent des ventosités, donnent bonne couleur, augmentent le lait, provoquent les fleurs aux femmes, & gettent hors leur fruit,* telle était l'opinion de Matthiole (1500-1577) qui en faisait des cataplasmes *contre les inflammations des genitoires, contre les verrues qui foermient : appliqués avec miel & orge profitent contre la gale, la tigne, la gratelle, chancres ulceres malins, & rebelles à guerison*. Le pois chiche ou mieux, *ciche*, *Cicer arietinum* L., était connu de Galien (129-201) et de Dioscoride (Ier siècle). On le conseillait pour briser les pierres du rein et de la vessie, et comme diurétique. Il était prescrit dans la jaunisse et les affections atrabilaires. On utilisait, en décocté, non seulement les pois, mais aussi les feuilles. Matthiole, *Ibid.*, 286 ; Mérat, de Lens, *Ibid.*, **2**, 278-279 ; Dorvault, Würtz, *Ibid.*, 724.

Poivre. Le poivre commun, poivre noir, fruit du *Piper nigrum* L., arbuste originaire de l'Inde, connaissait d'innombrables indications depuis l'Antiquité. On le prescrivait contre la rage, la syphilis, la gonorrhée, les fièvres intermittentes, les vers intestinaux, la migraine, le catarrhe, l'anorexie, les flatuosités. Fracastor (1478-1553) utilisait le poivre dans la confection de son diascordium, spécifique de la peste et l'introduisait également dans son onguent contre la syphilis à base de thériaque, d'encens, de beurre et d'axonge. Selon Bauhin (1560-1624) il était *chaud & sec à la fin de 3.D.* (au maximum du 3ème degré) et convenait à *ceux qui sont de complexion froide*. Pierre Pomet (1658-1699) le préconisait, mélangé à de l'eau-de-vie, contre la fièvre intermittente. Rappelons que le poivre blanc est le poivre noir dépouillé de son enveloppe extérieure, contrairement à ce que pensaient Garcia da Horta (1515-1575) et Brice Bauderon (1539-1623), qui y voyaient deux essences végétales distinctes. Fracastor, *Ibid.*, 298, 328 ; Bauhin, *Ibid.*, **2**, 751 ; Bauderon, *Ibid.*, 171 ; Pomet, *Ibid.*, **2**, 221 ; Mérat, de Lens, *Ibid.*, **5**, 338-339.

Poivre à queue : voir cubèbe.

Poivre de muraille, herbe vermiculaire, orpin brûlant, petite joubarbe : il s'agissait du *Sedum acre* L., connu des Anciens sous les noms de *vermicularis* ou *cauda muris* (queue-de-rat) et considérée comme *chaude et exulcérante.* C'était sous la dénomination de Vermiculaire brûlante, Illecebra, Sedum acre, que Vitet (1738-1809) inventoriait cette plante aux feuilles inodores et âcres qui *enflamment la bouche, excitent le vomissement & donnent des coliques ; infusées avec du lait, elles sont recommandées dans le scorbut. Extérieurement, elles enflamment la peau & y produisent des vessies. On prétend que le suc exprimé des feuilles, mêlé avec plus ou moins de miel, bonne dans le scorbut, l'ulcération des gencives, & les fortifie. C'est à l'expérience à confirmer ces faits.* Gubler (1821-1879) l'homologuait encore comme résolutif dans les ulcères atones, les abcès froids, les épanchements sanguins ou séreux. Il l'employait comme irritant interne dans l'épilepsie, la chorée, les fièvres intermittentes, les coliques néphrétiques. L'indication dans le scorbut persistait, mais moins assurée. Sa réputation de coricide s'est maintenue jusqu'à nos jours. Renou, *Ibid.*, 397-398 ; Mérat, de Lens, *Ibid.*, **6**, 282 ; Gubler, *Ibid.*, 367. Voir : joubarbe.

Poivre long. Le poivre d'Inde, poivre long, *Capsicum annuum* L., était le piment annuel, qu'on prescrivait dans les atonies de l'estomac. Il était connu de Pline (23-79) et l'Orient l'utilisait de temps immémoriaux en topique : c'était un rubéfiant cutané au même titre que la moutarde. On le préconisait dans les laryngites, dans l'hydropisie, et comme carminatif. Fracastor (1478-1553) le faisait figurer dans son Diascordium anti-pesteux. Bauhin (1560-1624) l'appelait *Capsicum Piper Indicum* et le disait chaud et sec au quatrième degré ! *Il es fort mordicant & caustic*, ajoutait-il, précisant : *On s'en sert dans l'assaisonnement des viandes* (aliments), *à cause qu'il est de meilleur goût que le poivre commun : & pour le rendre plus agreable, on pile les cornets avec la graine qu'on incorpore avec de la pâte, & on en fait du biscuit. Ce poivre fortifie, resout les ventositez : il est bon à la poitrine, & à ceux qui sont froids.* Fracastor, *Ibid.*, 298 ; Bauhin, *Ibid.*, **1**, 118 ; Mérat, de Lens, *Ibid.*, **2**, 83.

Poivrette. La poivrette, *Nigella damascena* L., était réputée pour ses qualités thérapeutiques par la médecine arabe : utilisées comme substitut du poivre, ses graines avaient un effet sternutatoire, reconstituant, aphrodisiaque, carminatif (expulsant les gaz intestinaux), emménagogue (provoquant la menstruation). Elles servaient à traiter les vertiges, les maux de tête, l'asthme. Elles entraient dans de nombreux condiments orientaux comme le curry. Bauhin (1560-1624) parlait de *Gith, Melanthium sativum, Nigella, Nielle, Poivrette*, dont la graine était sèche et chaude au troisième degré. Elle était galactophore, emménagogue, carminative et diurétique. Cette même semence bue avec du vin, guérissait l'asthme. Vitet (1738-1809) ne connaissait apparemment que la *Nigella sativa* et mettait en doute ses vertus pour préserver de la rage, pour tuer les vers intestinaux, pour faciliter la lactation, pour guérir les fièvres intermittentes rebelles au quinquina. En revanche, il en prescrivait encore les graines dans l'asthme, la toux, pour stimuler la diurèse, pour provoquer les règles. Quant à Gubler (1821-1879) il précisait : *La Nigelle cultivée est originaire de l'Orient. Ses semences aromatiques et chaudes servaient en Egypte, en Perse et dans l'Inde, à parsemer le pain et les gâteaux, pour les rendre plus appétissants, pour faciliter la digestion et faire engraisser. L'usage s'en est répandu dans le Hanovre, où l'on en met dans les ragoûts, ce qui l'a fait nommer Toute-Epice.* Bauhin, *Ibid.*, **1**, 204, 205 ; Vitet, *Ibid.*, Gubler, *Ibid.*, 218 ; Dechambre, *Ibid.*, S2, **13**, 245-249.

Polygonatum. Voir sceau de Salomon (*Convallaria multiflora* et *verticillata* L.).

Polygonum aviculare : voir centinode.

Polygonum. Bauhin (1560-1624) connaissait un *Polygonum minus, Herniaria, herbe au Turc, petite Corrigiole*, froide au second degré, sèche au troisième. Son suc bu dans du vin blanc, guérissait les rétentions d'urine et brisait puis expulsait les lithiases des reins. Elle guérissait aussi les hernies, ce qui justifiait son nom. En application, elle était bonne contre les vipères, les bêtes venimeuses, le flux de sang, la dysenterie. Son eau distillée prise ou appliquée traitait la jaunisse ou les obstructions hépatiques. Peut-être s'agissait-il de la persicaire amphibie, *Polygonum amphibium* L., appelée ainsi par Mérat (1780-1851) et De Lens (1786-1846), et réputée guérir les dartres et autres dermatoses. Bauhin, *Ibid.*, **2**, 518 ; Mérat, de Lens, *Ibid.*, **5**, 430.

Polypode. Le polypode, *Polypodium vulgare* L., possédait des propriétés médicinales remarquables, dues à son pouvoir mondifiant (purifiant), desséchant et digestif sur la viscosité des humeurs. On utilisait sa racine pour évacuer l'atrabile et la pituite épaisse, notamment des articulations. On exaltait ses vertus purgatives en l'associant à la décoction de vieux coq, à de la mauve ou à du poireau. Qu'en disait Matthiole (1500-1577) ? Selon lui : *Polypode croist es pierres moussues, & vieux tronces des arbres, specialement des chesnes, et de la hauteur d'un empan, semblable à la feuchiere, quelque peu velu, & n'est chiquetté si menu. Sa racine est pelue & pleine de capillamens comme piés de poulpes, de la grosseur du petit doigt, verte & de couleur d'herbe au dedans, de goust un peu aspre, & douceastre. Ell'est laxative. On la met cuire avec une poule, ou du poisson, ou bette, ou mauve pour lacher le ventre. La poudre d'icelle sechee prinse avec eau miellée purge la cholere, & le phlegme. Pilee est fort bonne aux desloueures mise dessus, & aux crevasses qui viennent entre les doigts.* En 1868, Adolphe Gubler (1821-1879), lui concédait encore quelques vertus cathartiques (purgatives), justifiant, à la rigueur, son emploi comme expectorant, diurétique et uricosurique (antigoutteux). Jean-Baptiste Fonssagrives (1823-1884), en 1878, ne lui accordait plus qu'une légère activité laxative. Matthiole, *Ibid.*, 700 ; Renou, *Ibid.*, 285-286 ; Mérat, de Lens, *Ibid.*, **5**, 443 ; Fonssagrives, *Ibid.*, **2**, 690.

Polytric. Politric ou polytric, perce-mousse, *Polytrichum commune* L., dont l'aspect chevelu justifiait l'emploi en lotions capillaires. Cette mousse était également réputée désobstruante, diurétique, lithontriptique (qui brisait les pierres des voies urinaires), sudorifique et emménagogue. Fuchs (1501-1566) le désignait comme Polytrich des officines et indiquait que son tempérament *est en mesme proportion de chaleur, & de froideur. Il desseche toutesfois, il attenue & digere*. En décoction, il bénéficiait aux dyspnéiques, aux asthmatiques, aux ictériques, aux hydropiques, aux dysuriques. Outre sa faculté de rompre les pierres urinaires, d'améliorer les affections de la rate, le *polytrichum* bu dans du vin remédiait aux morsures des bêtes venimeuses. Bu avec du vinaigre ou le suc du fruit de la ronce, il était hémostatique. Il était en outre emménagogue et ocytocique. Enfin, il évitait la chute des cheveux. Fuchs, *Ibid.*, CCCVI, 544 ; Mérat, de Lens, *Ibid.*, **5**, 445 ; Dorvault, Würtz, *Ibid.*, 324.

Pomme. La pomme, fruit du pommier commun, *Pirus Malus* L., astringente (produisant une rétraction des parties qu'elle touchait et ralentissant ou interrompant les évacuations), était utilisée sous forme de distillat de pommes pourries dans des affections externes comme les brûlures, les ulcères malins, la gangrène. La pomme cuite était appliquée en cataplasmes sur les plaies et contusions des yeux. Fracastor (1478-1553) recommandait de disposer dans l'environnement des malades, afin de les protéger des miasmes des fièvres pestilents, de nombreux fruits parmi lesquels figurait la pomme. Il conseillait le sirop de pomme dans la phtisie pour sécher l'acrimonie de la matière sans trop l'échauffer. Pour aider à la digestion et à l'évacuation de la matière dans la lèpre, il recommandait également le sirop de pomme ou bien ceux de fumeterre, d'epithymum, de saponaire. Matthiole (1501-1577) conseillait les pommes douces dans les passions mélancoliques et les pleurésies pour lesquelles il suggérait de faire cuire le fruit sur les cendres chaudes, de l'arroser abondamment de suc de réglisse, de farine et de sucre et de le donner à manger au pleurétique matin et soir avant les repas, ce dont le malade se trouverait fort bien. Julien le Paulmier (1520-1588) dans son traité *De vino et pomaceo, Paris*, 1588, préconisait le cidre comme antidépresseur : *Ce cidre... cuit et prépare tous humeurs cruds, excite l'appétit, fortifie l'estomac & le foie, mesure la chaleur naturelle de toute la personne : propre pour les mélancholiques, les hypochondriaques & pour toute débilité de chaleur naturelle de cause froide.* Schröder (1600-1664) confirmait cette indication du cidre dans les *affections mélancoliques* et dans l'hypocondrie, surtout s'il avait fermenté avec des raisins de Damas. Il recommandait le sirop de pomme douce, cordial (qui augmentait rapidement la chaleur du corps), efficace contre les syncopes, les palpitations et les affections dépendant de la bile. Favorable à l'estomac, il apaisait la soif et soulageait les fièvreux. Moyse Charas (1619-1698) proposait un *syrop* de pommes simple confectionné avec deux livres de jus de pomme et quatre livres de sucre fin cuits à feu doux jusqu'à consistance sirupeuse aux propriétés cordiales bien connues et un sirop de pommes composé, sirop du roi Sapor (Schröder), associant le suc de pomme et ceux de bourrache et de buglosse, du séné, du tartre blanc, du safran et de l'esprit de vin. Cette préparation, qui purgeait en douceur les humeurs bilieuses et mélancoliques, était toute indiquée dans la manie et les passions hypocondriaques. On la prescrivait dans les fièvres quartes et dans la gale comme dans la plupart des dermatoses. Haller (1708-1777) vantait les qualités du cidre helvétique du bailliage de Thurgau, canton du nord est de la Suisse, et assurait qu'il dissolvait les lithiases urinaires. De toutes façons, Haller affirmait qu'*il n'est aucun aliment qui convienne mieux que les pommes aux personnes qui ont la fièvre, leur qualité acide les rendant propre à ranimer l'appétit et à rafraîchir sans aucun inconvénient. Il n'y a pas longtemps qu'en Angleterre on a commencé à conseiller aux asthmatiques la décoction de ce fruit, qui leur convient mieux que les fruits d'été, parce que ceux-ci agissent sur nos humeurs en qualité de fondans* (médicament externe ou interne qui résolvait les engorgements). En 1868, Gubler (1821-1879) consacrait plusieurs lignes de ses *Commentaires thérapeutiques du codex medicamentarius* aux vertus thérapeutiques des pommes : *Les pommes, surtout les reinettes, servent à préparer par décoction une tisane fort agréable aux malades atteints de fièvre, d'embarras gastrique, d'état bilieux, d'ictère, etc. Elle est parfois légèrement laxative. On l'a vantée contre l'asthme, la phthisie, et, plus justement, contre la gravelle... Les cataplasmes de pommes cuites s'appliquent sur les furoncles et les inflammations des paupières.* C'est Henry Braconnot (1780-1855) qui découvrit la pectine en 1825. Fracastor, *Les trois livres*, 286, 303, 360 ; Matthiole, *Ibid.*, 165 ; Schröder, *Ibid.*, **1**, 408 ; Charas Moyse, *Pharmacopée royale galénique et chymique*, Lyon, 1753, 172-174 ; Haller, *Ibid.*, **2**, 56, 57 ; Gubler, *Ibid.*, 267 ; Dom Alexandre, *Ibid.*, 577 ; Dorvault, Würtz, *Ibid.*, 208.

Pomme de merveille. Selon Dom Alexandre (1654-1728), la *Balsamina mas* était *une plante qui pousse des tiges menues, filamenteuses, à la hauteur de deux ou trois pieds... Son fruit est long formé à peu près comme un petit concombre renflé vers son milieu prenant en mûrissant une couleur rouge...* Les parties officinales étaient les feuilles et le fruit. La plante était *rafraîchissante, un peu dessicative, & fort vulnéraire : elle appaise les douleurs des hémorroïdes, remédie aux nerfs blessés, aux hernies & à la brûlure... On dit que la poudre des feuilles prise dans de l'eau de plantain* *guérit les plaies des intestins, quand ils seraient même percés*. On préparait avec les baies de balsamina, *Momordica balsamina* L., les pommes de merveille, un baume originaire de l'Inde, obtenu par macération de ces baies, dans l'huile d'amande douce. On l'appliquait sur les blessures, les ulcères de la matrice, les hémorroïdes, le prolapsus du rectum, les plaies. Dom Alexandre, *Ibid.1759*, 443 ; James, **2**, *Ibid.*, 760.

Pomme de pin : voir pin.

Pommes de senteurs. Les pommes de senteurs étaient une variété de trochisque *composés de médicaments odorants et aromatiques les plus précieux*, comme styrax, muscade, cannelle, eau de roses, mélangés à de la gomme tragacanthe, pour en faire une grosse pilule sphérique utilisée comme support parfumé. Renou, *Ibid.*, 230.

Pomme épineuse : voir stramoine.

Pompholix : voir tuthie.

Populeum : voir onguent populeum.

Potentille : voir tormentille.

Poule. Si Matthiole (1500-1577) avait raison, et pourquoi ne le croirait-on plus, *la cervelle de poule est bonne à boire avec du vin contre les morsures de serpens ; ell'étanche le sang qui sort des pannicules du cerveau : la peau qui est à l'intérieur de l'estomac du coq semblable à une lame de corne (on la gette quand on acoustre le coq pour le faire cuire) sechee & broyee avec du vin est fort bonne pour ceux qui ont l'estomac debile. Le bouillon d'un vieil coq lasche le ventre. Il faut bien curer tout le dedans, y mettre sel & coudre le ventre, puis le faire cuire dans trente & trois livres d'eau, jusqu'à qu'elles soient reduittes à deux livres & demie. Le tout refroidi à l'air, on en use. Aucuns y ajoustent de la soldanelle, de la mercuriale, du cartame, du polypode. Cette coction purge les grosses humeurs, visqueuses, melancholiques. Elle sert aux fièvres longues, aux difficultés d'aleine, aux gouttes, & aux ventosités d'estomac*. La chair de la poule, comme celle du poulet, avait des vertus béchiques (contre la toux) et anti-phtisiques. Utilisée de la même façon, elle était souveraine contre la phrénésie (méningite), l'apoplexie, la léthargie et le délire, les fièvres malignes. Elle attirait également le venin après les morsures de serpent. Une poule noire, coupée vive par le milieu, et appliquée sur la tête, calmait les céphalées et, ajoutait Matthiole, *appliquée toute chaude sur les morsures de serpens, servent grandement, mais il faut en changer souvent*. Il précisait un peu plus loin : *Les Medecins usent des poules & des coqs contre les morsures de serpens.*

Ils ne les fendent point pour les appliquer comme Diosc. l'ordonne, mais, sans les tuer, il leur plume le cul, & les mettent sur la morsure, car ces bestes attirent le venin comme ventose, duquel elles meurent après... Parquoy il faut toujours remettre d'autres en vie, jusques à ce que le venin soit du tout consumé. Il recommandait les génitoires des coqs pour stimuler à la fois l'instinct génésique et la spermatogenèse ! Matthiole, *Ibid.*, 234 ; Dom Alexandre, *Ibid.*, 110-111 ; Mérat, de Lens, *Ibid.*, **5**, 260.

Pouliot. Le pouliot ou poliot, *Mentha Pulegium* L. dont l'odeur avait la réputation de chasser les puces, favorisait les règles (emménagogue), surtout associé à du fer, et facilitait la digestion. On le prescrivait dans l'asthme, la toux, l'*oppilation* (obstruction) de la rate, la goutte et les morsures de serpent. Fracastor (1478-1553) utilisait l'eau de pouliot, dans le typhus, comme celles de bourrache ou de mélisse, ou bien encore de trèfle voire d'eupatoire, pour évacuer les miasmes ; dans la tuberculose, il prisait la prescription du pouliot avec de la gomme tout en évitant ce qui entravait l'expectoration comme les styptiques ou les astringents ; enfin, il utilisait le pouliot dans la vérole pour évacuer les matières épaisses. Fuchs (1501-1566) décrivait ainsi son *tempérament* : *D'autant que le poliot est acre, & aucunement* (jusqu'à un certain point) *amer, d'autant aussi qu'il eschauffe, & subtilise grandement : on le tient chaud, & sec au tiers degré.* L'auteur de l'*Histoire des plantes* recommandait le pouliot, en breuvage, associé au miel et à l'aloès, pour les encombrements respiratoires, les spasmes, les convulsions et le prescrivait pour purger et évacuer la mélancolie. Pris en breuvage avec du vin, il le donnait pour les morsures des bêtes venimeuses. Plus pittoresque, cette pratique qu'il rapportait : *Noz domestiques, tiennent, qu'une couronne de Poliot est meilleure pour estourdissements, & vertiginosité, qu'un chappeau de roses. Car lon dit mesmement, qu'il oste & enleve douleurs de teste : estant mis dessus.* Vitet (1738-1809) jugeait les feuilles plus actives que celles de la menthe et supposait qu'elles échauffaient et altéraient beaucoup plus, ce qui justifiait leur prescription dans *l'asthme humide, la toux catarrhale, la suppression du flux menstruel par l'impression des corps froids & avec cachexie*, la chlorose, le rachitisme, l'asthénie. Il précisait toutefois : *D'ailleurs il manque d'observations suffisantes pour déterminer leurs vertus. In cauda venenum.* Gubler (1821-1879) ne lui reconnaissait pas de vertus emménagogues (qui déclenchaient les règles), antispasmodiques ou antigoutteuses. La fin du XIXème siècle n'en gardait que l'indication, exceptionnelle, d'excitant nervin. Fracastor, *Les trois livres*, 280, 303, 328 ; Fuchs, *Ibid.*, 141 ; Vitet, *Ibid.*, 490 ; Gubler, *Ibid.*, 201 ; Renou, *Ibid.*, 347 ; Mérat, de Lens, *Ibid.*, **4**, 327-328 ; Dorvault, Würtz, *Ibid.*, 782.

Poumon de renard. *Le poulmon de renard seché, & prins en bruvage, est profitable à ceux qui ne peuvent avoir leur aleine à leur aise*, affirmait

Matthiole (1500-1577). Schröder (1600-1664) pensait que le poumon du *vulpes* consolidait et détergait et que *desseché & brûlé il remedie aux vices du poumon, & aux resserrements de poitrine*. Lavé dans du vin, coupé en tranches, puis séché dans le four, on l'enveloppait ensuite d'hysoppe ou de marrube pour le conserver. On pouvait également le réduire en poudre et le conserver ensuite dans un flacon étanche. On en faisait des loochs qu'on donnait aux malades atteints de toux, d'asthme, de phtisie. Matthiole, *Ibid.*, 232 ; Renou, *Ibid.*, p. 78 ; Schröder, *Ibid.*, **2**, 133 ; Lémery, *Pharmacopée univ.*, *1764*, **1**, 125-126 ; Dom Alexandre, *Ibid.*, 615.

Pourpier. Dodoens (1517-1587) recensait deux sortes de pourpiers ou *Pourcelaine*, le cultivé (*Portulaca sativa*) et le sauvage (*Portulaca sylvestris*). Il en identifiait une troisième, qui poussait en terre salée, *Portulaca marina*. De tempérament, les pourpiers domestiques et sauvages étaient froids au troisième degré et humides jusqu'au deuxième. Le pourpier de mer était chaud et sec jusqu'au second degré. Dodoens détaillait une douzaine de vertus et opérations concernant les *Porcelaines* : d'abord, on en faisait de savoureuses salades, certes un peu froides pour le sang, mais non moins bénéfiques aux estomacs et aux intestins par trop échauffés. Ensuite, elles bénéficiaient aux fluxions, aux douleurs rénales et vésicales, aux débilités ou inflammations gastriques. Mais encore, les porcelaines délivraient des *imaginations, songes & appetits du jeu d'amour*. A ces mirifiques capacités, il fallait ajouter celle de tarir les crachements de sang, la dysenterie, *les flux de morenes* (saignement des hémorroïdes). Sans compter que son jus seul luttait contre les fièvres, contre les vers et, mêlé à de l'huile et à du vinaigre, calmait les maux de tête des insolations. En cataplasme, la feuille broyée avec de l'orge grillée, appliquée sur les yeux enflammés, calmait les ophtalmies. Pour Dom Alexandre (1654-1728), le pourpier potager, *Portulaca oleracea* L., mâché et avalé, avait la réputation de guérir les hémorragies des gencives, du palais ou de la langue. Rafraîchissant, dessicatif et astringent, il était prescrit dans les fièvres putrides et malignes (consécutives à une maladie de la bile), les cystites, les maladies respiratoires, les brûlures et douleurs gastriques. On le donnait comme vermifuge. En applications externes, il faisait disparaître les verrues. Le pourpier faisait partie des quatre semences froides mineures avec l'endive (frisée, scarole), la laitue et la chicorée. Il était encore prescrit au XIXème siècle, comme plante mucilagineuse purgative, vermifuge et diurétique. Dodoens, *Ibid.*, 396-398 ; Dom Alexandre, *Ibid.*, 593-594 ; Dorvault, Würtz, *Ibid.*, 782.

Prassium : voir marrube.

Prêle. Voici comment Fuchs (1501-1566) présentait la prêle : *L'herbe en Françoys appelee Queüe de cheval, se nomme en Latin, Equisetum, Herba* *aut Salix equinalis. Les herboristes traduisant le nom Grec, la nomment Cauda equina, ou comme nous avons desja dit, Queue de cheval... Elles hont vertu astringente avec amertume, & pource elles dessechent puissamment, toutesfoys sans mordication.* Schröder (1600-1664) expliquait ainsi son activité thérapeutique : *C'est un astringent fameux & corroboratif, très propre pour retarder les ressorts relachés des visceres, c'est-à-dire, au langage des Anciens, pour reparer la faculté retentrice ou expultrice vitiée, à cause que quand les ressors des viscères ne joüent pas bien, les retentions & les expulsions ne s'executent pas comme il faut. D'où son emploi dans les flux d'humeur, de sang au niveau de tous les organes, dans les potions, les onguents destinés à soigner les blessures.* Dom Alexandre (1654-1728) confirmait, au siècle suivant, que la prêle, *Equisetum arvense* L., était détersive, astringente, consolidante, vulnéraire, hémostatique : toutes les qualités requises pour un excellent topique des plaies. Elle convenait à tous les flux d'humeur ou de sang : par le nez, le poumon, les reins ou les hémorroïdes. Elle était efficace contre les descentes (hernies et prolapsus). Gubler (1821-1879) la comptait encore, en 1868, parmi les substances constipantes, diurétiques, conseillées dans la fièvre, la tuberculose, la blennorragie, les hydropisies et la diarrhée. A la fin du XIXème siècle, on la rangeait parmi les diurétiques inusités. Fuchs, *Ibid.*, CXXII, 224 ; Dom Alexandre, *Ibid.*, 595 ; Mérat, de Lens, *Ibid.*, **3**, 126-127 ; Gubler, *Ibid.*, 268 ; Dorvault, Würtz, *Ibid.*, 782.

Prunes. *Toutes les prunes sont humides, & froides*, s'exclamait Bauhin (1560-1624). Il ajoutait : *Les douces lâchent le ventre, les aigres le resserrent. Les meilleures de toutes sont celles de Damas, qui viennent de Syrie, lesquelles étant sèches sont bonnes pour l'estomac ; ce que les fraiches sont plus que les sèches. Les feüilles rafraichissent, dessechent, resserrent, & arrestent les fluxions : leur décoction dans du vin, quand on s'en gargarize la bouche, est bonne au catharre, qui descend sur les gencives & sur le reste de la bouche ; l'Electuaire Diaprunum est un bon purgatif principalement le solutif.* Pour Renou (1568-1620) les prunes de Damas, prunes noires, fruits du *Prunus domestica* L., étaient humectantes (elles augmentaient l'humidité du sang), émollientes et laxatives. Elles servaient à la confection du diaprun, électuaire dans lequel entrait également de la scammonée et du diagrède. Adolphe Gubler (1821-1879), en 1868, recommandait la consommation des pruneaux secs qui servent à procurer *la liberté du ventre*. Bauhin, *Ibid.*, **2**, 777 ; Renou, *Ibid.*, 718 ; Lémery, *Dictionnaire univ.*, 616 ; Gubler, *Ibid.*, 269. Voir diaprun.

Ptarmica. Il s'agissait de l'achillée sternutatoire, *Achillea Ptarmica* L., dont les feuilles réduites en poudre avaient les mêmes vertus que le pyrèthre et dont les racines, mastiquées, déclenchaient l'éternuement et stimulaient la salivation. Schröder (1600-1664) désignait les racines et les feuilles comme parties officinales : chaudes, dessicatives leur acrimonie en rendait l'usage difficile et exclusivement sternutatoire. Schröder, *Ibid.*, **1**, 417 ; Mérat, de Lens, *Ibid.*, **1,** 23.

Pulmonaire. La *Pulmonaria officinalis L.,* appelée aussi herbe aux poumons, coucou bleu, sauge de Jérusalem, avait été conseillée par Pline (23-79) dans le traitement des tuberculoses pulmonaires sévères, indication reprise par Fracastor (1478-1553) en 1546. Matthiole (1500-1577), en 1554, la signalait comme dotée d'*une réelle efficacité pour la guérison des ulcères du poumon.* Les taches blanches qui parsemaient ses feuilles étaient comparées aux lésions du poumon dans la tuberculose : certains y ont vu une application de la théorie des signatures pour expliquer son choix comme traitement spécifique de la phtisie. Il la recommandait aussi pour guérir *les plaies, les ulcères des parties honteuses...* Emolliente, pectorale (spécifique des affections du poumon), sudorifique, adoucissante et astringente (produisant une rétraction des parties qu'elle touchait et ralentissant ou interrompant les évacuations), elle se prescrivait en décoction dans les affections respiratoires. Fuchs (1501-1566) se distinguait de ses collègues botanistes et thérapeutes dans leur appréciation du *tempérament* de l'Herbe aux *Poulmons* : *A mon jugement, que les recens errent, en opinant que cette herbe est froide et humide : car elle est fort astringente, en sorte qu'on peut dire qu'elle est de mesme temperament que le chesne, dans lequel elle croist. Parquoy elle desseche & eschauffe un peu au milieu des choses qui sont froides en leurs especes.* Il la prescrivait en début de traitement contre les phlegmons. Pour Lémery (1645-1715), les pulmonaires, *Pulmonaria maculosa et angustifolia*, étaient *humectantes* (qui augmentaient la liquidité du sang), *détersives* (qui nettoyaient plaies et ulcères), *cosolidantes, vulnéraires* (qui cicatrisaient des plaies), *propres pour les maladies du poumon & de la poitrine, pour exciter le crachat...* Vitet (1738-1809) lui consacrait neuf lignes de sa *Pharmacopée* et concluait avec cette formule sceptiquement concise : *Feuilles recommandées dans les mêmes espèces de maladies que les feuilles de buglose, sans être fondé sur l'observation.* Chaumeton (1775-1819) achevait de discréditer la pulmonaire en lui déniant toute vertu cicatrisante, toute qualité béchique, affirmant : *A l'égard des éloges qu'on lui a prodigués contre les affections thorachiques, et spécialement contre l'hémoptysie et la phthisie pulmonaire, ils ne reposent sur aucune observation précise...* Gubler (1821-1879) estimait que cette plante insignifiante, mucilagineuse, faiblement astringente (produisant une rétraction des parties qu'elle touchait et ralentissant ou interrompant les évacuations), pouvait être prescrite pour adoucir et calmer. Fracastor, *Les trois livres*, 305, 306 ; Matthiole, *Ibid.*, 582-583. ; Fuchs, *Ibid.*, 437 ; Lémery, *Ibid.*, 638 ; Vitet, *Ibid.*, 149 ; Chaumeton, *Ibid.* 5, 258 ; Gubler, *Ibid.*, 270 ; Fournier, *Plantes médicinales*, **3**, 283-285. Voir : signatures.

Pulmonaire des Français, voir : Herbe d'épervier ou épervière des murs, *Hieracium murorum* L..

Pyrèthre d'Afrique. Pyrètre (Fracastor), *Anacyclus Pyrethrum* D.C. (*Anthemis pyrethrum* L.) ou *Pyrethrum officinale* N., pour François V. Mérat (1780-1851) et Adrien De Lens (1786-1846), en 1833. Fracastor (1478-1553) le rangeait parmi les médications dirigées contre la matière qui a déjà commencé à être infectée, principe actif proche des caustiques, mais moins agressif, avec des indications identiques à celles du nitre, du sel, du marc de vinaigre, de l'alun etc. Matthiole (1500-1577) en avait vanté les qualités pour attirer la pituite. Sa racine était chaude, brûlante au goût. On l'utilisait, pour ses qualités dessicatives (qui drainaient les ulcères en absorbant le pus ou en arrêtant sa sécrétion), atténuantes (qui fluidifiaient les humeurs), incisives (qui diminuaient leur viscosité) et sudorifiques, comme antalgiques dentaires, sialagogues et sternutatoires. Mâchée, elle purgeait, à juste titre, le phlegme du cerveau. Mélangée au vinaigre, en bain de bouche, elle calmait les douleurs des dents. Il la recommandait aussi contre la paralysie et les froideurs des membres. Fuchs (1501-1560) appelait le pyrèthre pied d'Alexandre et lui attribuait un *tempérament* chaud et sec au troisième degré, et même au quatrième pour certains auteurs. Surtout utilisé à l'extérieur, il était néanmoins administré en infusions dans la léthargie, la paralysie, certains rhumatismes. Renou (1568-1620) rappelait que cette plante *a prins son nom de l'effect de sa qualité bruslante, & de l'impression ignée que sa racine laisse sur la langue après l'avoir masché...* ce qui en faisait la *médecine* idéale pour attirer la pituite dans la bouche, et notamment celle du cerveau. Il était donc logique qu'elle soit recommandée pour les douleurs dentaires, les céphalées chroniques, l'apoplexie, l'épilepsie, la paralysie *& à tous autres semblables qui arrivent par congestion, d'une humeur pituiteuse qui se faict dans le cerveau.* Bien évidemment, Vitet (1738-1809) ne partageait nullement cet enthousiasme d'un autre âge. Certes, pour provoquer une hypersialorrhée, le pyrèthre était un moyen infaillible, mais au prix d'une inflammation des muqueuses pituitaires, sans compter le risque d'irritation gastrique et intestinale. Il recommandait donc la plus grande prudence et le réservait à l'usage externe, *jusqu'à ce que de nouvelles observations ôtent tout soupçon de danger, & établissent ses vertus.* Si l'on en croit Nicolas Guibourt (1790-1867), les Egyptiens et les Romains l'appréciaient comme condiment, au même titre que le poivre, mais s'agissait-il du même pirèthre ? Il semble que Dioscoride (1er siècle) ait décrit comme pyrèthre, une plante apparentée aux thapsies et aux saxifrages. En 1878, Jean-Baptiste Fonssagrives (1823-1884), le mentionnait encore comme sialagogue, présent dans une multitude de dentifrices ou de préparations pour la bouche, dont le surprenant masticatoire irritant de Buttler composé de piment, pyrèthre, liquidambar et mastic ! Fracastor, *Les trois livres*, 237 ; Matthiole, *Ibid.*, 463 ; Fuchs, *Ibid.*, 834 ; Renou, *Les* *œuvres pharmaceutiques*, Lyon, 1637, 260 ; Vitet, *Ibid.*, 206 ; Dom Alexandre, *Ibid.*, 602-603 ; Mérat, de Lens, *Ibid.*, **5**, 559-561 ; Guibourt, *Ibid.*, **3**, 60 ; Fonssagrives, *Ibid.*, **2**, 691.

Q

Queue-de-cheval : voir prêle.

Quinquina. Appelée kina-kina, l'écorce des écorces était pour Nicolas Lémery (1645-1715) : *Le plus assuré remède qu'on ait trouvé jusqu'ici pour suspendre le ferment des fièvres intermittentes.* Elle était fournie par différentes espèces du genre *Cinchona*, originaires, au départ, d'Amérique du Sud, acclimatées ensuite en Extrême-Orient par les Hollandais et les Anglais notamment. Probablement utilisé de longue date par les indiens d'Amérique, le kina-kina aurait été introduit en Europe par la comtesse d'El Chinchon, épouse du vice-roi du Pérou, guérie d'une fièvre par la poudre de l'écorce de cet arbre. Connue d'abord comme poudre de la comtesse puis comme poudre des jésuites, elle sera étudiée par Nicolas de Blégny (1652-1730) à la demande de Louis XIV (1638-1715) qui en avait acheté le secret à l'Anglais Robert Talbor (?-?) en 1679. Jean-Marie Lancisi (1654-1720), en était l'ardent défenseur. C'était une innovation thérapeutique majeure, mais anciennement utilisée, selon Charles-Marie de la Condamine (1701-1774), auteur d'une *Relation abrégée d'un voyage fait à l'intérieur de l'Amérique méridionale*, Paris, 1745, dans laquelle il relatait la découverte qu'il avait faite d'un manuscrit, datant de 1600, dans un monastère de Loxa, et qui mentionnait déjà les effets fébrifuges du quinquina. A la fin du XVIIIème et au début du XIXème siècle, John Brown (1735-1788) et ses émules en firent une panacée, le prescrivant dans les inflammations, la goutte, les rhumatismes, l'hydropisie, les scrofules, les névralgies, les débilités locales ou générales. On est heureux de voir Vitet (1738-1809) louanger ce médicament. Il aurait été malvenu de sa part d'en dénigrer les propriétés thérapeutiques : *le Quinquina, Cinchona officinalis, est de tous les remèdes connus, le plus avantageux pour combattre la fievre tierce & la fievre quarte. En général le succès du quinquina est plus assuré, dans les fièvres intermittentes, si les premiers jours on administre : 1°. un ou deux purgatifs, lorsqu'il y a indication. 2°. Les urinaires avec les amers 3°. Si on laisse passer huit ou dix accès 4°. Si au bout de ce temps, on prescrit l'écorce à haute dose & en substance.* Adolphe Gubler (1821-1879), en 1868, préconisait toujours la poudre de quinquina, soit en application directe sur les plaies atones, soit comme tonicardiaque et surtout comme fébrifuge. Les préparations aqueuses de quinquina étaient essentiellement des macérations qui exaltaient ses qualités astringentes ou des décoctions qui favorisaient l'extraction de la quinine et de la cinchonine fébrifuges. Les préparations alcooliques, à la fois toniques et fébrifuges, comprenaient notamment le vin d'Huxham, à base de serpentaire et d'écorce d'orange, et le vin de quinquina, composé d'écorce d'angusture, d'alcool et de vin blanc de Bourgogne. En 1820, Pierre Joseph Pelletier (1788-1842) et Joseph Bienaimé Caventou (1795-1877), en isoleront la quinine. Il est intéressant de relire ce que Magendie (1783-1855) écrivait en 1822, à propos de l'utilisation du sulfate de quinine : *On conçoit quel avantage il peut résulter, dans le traitement des maladies, de connaître précisément la dose de la substance active que l'on emploie, et cet avantage n'est jamais plus marqué que dans le cas qui nous occupe, puisque la qualité des alcalis contenus dans les quinquinas varie prodigieusement suivant la nature et la qualité des écorces que l'on emploie.* A la fin du XIXème siècle, les sels de quinine, le sulfate notamment, s'imposeront peu à peu dans le traitement, puis dans la prophylaxie du paludisme, mais aussi dans les migraines et les rhumatismes. Lémery, *Chymie*, 401-402 ; Vitet, *Ibid.*, 430-431 ; Magendie, *Ibid.*, 43 ; Mérat, de Lens, *Ibid.*, **5**, 615-640 ; Gubler, *Ibid.*, 282-284, 643-650 ; Dechambre, *Ibid.*, S2, **6**, 129-130 ; Fiessinger, *Ibid.*, 212-215.

Quintefeuille. Depuis Hippocrate (-460/-377), la quinte-feuille ou quintefeuille, main de Mars, patte de pigeon, *Potentilla reptans* L. était utilisée pour ses racines, contre les fièvres intermittentes. Ses qualités astringentes la recommandaient en gargarismes dans les esquinancies (angines). Dodoens (1517-1587) en décrivait quatre sortes : deux, une grande et une petite, à fleurs jaunes ; une troisième à fleurs blanches ; une quatrième à fleurs rouges. Toutes desséchaient au troisième degré. Le jus des feuilles était bon pour le foie, guérissait les ictères. Les feuilles, bues dans de l'eau miellée ou dans du vin avec un peu de poivre, guérissaient les fièvres tierces et quartes et, prises pendant quarante jours, soignaient l'épilepsie. Le jus des racines fraîchement pressé était alexitère et atténuait les *passions* (douleurs) du foie et des poumons. La décoction des racines arrêtait les flux de ventre, les hémorragies et améliorait la goutte et la sciatique. En applications locales, la racine cuite dans du vinaigre, traitait les ulcères corrosifs, dissipait les oedèmes, calmait le prurit et les inflammations du fondement. Enfin, la racine bouillie dans de l'eau, permettait des bains de bouche qui en guérissaient les ulcérations. Au XVIIème siècle, on la prescrivait également dans la goutte, la sciatique, la gale, l'ergotisme, les écrouelles, les dartres, les empoisonnements, toutes les maladies pulmonaires ou hépatiques. Vitet (1738-1809) vilipendait cette plante dont les vertus thérapeutiques lui paraissait bien discutables, l'expérience n'ayant jamais confirmé jusqu'ici qu'elle guérît les diarrhées, la jaunisse par obstruction, la tuberculose pulmonaire, les convulsions et les fièvres intermittentes, pas plus du reste qu'on pouvait attester de son activité dans les ophtalmies infectieuses, dans les ulcérations buccales scorbutiques, dans les gingivites. Néanmoins, le rhizome, en poudre ou en décoction, était encore conseillé à la fin du XIXème siècle contre les fièvres intermittentes, la diarrhée et la dysenterie, et, en gargarisme contre les angines inflammatoires ou pultacées. Dodoens, *Ibid.*, 63-64 ; Renou, *Ibid.*, 410 ; Vitet, *Ibid.*, 293 ; Gubler, *Ibid.*, 285.

R

Racines apéritives. Cinq majeures : l'ache, le fenouil, l'asperge, le persil, le fragon, et cinq mineures : le petit houx, le capillaire, le chiendent, le chardon, la bugrane. Certains ajoutaient le fraisier. Gubler, *Ibid.*, 123, 329.

Rafraîchissant : qui diminue la température du corps.

Raisin vert. Le verjus, appelé également *uva acerba* (raisin âpre), omphax, *agresta*, désignait à la fois le raisin encore vert et son jus. Pour Matthiole (1500-1577), les raisins *aspre resserrent le ventre, ne nourrissent guère, & font de difficiles digestions. Les vers & aigres sont mauvais à l'estomac, pource il s'en faut du tout abstenir*. Pour Lémery (1645-1715), le raisin vert était certes astringent, détersif et rafraîchissant, mais cela lui permettait d'adoucir l'âcreté de la bile et par conséquent de : *Réjouir le coeur.* Matthiole, *Ibid.*, 714 ; Lémery, *Dictionnaire univ.*, 17.

Raifort. La racine du grand raifort, cranson, cran de Bretagne, *Armoracia lapathifolia* Gilibert, mais aussi, *Cochlearia armoracia L.*, pour François V. Mérat (1780-1851) et Adrien de Lens (1786-1846) en 1830, était prescrite comme révulsif rubéfiant. Fuchs (1501-1566) attribuait au *Raphanus major* un tempérament chaud au troisième degré et sec au second, appréciation corroborée par Bauhin (1560-1624) qui lui accordait diverses propriétés médicinales ou culinaires : *La racine est aperitive, digestive, incisive, & provocative : elle engendre des ventositez : mangée avant ou après le repas elle fait rotter, trouble le cerveau & la veüe : elle provoque l'urine, & ramollit le ventre ; Mais elle est mal-aisée à digerer. Il est mieux de la manger au commencement du repas ; quoy qu'en dise Dioscoride... L'écorce du reffort prise avec du vinaigre miellé, fait vomir sur l'heure. La graine pilée avec du vin blanc passée & büe, sert autant que la Theriaque contre la peste & le venin.* A l'intérieur, Thomas Sydenham (1624-1687) en recommandait la racine dans les hydropisies, de même que Louis Vitet (1738-1809), qui la prescrivait également dans la lithiase urinaire, le scorbut et les intoxications par les champignons vénéneux. Adolphe Gubler (1821-1879) proposait encore le raifort, en 1868, comme, vomitif, sudorifique et diurétique. Il concluait en affirmant que c'était *le plus puissant de nos antiscorbutiques*. Fuchs, *Ibid.*, CCLVI, 452 ; Bauhin, *Ibid.*, **1**, 101 ; Lewis,

Ibid., **1**, 394 ; Vitet, *Ibid.*, 96 ; Mérat, de Lens, *Ibid.*, **2**, 336 ; Gubler, *Ibid.*, 286-287 ; Würtz, Dorvault, *Ibid.*, 794-795.

Raréfiant : qui augmente le volume du sang ou des autres humeurs.

Ratafia. Le ratafia était une liqueur alcoolique sucrée et aromatisée souvent réputée cordiale et stomachique. On lui rattachait le rossoli, fabriqué surtout en Italie, et confectionné à base de roses. Néanmoins, Nicolas Lémery (1645-1715) désignait sous ce nom une teinture de quinquina sucrée dans laquelle avait infusé de la cannelle et de la coriandre. Dans le Dorvault de 1850, on trouvait cette définition des ratafias : *Liqueurs alcooliques aromatiques très sucrées, et qui sont plutôt des liqueurs de table que des médicaments*. Il existait trois sortes de ratafias : l'un obtenu par macération, l'autre par distillation et le dernier par l'association à des sucs de fruits ou de plantes. Le ratafia d'absinthe ou absinthe suisse, qui connut le succès qu'on sait au XIXème siècle et au début du XXème, contenait de l'alcoolat d'absinthe composé, du sucre, de l'eau de fleur d'oranger, du blanc d'œuf et de l'eau. On y ajoutait parfois du genépi. Lémery, *Pharmacopée univ.*, **1**, 46 ; Mérat, de Lens, *Ibid.*, **6**, 24, 119 ; Dorvault, *1850*, 482-483. Voir : absinthe, genépi.

Rave, petite rave, *Raphanus sativus* L., c'était le radis cultivé, connu depuis l'Antiquité, et appelé, pour la race à grosse racine blanche, gros raifort blanc, et pour la noire, raifort des Parisiens ou radis noir, dont le seul point commun avec le grand raifort, était d'appartenir également à la famille des crucifères. Sa décoction sucrée était prescrite dans la laryngite et comme antitussif. On l'ordonnait dans la toux, l'asthme et les affections respiratoires dues à l'acrimonie de la pituite. On attribuait les mêmes propriétés thérapeutiques au navet, *Brassica Napus* Metzg. (L.). James (1705-1776) décrivait les radis, *Raphanis*, comme étant apéritifs, atténuants & anti-scorbutiques : *on en mange particulièrement au printemps : mais ils nourrissent peu & sont fort venteux. Ils provoquent les urines & sont bienfaisant dans la pierre & dans la gravelle, en chassant le gravier des conduits urinaires.* Dom Alexandre, *Ibid.*, 607-608 ; James, *Ibid.*, **5**, 1043 ; Mérat, de Lens, *Ibid.*, **6**, 21-22.

Réfrigératives (plantes) : voir plantain pucier.

Réglisse. Connue de Théophraste (-372/-287), de Dioscoride (1er siècle) et de Celse (1er siècle), elle était recommandée par Pline (23-79) dans l'hydropisie. Fuchs (1501-1566) parlait de *Regalice*, de *Riglice*, de *Lisquiritia*, d'*Erculisse* et insistait sur le mélange de douceur, d'humidité, de chaleur et d'astriction qui caractérisaient cette racine... Sous le nom de *Riguelisse, Dulciradix, Scythica radix, Liquiritia, Glycyrhizza Dioscoridis,* Dodoens (1517-1587) décrivait cette plante, haute de trois à quatre pieds, ressemblant au lentisque, comme tempérée en chaleur et en humidité. Il décrivait ainsi ses *vertus et opérations : La racine de rigulisse* (ou son jus) *adoucit l'aspreté du thorax & du gozier, ouvre & descharge les poulmons oppilez & chargez, meine la toux à maturité & faict cracher le phlegme, la machant & tenant par une espace de temps dans la bouche... estanche aussi la soif, & rafreschit l'estomac sec & eschauffé, & proufitte aux maladies chaudes du foie... guerit aussi ulceres des rongnons, & rongnes de la vessie, & appaise l'acrimonie, & purulence de l'urine...* Selon Jean de Renou (1568-1620), la réglisse était appelée par les Grecs, *glycyrrhiza* à cause de la douceur de sa racine. Les Scythes l'employaient pour se désaltérer et elle leur aurait permis de rester dix jours sans boire... Elle se donnait dans les trachéites et dans toutes les affections pulmonaires, en raison de ses vertus antitussives et expectorantes. La réglisse servit à confectionner des tisanes adoucissantes, tempérantes (calmant léger modérant l'activité excessive de la circulation), pectorales et béchiques pendant des siècles : c'était notamment la tisane commune des hôpitaux de Paris. Personne n'a oublié, parmi les petits métiers de la rue, le populaire marchand de coco qui distribuait aux passants, il y a plus d'un siècle, une boisson à base de réglisse, de citron, de coriandre et d'eau. Seul le rhizome du *Glycyrrhiza glabra* L., appelé aussi bois de réglisse, était utilisé, soit en poudre, soit en extrait pour la fabrication du suc noir de réglisse : ce fut longtemps un remède populaire contre le rhume. En 1809, Pierre Jean Robiquet, en extrayait la glycyrrhizine. Fuchs, *Ibid.,* LXX, 137 ; Dodoens, *Ibid.,* 486 ; Renou, *Ibid.*, 336-337 ; Mérat, de Lens, *Ibid.*, **3**, 386 ; Gubler, *Ibid.*, 288.

Régule. C'était *la partie la plus pure, la plus fixe et la plus pesante d'un métal ou d'un minéral.* Les alchimistes désignaient par ce terme les métaux purs qui, dans cet état, se rapprochaient le plus de l'or, roi des métaux. Lémery, *Pharmacopée univ.*, **1**, p. 45 ; Dechambre, Mathias Duval, Lereboullet, *Dictionnaire usuel des sciences médicales*, Paris, 1885, 1385.

Reine des prés. La reine des prés, *Regina prati*, barbe de chèvre, ulmaire, *Spiraea Ulmaria* L. pour les vieux auteurs, *Filipendula Ulmaria* (L.) Maxim., pour les Modernes, était prescrite comme sudorifique, astringent et cicatrisant. Elle arrêtait la diarrhée et les hémorragies. Elle combattait les effets des venins. Matthiole (1500-1577) écrivait : *Quant à filipendula les modernes asseurent quell'a des propriétés singulières. Car ell'est bone à la difficulté d'urine, & quand on ne la peut avoir que goutte à goutte : item la gravelle & les douleurs de rein. Elle resout toutes les ventosités de l'estomac. Elle guerit ceux qui ont l'aleine courte, & qui ne respirent qu'à grande difficulté. Bref ell'est bone à toutes maladies qui procedent de cause froide... la poudre de racine sert à ceux qui sont sugets au mal caduc, si on en saupoudre leurs viandes* (aliments). Le XIXème siècle la remettra à la mode en découvrant, vers 1810, ses vertus diurétiques dans les hydropisies.

C'est ainsi que Adolphe Gubler (1821-1879) en recommandait l'emploi *dans les affections organiques du cœur, le diabète albumineux ou maladie de Bright, les hydropisies et les hyperhémies rénales avec diminution de la sécrétion urinaire*. Matthiole, *Ibid.*, 506 ; Lémery, *Dictionnaire univ.*, 798 ; Bossu, *Ibid.*, 2, 419 ; Gubler, *Ibid.*, 360.

Renard. Le renard, *Vulpes vulpes*, riche en sels volatils, avait de nombreuses applications thérapeutiques : sa chair était fortifiante et utile dans la phtisie ; sa graisse fortifiait les nerfs, calmait les tremblements et les convulsions, traitait la calvitie, les douleurs d'oreilles et les plaies de la tête ; ses poumons, nous l'avons vu, guérissaient l'asthme et la toux ; son foie et sa rate étaient prescrits pour les endurcissements de ces organes ; son sang, desséché, dissolvait les calculs des voies urinaires. L'huile de renard était un excellent liniment contre toutes les douleurs. Elle était connue de Paul d'Egine (625-690) et de Jean Mesué (777-857). Fracastor (1478-1553) utilisait la graisse de renard dans la lèpre : dans cette indication, il la considérait comme l'égale de la graisse de lion ou de taureau. Brice Bauderon (1539-1623) l'appréciait, car, *elle est propre aux podagres et autres espèces de gouttes, en tous tems, et pour apaiser les douleurs des reins*. Jean de Renou (1568-1620), qui en pensait le plus grand bien, écrivait à son sujet : *Outre qu'elle est grandement résolutive, elle fortifie encore les nerfs à merveille, les défend et les protège des froides injures de l'air et soulage grandement les jointures faibles et affligées*. On l'obtenait en faisant bouillir un renard jeune et gras, dans un petit chaudron, avec de l'huile d'olive, des baies de laurier, des feuilles de sauge et des racines de guimauve ; on le cuisait longuement jusqu'à ce que les os se séparent de la chair. On les brisait pour récupérer la moelle, puis on les jetait à nouveau dans le chaudron, pour une nouvelle cuisson. Finalement, on filtrait le tout à travers une étamine, et l'on recueillait le liquide dans des flacons de verre. Schröder (1600-1664) racontait les prodiges thérapeutiques obtenus à partir des différents organes du renard. Un tel inventaire, que nous avons déjà pratiqué à propos des poumons de cet animal, méritait d'être rapporté en totalité : *En onguent, la graisse traitait les convulsions, les rétractions des membres, les blessures de la tête, la calvitie et l'alopécie ; la langue aiguisait la vision ; le foie était indiqué chez les hépatiques et les spléniques ; la bile enlevait les taies sur les yeux ; la rate appliquée sur la région splénique remédiait aux duretés et tumeurs de cet organe ; la peau avec sa fourrure réchauffait les membres refroidis et les articulations ankylosées ; le sang desséché guérissait les lithiases rénales et vésicales ; le sang bu encore chaud ou en application sur les régions concernées, obtenait le même résultat*. Le renard entier calciné ou sa chair, étaient prescrits contre *les vices de poitrine*. Cuit dans de l'huile, cuit dans de l'eau, il *remedie aux affections des nerfs, & aux douleurs des articles, en forme d'embrocation. La fiente ôte la rudesse de la peau, enduite avec du vinaigre*. En somme, le renard était un remède miracle ! Fracastor, *Ibid.*, 361 ; Bauderon, *Ibid.*, 610, 773 ; Renou, *Ibid.*, 875 ; Schröder, *Ibid.*, **2**, 133-134 ; Dom Alexandre, *Ibid.*, 614-615 ; Lémery, *Dictionnaire univ.*, 807.

Renoncule aquatique. La renoncule aquatique, *Ranunculus aquatilis* L., plante vivace à fleurs blanches à cœur jaune, flottantes, était toxique, comme les autres renonculacées et son emploi était réservé à l'usage externe, comme rubéfiant et comme vésicant. Nicolas Lémery (1645-1715) l'utilisait extérieurement, *pour la teigne, pour enlever les poils, pour consumer les excroissances de chair, pour les écrouelles* et comme sternutatoire, mélangée à d'autres substances. James (1705-1776) prétendait que, *portée en amulette, elle calme le mal de dents, mais elle fait briser la dent.* Matheo J.B. Orfila (1787-1853) soulignait son action inflammatoire par contact avec la peau et sa toxicité pour le système nerveux, lorsqu'elle était ingérée. Lémery, *Dictionnaire Univ.*, 634 ; James, *Ibid.*, **5**, 1039 ; Orfila, *Traité des poisons*, 1815, **2**, 94.

Renoncule scélérate. Voir Sardoa.

Résines. Fracastor (1478-1553) faisait largement appel aux résines tant pour traiter les infections au début, que le typhus, la tuberculose, la syphilis. Il avait une préférence pour la résine du mélèze et du cèdre qui freinaient la dissolution de la matière vivante en la desséchant et en la rendant plus consistante. La poix résine, galipot pur ou encens blanc, était obtenue par cuisson de la térébenthine jusqu'à la consistance voulue. Mais, fréquemment, elle était le produit de son évaporation spontanée sur les troncs et recueillie aux pieds des arbres : poix marbrée contenant divers débris. La meilleure, sèche, provenait de la région de Bayonne et de Bordeaux. On l'utilisait pour ses qualités détergentes et desséchantes. La poix de Bourgogne, ou poix blanche, était *la résine naturelle des pins ramollie dans l'eau, malaxée et purifiée.* Elle servait à confectionner emplâtres, onguents ou électuaires. La poix navale, appelée également zopissa ou apochima, était une poix raclée sur la coque des navires qu'elle avait servi à calfater. Son long séjour dans l'eau était censé lui procurer des vertus discussives (résolutives : anti-inflammatoires). En fait, très souvent, les apothicaires lui substituaient de la poix noire commune, résine de pin brûlée et réduite, obtenue en brûlant les tamis de paille qui avaient filtré le galipot ou la térébenthine. Fracastor, *Ibid.*, 234, 302, 332, 335 ; Dom Alexandre, *Ibid*, 571-572 ; James, *Ibid.*, **5**, 625, **6**, 1126 ; Mérat, de Lens, *Ibid.*, **5**, 419.

Résolutifs. Les médicaments résolutifs étaient propres à *résoudre* les maladies : ils pouvaient être désobstruants ou fondants, pour dissoudre les engorgements ; anti-phlogistiques, pour combattre les inflammations ;

mercuriaux, pour traiter la syphilis ; anti-scrophuleux, pour guérir les scrophules. Les résolutifs pouvaient être à usage externe ou interne, selon l'affection traitée, et désignaient donc une multitude de thérapeutiques différentes.

Rhubarbe. Rhubarbe était l'appellation commune de plusieurs plantes du genre *Rheum*, toutes originaires du Moyen-Orient ou de Chine, et acclimatées en Europe, les plus utilisées en médecine étant le *Rheum Rhaponticum* L. et le *Rheum Rhabarbarum* L., dont on utilisait la racine. Dans le traitement des *fièvres vraiment pestilentes*, Fracastor (1478-1553) préconisait la rhubarbe, ainsi que la casse, les pilules communes et le sirop rosat résolutif, car il voulait évacuer les germes contenus dans les humeurs et dont la présence entraînait une corruption de jour en jour plus importante. La rhubarbe, selon Jean de Renou (1568-1620), *purge la cholère* (bile) *fort doucement, elle conforte merveilleusement le foie et l'estomac et est grandement profitable, non seulement à toute dysenterie bilieuse, mais aussi à ceux qui sont atteints d'une grande débilité de foie*. Pierre Pomet (1558-1699) admettait n'avoir jamais vu la plante elle-même. Il est vrai que le rhapontic qui parvenait dans la boutique de l'apothicaire se présentait comme *des morceaux longs de 3 à 4 pouces, gros de 2 ou 3, arrondis comme la rhubarbe ordinaire, d'un jaune blanchâtre, ayant des rétrécissements d'espace en espace*... Vitet (1738-1809) la désignait sous la dénomination de *Rheum palmatum* et prescrivait sa racine pulvérisée diluée dans de l'eau, comme purgatif. Il confirmait ses vertus thérapeutiques analogues à celles du rhapontic et admettait qu'elle fortifiât l'estomac lorsque ce viscère souffrait d'un excès d'acidité, ou d'un contenu trop visqueux ou trop séreux. Il la préconisait dans le rachitisme, la chlorose, l'altération de l'état général par malnutrition ou la fièvre hectique chez les enfants. Adolphe Gubler (1821-1879), à la fin du XIXème siècle, l'employait comme apéritif, stomachique et stimulant dans la dyspepsie des constipés, comme purgatif chez les constipés chroniques, comme cathartiques (laxatifs moyennement actifs, moins que les drastiques et plus que les purgatifs) dans certaines diarrhées. Fracastor, *Ibid.*, 292 ; Renou, *Ibid.*, 278 ; Pomet, *Ibid.*, **1**, 57-58 ; Vitet, Ibid., 32-33 ; Mérat, de Lens, *Ibid.*, **6**, 59 ; Gubler, *Ibid.*, 290 ; Dorvault, Würtz, *Ibid.*, 803. Voir : pilule commune, sirop rosat résolutif.

Ricin. Le ricin, *Ricinus communis* L., dont on a comparé le feuillage à la paume de la main, *Palma Christi*, donnait des semences dont on extrayait l'huile, violemment vomitive et purgative. Matthiole (1500-1577) intitulait le chapitre CLVIII de ses *Commentaires* consacré au *Ricinus communis* L., *De la Paume-Dieu* et rappelait les divers noms pour le désigner : *Cici, Croton*, car sa graine ressemblait à la tique. Il évoquait avec réticence ses vertus purgatives : *De ces graines on peut faire de l'huile nommée Cicinum, mauvais à manger, bon pour les lampes, & les emplastres. Trente de ces* *grains bien mondés, broiés, et prins en breuvage évacuent par le ventre la cholère, le phlegme & l'eau, & font vomir. Mais cette purgation est fort facheuse, & mauvaise, car elle renverse fort l'estomac.* Ces propriétés étaient connues dans l'Antiquité et l'emploi de l'huile de ricin s'était perpétué jusqu'au XVIème siècle pour tomber ensuite dans l'oubli jusqu'à ce que Louis Odier (1748-1817), vers 1776, la ramenât d'Angleterre où elle était connue sous le nom de *castor's oil*. Outre ses vertus purgatives, on lui attribuait une action dans les parasitoses intestinales, dans le saturnisme, dans la fièvre puerpérale. Sa vogue était considérable dans les années 1830 quand triomphait la médecine physiologique de Broussais : en effet, elle était un compromis entre les purgatifs et les laxatifs honnis, car irritants. La ricine, phytotoxine hémolytique et hépatotoxique, sera isolée à partir des tourteaux de ricin, utilisés comme engrais, à la fin du XIXème siècle. Matthiole, *Ibid.*, 679 ; Mérat, de Lens, *Ibid.*, **6**, 91-92 ; Dorvault, Würtz, *Ibid.*, 806.

Riz. Le riz, *Oryza sativa* L., *restaurant, adoucissant ; il épaissit et agglutine les humeurs ; il modère les cours de ventre ; il purifie le sang.* Fracastor (1478-1553) n'en parlait qu'à propos du régime alimentaire des pestiférés dans lequel il figurait parmi les légumes conseillés, à côté notamment des laitues, des endives, de la bourrache, des cerises aigres. Fracastor, *Ibid.*, 290 ; Lémery, *Dictionnaire univ.*, 553.

Romarin. Le rosmarin, romarin, *Rosmarinus officinalis* L. (rosée de mer), était appelé *libanotis* par Dioscoride (1er siècle). En fait, les Anciens désignaient sous ce nom plusieurs plantes maritimes. Dans le Midi, on le mettait dans la main des morts et l'on prétendait qu'il continuait d'y croître. Très échauffant, il était indiqué dans toutes les maladies provenant de matières froides et pituiteuses comme la paralysie. Son pouvoir désobstructif justifiait son emploi dans la jaunisse. Fracastor (1478-1553) réduisait le romarin en poudre et prescrivait la décoction dans les infections qui débutaient. Il exploitait sa vertu abstergente, chaude et sèche, que cette plante partageait entre autres avec le doronic, la noix de muscade ou le galanga, pour procurer de la consistance à la matière vivante. A la fin du XIXème siècle, l'infusion de romarin était employée, rarement il est vrai, dans les catharres, les névroses et la paralysie. Fracastor, *Ibid.*, 238 ; Renou, *Ibid.*, 385 ; Mérat, de Lens, *Ibid.*, **6**, 117-118 ; Gubler, *Ibid.*, 294.

Ronce. *Ronce est appelée... des latins Rubus, ou Sentis. Aucuns en appellent les fruicts Mora vaticana, de nom corrompu, & depravé, veu qu'ilz devroyent dire Mora vacinia...* Tel était l'opinion, justifiée, de Fuchs (1501-1566) qui jugeait feuilles, tendrons, fleurs, fruits et racines certes astringents mais le feuillage modérément et le fruit avec douceur s'il était mûr. Mâchées, les feuilles et les bourgeons guérissaient les aphtes et autres exulcérations buccales. La fleur et le fruit vert amélioraient les dysenteries et autres flux de ventre. La racine était lithontriptique pour la lithiase rénale. Pour Renou (1568-1620), étaient astringents, les fruits noirs appelés mûres du renard, et surtout les feuilles de la ronce des buissons, mûrier de haies, *Rubus fruticosus* L. et *Rubus caesius* L.. Ils étaient appliqués sur l'herpès, les aphtes, les plaies, les dartres, les ulcères de jambe. En infusion, les feuilles étaient administrées dans la diarrhée et la leucorrhée. Adolphe Gubler (1821-1879), signalait son emploi, en décoction, dans les diarrhées, dans les crachements de sang et dans les angines. Fuchs, *Ibid.*, LV, 114-115 ; Renou, *Ibid.*, 624-625 ; Mérat, de Lens, *Ibid.*, **6**, 130-131 ; Gubler, *Ibid.*, 295.

Roquette. La roquete ou roquette, *Eruca sativa* Miller et *Eruca vesicaria* Cavanilles, anciennement *Brassica eruca* L., était connue depuis l'Antiquité comme un puissant aphrodisiaque. Le poète latin Columelle (-1er siècle), auteur d'un classique traité d'agronomie, le *De re rustica*, écrivait : *Excitet ut Veneri tardos Eruca maritos* (l'*Eruca* réveille le désir des maris paresseux). On pouvait employer ses semences, proches par leurs propriétés de celles de la moutarde, comme rubéfiant. Chaude et sèche au troisième degré, telle était l'appréciation de Dodoens (1517-1587) concernant le tempérament de cette plante avec laquelle on confectionnait de savoureuses salades, à conditions d'y ajouter de la laitue ou du pourpier, car, mangée seule, elle donnait mal à la tête. La graine était aphrodisiaque, diurétique, eupeptique, alexitère vis-à-vis des venins des scorpions et des bêtes venimeuses. Cuite en eau et appliquée sur les plaies, la racine en extrayait les corps étrangers. Jean de Renou (1568-1620) la prescrivait pour effacer les taches du visage et des mains, pour blanchir les cicatrices et pour désodoriser les aisselles. On la proposait encore comme diurétique et aphrodisiaque, à la fin du XIXème siècle. Dodoens, *Ibid.*, 432 ; Renou, *Ibid.*, 324 ; Mérat, de Lens, *Ibid.* **1**, 662 ; Dorvault, Würtz, *Ibid.*, 637.

Roses. Les roses, et les préparations en contenant, étaient innombrables dans l'arsenal thérapeutique de Fracastor (1478-1553). En effet, il employait les fleurs et les baies du rosier pour combattre les infections à leur début et utilisait dans la même indication le sucre de roses comme antidote, en raison du tempérament froid et sec de cette plante. Il donnait des argiles comme le bol arménien ou la terre de Lemnos diluées dans de l'eau de rose aux malades atteints de typhus. Dans l'entourage des pestiférés, il conseillait d'assainir l'air en pulvérisant de l'eau de rose. Il en faisait asperger les aliments qu'on servait aux malades. Enfin, pour prévenir la vérole, il conseillait de laver les organes génitaux à l'eau de rose en cas de rapport contaminé. Les troubles trophiques dues à la syphilis appelaient, selon lui, l'emploi en topique d'un onguent contenant de la rose, du musc et du ladanum. La description que Matthiole (1500-1577) donnait de la préparation et de l'utilisation thérapeutique des différentes parties du rosier était pittoresque et surprenante. Elle mérite d'être rapportée : *La rose rafraichit & restreint : mais la seche restraint plus. On tire du jus des feuilles fraiches comme s'ensuit, On couppe avec ciseaux les ongles des roses (ainsi on appelle les bouts de feuilles qui sont blancs), on espreint le reste dans un mortier, puis on le broye à l'ombre jusques à ce qu'il soit espaissi. On le garde ainsi pour linimens des yeux. On seche aussi à l'ombre des feuilles de rose les remuant toujours afinqu'elles ne se moisissent. Le jus espreint des roses sèches cuites en vin, est bon aux douleurs de teste, des oreilles, des gencives, du fondemens, du boyau culier, de la matrice, appliqué avec une plume ou en clystère. Les mesmes roses pilées sans estre espreintes sont bonnes aux inflammations des hypocondres, aux humidités de l'estomac, aux erysipeles : pilées et pulvérisées sont bonnes aux ecorcheurs du dedans des cuisses, gettant la poudre dessus. On en mesle aux antidotes des plaies, aux compositions nommées anthères. On en fait aussi des cendres qui servent à embellir le poil d'alentour des yeux. La fleur qu'on trouve au milieu, sechee & pulverisee arreste les defluxions qui tombent sur les gencives, & profitent à ceux qui crachent le sang.* Fuchs (1501-1566) nous rappelait que *Theophraste au sixiesme livre de l'histoire de plantes, chapitre sixiesme, monstre qu'il y ha plusieurs especes de roses, qui ne different en rien, sinon qu'aucunes ont beaucoup de fleurs, les autres en hont peu, aucunes les hont aspres & rudes, les austres les ont douces et pollies. Aussi sont-elles differentes en couleurs, & en odeur.* Il décrivait ainsi leur tempérament : *La faculté de la Rose, est composee d'une meslure, d'une substance aqueuse qui est chaude, & de deux autres qualités, savoir est l'astringente & de l'amere. La fleur des roses est plus astringente que les roses mesmes : Et à cette cause elle dessèche d'avantage.* Il ajoutait : la *liqueur esprainte de Roses seches cuictes en vin, fust il prins en forme de liniment avec une plume, en lavement, ou en clystere, est proufitable contre les douleurs de la teste, des yeux, des aureilles, des gencives, du siege, de l'amary* (utérus), *& du boyau droict ou culier.* Pour Jean de Renou (1568-1620), leur vertu *n'est pas semblable en toutes sortes de roses, car les pâles sont laxatives, les rouges astringentes et confortatives aussi bien que les pâles, et les blanches tiennent quasi de l'une et l'autre qualité, mais elles sont plus corroboratives* (moyens dont l'emploi est propre à augmenter de façon durable la force de la constitution) *et de bonne odeur, ni plus ni moins que celles qui sont muscatées, et, en général, toute rose est aromatique, si que par sa bonne senteur elle recrée merveilleusement les esprits animaux.* Bauhin (1560-1624) plus méticuleux que Fuchs, les disait de qualité en général froide et sèche au premier degré. Il vantait leurs remarquables propriétés thérapeutiques : *Mangeant vingt ou vingt cinq feüilles des roses de Damas, elles lâchent le ventre sans aucune incommodité. Le suc des roses est aperitif, solutif, & abstersif ; ainsi est-il bon à l'epanchement de bile, & aux opilations de l'estomacch, & du foye. Le fruit rouge sur tout des roses sauvages, ou esglantiers, est astringent, & admirable à toutes les fluxions* *des femmes, particulierement à la gonorrhée, en prenant le poids d'une dragme dans du vin rouge. Leur racine donnée en poudre dans du vin, avec quelque eau cordiale est l'unique remède qu'on a contre la morsure des chiens enragéz. La conserve est bonne au crachement de sang aussi bien que l'Electuaire Diarrhodon abbatis.* Nicolas Lémery (1645-1715) conseillait de cueillir les roses rouges officinales, ou roses de Provins, *Rosa Gallica* L, en bouton, pour conserver leurs propriétés astringentes. *Les roses de Provins surpassent en beauté et en bonté toutes celles qui viennent de tous les autres endroits*, affirmait Pierre Pomet (1658-1699). Il ajoutait qu'elles étaient *très astringentes et fort propres pour fortifier les nerfs, ou autres parties du corps affaiblies.* On en faisait de nombreuses préparations. Par distillation des pétales ou du suc, on obtenait une eau plus astringente que celle des roses pâles et dépourvue d'action laxative. L'eau de rose était indiquée pour fortifier la poitrine, le cœur et l'estomac, pour arrêter les hémorragies et les diarrhées. En injections urétrales, elle traitait la gonorrhée. En instillations oculaires, elle guérissait les conjonctivites et adoucissait les complications oculaires de la variole. L'huile rozat ou rosat, composée la première fois par Mésué le jeune (?-1028?), médecin à Bagdad, était obtenue en faisant macérer dans de l'huile d'olive des fleurs de roses rouges bien épanouies, auparavant pilées. On mettait le tout dans un récipient exposé au soleil pendant huit jours puis on faisait bouillir. Cette préparation était considérée comme un puissant anti-inflammatoire qui resserrait les pores, tempérait la chaleur excessive de l'estomac, atténuait les douleurs de la tête et des reins. Pour Vitet (1738-1809), le sirop de roses pâles, *syrupus de Rosis pallidis*, transparent, de teinte jaunâtre, de faible parfum, d'une saveur douce, à peine âcre, se prescrivait d'une à cinq onces, seul ou dilué dans quatre onces d'eau : c'était un purgatif doux. Gubler (1821-1879) énumérait de multiples variétés de roses. De ce florilège, il ressortait que la rose à cent feuilles était surtout utilisée en parfumerie et en cosmétologie, le sirop de roses, laxatif doux, étant le principal médicament à base de rose à cent feuilles. La rose de Damas ou celle de Provins, celles de Puteaux, de tous mois ou des quatre saisons aux pétales rouge vif, astringents, avaient été proposées pour traiter la phtisie et, en lotion, pour la leucorrhée. On faisait des tisanes de roses rouges : 10 grammes de pétales dans un litre d'eau. Le vin rosat et le vinaigre rosat étaient obtenus en faisant macérer 120 grammes de roses rouges sèches dans un litre d'excipient liquide, puis en l'exprimant et en le filtrant. On les employait à titre d'astringents, étendus de six à huit fois leur quantité d'eau, en injections. Le miel rosat était obtenu en incorporant à du miel le jus des roses rouges pilées dans un mortier de marbre. Il se donnait en gargarismes astringents, 30 grammes dans 200 grammes d'eau, dans les angines et les stomatites. La conserve (préparation pharmaceutique molle obtenue en mélangeant du sucre à une pulpe de fruit ou à une poudre qui lui donnaient sa consistance) de rose rouge, astringente, était employée dans les dyspepsies hyposthéniques et certaines diarrhées. Leur utilisation en collyres pour les conjonctivites ou les ophtalmies peu intenses était fréquente. Fracastor, *Les trois livres*, 239, 240, 281, 285, 286, 288, 290, 325, 355, 369 notes ; Matthiole, *Ibid.*, 135 ; Fuchs, *Ibid.*, 449 ; Bauderon, *Ibid.*, 865 ; Renou, *Ibid.*, 274, 851-852 ; Lémery, *Cours de chymie*, 632-633 ; Dom Alexandre, *Ibid*, 301-303, 427 ; Pomet, *Ibid.*, 198-199 ; Vitet, *Ibid.*, 267-268 ; Gubler, *Ibid.*, 295-298 ; Dorvault, Würtz, *Ibid*, 997.

Roseau aromatique : voir acore vrai.

Rossoli : voir ratafia.

Rossolis. La rossolis ou rosée du soleil, *Drosera rotundifolia* L., est une plante carnivore qui capture les insectes qui viennent se poser sur elle. Vitet (1738-1809) venant d'énumérer les spécificités thérapeutiques de la *Ros Solis* précisait : *Il faut des nouvelles expériences, l'observation n'ayant rien prononcé.* Il concédait donc du bout des lèvres une éventuelle indication de l'infusion des feuilles ou du sirop dans la tuberculose pulmonaire, l'épilepsie, l'asthme, la paralysie. Prescrite comme diurétique et fébrifuge, elle était inusitée dans ces indications à la fin du XIXème siècle. En revanche, la teinture de drosera restait très utilisée dans la coqueluche, l'asthme et les bronchopathies. Vitet, *Ibid.*, 423 ; Dorvault, Würtz, *Ibid*, 808.

Rouille de cuivre : sans doute le vert-de-gris ou le verdet.

Rubis. Le rubis, ou escarboucle, était cordial, résistant à la pourriture et alexitère (qui protègeait des poisons). On disait que porté, ou bu après avoir été réduit en poudre, il préservait de la peste et prémunissait contre la mélancolie et la concupiscence. Le rubis maintenait le corps en santé et l'esprit dans la sérénité. Schröder (1600-1664) avait écrit non sans ingénuité à propos du *rubinus* : *On croit que le Rubis avalé ou porté résiste au poison, préserve de la peste, chasse le chagrin, retient les passions, empêche les mauvaises pensées, détourne les mauvais songes, réjouït l'esprit, maintient le corps en santé, qu'il change de couleur, & se ternit quand il doit arriver quelque malheur à celui qui le porte, & qu'il reprend son éclat quand le péril est passé.* James (1705-1775) lui consacrait quelques lignes de son *Dictionnaire* pour répéter, à l'unisson de Schröder, que porté ou bu après avoir été pulvérisé, il protégeait des poisons, luttait contre la mélancolie, réfrénait la lubricité, dissipait les cauchemars, rassérénait l'esprit et rétablissait la santé du corps. Il écrivait ceci dans la première moitié du XVIIIème siècle. Renou, *Ibid.*, 519 ; Schröder, *Ibid.*, **2**, 279 ; James, **2**, *Ibid.*, 1619.

Rue. La rue fétide, rue officinale, *Ruta graveolens* L., digérait les humeurs *crasses* (épaisses) et visqueuses. C'était cette faculté qui avait incité

Fracastor (1478-1553) à la faire figurer dans son onguent à base d'axonge, de beurre, de moelle de veau, d'aunée, d'encens, de poivre, de thériaque dont il faisait *des onctions sur le dos, les bras, les jambes pour provoquer la coction et l'adoucissement des douleurs.* La décoction de rue dans du vin prévenait les caries dentaires et guérissait les gingivites scorbutiques. On la conseillait dans l'épilepsie et les maladies malignes. Par voie buccale et appliquée sur la morsure, elle prévenait la rage. Mélangée à du vinaigre, elle protégeait de la peste. Le Dorvault de 1898 lui consacrait quelques lignes, montrant qu'elle se prescrivait encore dans de larges indications : *C'est un excitant, stomachique, nervin, diaphorétique* (sudorifique)*, antiputride, anthelminthique et emménagogue énergique. Elle passe pour abortive. On l'a employée contre la gale, les fièvres.* Fracastor, *Ibid.*, 328 ; Renou, *Ibid.*, 362 ; Dom Alexandre, *Ibid.*, 629 ; Dorvault, Würtz, *Ibid.*, 808.

S

Sabine. La sabine ou savine, ou genèvrier sabine, *Sabina officinalis* Garcke, *Juniperus Sabina* L., avait la réputation de protéger des sortilèges. Bauhin (1560-1624) la jugeait chaude au troisième degré. *Les feüilles beuës dans le vin,* disait-il, *provoquent l'urine, & même le sang : elles font mourir les enfans dans le ventre, & excitent fortement les mois. On prend de leur poudre une dragme qu'on incorpore avec du beurre frais, qu'on fait prendre aux asthmatiques. Le suc de sabine, beu au poids de deux dragmes, avec 1 dragme de bourrache, fait accoucher les femmes ; mais il ne s'en faut servir qu'à l'extremité ; parce qu'il est dangereux que l'enfant n'en meurt.* Pour Dom Nicolas Alexandre, (1654-1728), *son usage principal est d'exciter puissamment les mois.* Christof Wilhelm Hufeland (1762-1836) l'utilisait dans la goutte. Vitet (1738-1809) lui consacrait une page entière de sa *Matière médicale réformée* et, pour une fois, reconnaissait certaines des qualités médicinales que tous ses prédécesseurs avaient admises : elle était donc bien emménagogue, revitalisante, vermifuge. En application, elle guérissait la gale, la rache (teigne), certains ulcères putrides. Mais il fallait éviter l'emploi de son eau distillée inefficace pour dissoudre les caillots de sang et surtout se garder d'employer l'huile essentielle de sabine dangereuse en topique sur les tumeurs dures, insensibles, susceptibles de cancérisation. Gubler (1821-1879) recommandait per os l'huile essentielle à la dose de II à X gouttes dans les rhumatismes, l'hystérie, l'aménorrhée chez les chlorotiques notamment, mais il jugeait la grossesse comme une contre-indication majeure. Il considérait le suc exprimé de la plante comme un bon escharotique. La poudre de sabine incorporée pour moitié au vert-de-gris était un bon topique pour cautériser les végétations syphilitiques. A la fin du XIXème siècle, on lui reconnaissait encore une action élective sur l'utérus, notamment comme emménagogue et abortif. On la prescrivait aussi à l'usage interne comme vermifuge et, en topique, comme escharotique (caustique). Bauhin, *Ibid.*, **2**, 847 ; Dom Alexandre, *Ibid.*, 630-631 ; Vitet, *Ibid.*, 142 ; Mérat, de Lens, *Ibid.*, **3**, 695 ; Panckoucke, *Ibid.*, **49**, 274-277 ; Bossu, *Ibid.*, **2**, 436 ; Gubler, *Ibid.*, 301 ; Dechambre, *Ibid.*, S3, **6**, 5-21 ; Dorvault, Würtz, *Ibid.*, 809.

Sachets. Les sachets, contenant des semences de plantes, étaient utilisés sous le nom de fomentation sèche afin d'agir localement, notamment dans les maux d'estomac. On leur donnait une forme correspondant à l'organe à traiter, celle d'un écusson pour l'estomac ou d'une langue de bœuf pour la rate. Renou, *Ibid.*, 226-227.

Safran. Le safran, *Crocus sativus* L., aurait été introduit en Espagne par les Arabes. On l'employait pour tonifier l'estomac et provoquer la menstruation (emménagogue). Appliqué en topiques, il avait la réputation de calmer les douleurs et selon Fracastor (1478-1553) d'apporter le sommeil. Le *saffran* (Crocus sativus L.), d'après Matthiole (1500-1577), avait *la vertu de meurir, ramollir, retraindre légèrement : il provoque l'urine : il fait bonne couleur, il garde d'enyvvrer si on en boit avec du vin fait de raisins passerillés* (dessèchement naturel) *en la vigne : appliqué avec laict de femme arreste les defluxions sur les yeux : on en mesle aux breuvages qu'on ordonne pour les parties interieures, aux cataplasmes pour la matrice, & pour le fondement : il incite à la luxure : il est bon aux emplastres des inflammations tendans à erysipeles, & aux apostemes des oreilles.* Pierre Pomet (1658-1699) rappelait cet usage qu'en faisaient les Anciens pour *guérir le mal des yeux et pour faire uriner.* Selon Jean Frédéric Cartheuser (1704-1777), il était *hypnotique, sédatif, anodin* (qui atténuait ou supprimait la douleur), *apéritif* (qui ouvrait les pores et les canaux de l'organisme), *pectoral* (spécifique des affections du poumon), *cardiaque* (tonique et stimulant spécifique du cœur), *antispasmodique, carminatif* (qui chassait les gaz) et rendait *l'humeur jolie.* Adolphe Gubler (1821-1879), le recommandait encore, en 1868, dans l'hypocondrie, la mélancolie, l'hystérie, l'aménorrhée, l'asthme et la coqueluche. On donnait autrefois le nom de safran à d'autres essences que le crocus, comme le carthame (safran d'Allemagne), le curcuma (safran des Indes), le colchique (safran des prés). Fracastor, *Les trois livres*, 31, 369 notes ; Matthiole, *Ibid.*, 56 ; Pierre Pomet, *Ibid.*, **1**, 202-204 ; Cartheuser, *Ibid*, **2**, 30 ; Gubler, *Ibid.*, 302 ; Dechambre, *Ibid.*, S3., **6**, 100.

Safran de mars. La rouillure de fer était appelée safran de Mars apéritif (*crocus Martis aperiens*). On l'obtenait en laissant la rosée oxyder de la limaille de fer. On séparait ensuite, à l'aide d'un tamis, la poudre rouge de son support métallique. Son utilisation en topique était liée à ses qualités astringentes et dessicatives, qui en faisait le traitement de choix des ulcères. Sinon, le fer, par voie orale, était prescrit dans toutes les maladies chroniques, la cachexie, la jaunisse et toutes les obstructions, le squirre, l'aménorrhée et surtout la chlorose, *la pâle couleur des filles*, consécutive à une anémie par carence en fer. Pour Schröder (1600-1664), le safran de mars, ou crocus, était adstrictif et dessicatif. Il traitait la dysenterie, la lyenterie, la gonorrhée et, en externe, desséchait les plaies et les ulcères. On continuait à le prescrire à la fin du XIXème siècle. Bauderon, *Ibid.*, 906 ; Renou, *Ibid.*, 541, 792 ; Schröder, *Ibid.*, **2**, 400 ; Dom Alexandre, *Ibid.*, 218-219 ; Jeannel, *Ibid.*, 92.

Safran des Indes : voir curcuma.

Sagapenum Le sagapenum, ou gomme séraphique, était extrait de la *Ferula persica* Willd., proche du galbanum. On l'utilisait en pessaires pour provoquer la menstruation ou l'avortement. Il apaisait les tranchées utérines et possédait des vertus diurétiques. Il levait les obstructions du foie, de la rate et du mésentère ; il était prescrit dans l'épilepsie, la paralysie et l'asthme. Matthiole (1500-1577) en donnait *à ceux qui sont sugets au haut mal, qui ont le col retiré en arrière sans le pouvoir redresser, au mal de la ratelle (rate), aux paralysies, & aux froideurs des nerfs, aux frissons des fievres en breuvage ...* Johann Christian Schröder (1600-1664) élargissait considérablement ses indications : pour lui, le sagapenum extrayait les flèches et les balles hors du corps, purgeait les sérosités visqueuses & grossières de la poitrine, de l'estomac, des intestins, de l'utérus, des reins, des nerfs et du cerveau. Schröder le prescrivait également dans l'hydropisie, la toux invétérée, l'asthme, les céphalées, les spasmes, l'épilepsie, la paralysie, les tremblements, les tumeurs de la rate, les fièvres intermittentes et la colique ! Louis Vitet (1736-1809) confirmait ces indications en 1780 et ajoutait qu'il possédait une action purgative. Jonathan Pereira (1804-1853) pensait qu'il s'agissait de la même plante que l'asa foetida avec les mêmes effets thérapeutiques. Peu usité à la fin du XIXème siècle, il était encore prescrit comme stomachique tonique dans les dyspepsies hyposthéniques et comme excitant stimulant, dans l'hystérie et les névroses, mais rarement seul, et dans diverses compositions. Matthiole, *Ibid.,* 472 ; Schröder, *Ibid.*, 665-666 ; Renou, *Ibid.*, 464-465 ; Lémery, *Dictionnaire univ.*, 659 ; Vitet, *Ibid.*, 512 ; Pereira, *Ibid.*, **2**, 488-489 ; Gubler, *Ibid.*, 303 ; Dorvault, Würtz, *Ibid.*, 815.

Saignée. Jusqu'à la fin du dix-huitième siècle, on attribuait à la saignée trois effets : l'évacuation, la révulsion et la dérivation. Le premier effet, l'évacuation, diminuait le volume sanguin : dans ce cas, peu importait l'endroit choisi pour pratiquer la phlébotomie. Le second effet, la révulsion, avait pour but d'appeler la violence du sang des parties inférieures vers les supérieures : ainsi des règles trop abondantes ou un important saignement hémorroïdaire étaient justifiables de la saignée au bras. Enfin, le troisième effet, la dérivation, était d'amener et d'attirer le cours du sang de la partie malade vers quelque autre partie convenable par laquelle il était évacué. Aussi devait-on ouvrir la veine du pied dans les affections spasmodiques du bas-ventre comme la suppression ou la diminution du flux menstruel ou hémorroïdal. La saignée connut dès l'époque hippocratique des indications précises : on ouvrira la veine interne du bras du côté malade, préconisait le *Traité du régime dans les maladies aiguës,* dans les affections péripneumoniques et pleurétiques, si la fièvre était aiguë, s'il y avait douleur dans un côté de la poitrine ou dans tous les deux, si le malade souffrait pendant l'expiration, s'il toussait, si les crachats étaient livides, rouillés, spumeux ou sanglants. La quantité de sang extrait serait proportionnelle à la constitution du corps, à l'âge, à la saison. Evacuer les humeurs était conforme à la théorie selon laquelle la maladie connaissait trois mécanismes : défaut, excès ou dissociation des quatre humeurs constitutives. L'endroit du corps où se fixait l'une de ces humeurs peccantes déterminait la dénomination de la maladie. Hippocrate et Galien saignaient du côté malade. Les Arabes, persuadés qu'on n'ouvrait pas une veine sans attirer vers ce point une plus grande quantité de sang qu'il n'en sortait, saignaient du côté opposé, peut-être influencés par la vieille théorie de l'entrecroisement des veines de la poitrine. En principe, tout, d'une manière générale, dépendait de l'interprétation du mot grec *kat'izin* ou *kat'ixin* qui pour certains signifiait *inciser dans l'axe de la veine*, pour d'autres *du même côté que la pleurésie* et enfin pour quelques-uns *le plus près ou le plus loin possible du siège du mal, du même côté ou du côté opposé*. Pierre Brissot (1478-1522) récusait cette théorie, écrivant : *Entendons-nous bien : selon que vous désirez soulager rapidement vos patients ou bien les tourmenter et retarder leur guérison vous suivrez Galien dans le premier cas et ouvrirez la veine du bras correspondant au siège la douleur. Ou, dans le cas contraire, resterez fidèle à Rhazès qui saigne et purge en même temps, ou bien à Avenzoar qui saigne au bras opposé*. Il allait porter la polémique du terrain purement spéculatif à celui de l'anatomie du système veineux. Selon lui, il fallait compter la distance en longueur prise sur les veines. Or la veine azygos, celle de la partie malade en cas de pleurésie, s'abouchait dans la veine cave au-dessous du cœur, erreur que Brissot partageait avec Galien. Donc, quel que soit le bras où l'on faisait la saignée, la distance entre le coude et l'embouchure de l'azygos serait la même si on la mesurait en longueur de veine : *kat'ixin* ne s'appliquait pas à la distance mais correspondait à la structure fibreuse des veines. Or, ces fibres, dont la fonction était d'attirer le sang en un point donné en se rétractant se prolongeaient jusqu'à l'organe malade. Ainsi les fibres de l'azygos se prolongeaient sur la veine cave puis sur les veines du bras. En cas de pleurésie, il fallait bel et bien saigner au bras. Comme les fibres issues de la plèvre gauche allaient sur les veines du bras gauche et celle de la plèvre droite, au bras droit, il fallait saigner le bras du côté malade et *kat'ixin* signifie *selon la distribution des fibres des veines*. Fracastor (1478-1553), contemporain de Brissot, appréciait modérément la saignée : *En général, il faut savoir que, lorsque la contagion est déjà disséminée et que les germes ont déjà une large diffusion, la section de la veine n'est d'aucun secours ; bien plus, elle est nuisible. Parce que toute agitation du sang augmente notablement la putréfaction, amène un mélange plus actif des germes, et des parties saines avec les parties infectées ...* Jean-François Fernel (1497-1558) professait que l'incision veineuse ouvrait une égale issue à toutes les humeurs *a contrario* de la théorie d'Avicenne, qui prétendait qu'elle évacuait le bon sang et laissait de reste le mauvais. Il écrivit à ce propos le *De vacuandi ratione liber,* en 1545. André Vésale (1514-1564) conseillait d'effectuer la phlébotomie au niveau de la veine axillaire droite, que nous dénommons veine basilique, quel que soit le siège de la pleurésie. En effet, la veine azygos longeant le versant droit du rachis dorsal, son confluent et celui du tronc brachio-céphalique droit dans la veine cave supérieure étaient voisins. La voie d'évacuation la plus courte pour drainer le sang en cas de pleurésie était donc bien la veine axillaire droite. Vésale compliquait encore le problème en imaginant trois sortes de fibres contractiles dans les veines : les longitudinales qui attiraient le sang, les transversales qui l'expulsaient et les obliques qui le retenaient. Mais, devant l'opposition de Gabriel Fallope (1523-1562), partisan d'une structure fibreuse passive destinée à résister à la violence du flux sanguin, Vésale se remit en question et, après avoir repris l'étude des veines, par dissection, ébullition, abandonna son hypothèse au profit de celle de Fallope. La polémique allait rebondir à la suite de la découverte des valvules azygos par Amatus Lusitanus (1511-1568). Celui-ci, à court d'argument pour réfuter Vésale, se rappela quatre ans plus tard de sa découverte. Il l'utilisa pour affirmer que cette valvule ne laissant rien passer dans la veine cave, il était illusoire de pratiquer la saignée au niveau de la veine basilique droite. Il fallait saigner au niveau des anastomoses des veines intercostales avec les veines du bras et du creux axillaire, du côté malade évidemment. Ces valvules ne furent pas toujours retrouvées par les anatomistes de l'époque. Elles siègeaient fréquemment à trois ou quatre centimètres en amont de l'embouchure de la veine cave supérieure et, souvent, échappaient à l'observateur, ce qui augmenta encore la confusion. Botal (1530-1571) dans le *De curatione per sanguinis missionem* paru à Lyon en 1577, (Du traitement par émission sanguine), étendait les indications de la saignée à toutes les altérations et à tous les excès des humeurs. Il l'estimait moins nocive que la purgation et la trouvait justifiée cinq à six fois par an chez les vieillards. Il étendait ses indications aux jeunes enfants et aux femmes enceintes. La quantité de sang à tirer était chaque fois de deux à trois livres. La pneumonie, la dysenterie et la fièvre maligne avec épistaxis étaient des indications formelles. Peu importait le siège de la veine, on choisissait la plus grosse ! Il justifiait ainsi son zèle phlébotomique : *Plus on tire l'eau croupie d'un puits, plus il en revient de bonne ; plus la nourrice est tétée par son enfant, plus elle a de lait. Le semblable est du sang et de la saignée.* Bonaventure Grangier (?-1589), médecin parisien, lui répondit l'année suivante avec son *De Cautionibus in sanguinis missione adhibendis admonitio ad Leonardum Botallo Astensem,* Paris, 1577-1578, (Des précautions qu'on doit prendre dans les émissions sanguines, représentation à Léonard Botal, critiquant l'élargissement des applications de la phlébotomie). Orazio Augenio (1527-1603) essaya de préciser les indications de la saignée : *De ratione curandi per sanguinis missionem, libri XVII, Genève, 1575,* (De la méthode qu'il faut appliquer pour soigner par la saignée). Paracelse (1493-1541) renchérissait et limitait l'indication des émissions sanguines au traitement des vésanies puisque, disait-il, dans le *Liber Paramirum* : *Considérons la folie. Est-il quelque chose qui la soulage, sinon la rupture de la veine ? Car ceci la rappelle à la santé. Donc l'arcane de celle-ci n'est ni le camphre, ni le nénuphar, ni la sauge, ni la marjolaine, ni les clystères, ni les rafraîchissements, ni ceci, ni cela mais seulement la saignée.* Au XVIIème siècle on oscillera entre la saignée et l'antimoine. Johann Baptist Van Helmont (1577-1644) disciple de Bombast, mettant le siège des maladies dans l'archée rejetait formellement la saignée comme inutile et nuisible car elle affaiblissait la masse de l'esprit vital. Seul le mauvais fonctionnement de l'archée provoquait pléthore ou congestion et développait diverses affections par l'intermédiaire d'un ferment acide. Chimiste adepte de l'antimoine, de l'opium, du mercure, il inaugurait la querelle de l'antimoine dans laquelle, au dix-septième siècle, s'illustrerait Guy Patin (1600?-1672), mais aboutirait à son autorisation par le décret de 1666, au grand dam des inconditionnels de la saignée. Grévin (1538-1570), adversaire de Loys de l'Aunay (?-?) avait obtenu son interdiction par le Parlement à la fin du siècle précédent : cette décision réduisait sa lutte pugnace à néant ! Certes, le siècle des lumières n'échappa nullement à cet engouement. Ce fut le temps des exquises saignées. Il en réduisit néanmoins la portée en codifiant sa pratique et en limitant ses indications à la pléthore sanguine, à la distension des artères, à l'épaississement du sang, aux obstructions inflammatoires graves, à l'accélération ou aux ralentissements des mouvements humoraux, à l'excès de chaleur dans les vaisseaux, aux fluxions par impétuosité sanguine, aux maladies épidémiques de nature non déterminée, à l'âge, au sexe, au régime et au tempérament du patient, à la *cacochymie*, à l'administration de certains médicaments dont il fallait faciliter l'entrée dans les vaisseaux. Les contre-indications deviendront plus nombreuses et concerneront les maladies chroniques, le grand âge, le tempérament, les maladies épidémiques ou endémiques de nature connue, la crise spontanément résolutive, la faiblesse du malade, l'accouchement récent. On concluait à l'époque avec une certaine sagesse : *D'où l'on voit quel tort on a fait au genre humain en employant la saignée dans toutes sortes de cas, suivant le conseil de Léonard Botal ou en la bannissant entièrement de la pratique comme le conseillait Johann Baptist Van Helmont.* Le XIXème siècle verra le triomphe des hirudinées et le déclin de la phlébotomie. Sans doute inspiré par les effusions sanguines de la Révolution et les carnages du premier Empire, François Joseph Victor Broussais (1772-1838) puis Jean-Baptiste Bouillaud (1796-1881) revalorisèrent la saignée et consacrèrent la toute puissance de la sangsue médicinale qui bien souvent la remplaça : *L'emploi des sangsues est maintenant si fréquent que leur apposition est presque devenue une profession. Ce sont des gardes-malades ou même des femmes qui ne font absolument que cela, qui vont poser en ville ces animaux ... Au surplus, la fréquence de la saignée générale a diminué dans les mêmes proportions. Il n'y a pas cinquante ans qu'il y avait dans Paris des saigneurs de profession qui s'enrichissaient à cette unique opération ; aujourd'hui on a bien de la peine à trouver quelqu'un qui veuille descendre à pratiquer la phlébotomie*, écrivait Mérat (1780-1851) en 1820. Pierre Charles Alexandre Louis (1787-1872), en prouvant par des statistiques l'inutilité voire la nocivité de la saignée dans certaines maladies, introduisit pour la première fois une méthode d'évaluation chiffrée d'une thérapeutique : *Recherches sur les effets de la saignée,* Paris, 1835. Peu à peu, grâce aux travaux de Saturnin Arloing (1876-1944), de Georges Hayem (1841-1933) ou de Léon Fédérick (1851-1935) les indications de la saignée se réduisent à proportion des progrès des connaissances physiopathologiques et thérapeutiques. R. Teyssou, *Quatre siècles de thérapeutique médicale du XVIe au XIXe siècle en Europe*, Paris, 2007, 77-88.

Sainfoin. *Onobrychis* Tournef., *Hedisarum* pour Linné. Cette légumineuse était cultivée dans les champs sous le nom d'Esparcette, *Onobrychis sativa* Lam., essentiellement comme fourrage. Accessoirement ses feuilles étaient utilisées comme résolutif (ayant une activité anti-inflammatoire qui dissipait les engorgements). Fracastor (1478-1553), qui l'appelait herbe française (*Vulgo gallica appelatur* : qu'on appelle vulgairement herbe française), le classait parmi les produits froids et secs et l'employait dans les stades initiaux des infections aux côtés des pierres précieuses et des oseilles. Matthiole (1500-1577) était convaincu que *la vertu naturelle de cette herbe est de faire fondre les tumeurs si on l'applique dessus broiee : beuë en vin guerit ceux qui ne peuvent plus pisser que goutte à goutte. Si on s'en frotte avec huile, fait suer.* Il vantait ses qualités résolutives et raréfiantes. Lémery (1645-1715) jugeait l'Onobrychis *détersif* (remède qui nettoyait plaies et ulcères), *atténuant* (qui fluidifiait les humeurs), *digestif* (qui avait la propriété de désagréger et de disperser les matières stagnant dans les tissus), *apéritif* (qui ouvrait les pores et les canaux de l'organisme), *sudorifique* tant en usage interne qu'externe. De Meuve prétendait *que les feuilles vertes enduites digèrent les tumeurs qui viennent dans l'aine.* Fracastor, *Les trois livres*, 239 ; Matthiole, *Ibid.*, 534, 535 ; Lémery, *Ibid.*, 546 ; Meuve, *Ibid.*, 545 ; Dechambre, *Ibid.*, **6**, 3e série, 184-185.

Salamandre. *La salamandre est un animal paresseux de diverses couleurs, espece de lezard. C'est folie de croire qu'elle ne brule point au feu. Ell'a une vertu chaude, corrosive, ulcerative. On la met comme la cantharide aux medicamens corrosifs, pour nettoyer & consumer les lepres. On la prepare de mesme sorte que les cantharides. La salamandre fondue & toute defaite en huile, fait tomber le poil. L'ayant bien curee au dedans, la teste & les piés coupés, on la garde dans le miel pour mesme effet.* Ainsi s'exprimait Matthiole (1500-1577) qui ajoutait que leur morsure était aussi venimeuse que celle des serpents et leur bave toxique, leur venin étant très froid et très humide. Quant au vin de salamandre aucune référence le concernant, ou concernant le vin de merlu (colin), n'a été trouvé chez les auteurs consultés, sauf chez Fracastor (1478-1553) qui l'utilisait dans la lèpre en association avec le mercure et corrélativement aux vins de vipère et de merlu. Peut-être était-il obtenu soit en immergeant l'animal vivant dans du vin, soit en faisant macérer ses morceaux découpés dans du moût ? Fracastor, *Les trois livres*, 362 ; Matthiole, *Ibid.*, 245.

Salive. La salive humaine avait de nombreuses applications thérapeutiques : à l'extérieur, elle était prescrite dans les maladies de la peau, notamment les rougeurs et les plaies, mais également dans les affections oculaires, les hémorroïdes, les morsures venimeuses et même la goutte ; à l'intérieur, dans les calculs, l'arrêt des règles et les fièvres intermittentes. Mérat, de Lens, *Ibid.*, **3**, 521.

Salsepareille, *Smilax aspera*, Phaséole épineux de Fuchs (1501-1566) qui lui attribuait un *tempérament* chaud et sec. Introduite en Europe par Fallope, Matthiole, Alpinus, ces racines exotiques, à gros rhizomes, appartenaient au genre *Smilax,* plantes ligneuses grimpant à l'aide de vrilles. Elles étaient utilisées comme dépuratif et dans le traitement de la syphilis. Elles provenaient pour la plupart d'Amérique Centrale ou d'Amérique du Sud. Johannes Schröder (1600-1664) écrivait à leur sujet : *Son usage est dans les décoctions sudorifiques des Galenistes, dans les maladies malignes ou chroniques & specialement dans la verole ; Gabelchoverus*[40] *cent. 6, obs. 37, recommande la decoction de cette racine dans les fièvres ardentes après les remedes genéraux, & lors que les urines donnent quelque legere marque de la crise avenir* ... particulièrement si ces fièvres étaient *compliquées avec la peripneumonie, la pleuresie & l'inflammation Eresipelateuse des parties internes ou externes, qui ne se peuvent bien guerir que par les sueurs.* L'apozème (sorte de tisane très concentrée) de salsepareille se prescrivait donc dans l'anasarque, les catharres et toutes les maladies au cours desquelles la lymphe était soit stagnante, soit altérée. La salsepareille européenne, *Smilax aspera, était dessicative* (qui desséchait les ulcères en absorbant le pus ou en arrêtant sa sécrétion) *et sudorifique, propre pour résister aux venins.* Vitet (1738-1809) parlant de la *Sarcepareille*, ou *Sarsaparilla*, rappelait que cette *racine inodore, insipide, longue, menue, flexible, d'un gris brun en dehors, blanche intérieurement,* nous venait du Pérou, du Brésil, du Mexique ou de Virginie et ne possédait strictement aucune vertu thérapeutique ! Gubler (1738-1809) corrigeait ce négationnisme : *Loin de nier les vertus thérapeutiques de la salsepareille, je*

[40] Gabelchover ou Gaebelkhouer, Wolgang (1570-?) médecin stipendié de la ville de Calw puis médecin de la cour de Wurtemberg. Il écrivit en effet un ouvrage intitulé : *Curationum et observationum medicinalium centuriae sex*, 1611-1627.

les accepte, à condition de les interpréter physiologiquement. Il admettait son utilité dans les syphilis invétérées, les dermatoses rebelles, les rhumatismes chroniques et les cachexies surtout d'origine tuberculeuse. Il précisait que l'action de la salsepareille devait être favorisée par les sudorifiques (gaïac, sassafras, squine) et les purgatifs. Les racines de *Smilax* se prescrivaient sous forme d'infusion, de décoction, de vin, de teinture, d'extrait et de sirop. La salsepareille entrait dans la composition de la tisane de Feltz, antisyphilitique célèbre qui associait la salsepareille au sulfure d'antimoine et parfois à de l'arséniate de potasse ou à du deutochlorure de mercure. Lémery, *Dictionnaire universel des drogues* ... 710 ; Schröder J., *Ibid.*, **1**, 469 ; Vitet, *Ibid.*, 128 ; Dorvault 1850, *Ibid.*, 597 ; Gubler, *Ibid.*, 305-306 ; Perrot M., *Matières premières usuelles du règne végétal*, Paris, 1943-1944, **1**, 617.

Sandarach, sandaraque : voir vernis.

Sandaraque. Sulfure d'arsenic ou realgar ou rubis arsenical, préconisé contre les ulcères et les fièvres intermittentes. A ne pas confondre avec la *sandaracha arabum*, dite *vernix*, gomme-résine tirée du grand genévrier et de l'oxycèdre (cade, *Juniperus oxycedrus* L.). Fracastor (1478-1553) prescrivait les attouchements avec un pinceau imbibé de sulfure d'arsenic et d'alun sur les ulcérations buccales et pharyngées de la vérole. Réprobateur, il citait l'usage aventureux qui avait été fait de l'inhalation de vapeurs de sandaraque chez les phtisiques et, en revanche, recommandait chez ces malades les fumigations de la résine de sandarach. Fracastor, *Ibid.*, 354, 301 ; Renou, *Ibid.*, 69.

Sangs. *On met es antidotes du sang d'oye, de canar, de cheuvreau* disait Matthiole (1500-1577) dans ses *Commentaires* et d'énumérer les sangs de divers animaux doués de pouvoirs essentiellement alexipharmaques mais aussi celui des humains parfois utilisé de bien étrange façon : *On dit que le sang menstruel des femmes appliqué comme un liniment engarde les femmes de concevoir, voire si elles passent seulement dessus. Appliqué sur les gouttes & erysipeles, allege la douleur.* De Meuve (?- ?) définissait le sang, en 1639, comme *une humeur rouge contenu dans les arteres & dans les veines de l'Animal, pour la nourriture de toutes ses parties.* Il rappelait les utilisations thérapeutiques de l'eau et du sel obtenus par sa distillation et prescrits pour guérir les fièvres, l'épilepsie, le scorbut, diverses obstructions. *La dose de ce sel est depuis six jusqu'à quinze grains dans sa propre eau, ou dans quelque autre liqueur.* Le sang de vache ou de bœuf, comme celui des autres animaux, avait la réputation, appliqué à l'extérieur, d'être dissolvant. En revanche, le sang de taureau, selon Johann Baptist van Helmont (1578-1644), était un poison, doté de propriétés venimeuses liées au désir de vengeance qui l'animait avant de trépasser. Le sang de lièvre, en applications externes, effaçait les taches du visage, les taches de rousseurs et les lentilles. *Le sang du pigeon récemment tiré et encore tiède, adoucit les âcretés des yeux et en guérit les plaies novellement faites ; on préfère* *celui du pigeon mâle qui a été tiré de dessous l'aile comme le plus spiritueux.* Ce sang, tiré de l'aile d'un pigeon mâle, avait effectivement la réputation d'être un anti-ophtalmique. On l'utilisait dans les hémorragies méningées. Matthiole doutait très fortement que *le sang des chauvesouris engarde les filles d'avoir de gros tetins* … Matthiole, *Ibid.*, 263 ; Renou, *Ibid.*, 558 ; De Meuve, *Ibid., 1639*, 530 ; Lémery, *Dictionnaire univ.*, 230, 427-428 ; James, *Ibid.*, **2**, 974 ; Dom Alexandre, *Ibid.*, 344 ; Mérat, de Lens, **1**, 647, **2**, 37.

Sang-dragon. Le sang-dragon était, selon Pline l'Ancien (23-79), le sang de cet animal fabuleux que l'éléphant tuait en l'écrasant sous son poids. Cette origine légendaire était déjà contestée au Xème siècle par Jean de Damas (870-930) qui soutenait l'origine végétale du sang-dragon. La description qu'en donnait Jean François Fernel (1497-1558), était surprenante et inhabituelle, puisqu'il le disait composé de sang de bouc, de bol d'Arménie et de suc de cormes. Selon Matthiole (1500-1577) qui voulait dissiper le malentendu qui faisait prendre l'hématite (peroxyde rouge de fer) pour le cinabre (sulfure de mercure) ou même pour le sang dragon, spécifiait : *On nous apporte une gomme d'un certain arbre croissant en Afrique, que les apothicaires appellent aujourd'hui sang de dragon en larme, de couleur sang, clere, legiere, assez facile à rompre... cette gomme distille d'un certain arbre, de couleur, & de substance semblable à sang... Premierement on ne l'apporte point d'ailleurs que d'Afrique..., Secondement, les peintres requirent fort pour par sa haute couleur ombrager leur rouge clair ou purpuré... Tiercement, à raison de sa rareté, il est cher... Finablement, pource qu'il est ... du tout semblable en vertus à la pierre hématite, car ainsi que l'experience monstre clerement, il est astringent, & plus que l'hématite... En ceci Pline a manifestement erré. Car jaçoit* (encore) *qu'il die le cinabre n'estre autre chose que le sang d'un dragon...* On savait au XVIIème siècle qu'il s'agissait de la gomme rouge d'un arbre qui portait le même nom, sans doute le *Calamus Draco* L., originaire d'Indochine et des îles Moluques. Astringent, agglutinant (capable de recoller les parties divisées), dessicatif, il était employé par voie orale dans toutes les hémorragies des voies aériennes ou digestives. En application externe, il était également hémostatique et cicatrisant. De Meuve (?- ?) le considérait comme la *larme gommeuse d'un grand arbre nommé Dracho, lequel croit en Afrique dans une des Isles des Canaries nommée Porto sancto* et dont le fruit semblable à une cerise étant pelé, *représente aussi parfaitement un dragon, que s'il avait été fait par un Sculpteur.* D'où l'interprétation de Pline, dixit De Meuve … En revanche Dom Alexandre (1654-1728) donnait le nom de Sang de dragon à la Patience rouge, proche selon lui de la *Rumex patientia* mais avec des feuilles veinées de rouge. Cette *simple*, aux graines astringentes, n'avait pas d'autres indications qu'hémostatiques. Plus documenté, l'article de James (1705-1776) dans son *Dictionnaire* sur le *Draco arbor* confirmait qu'il s'agissait bien d'un arbre et qu'il poussait aux Canaries et à Madère. On l'utilisait en interne comme dessicatif et astringent puissants. On en faisait des pilules avec de l'alun pour traiter les hémorragies et les diarrhées.

En topique, on le prescrivait dans les hémorragies, les plaies, les maladies parodontales, les fluxions. James signalait l'existence de la *Draconis sanguis ou herba draconis ou Lapathum folio acuto rubone, espèce de patience sauvage,* rendant ainsi justice à Dom Nicolas Alexandre. Le sang dragon n'était pas totalement rejeté par Adolphe Gubler (1821-1879), qui le connaissait comme la gomme *du Calamus Draco, palmier de l'archipel indien dont le fruit donne la résine communément appelée Sang-Dragon ou Sandragon.* Sans lui accorder les vertus merveilleuses dont le paraient les Anciens, il lui attribuait néanmoins le pouvoir de *resserrer les tissus, diminuer le flux muqueux et augmenter la diurèse.* Matthiole, *Ibid.*, 748 ; Renou, *Ibid.*, 461 ; De Meuve, *Ibid., 1639*, 530 ; James, *Ibid.*, **3**, 1160 ; Mérat, de Lens, *Ibid.*, **6**, 204-207 ; Gubler, *Ibid.*, 306-307.

Sangsues. *La sangsue est un petit animal noir, sans piés, marqueté de points & de lignes, & qui vit dans les lieux aqueux.* Si l'on en croit James (1705-1776), Thémison de Laodicée (-123/-43) fut le premier à les mentionner et Oribase (325-403) un des premiers à les utiliser, Hippocrate et Galien n'en parlant pas. Il existait de nombreuses variétés de sangsues. Les plus utilisées étaient la sangsue officinale, *Sanguisuga officinalis*, espèce la plus grosse de tout le genre appelée aussi sangsue verte, et la sangsue médicinale, *Sanguisuga medicinalis* ou *Hirudo medicinalis* L., la plus commune. On les appliquait, après avoir rubéfié la peau, aux veines du pied, aux tempes pour les céphalées, près de l'anus pour les hémorroïdes. On les saupoudrait de sel pour les faire tomber. Une hémorragie succédait souvent à leur application : on sait maintenant qu'elles secrètent une substance anti-coagulante, l'hirudine. En 1665, Jérôme Nigrisoli (1620-1689) publiait le premier ouvrage entièrement consacré à leur emploi thérapeutique. Plus tard, comme nous l'avons vu, François Joseph Victor Broussais (1772-1838) puis Jean-Baptiste Bouillaud (1796-1881) réhabilitèrent la saignée avec enthousiasme et pérennisèrent l'emploi de la sangsue médicinale qui bien souvent la remplaça. Dom Alexandre, *Ibid.*, 637-638 ; Eloi, *Ibid.*, 391 ; James, *Ibid.*, **4**, 319 ; Achille Richard, *Elémens d'histoire naturelle médicale*, Paris, 1831, **1**, 154-155. Voir : saignée.

Sanguinaria : voir centinode.

Santaux. On utilisait trois sortes de sandaux ou santaux : le santal blanc, *Santalum album* L., le santal citrin et le santal rouge. Ce dernier appartenait à une espèce différente des deux premiers et correspondait au bois du *Pterocarpus santalinus* s. Indicus, utilisé comme colorant. Connu de Constantin l'Africain (1015-1087), le santal était ignoré des Grecs. Il était prescrit comme cordial et pour guérir la colique ou chasser les vents. Les trois santaux entraient dans certaines préparations comme le sirop de chicorée ou la confection d'hyacinthe. Pour Dodoens (1517-1587), le santal était froid au troisième degré, sec au second. Néanmoins, peut-être le rouge était il plus froid que les autres à tel point que certains le croyaient *chaud à* *cause de la bonne odeur dont il est participant !* Bons pour le cœur, les santaux le confortaient et le réjouissaient : on les prescrivait dans les palpitations et les troubles du rythme. En onguent, avec le jus de morelle, ou de joubarbe, ou de pourpier, ou de lentilles aquatiques, il était particulièrement bénéfique aux inflammations rhumatismales particulièrement goutteuses. On confectionnait des épithèmes (topiques de diverses consistances, ni onguent, ni emplâtre) avec de l'eau de rose et du santal, contre les fièvres et les grandes ardeurs gastriques qui les accompagnaient. Dès la fin du siècle des Lumières, la poudre des trois santaux tombera dans l'oubli. Dodoens, *Ibid.*, 575 ; Renou, *Ibid.*, 316-317 ; Mérat, de Lens, *Ibid.*, **6**, 211-213 ; Dechambre, *Ibid*, S3, **6**, 691.

Saponaire : voir struthium.

Saphir. Le saphir, la pierre des pierres, couleur du ciel, était de deux sortes : l'un était pâle, c'était le saphir femelle ; l'autre était foncé, c'était le saphir mâle. Il était réputé recréer les esprits, résister au poison et cicatriser les ulcères intestinaux. Fracastor (1478-1553) le citait, avec le corail, l'hyacinthe, l'émeraude parmi les produits froids et secs susceptibles de juguler les infections à leur début. *Le saphir est froid, & sec, astringent, consolidatif, alexipharmaque, cordial, ophtalmique,* rappelait Schröder (1600-1664), et il remédiait aux venins, aux fièvres malignes et à la peste. Fracastor, *Ibid.*, 239 ; Schröder, *Ibid.*, **2**, 280 ; James, *Ibid.*, **5**, 1309.

Sarcocolle. La sarcocolle, littéralement colle-chair, était une gomme-résine fournie par un arbrisseau du Moyen-Orient, le *Penoea sarcocolla.* Son emploi était presque exclusivement externe, pour cicatriser les plaies ou déterger les ulcères. Néanmoins, son usage interne était préconisé par la médecine arabe, comme purgatif. Elle était inusitée dès le XVIIIème siècle et Vitet (1738-1809) la tenait en peu d'estime : *Elle purge assez abondamment, & en même temps cause des nausées, des coliques, augmente la soif, & produit une chaleur assez considérable dans l'estomac & les intestins ; extérieurement elle a quelquefois détergé des ulcères doués de peu de sensibilité & arrosés d'un pus séreux. Elle n'a jamais favorisé la cicatrice des ulcères bénins ; elle dissipe rarement les taches de l'œil, quoique récentes & superficielles*. Elle était totalement oubliée à la fin du XIXème. Lewis, *Ibid.*, 413 ; Vitet, *Ibid.*, 35 ; Mérat, de Lens, *Ibid.*, **5**, 233 ; Dorvault, Würtz, *Ibid.*, 825.

Sardoa. On trouve au livre IX des *Epigrammes* de Martial (43-104) une allusion à la Sardonica, la renoncule sarde, sans doute la renoncule des marais, la mort-aux-vaches, la grenouillette d'eau, *Ranunculus sceleratus* L., l'herbe sardonique des Anciens, extrêmement toxique et qui lors des empoisonnements, provoquait un spasme facial rappelant un sourire sardonique. Néanmoins on utilisait son suc, dilué dans beaucoup d'eau, pour traiter l'asthme, l'ictère, la dysurie. Ses fleurs et ses feuilles constituaient des vésicatoires plus puissants que les cantharides, notamment dans les fièvres intermittentes. Mérat, de Lens, *Ibid.*, **6**, 20-21, 225 ; Bossu, *Ibid.*, **2**, 422-423. Voir Baratrachium.

Sarriette. *Satureia hortensis ou domestica, Sadrée, Savorie* selon Lémery (1645-1715). *La Sarriette est conneuë de tous. Elle croist es lieux aspres, & maigres, semblables au thym, mais moindre, & plus tendre* ... avec lequel elle partageait les mêmes vertus thérapeutiques, affirmait Matthiole (1500-1577). Fracastor (1478-1553) l'utilisait dans la lèpre pour éliminer la matière qui abondait dans l'organisme de ces malades et qui se putréfiait sous la peau, et là elle était contagieuse. Il fallait pour cela saigner les deux veines basiliques aux deux bras et prescrire des remèdes atténuants, incisifs, abstergents : l'infusion de sarriette dans du petit lait de chèvre convenait parfaitement. On pouvait lui substituer du thym, de la sauge, de la chicorée etc. La *Satureia hortensis* était chaude et sèche, d'après Fuchs (1506-1566), qui recommandait *sa poudre beuë en vin aux vices du poulmon, du thorax, & de la vescie. Elle provoque les urines, & les fleurs menstruales. L'herbe avec ses fleurs, reveille les lethargiques, soit mise en parfum, ou sur la teste, en maniere d'un chapeau ou couronne ... L'usage de la sarriette reveille l'appetit charnel languissant, & endormy. Parquoy on tient qu'elle a tiré le nom des satyres. Satureia hortensis* L.. Elle était utilisée comme condiment. Elle était également réputée stomachique, digestive (dotée de la propriété de désagréger et de disperser les matières stagnant dans les tissus), carminative (qui dissipait les gaz intestinaux), et employée dans le traitement de l'asthme et des vers intestinaux. Ses vertus aphrodisiaques étaient connues depuis l'Antiquité. Lémery (1645-1715) la décrivait comme apéritive (qui ouvrait les pores et les canaux de l'organisme), pénétrante (qui imprégnait en profondeur), atténuante (qui fluidifiait les humeurs). Selon lui, elle fortifiait l'estomac, facilitait la respiration, stimulait la diurèse, déclenchait les règles. Parmi ses qualités, il citait son action antalgique sur les douleurs auriculaires, son pouvoir de résoudre les tumeurs, de renforcer les nerfs et la vision. Vitet (1738-1809) récusait ses présumées propriétés diaphorétiques (qui provoquait la transpiration) ou diurétiques. En revanche, il la prescrivait dans l'asthénie, dans l'excès de phlegme, dans l'asthme, dans la toux. Son activité stimulante sur les organes génitaux était proverbiale. Dès le XIXème siècle, elle était inusitée, sinon en cuisine, comme condiment. Gubler (1821-1879) en recommandait l'infusion vineuse dans le catarrhe bronchique. Fracastor, *Les trois livres*, 360 ; Matthiole, *Ibid.*, 431 ; Fuchs, *Ibid.*, 212 ; Lémery, *Ibid.* 690 ; Vitet, *Ibid.*, 482 ; Gubler, *Ibid.*, 313 ; Mérat, de Lens, *Ibid.*, **6**, 229 ; Bossu, *Ibid.*, **2**, 444 ; Dorvault, Würtz, *Ibid.*, 825.

Sassafras. Appelé aussi Sassaphras, Pavanne, le *Laurus sassafras* était un arbre qui poussait notamment en Floride où les Espagnols l'auraient découvert en 1538. On employait l'écorce, le bois et les racines. C'était un sudorifique et un carminatif (qui chassait les gaz intestinaux). Employé uniquement en infusé ou en macéré, on en confectionnait également un sirop. Les parties officinales étaient le bois de la racine et surtout son écorce, chaude, sèche, atténuante, dessicative, apéritive, discussive et sudorifique, ces qualités en faisant pour Schröder (1600-1664) la panacée pour lever les obstructions, pour renforcer les organes, pour guérir la stérilité et la syphilis. Selon De Meuve, *c'est l'un des six medicamens simples, duquel on se sert particulièrement pour la guerison de la verolle, il est sudorifique, cephalique, arthritique & nevritique.* Vitet (1738-1809) homologuait ses effets sudorifiques, échauffants (excitant l'action organique, accélérant la circulation et augmentant la chaleur animale) et altérants (modifiant le fonctionnement de l'organisme et changeant l'état des solides et des liquides, sans vomissements, purgations ou sudation). Il le prescrivait donc dans les rhumatismes, la chlorose, les écrouelles, la gale. Il les récusait dans le traitement de la syphilis, des dartres et des ulcères. Chaumeton (1775-1819) qui insistait sur ses vertus antisyphilitiques comme puissant sudorifique, dénonçait son exploitation à des fins bassement mercantiles. Gubler (1821-1879) l'employait comme sudorifique souvent en l'associant à la salsepareille, au gaïac, dans les dermatoses rhumatismales et syphilitiques, à l'exclusion des inflammations et de la fièvre. Schröder, *Ibid*, **1**, 469 ; De Meuve, *Ibid.*, 535 ; Vitet, *Ibid.*, 129 ; Chaumeton, *Ibid.*, 99 ; Gubler, *Ibid.*, 313 ; Dorvault, 1850, 507-508.

Satyrion, scrotum de chien, patte de loup : on utilisait les tubercules de ces orchidées d'Europe (il y en a plusieurs espèces) comme analeptique (fortifiant) et aphrodisiaque, sans doute à cause de leur forme : théorie des signatures. Pour Dodoens (1517-1587), respectueux des écrits de Dioscoride (1er siècle), il existait deux sortes de Satyrion, le *Satyrion tryphillon* et le *Satyrion erythronium*. Il en ajoutait une troisième, le *Satyrion Royal*, mâle ou femelle. Tous étaient de tempérament chaud et humide et leurs vertus se déduisaient facilement de leur appellation : *La racine du Satyrion faict avoir appetit au jeu de l'amour …* Accessoirement c'était un fortifiant, un vomitif broyé avec du vin et un fébrifuge pour les fièvres tierces. Schröder (1600-1664) ajoutait à cette vertu aphrodisiaque celle de fortifier *la matrice, & de disposer cette derniere à concevoir.* Pour Vitet (1738-1809) qui distinguait l'*Orchis bifolia* de l'*Orchis bulbis indivisis*, autrement dit l'Orchis à bulbe rond et le Grand satyrion, les vertus de la racine desséchée, de la première n'étaient pas les mêmes que celle de la seconde : pour la *bifolia, l'observation fait révoquer en doute la faculté qu'on lui donne d'augmenter la quantité de la semence, d'accroître les forces nécessaires pour le coït, & même d'exciter à cet acte ; quant à la seconde,* la *bulbis indivisis*, elle était toutefois utile dans la toux, la tuberculose, l'altération de l'état général, la diarrhée. Sous la rubrique *Salep*, le Dorvault de 1898 accordait à ces tubercules un modeste rôle de sudorifique et de remède auxiliaire dans les affections respiratoires. Dodoens, *Ibid.*, 157-159 ; Schröder, *Ibid*, **1**, 472 ; Vitet, *Ibid.*, 387-388 ; Dorvault, Würtz, *Ibid.*, 815. Voir : signatures.

Sauge. La sauge, *Salvia officinalis* L., était l'herbe sacrée qui sauvait la vie, fortifiait les nerfs et le cerveau ; chaude, sèche et apéritive, elle était emménagogue (qui provoquait les règles) et diurétique. Jérôme Fracastor (1478-1553) recommandait la décoction de la sauge dans du petit lait de chèvre exactement comme il le préconisait avec la sarriette, autre plante abstersive, et dans la même indication : la lèpre. Bauhin (1560-1624) citait la *Salvia major, Orvalle, Bouillon, Oreille d'ours* d'une part, et, d'autre part, la *Salvia minor, toutes deux de tempérament chaud et sec au troisième degré* et dotées des mêmes propriétés médicinales : épilepsie, léthargie, paralysie, rhumes pituiteux, toutes les *humeurs phlegmatiques* en excès et dès lors qu'il faut *fortifier, échauffer, & dessecher*. Dans sa *Matière médicale réformée* parue en 1780, Louis Vitet écrivait, avec son habituelle circonspection : *Les fleurs & principalement les feuilles, raniment les forces vitales & musculaires, elles échauffent, altèrent & constipent : elles sont indiquées dans les maladies de faiblesse par des humeurs séreuses, dans les pâles couleurs, les fièvres intermittentes avec cachexie, le rachitisme, l'asthme humide, & dans la toux catarrhale lorsque l'irritation est considérablement diminuée ; elles sont très-rarement avantageuses dans les maladies convulsives, dans la diarrhée par des humeurs pituiteuses, & dans les fleurs blanches. L'eau distillée des fleurs, à haute dose, réveille à peine les forces vitales... Le vinaigre de sauge tient ses premières vertus du vinaigre... L'huile par infusion de sauge... produit rarement des effets avantageux... L'huile essentielle de sauge... est recommandée pour la paralysie... mais l'observation n'a pas confirmé cette vertu. L'eau spiritueuse de sauge doit sa plus grande activité à l'esprit de vin...* En 1834, François Mérat (1780-1851) écrivait encore à son propos : *Elle active les fonctions circulatoires, cutanées, digestives, la perspiration pulmonaire, etc ; elle stimule l'action des nerfs par l'impression marquée qu'elle exerce sur l'organe encéphalique, aussi est-elle au nombre des plus puissants antispasmodiques chauds*. Elle était recommandée comme anti-inflammatoire, stomachique et fébrifuge. Elle augmentait la fécondité et facilitait l'accouchement. En gargarisme et en bain de bouche, elle traitait les angines et les gingivites. On la prescrivait encore à la fin du XIXème siècle en tisanes, lotions, bains, fumigations dans les affections du système nerveux, comme excitant et tonifiant. Fracastor, *Ibid.*, 315 ; Bauhin, *Ibid.*, **1**, 425, 426 ; Renou, *Ibid.*, 359 ; Vitet, *Ibid.*, 475-476 ; Mérat, de Lens, *Ibid.*, **6**, 191-192 ; Dorvault, Würtz, *Ibid.*, 825.

Savinier : voir sabine.

Savon. Le savon ou *sapo*, serait un nom d'origine gauloise, adopté par les Romains pour désigner un mélange de cendre et de suif. Le savon était le plus souvent fabriqué avec de l'huile d'olive, de l'amidon, de l'eau de chaux et de la lessive tirée des cendres de soude. On employait également d'autres huiles comme l'huile de noix ou l'huile d'amandes. Le savon détergeait sans corroder. Pierre Pomet (1658-1699) en donnait les applications médicales, en emplâtres *pour la guérison des humeurs froides, étant fondu dans l'esprit-de-vin* …et précisait que *le savon de Toulon, ou blanc, amollit et résout les duretés de la matrice, des loupes récentes et autres tumeurs, appliqué extérieurement ; l'on en forme aussi des suppositoires, dont l'on se sert comme des autres*. Le Dorvault nous apprenait qu'avant l'utilisation du savon, on nettoyait les tissus avec de l'argile, les terres à foulons ou avec des plantes comme le bulbe d'arum, la racine de saponaire, les fruits du *Sapindus saponaria*. L'*Officine* déployait aussi les innombrables variétés de savons médicinaux *aussi propres à faciliter l'absorption des particules médicamenteuses* que les pommades. Pomet, *Ibid.*, **1**, 278 ; James, *Ibid.*, **6**, 1304-1309 ; Mérat, de Lens, *Ibid.* **6**, 219, 234-237 ; Dorvault, *Ibid., 1850,* 508-509.

Saule. Le tempérament du saule, selon Fuchs (1501-1566), selon ses termes *de la saulx*, tant pour les feuilles que pour les fleurs, était sec sans acrimonie et un peu astringent. L'écorce avait les mêmes propriétés mais était plus desséchante. Il décrivait ainsi ses vertus thérapeutiques : *Les fueilles broyees ou pilees avec peu de poyvfe, & prinses en breuvage avec du vin prouffittent à une maladie nommée Ileos, en laquelle on rejecte la fiante par la bouche. Icelles aussi priinses avec de l'eau, empeschent les femmes de concevoir. Le fruict prins en breuvage, proufite à ceux qui crachent le sang : l'escorce a les mesmes effects. Icelle bruslee, & destrempée en vinaigre, puis appliquee & induicte, guerit les cloux, & oste les durtés calleuses ... Estuver les podagres de la decoction desdictes fueilles & escorces, est chose bonne ...* Outre ces qualités fondamentales, on attribuait aux feuilles pilées et bues un effet anaphrodisiaque, à l'instillation du suc avec huile rosat le pouvoir de calmer les otalgies, à l'utilisation de la sève tirée d'une incision dans l'écorce la vertu d'éclaircir la vue. Les feuilles du saule blanc, *Salix alba* L., étaient réputées amères, balsamiques et astringentes. *La cendre de l'écorce de saule, mêlée avec du fort vinaigre, est bonne aux cors aux pieds et aux verrues, étant appliquée dessus*, si l'on en croyait Dom Nicolas Alexandre (1654-1728), qui avait trouvé, sans doute, cette recette chez Dioscoride (1er siècle) et qui ajoutait, à propos des feuilles de saule : *On en jonche les chambres des malades pour en rafraîchir l'air*. La poudre de son écorce était prescrite de longue date : en 1763, le pasteur Edmond Stone (?-?) la préconisait dans les fièvres intermittentes. Elle figurait encore dans le codex au XIXème et au XXème siècles comme astringent sur les plaies ou les contusions et, prise à l'intérieur, comme fébrifuge. En 1828, un pharmacien de Vitry-le-François, Pierre Joseph Leroux (1795-1870), en extrayait la salicine. Quelques années plus tard, Raffaele Piria (1815-1865), en 1838, isolait le salicylate de soude de la salicine. Le traitement des fièvres puis du rhumatisme articulaire aigu en fut transformé et Germain Sée (1818-1896) s'en fit le promoteur. Fuchs, *Ibid.*, CXXVII, 232-234 ; Dom Alexandre, *Ibid.*, 646 ; James, *Ibid.*, **5**, 1251 ; Mérat, de Lens, *Ibid.*, **6**, 178-182 ; Gubler, *Ibid.*, 315 ; Dujardin-Beaumetz, *Ibid.*, **3**, 482-483.

Saumure. *La saumure*, disait Matthiole (1500-1577), *a les mesmes effects que le sel, & est abstersive. On en fait des clystères aux dysenteries, jaçoit* (encore que) *qu'il y ait desja ulcere corrosif aux boyaux, aussi aux vieilles sciatiques. Pour fomentation elle sert au lieu d'eau marine.* La saumure des poissons, et des viandes, était réputée pour dessécher et résoudre. On l'employait donc sur les ulcères cutanés chroniques mais également contre la gangrène et les morsures de chien enragé. Sous le nom de *garum*, les Anciens utilisaient une saumure d'anchois, en topique sur les ulcères sordides et les plaies envenimées. Ils l'administraient en lavement dans la sciatique et l'hydropisie. C'était par ailleurs un condiment. Lémery, *Dictionnaire univ.*, 331 ; Mérat, de Lens, *Ibid.*, **3**, 337.

Saxifrage. La *Saxifraga granulata* L., appelée aussi herbe à la gravelle, jouissait d'une grande réputation chez les Anciens pour ses propriétés, *diurétiques et lithontriptiques* (qui brisaient les calculs). Elle était chaude et sèche pour Fuchs (1501-1566) qui l'appréciait comme fébrifuge, diurétique et lithontriptique et pour guérir le hoquet. Jean de Renou (1568-1620) en pensait le plus grand bien pour lever les obstructions, provoquer les règles, pour fluidifier et éliminer les sécrétions bronchiques et surtout pour briser et expulser les calculs rénaux ou vésicaux. Nicolas Lémery (1645-1715) la recommandait en décoction dans les mêmes indications. Le Siècle des Lumières exprimait son scepticisme à travers cette opinion désabusée de Louis Vitet (1738-1809) : *Les feuilles et les racines sont regardées comme très avantageuses dans la colique néphrétique par des graviers ; elles augmentent peu le cours des urines, elles soulagent rarement dans la colique néphrétique par des graviers, parce qu'elles les entraînent difficilement, quelques petits qu'ils soient.* En 1808, Jean Louis Alibert (1766-1837) ne lui consacrait pas une ligne, en 1820, Julien Joseph Virey (1775-1845) considérait sa réputation lithontriptique totalement usurpée et, en 1862, Antonin Bossu (1809-1879) concluait, avec un soupçon de nostalgie, *de nos jours, on l'a complétement oublié.* Fuchs, *Ibid.*, CCLXXX, 497 ; Renou, *Ibid.*, 363 ; Lémery, *Dictionnaire univ.*, 679-680 ; Vitet, *Ibid.*, 76 ; Virey, *Ibid.*, 261 ; Mérat, de Lens, *Ibid.*, **6**, 237 ; Bossu, *Ibid.*, **2**, 448 ; Dorvault, Würtz, *Ibid.*, 831.

Scabieuse. La scabieuse correspondait à plusieurs espèces, utilisées en médecine. Fracastor (1478-1553), pour donner de la consistance à la matière organique qui commençait à se désagréger sous les premiers assauts de l'infection, prescrivait la scabieuse, parmi d'autres et innombrables produits végétaux allant des résines de conifères au gaïac ou à la gentiane et au doronic. Il lui fallait aussi faire un choix parmi les meilleures eaux distillées simples prescrites dans le typhus avec pour objectif de provoquer la sudation et d'ouvrir les pores de la peau. Certes, il pouvait donner la préférence à la scabieuse mais aussi, pourquoi pas, à la bourrache, à la mélisse, à la chicorée etc. Fuchs (1500-1566) la qualifiait de chaude et sèche et lui attribuait le pouvoir de guérir la gale et la toux. Jean de Renou (1568-1620) en dénombrait quatre. Il considérait cette plante comme efficace *pour mondifier* (nettoyer) *le poumon, guérir la toux et soulager ceux qui ont la poitrine indisposée et chargée de mauvaises humeurs*. Schröder (1600-1664), après avoir précisé qu'on utilisait la racine, les feuilles et les fleurs récoltées au printemps, donnait un inventaire exhaustif de ses vertus thérapeutiques : *Cette plante est chaude, dessicative* (desséchant les ulcères en absorbant le pus ou en arrêtant sa sécrétion), *abstersive* (enlevant les sécrétions à la surface des tissus lésés), *atténuante* (fluidifiant des humeurs), *discussive* (dissipant les humeurs accumulées dans un engorgement ou une tumeur), *sudorifique, alexipharmaque* (qui protégeait des poisons) *& pectorale* (spécifique des affections du poumon). *Son principal usage est dans les apostumes, la pleurésie, l'esquinancie, la toux, l'asthme, la peste, les ulcères fistuleux & sanieux, des mammelles et des jambes. Son usage externe est dans la galle, les démangeaisons, la gratelle* (gale), *la tigne & les lendes, la sugillation* (ecchymose), *les rousseurs du visage, & la douleur des hemorroïdes en forme de vapeurs & de parfum. La racine de grande Scabieuse à fleurs pourpres est spécifique contre la verole, & ne cede en rien à la Salsepareille*. Le codex, selon Adolphe Gubler (1821-1879), n'en admettait qu'une : la *Scabiosa succisa* L., pour les Modernes, *Succisa praemorsa* (Gilib.), succise, mors du diable, car la légende voulait que sa racine tronquée et comme rongée, ait été mordue par le démon pour la priver d'une partie de ses propriétés bienfaisantes. Elle devait son nom à sa réputation de guérir la gale (*scabies*). Auguste François Chomel (1788-1858) la recommandait *pour les femmes qui perdent leurs règles et qui sont tourmentées d'engorgement de la matrice, de coliques sourdes, d'écoulements de couleur suspecte*. On la prescrivait dans les affections respiratoires, comme la pleurésie, la pneumonie, la phtisie et les bronchites. Antonin Bossu (1809-1879), dans le dernier tiers du XIXème siècle, estimait ses propriétés *très faibles et insignifiantes*, bien qu'elle fût encore prescrite comme dépuratif. Heursel De Meester, fidèle à la tradition, préconisait la *Scabiosa Indica,* scabieuse pourpre noire, *Scabiosa atropurpurea* L., contre les dermatoses et en particulier contre la gale. Fracastor, *Les trois livres*,

238, 280 ; Fuchs, *Ibid.*, 488 ; Schröder, *Ibid.*, **1**, 475 ; Renou, *Ibid.*, 412 ; Mérat, de Lens, *Ibid.*, **6**, 239 ; Gubler, *Ibid.*, 316 ; Bossu, *Ibid.*, **2**, 450 ; Dorvault, Würtz, *Ibid.*, 831 ; Heursel De Meester, *Ibid.*, 323.

Scammonée. La scammonée, suc gommo-résineux, est produite notamment par *Convolvulus scammonia* L., herbe vivace, sorte de grand liseron, décrit au XVIème siècle par Pierre Belon (1517-1572) et par Leonhard Rauwolff (?-1606). De tempérament chaud et sec au troisième degré, selon Dodoens (1517-1587), la scammonée, cette *espèce & manière de Liseron,* purgeait les humeurs bilieuses, était favorable dans les jaunisses, les pleurésies, la frénésie (méningite), les fièvres chaudes et toute affection d'origine chaude et cholérique. En application locale, on la préconisait contre les oedèmes, la gale, les céphalées anciennes. En pessaire, elle déclenchait les règles, permettait l'expulsion du placenta et du fœtus mort. *Selon* Jean de Renou (1568-1620), elle *racle les intestins, ouvre l'extrémité des veines en les rongeant, excite les dysenteries, provoque des flux de sang, trouble et agite le cœur, le foie et les autres viscères et subvertit l'estomac.* Les Anciens, qui n'en connaissaient que les morceaux gris, friables et poreux, disponibles chez les apothicaires, ne l'utilisaient jamais seule mais associée à d'autres substances, essentiellement dans l'électuaire diacrydion (diagrède), indiquée pour évacuer la bile et la pituite. On la prescrivait encore au XIXème siècle comme purgatif. Dodoens, *Ibid.*, 269 ; Renou, *Ibid.*, 290-291 ; Mérat, de Lens, *Ibid.*, **6**, 265 ; Dorvault, Würtz, *Ibid*, 831-832.

Sceau de Salomon ou *Sigillum Salomonis, Convallaria polygonatum, Polygonatum.* Dans la lèpre, Fracastor (1478-1553) plutôt que d'employer les moyens un peu brutaux des Anciens à base de nitre, d'alcyon, de pâtes épilatoires, préférait les applications humectantes et réfrigérantes contenant du sceau de Salomon mêlé à du beurre, à du mucilage de psyllium, à du suc de solatrum (belladone), mixture destinée à éteindre la contagion. Fuchs (1501-1566) lui accordait un *temperament* mitigé, entre acidité et amertume. Dodoens (1517-1585), qui le nommait Signet de Salomon, lui attribuait un *tempérament* chaud, sec, abstersif (enlevant les sécrétions à la surface des tissus lésés) et modérément astringent (provoquant une rétraction des parties qu'il touchait et ralentissant ou arrêtant les évacuations). Il rappelait que Galien avait dit : *Cette herbe ne la racine d'icelle sont point utiles à prendre par dedens le corps ...* Il utilisait donc la racine pilée fraichement en emplâtre sur les meurtrissures, les taches ou les lentilles (taches de rousseur) cutanées. Bauhin (1560-1624) confirmait les remarques de Dodoens et le classait également parmi les plantes de *tempérament* chaud et sec. Il réservait son emploi aux applications externes sur les plaies ou sur diverses affections cutanées ou même pour le maquillage. Don Nicolas Alexandre (1654-1728), qui l'appelait *Genouillet*, le considérait comme détersif (qui nettoyait plaies et ulcères) et astringent, indiqué en application, sous un bandage, sur les hernies. Il ne réservait pas la racine à l'usage externe mais recommandait sa décoction dans du vin blanc pour évacuer la gravelle. Quant à Louis Vitet (1738-1809), il lui déniait toute action sur les hernies, tout effet aphrodisiaque, toute action sur les dermatoses, toute activité cicatrisante sur les plaies. Tout au plus lui reconnaissait-il une atténuation de l'inflammation de certaines tumeurs. En 1850, le Dorvault lui consacrait une brève notice : *Le rhizôme est vomitif ainsi que le fruit. Le premier a été indiqué comme antigoutteux, mais c'est surtout comme astringent, puis comme vulnéraire* (cicatrisant des plaies) *qu'il a été préconisé.* Fracastor, *Les trois livres*, 362 ; Fuchs, *Ibid.*, 403 ; Dodoens, *Ibid.*, 78 ; Bauhin, *Ibid.*, 569 ; Alexandre, *Ibid.*, 1759, 501 ; Vitet, *Ibid.*, 274 ; Dorvault, *Ibid.*, 1850, 513.

Schoenanthe : voir jonc odorant.

Scille. Voici ce que disait Fracastor (1478-1553) à propos de l'emploi de la scille dans le traitement du *Carbunculus*, ce que les Modernes appelleront la pustule maligne : *S'il s'agit d'un Charbon qui brûle autour de lui et corrompt l'organe qu'il attaque, alors sans retard brûlez-le tout entier avec le fer rouge, et tuez les germes, ou agissez par quelque caustique comme l'onguent Egyptiac, ou du levain avec du suc de scille ...* La scille maritime ou squille, *Urginea maritima* (L.), anciennement *Scilla maritima* L., entrait dans la composition de nombreuses préparations médicamenteuses à usage interne ou externe. On la recherchait pour ses propriétés diurétiques et expectorantes. On employait son oignon. Le vinaigre scillitique se préparait en faisant infuser une livre de scille sèche dans une livre de vinaigre que l'on exposait au soleil quarante jours. On le recueillait, après filtrage, dans un récipient étanche. On ne l'utilisait jamais seul mais uniquement pour la préparation d'autres médicaments. Galien (129-201) prétendait qu'il avait été inventé par Pythagore (-585/-500). Joseph Duchesne (1544-1606) écrivait à propos du vin scillitique, préparé avec du malvoisie : *Il évacue les humeurs espesses, lentes et attachées à la poictrine, les incisant, atténuant, détergeant, resoudant et cuisant ; il anéantit les obstructions du foie et de la rate.* On l'employait encore à la fin du XIXème siècle pour ses vertus diurétiques très puissantes, en poudre, en extrait, en teinture. Le miel, l'oxymel et le vinaigre de scille figuraient encore dans l'arsenal thérapeutique de l'époque. Fracastor, *Ibid.*, 294 ; Duchesne, *Traicté familier de l'exacte préparation spagyrique*, p. 89 ; Panckoucke, *Ibid.*, **50**, 198 ; Dechambre, *Ibid.*, S5, **3**, 653-654 ; Dorvault, Würtz, *Ibid*, 833.

Scolopendre. Fuchs (1501-1566) nous donnait les multiples dénominations de cette plante chaude au premier degré et sèche au second, astringente et amère : *Hemionitis, Teucrion, Asplenion, Lingua cervinia.* Elle guérissait les obstructions et les tuméfactions de la rate, particulièrement bue avec du vinaigre. Que pensait Louis Vitet (1738-1809) de la *Linga Cervina*, alias *Asplenium Scolopendrium* ? Toujours la même chose : rien n'était étayé sur des observations fiables et les propriétés thérapeutiques de la plante restaient hypothétiques. Il est vrai que la surabondance de vertus médicinales attribuées à la feuille de la scolopendre était peu vraisemblable : elle arrêtait la toux catarrhale et l'hémoptysie, elle guérissait la pneumonie et la pleurésie, elle traitait l'asthme, elle expulsait les calculs urinaires, elle traitait le rachitisme, elle faisait disparaître les tumeurs hépatiques et spléniques, elle dissipait l'hydropisie ; enfin, mastiquée, la feuille était sialagogue et, en gargarisme, diminuait l'inflammation des amygdales. François Mérat (1780-1851), en 1834, préconisait encore la *Scolopendrium officinarum* L., comme une fougère réputée béchique (antitussive), pectorale (spécifique des affections du poumon) et vulnéraire (cicatrisant des plaies), diurétique et sudorifique. Inusitée à la fin du XIXème siècle, elle ne figurait plus que dans le sirop de chicorée. Fuchs, *Ibid.*, CXII, 204-206 ; Vitet, *Ibid.*, 161 ; Mérat, de Lens, *Ibid.*, **6**, 265 ; Dorvault, Würtz, *Ibid*, 833-834.

Scordium. Autre nom de la Germandrée aquatique ou Germandrée scordium, le *Teucrium scordium* L., était aussi appelé chamarras, thériaque d'Angleterre. Les Anciens croyaient le scordium capable de s'opposer à la putréfaction et le préconisaient contre la peste, le typhus et les maladies contagieuses. Ils le conseillaient également contre les dermatoses. Fracastor (1478-1553) n'aurait pas démenti ces qualités, lui qui affirmait que le *scordium* préservait de la putréfaction et qui le prescrivait dans de multiples indications, au début des infections, dans le typhus, dans les fièvres pestilentes, dans la vérole et dans la phtisie. Il avait même composé un *Diascordium,* électuaire anti-infectieux dont il avait modifié la composition séculaire. Selon Matthiole (1500-1577), vert ou sec, cuit dans du vin, il constituait un breuvage efficace contre les morsures de serpent, les ulcères d'estomac, la dysenterie et la dysurie. Mélangé à de l'eau miellée, il favorisait l'expectoration des *grosses humeurs pourries.* La poudre de scordium servait à confectionner un loch (sirop épais formé par l'association d'eau, d'un corps gras et d'une gomme) qui, additionné de résine et de nasitort, guérissait *les vieilles toux, ruptions* (plaie) *& convulsions* ... En topique, il était indiqué dans le traitement des ulcères sordides et des gangrènes. Sèche et amère pour Fuchs (1501-1566), d'une acrimonie proche de celle de l'ail selon Galien, *la Germandree d'eau ha une faculté diversifie, come celle qui est amere, sure, & forte. Et par ainsi elle purge, & par mesme elle eschauffe les entrailles, elle provoque les urines, & le flux des femmes, elle rechauffe toutes choses refroidies : elle resout & nettoye les playes : appliquée seche, elle faict cicatricer.* Bauhin (1560-1624) jugeait le scordium chaud et sec au troisième degré. Prise en hydromel, au poids de deux dragmes, l'herbe était *bonne aux rongements d'estomach, à la dysenterie, & à ceux qui ne peuvent uriner qu'avec difficulté.* Le scordium entrait dans la composition d'un célèbre électuaire, le diascordium (voir ce mot), qui associait scordium, roses rouges, bol d'Arménie, storax, cannelle, casse, dictame de Crète, racines de tormentille, de bistorte et de gentiane, galbanum, succin, terre de Lemnos, opium, piment, gingembre, semence d'oseille, le tout malaxé avec du miel rosat et du vin de Malvoisie et que Fracastor, comme on l'a vu, avait légèrement modifié. En 1982, on trouvait encore cette formule, presque identique, dans la vingt et unième édition du Dorvault, longévité exceptionnelle pour une préparation qu'avait proposée Fracastor (1478-1553), plus de quatre siècles auparavant. Moyse Charas (1618-1698) le préférait à la thériaque, *car il est particulièrement usité dans les fièvres malignes & dans toutes les maladies épidémiques ; il est fort recommandé, tant pour préserver de la peste que pour la guérir ; on s'en sert aussi fort à propos contre les vers, contre la pourriture des humeurs, les coliques venteuses, les dévoiemens de l'estomac & contre les diarrhées et les dyssenteries : il arrête les fluxions et apaise les douleurs*. Vitet (1738-1809) doutait des qualités thérapeutiques du scordium en particulier dans la goutte, la peste, les morsures des animaux enragés et les piqures des insectes venimeux. De surcroît, il n'hésitait pas à attribuer l'action revitalisante de la teinture de scordium à l'eau de vie dans laquelle étaient dilués les extraits de la plante. Il reconnaissait ses qualités échauffantes (qui excitaient l'action organique, accéléraient la circulation et augmentaient la chaleur animale), digestives (qui avaient la propriété de désagréger et de disperser les matières stagnant dans les tissus), diurétiques, diaphorétiques (qui provoquaient la transpiration). Il consentait à le prescrire dans les fièvres intermittentes, le rachitis, la chlorose, l'asthme, la toux catarrhale ancienne accompagnée d'asthénie. Oublié dès le XIXème siècle, le scordium survivait comme remède populaire pour stimuler, tonifier, désinfecter et faire baisser la fièvre. Fracastor, *Les trois livres*, 230, 238, 240, 271, 276, 280, 281, 297, 298, 301, 302, 303, 328, 343, 351, 360, 368 note ; Matthiole, *Ibid.*, 494 ; Fuchs, *Ibid.*, 530 ; Bauhin, *Ibid.*, **2**, 450 ; De Meuve, *Ibid.*, 541 ; Lémery, *Traité univ., 1699*, 700 ; Charas, *Ibid.*, **1**, 249 ; 5 ; **2**, 69 ; Vitet, *Ibid.*, 439 ; Mérat, de Lens, *Ibid.*, **6**, 706 ; Dorvault, *L'officine*, Paris, 1982, 526-527; Perrot, *Ibid.*, **2**, 2031. Voir : Diascordium, Germandrée aquatique.

Scorpion. *Les scorpions de terre,* si l'on en croit Matthiole (1500-1577), *sont animaux vulgairement conneus, parce qu'en toutes maisons aux chambres, aux caves partout on est trouve, tant est sugette la vie de l'home à plusieurs dangers. Jaçoit* (encore) *qu'en Italie ils soyent moins nuysans & moins venimeux qu'aux autres regions qui sont sous le midi ...* Il recommandait l'huile de scorpion pour se protéger des poisons, à condition qu'ils ne soient pas corrosifs, des piqûres de vipères et autres bêtes venimeuses : il fallait pour cela s'en frotter les tempes, les mains, les pieds et la région du cœur. L'huile de scorpions prévenait la peste et guérissait ceux qui en étaient atteints. Vermifuge, elle apaisait les douleurs gastriques, intestinales et utérines. Jean de Renou (1568-1620) vantait l'huile de scorpion, avec laquelle on frottait les reins et la région pelvienne pour exciter les urines, rompre et expulser les lithiases urinaires ; son application dans le creux axillaire ou la région inguinale, protégeait de la contagion ; enfin, elle était l'antidote des morsures ou piqûres venimeuses. Nicolas Lémery (1645-1715) donnait, dans sa *Pharmacopée universelle*, en 1697, l'extraordinaire recette de l'huile de scorpions imaginée par Matthiole (1500-1577), au siècle précédent : faites cuire dans de l'huile divers ingrédients végétaux dont le millepertuis, le scordium, le dictame, le calament, la verveine, la petite centaurée ; enfermez trois cents scorpions dans une jarre exposée au soleil puis posée sur de la cendre chaude ; versez l'huile que vous avez préparée sur les scorpions et laissez cuire encore une journée ; coulez la décoction, exprimez les scorpions puis jetez-les ; à côté, broyez diverses plantes dont la cannelle, la rhubarbe, le benjoin, le storax, le santal, le genièvre ; coulez l'huile sur cette pulpe végétale et exprimez, puis recueillez l'huile dans un flacon prêt à l'emploi. Cette fabuleuse mixture, en applications locales et *per os*, était souveraine, on l'a vu, contre les poisons, les venins, les fièvres malignes, la peste, la paralysie, l'épilepsie, les vers parasites. Selon Robert James (1705-1776), on préparait encore l'huile de scorpion au XVIIIème siècle, en immergeant trente-cinq scorpions vivants, dans deux livres d'huile d'amande douce et en exposant le tout au soleil pendant quarante jours. On recueillait ensuite l'huile par filtration. On l'utilisait dans les mêmes indications qu'autrefois, mais également en instillations auriculaires, dans les otalgies, notamment. Dès 1780, Louis Vitet (1738-1809) mettait en doute les propriétés diurétiques, sudorifiques et lithontriptiques (qui brisaient les calculs) de l'huile ou de l'infusion de scorpions dans le vin ou l'eau. En 1820, Julien Joseph Virey (1775-1845) qualifiait ses propriétés antipestilentielles et alexipharmaques de purement imaginaires. Matthiole, *Ibid.*, 209-210 ; Renou, *Ibid.*, 593 ; Lémery, *Pharmacopée univ. 1764*, **2**, 1003-1005 ; James, *Ibid.*, **5**, 1423 ; Vitet, *Ibid.*, 116 ; Virey, *Ibid.*, 127.

Sebeste. *Le temperament des Sebestes tire sur le froid & humide, pourtant sont ilz aussi de nature fort semblable aux pruneaux,* assurait Rembert Dodoens (1517-1587) qui leur reconnaissait comme vertus d'être laxatifs, antitussifs, utiles pour les fluxions chaudes et salées tombant sur les poumons et le thorax, profitables aux cystites, aux néphrites, aux rétentions d'urine et aux cystalgies. Les fruits comestibles du *Cordia myxa* L., *C. myxa* W. ou *C. sebestena* L., étaient déjà connus de Paul d'Egine (625-690). L'arbre, originaire de l'Inde, avait été introduit en Egypte. C'est de ce pays que provenaient les fruits importés en Europe. Jean de Renou (1568-1620) estimait que *le sebeste sert grandement aux fébricitants, à ceux qui ont la toux et qui ont la langue rude et aspre, comme aussi à ceux qui souffrent ou la difficulté ou l'ardeur d'urine. Bref, il est fort propre, non seulement pour désaltérer, soit qu'on s'en serve en looch ou autrement, mais aussi pour tuer* *ou chasser la vermine large, qui s'engendre dans les boyaux*. Pierre Pomet (1658-1699) le recommandait comme purgatif doux aux *personnes qui ont la poitrine délicate*. Nicolas Lémery (1645-1715) quant à lui les considérait *humectantes, émollientes, adoucissantes, pectorales* et les prescrivait *pour les âcretés de poitrine et des reins, pour exciter le crachat, pour lâcher le ventre*. Vitet (1738-1809) écrivait à propos des vertus des sébestes : *Fruits, employés quelquefois avec succès dans la toux catarrhale, la toux convulsive, la toux essentielle & vive, l'extinction de voix par des humeurs séreuses, l'extinction de voix par une toux violente*. Dès le début du XIXème siècle, ce fruit devenu rare en Europe, était remplacé par le jujube. Dodoens, *Ibid.*, 506 ; Renou, *Ibid.*, 439 ; Pomet, *Ibid.*, **1**, 244 ; Lémery, *Dictionnaire univ.*, 692 ; Vitet, *Ibid.*, 153 ; Mérat, de Lens, *Ibid.*, **2**, 427.

Sel. Sel gemme, sel de gabelle, chlorure de sodium, NaCl. *Le sel est connu de tous*, rappelait Matthiole (1500-1571), *parce que nous en usons tressouvent en toutes viandes* (aliments), *& sans iceluy ne pourrions vivre, d'iceluy aussi nous salons chairs & poissons pour les garder longuement, & plusieurs autres choses*. Le sel échauffait (il excitait l'action organique, accélérait la circulation et augmentait la chaleur animale), desséchait, détergeait et dissolvait. Il calmait la douleur des dents, cicatrisait les ulcères cutanés, dissipait les tumeurs bénignes, luttait contre les démangeaisons. Matthiole l'employait contre les piqûres de scorpion, mélangé à de la semence de lin ; contre les morsures de serpent, mélangé à l'hysope, de l'origan et du miel ; contre celles de scolopendre, dissout dans du vinaigre miellé ; contre celles de guêpes, incorporé dans de la graisse de veau. Fracastor (1478-1553), rappelait que les germes étant à la fois dotés d'acrimonie et de viscosité, les remèdes froids combattaient l'acrimonie, les secs combattaient la viscosité : le sel répondait à cette seconde exigence. Proche des caustiques mais plus proche encore du nitre, de l'alun, de la chaux et de la fiente de colombe, le sel s'imposait dès les premières manifestations de l'infection et c'est bien ainsi que l'auteur des *Trois livres* l'utilisait. Un demi siècle plus tard, Schröder (1600-1664) ne tarissait pas d'éloge sur le sel marin en particulier, le *plus noble des aromates* chaud, sec, détergent, dissolvant, qui consumait les superfluités, possédait des vertus aphrodisiaques, résistait à la corruption et aux poisons, était salutaire aux maux d'estomac, à la rétention d'urine, aux coliques etc.. En topique, il cicatrisait les ulcères, résorbait les tumeurs pestilentielles, les brûlures, la galle, les douleurs de tête et de dents. En 1780, Vitet (1738-1809) déniait au sel tout pouvoir antiseptique et il avait bien tort ! Il se trompait également quand il mettait en cause son utilité dans le goitre, et passait à côté de l'utilité du sel marin iodé dans la prévention du goitre endémique. Pour les tumeurs *scrophuleuses*, il avait tout à fait raison d'être sceptique. Il considérait le sel comme échauffant (excitant l'action organique, accélérant la circulation et augmentant la chaleur animale), altérant (modifiant le fonctionnement de l'organisme et changeant l'état des solides et des liquides, sans vomissements, purgations ou sudation) et diurétique. On pouvait lire dans le Dorvault de 1898 : *Comme agent thérapeutique, le sel a une importance que sa vulgarité lui fait perdre en partie ; c'est un fondant* (à la fois émollient, fluidifiant et maturatif), *un antiscrophuleux ... Pris en lavement, c'est un anthelminthique ... Pour l'usage externe, on en prépare des collyres, des lotions, des bains*. Fracastor, *Les trois livres*, 227, 237, 255 ; Matthiole, *Ibid.*, 764-765 ; Vitet, *Ibid.*, 121-122 ; Cartheuser, *Ibid*, **1**, 309 ; Dom Alexandre, *Ibid.*, 660 ; Dechambre, *Ibid.*, S4, **3**, 368 ; Dorvault, Würtz, *Ibid.*, 369.

Sel d'Epsom : sel de Sedlitz, d'Egra, de Seidchutz, *magnesium sulfuricum, sulfas magnesicus*. Découvert en 1695 par Nehemia Grew (1628-1711), dans les sources d'Epsom, il resta longtemps l'étalon-or des purgatifs. Dorvault, Würtz, *Ibid.*, 910-911.

Sel duobus : *arcanum duplicatum*, nitre fixe de Schröder, panacée de Holstein ou vitriol de potasse : il s'agissait du sulfate de potassium, purgatif déjà inusité à la fin du XIXème siècle. Croll (1580-1609) le découvrit au début du XVIIème siècle, nous apprenait le Dorvault qui concluait que c'était un apéritif et *un purgatif peu employé aujourd'hui si ce n'est chez les nourrices qui vont sevrer, à la dose de 4 à 8 gram. dans une pinte de tisane appropriée.* Dorvault, *Ibid. 1850*, 562-563.

Sel de Seignette : sel polychreste soluble, sel de La Rochelle, *natrum tartarisatum* : tartrate de potassium et de sodium. Ce purgatif fit la fortune de Pierre Seignette (1660-1719), apothicaire à La Rochelle, qui en gardait la formule secrète. Selon Gubler (1821-1879) il avait les mêmes indications que le tartrate de potasse : purgatif et diurétique. Gubler, *Ibid.*, 624 ; Dorvault, Würtz, *Ibid.*, 938.

Semen-contra. *Semen-contra vermes*, barbotine, semencine, sementine, graine de zédoaire, semence sainte, graine d'Alger : en fait, ce sont les capitules floraux des *Artemisia maritima* L. et A. *cina* Berg., qui étaient utilisés. D'après Nicolas Lémery (1645-1715), *elle est fort propre pour faire mourir les vers du corps, étant prise intérieurement ; elle excite les mois aux femmes, elle abat les vapeurs ...* Dom Nicolas Alexandre (1654-1728) la décrivait comme une petite semence verdâtre, d'odeur désagréable et de saveur amère. Elle était chaude, dessicative et notoirement vermifuge mais à condition de l'administrer au décours de la lune. C'était la référence concernant les vermifuges de l'enfant. En 1830, Kahler (?-?) isolait le principe actif de la plante, la santonine, malheureusement assez toxique, mais dont Antonin Bossu (1809-1879) disait, en 1862, qu'*elle est aujourd'hui un des plus sûrs vermifuges que l'on connaisse.* Lémery,

Dictionnaire univ., 695 ; Alexandre, *Ibid.* 1759, 511-512 ; Cartheuser, *Ibid*, **2**, 268 ; Vitet, *Ibid.*, 455 ; Gubler, *Ibid.*, 324-325 ; Bossu, *Ibid.*, **2**, 466 ; Dorvault, Würtz, *Ibid.*, 837.

Semences chaudes majeures ou grandes : Anis, fenouil, coriandre, carvi. Voir daucus. Renou, *Ibid.*, p. 155 ; Dorvault, *L'officine, 1850*, Paris, 273.

Semences chaudes mineures ou petites : ameos (anis), amome, ache et daucus. Renou, *Ibid.*, 155.

Semences froides majeures : calebasse, pastèque, melon et concombre. Dorvault, *L'officine, 1850*, Paris, 273.

Semences froides mineures : chicorée, endive, laitue, pourpier. Renou, *Ibid.*, 155.

Séné. Le séné provenait des folioles et des gousses détachées de plusieurs *Cassia.* Fracastor (1478-1553) mettait à profit ses vertus chaudes et desséchantes soit pour traiter les infections à leur début, soit pour assurer la concoction ou la purgation, ou pour accompagner le traitement par le gaïac, dans la syphilis, et, enfin, pour assurer les évacuations d'humeurs corrompues dans la lèpre. Jean de Renou (1568-1620) reconnaissait deux espèces de sénés, toutes deux venues d'Orient, le domestique et le sauvage. Carol von Linné (1707-1778) les réunira dans une même espèce, *Cassia senna.* Les botanistes modernes distingueront plusieurs espèces, comme le séné d'Egypte, mélange de folioles de diverses casses, ou le séné de Tinevelly, ou séné de l'Inde, constitué de folioles de *Cassia angustifolia* Vahl (anciennement *Cassia lanceolata*) ou bien encore le séné d'Alexandrie, composé des fruits desséchés de *Cassia acutifolia* Del.. Utilisé comme purgatif, le séné, réduit en poudre, était le plus souvent mêlé à du vin ou à du bouillon ou incorporé à des électuaires comme le *catholicon.* Pour atténuer ses effets drastiques on le mélangeait parfois à l'anis, au fenouil, à la coriandre. On le recommandait pour purger les humeurs pituiteuses, *crasses* (épaisses) ou *mélancoliques* qui encombraient le cerveau, les poumons, l'estomac ou le mésentère. Il conservera sa place dans les pharmacopées du XIXème siècle et bien au-delà, comme *purgatif drastique, excitant de la fibre musculaire de l'intestin.* Fracastor, *Ibid.*, 238, 330, 337, 360 ; Baudcron, *Ibid.*, 874 ; Renou, *Ibid.*, 282-283 ; Cartheuser, *Ibid*, **1**, 480 ; Fonssagrives, *Ibid.*, **2**, 698 ; Dorvault, Würtz, *Ibid.*, 837.

Serpentaire. Une ambiguïté persiste dans le choix offert à Jean François Fernel (1497-1558) et à ses contemporains, car la grande serpentaire, couleurée ou couleuvrée, désignait deux plantes distinctes, la bryone d'une part, et la bistorte de l'autre. De familles botaniques différentes, elles avaient beaucoup d'indications communes. L'une, la bryone, *Bryonia dioïca* Jacq., *Couleuvrée, Vigne blanche, Navet du diable, Rave de serpent, Ipecacuana indigène,* très irritante, *chaude et dessicative*, était efficace dans l'hydropisie, l'asthme, le rhumatisme, la fièvre quarte. On l'employait en cataplasme pour dissiper les hématomes. L'autre, la bistorte, *Polygonum Bistorta* L., *Renouée bistorte, Couleuvrée, Serpentaire, Langue de bœuf, Feuillotte, Andrelles,* la bien nommée deux fois tordue, *rafraîchissante, dessicative, astringente, alexipharmaque* (anti-poison) *et sudorifique*, combattait les vomissements, la diarrhée et les hémorragies, prévenait l'avortement. En application externe, elle était un puissant hémostatique et un cicatrisant des gingivites. Dom Alexandre, *Ibid.*, 54-55, 39 ; Perrot, *Ibid*, **1**, 772 ; **2**, 2051.

Serpolet. Le serpolet, *Thymus Serpyllium* L, *fort, âcre, piquant et chaud*, était indiqué dans les affections froides. Pour Fuchs (1501-1566), il était *acre au gout : & par ce fort chaut : tant qu'il provoquait les urines, & les fleurs menstruales.* Le serpollet sauvage était le plus actif au plan thérapeutique : il était emménagogue, antispasmodique, anticonvulsivant, anti-inflammatoire pour le foie. Que ce soit en boisson ou en topique, il était bon pour les morsures des bêtes venimeuses. Il était particulièrement indiqué dans la léthargie et la *phrénésie* (délire de fureur). Enfin, *le jus d'iceluy prins, à la quantité de quatre dragmes avec vinaigre, appaise les vomissements de sang.* On lisait dans Bauhin (1560-1624) qu'il était chaud et sec au troisième degré et qu'*il digere, & ouvre fortement. Sa decoction avec du vin, provoque l'urine, & les mois, nettoye les humeurs visqueuses des reins, dissout les ventositez, appaise les douleurs des intestins, & guerit les ruptures interieures ; & il desopile le foie & la rate.* On le prescrivait encore au XIXème siècle contre la grippe, la coqueluche, les toux quinteuses. Il restait très apprécié dans la médecine populaire, comme stimulant aromatique, bien après 1900. Fuchs, *Ibid.*, XCIV, 178 ; Bauhin, *Ibid.*, **1**, 378 ; Renou, *Ibid.*, 345 ; Dorvault, Würtz, *Ibid.*, 839.

Seseli. Les semences de seseli, plus précisément celles du *Seseli masiliense*, seseli de Marseille, fenouil de Marseille, fenouil tordu, pour les Modernes : *Seseli tortuosum* L., entraient dans la composition de la thériaque et du mithridate. Bauhin (1560-1624) parlait du *Seseli Aethiopicum*, dont graine et racine étaient chaudes et sèches au premier degré et qu'on prescrivait dans l'épilepsie et, en médecine vétérinaire, pour aider le bétail à vêler. Jean de Renou (1568-1620) disait de cette graine, qu'elle était diurétique, emménagogue et qu'elle déclenchait l'accouchement. Robert James (1705-1776) écrivait, vers 1745 : *On s'en sert principalement dans les maladies de la tête, dans l'épilepsie, dans l'affaiblissement de la vue, dans les convulsions et autres semblables, dans les maladies de la poitrine et du poumon, les toux, les catarrhes ; dans les obstructions du foie, les hydropisies, les crudités de l'estomac, la pierre des reins et de la vessie, la* *suppression des règles. C'est un spécifique contre la ciguë.* Au siècle suivant, on employait toujours les graines comme carminatives, diurétiques, emménagogues, tonicardiaques et vermifuges. On les prescrivait encore pour déclencher l'accouchement. Bauhin, *Ibid.*, **1**, 242 ; Renou, *Ibid.*, 331 ; James, *Ibid.*, **5**, 1492 ; Mérat, de Lens, *Ibid.*, **6**, 334 ; Perrot, *Ibid.*, **2**, 1669.

Signatures. La théorie des signatures établissait qu'on pouvait déduire les propriétés thérapeutiques des corps à partir de la ressemblance de forme ou de couleurs de ces corps avec quelques-unes des parties de l'organisme. La *Phytognomica* de Giovanni Battista della de Porta, (1536-1615), parue en 1583, en témoignait dans un gros volume orné de figures de plantes comparées à des têtes d'animaux, d'êtres humains ou à des d'organes. Dans sa défense de cette conception isomorphique, Porta soulignait la similitude de forme entre la plante et la maladie à traiter : ainsi, la citrouille, le chou pommé, le melon, comparables à une tête humaine, guérissaient les céphalées ; une pomme de pin dessinée à côté d'une bouche humaine évoquait les dents et indiquait des qualités pour les soigner ; une fleur d'*anthémis* dessinée à coté d'un œil, présumait de sa qualité pour traiter les affections oculaires ; la racine du *Cammarus* qui ressemblait à s'y méprendre à un scorpion, devenait un spécifique des piqures de cet arachnide ; le bulbe de colchique semblable à une main griffue, aux jointures tuméfiées, médicamentait les rhumatismes ; les tubercules des racines de ficaires calmaient les hémorroïdes ; le ginseng en forme de cuisse était un aphrodisiaque ; les plantes à tige triangulaire ou carrée guérissaient les fièvres tierces ou quartes ; les plantes à forte épine étaient souveraines contre les piqûres de serpents ; les graines dures comme la pierre étaient actives sur les calculs de la vessie.

Sirops. Les sirops, médicaments officinaux à usage interne, étaient composés de liquides, contenant les principes actifs choisis, et de sucre qui jouait le rôle de conservateur. Dans les mellites, le sucre était remplacé par du miel. Selon qu'ils contenaient une ou plusieurs substances, on parlait de sirops simples ou composés. On recommandait de les faire bien cuire afin d'assurer leur conservation pendant un an au maximum, avec le poids équivalent de la décoction des racines, semences, fleurs et fruits qu'on désirait y introduire. Bauderon, *Ibid.*, 41 ; Renou, *Ibid.*, 97-98 ; Mérat, de Lens, *Ibid.*, **6**, 362-364.
Sirop des cinq racines : voir fenouil.

Sirop du roi Sapor : voir pomme.

Sirop rosat résolutif. ***Syrupus rosatus solutivus***. Sa composition : roses pâles récemment cueillies, pilées, sucre fin, filtrage, feu doux jusqu'à consistance sirupeuse. Fracastor (1478-1553) l'utilisait pour éliminer les germes de contagion. Pour Lémery (1645-1715) : *Il purge les sérositez & les autres humeurs doucement en fortifiant l'estomach* ... Fracastor, *Ibid.*, 270, 329, 330, 369 ; Lémery, *Pharma. univ., 1697*, 186. Voir : rhubarbe.

Sirop violat, *syrupus violatus* : voir violette.

***Smyrnium olusatrum* L.** : voir maceron.

Solanum. Solatrum était, initialement, le nom donné à la belladone par les anciens auteurs. Il fut ensuite modifié en solanum, qui désignait la morelle, ce qui, en soi, n'était pas inexact puisque la morelle furieuse était une autre dénomination de *l'Atropa belladona* L.. Pierre André Matthiole (1500-1577), en 1554, dénombrait quatre espèces de solanum : la morelle (*Solanum nigrum* L.), l'alkékenge (*Physalis alkekengi* L.), le solanum dormitif (en fait *Datura stramonium* L. selon Lémery) et le solanum furiosum qu'il avouait ne jamais avoir vu, tout en admettant une cinquième espèce, appelée par les herboristes, grand solatrum, et par les Vénitiens, Herba belladona, et correspondant à l'*Atropa Belladona* L. des Modernes. Lémery (1645-1715) identifiera la belladone comme étant le *Solanum furiosum*. Néanmoins, Jean de Renou (1568-1620), Dom Nicolas Alexandre (1654-1728) ou Nicolas Lémery lui-même parlaient de *solanum* pour désigner la belladone et appréciaient ses qualités pour traiter, par voie externe, les inflammations de la peau, l'érésipèle, les dartres et les cancers. Par voie interne, on la prescrivait contre les maux de tête, les brûlures d'estomac, les diarrhées. On la considérait comme soporifique : Melchior Frick (1651-1703) rapprochait ses qualités de celle de l'opium, dans son *Tractatus médicus de virtute venerorum medica* (Traité médical de l'action médicinale des poisons), imprimé à Ulm en 1693. L'atropine, principe actif de la belladone, sera isolée en 1831 par Mein, par Geiger et par Hesse. Adolphe Gubler (1821-1879), en 1868, lui attribuait cinq usages : mydriatique (qui dilatait la pupille) avant l'ophtalmoscopie ou les interventions chirurgicales sur l'œil ; antisécrétoire, dont le champ d'application s'étendait à l'hypersialorrhée, aux diarrhées, aux sécrétions bronchiques pathologiques, à la polyurie et à l'énurésie ; myorelaxant et antispasmodique digestif, urinaire, obstétrical ; tonique vaso-moteur dans les syndromes cérébro-spinaux tels les convulsions ou l'épilepsie ; enfin, stupéfiant dans les névralgies, les douleurs viscérales, la toux, l'asthme, la coqueluche. Dès lors, l'atropine fut réservée à l'usage interne, tandis que la belladone était employée de préférence pour l'usage externe, en cataplasmes sur les inflammations ou en topique sur le col utérin spasmé. Matthiole, *Ibid.*, 578-579 ; Renou, *Ibid.*, 392 ; Lémery, *Dictionnaire univ.*, 104, 711 ; Dom Alexandre, *Ibid.* 432 ; Dechambre, *Ibid.*, S3, **9**, 464, S 3, **10**, 201 Gubler, *Ibid.*, 603-604, 35 ; Dorvault, Würtz, *Ibid.*, 260 ; Leclerc, *Ibid.*, 233.

Soldanelle. La soldanelle, *Convulvus soldanella* L., chou marin, liseron de mer, était une plante laxative dont la racine remplaçait le Jalap. Matthiole (1500-1577) disait que la décoction du chou marin bue avec de la rhubarbe avec ou sans cubèbe, guérissait les hydropisies, ce que confirmait Gabriel Fallope (1523-1562). Bauhin (1560-1624) lui attribuait un tempérament sec et chaud au premier degré et la jugeait nocive pour l'estomac, mais propre à purger le corps pris dans un bouillon et, naturellement *faisant vuider les eaux aux hydropiques*. Antoine Ferrein (1693-1769) l'utilisait comme antihelminthique (taenicide). On la recommandait dans les fièvres quartes et le scorbut. En 1820, Jean-Joseph Virey (1775-1845) l'indiquait comme cathartique (laxatif violent) et hydragogue (diurétique). Elle tomba en désuétude dès la fin du XIXème siècle. Matthiole, *Ibid.*, 310 ; Bauhin, *Ibid.*, **2**, 554 ; Virey, *Ibid.*, 184 ; Mérat, de Lens, *Ibid.*, **2**, 411 ; Bossu, *Ibid.*, **2**, 468.

Sole. La sole, ou solet, était autrefois surnommée perdrix de mer, tant sa chair *ferme, blanche, savoureuse, de facile digestion*, était appréciée. Selon James (1705-1776), *la chair de la sole n'a que peu de sucs visqueux & grossiers, & contient un mélange bien proportionné de particules huileuses & de salines volatiles, qui la rendent fort agréable au gout, nourrissante, propre à produire de bons sucs & facile à digérer.* Sa tête était considérée par les anciens médecins, comme utile contre les pierres de la vessie, des reins et contre le scorbut. Lémery, *Dictionnaire univ.*, 712 ; James, *Ibid.*, **5**, 1559 ; Mérat, de Lens, *Ibid.*, **5**, 372.

Son. Le son, *furfur* en latin, était détersif et adoucissant. Il servait à confectionner des cataplasmes, parfois mêlé à de l'urine ou de la bière. C'était un maturatif, c'est-à-dire, selon les idées de l'époque, une substance capable de se mêler à la matière de l'obstruction pour la fluidifier et la rendre propre à l'évacuation spontanée, par caustique ou par incision : ainsi faisait-on mûrir un abcès pour pouvoir l'ouvrir et l'évacuer. Mérat (1780-1851) dans la première moitié du XIXème siècle le recommandait encore comme émollient dans les pédiluves, les lavements, les cataplasmes. Lémery, *Dictionnaire univ.*, 325 ; Quincy, *Ibid.*, 332-333 ; Mérat, De Lens, *Ibid.*, **5**, 438.

Sophia chirurgicorum. La *sophia chirurgorum* (sagesse des chirurgiens), vélar sagesse, thalictron, thalietum, herbe de Sainte Sophie, *Erysimum sophia dictum* pour les anciens botanistes, *Sisymbrium Sophia* L. pour les Modernes, était réputée autrefois comme vulnéraire (cicatrisant des blessures), quand on appliquait ses feuilles sur les plaies. Sa décoction était prescrite contre la diarrhée, la leucorrhée, le crachement de sang. Enfin, ses graines étaient vermifuges et fébrifuges. Le XVIIIème siècle en abandonnera l'usage et l'appréciation de Vitet (1738-1809) encouragera ce délaissement : *Les feuilles ont été fort en usage pour déterger les ulcères & contribuer à* *leur cicatrice : les semences ont été célébrées dans la diarrhée par foiblesse de l'estomac & des intestins, la diarrhée par des humeurs acides, la dyssenterie avec penchant des humeurs vers l'acide, les pertes blanches, la gonorrhée, les hémorrhagies internes, la colique néphrétique par des graviers & le calcul. On a abandonné les feuilles, & on ne fait pas grand cas des semences, peut-être sans avoir consulté l'observation.* Le XIXème la rangera définitivement parmi les remèdes de bonnes femmes. Lewis, *Ibid.*, 427 ; Vitet, *Ibid.*, 303 ; Mérat, de Lens, *Ibid.*, **6**, 368

Sory. *Subtance noirâtre, astringente, nauséeuse, d'une odeur forte et désagréable, des mines de cuivre de Chypre ... sulfate de cuivre.* Mérat, de Lens, *Ibid.*, **6**, 443.

Souchet. Le souchet, *Cyperus longus* L., entre autres, était connu de Dioscoride (1er siècle) pour la vertu aphrodisiaque de ses racines. Astringent, il passait pour un cicatrisant des plaies anciennes et des ulcères. Le *Cyperus longus odoratus* était médiocrement chaud et sec du point de vue de Bauhin (1560-1624) qui le considérait comme susceptible de fortifier, de resserrer et d'ouvrir. Il précisait : *Les racines cuites dans l'eau étant beuës provoquent l'urine, & les mois, servent à l'hydropisie & à la pierre. Leur parfun guerit les froideurs & l'oppilation des femmes.* Selon Pierre Pomet (1658-1699), sa racine concassée puis bouillie dans du vin blanc, guérissait la colique. Antonin Bossu (1809-1897) écrivait, en 1862 : *Son action sur l'économie est tonique, un peu excitante, ce qui a pu la faire considérer comme stomachique, sudorifique, emménagogue, car elle est tout cela selon l'idiosyncrasie du sujet ; mais, en résumé, on a pas déterminé ses véritables propriétés, et d'ailleurs elle est aujourd'hui fort peu employée.* Bauhin, *Ibid.*, **1**, 14 ; Renou, *Ibid.*, 328 ; Pomet, *Ibid*, **1**, 74 ; Mérat, de Lens, *Ibid.*, **2**, 566 ; Bossu, *Ibid.*, **2**, 470-471.

Souci. Le souci, *Calendula officinalis* L., dont la médecine ancienne faisait grand usage, était utilisé pour déclencher les règles, provoquer la sudation et exciter les urines. On le considérait comme un puissant alexitère (anti-poison) et sudorifique, ce qui en faisait le traitement de choix de la peste, mais également des fièvres malignes et de la variole. Ses feuilles, en infusion, étaient fébrifuges, anti-scrofuleuses et anti-ictériques. Fuchs (1501-1566) parlait de la Soulsy et la disait chaude (au deuxième degré pour Bauhin) et sèche. Ses vertus étaient les suivantes : *On use de l'herbe ès sauces & salades. Sa fleur prinse en breuvage avec du vin, provoque les moys & fleurs aux femmes, aussi fait le jus de ladicte herbe. Duqyuel jus si on lave la bouche quand on ha grande douleur de dents on trouvera que c'est trespresent & singulier remede. La fleur aussi est fort bonne pour faire venir les cheveux jaunes. Icelle fleur sechee & appliquee en parfum, ha merveilleuse vertu à faire sortir la secondine* (placenta) *après l'enfantement.*

Ce qfait aussi l'herbe entiere. Le Souci, *Calendula officinalis,* était rangé par Vitet (1738-1809) dans la classe des emménagogues. En dehors de cette indication, selon son habitude, il avertissait qu'il fallait de nouvelles expériences pour constater tous ces faits, qui ne paraissaient pas vraisemblables, c'est à dire, les prétendues vertus sudorifiques, résolutives sur les *scrophules*, vermifuges, anti-paralytiques. La *Calendula officinalis* L. fut abandonnée par les médecins dès la seconde moitié du XIXème siècle. Fuchs, *Ibid.*, CXLIIII, 269 ; Bauhin, *Ibid.*, **2**, 503 ; Lémery, *Dictionnaire univ.*, 145 ; Vitet, *Ibid.,* 137 ; Mérat, de Lens, *Ibid.*, **2**, 31-32 ; Bossu, *Ibid.*, **2**, 470.

Soufre. Fracastor (1478-1553) utilisait le soufre dans la rage, la syphilis et la lèpre. Il l'introduisait essentiellement dans des onguents ou des emplâtres prescrits pour traiter soit les plaies dues à la morsure d'un animal enragé, soit les gommes syphilitiques, soit les lésions cutanées de la lèpre. Voici la formule de l'emplâtre soufrée que Fracastor conseillait d'appliquer sur les scarifications pratiquées au niveau de la morsure d'une bête enragée. L'objectif était d'attirer et de dessécher le venin : *Galbanum, Orchis, Opoponax, aa 5 onces ; Euphorbe, 1 drachme ; Iris, Iris sauvage, Aristoloche, Gentiane aa 1 drachme ; Nitre, Soufre aa 2 scrupules, Cire q.s.*. Le soufre entrait aussi dans la composition d'un onguent mercuriel pour dissiper les gommes syphilitiques secondaires. Le meilleur soufre disait Matthiole (1500-1577), *est le souffre vif que les Grecs appellent Apyron, c'estadire, qui n'a point passé par le feu, reluisant comme les vers luysants la nuit, clair, sans aucunes pierres ... le souffre susdit eschauffe, resout, meurit fort soudainement. Prins en un œuf ou en parfum, est bon à la toux, à ceux qui ont difficulté d'eleine, à ceux qui en toussant crachent pourry : la fumée du souffre brulé fait sortir l'enfant hors du ventre de la mère. Meslé avec terebenthine enleve la gratelle* (gale), *les dartres, & les ongles raboteux : mais appliqué avec vinaigre il est de grande efficace contre la gratelle : guerit les vitiligines. Avec resine est propre aux piqueures de scorpions : avec vinaigre guerit les playes faites par les dragons, & scorpions marins. Il appaise les demangeaisons de tout le corps, si on s'en frotte avec du nitre. Saupoudré sur le front de la mesure d'une cuilleree, ou humé dans un œuf mollet, guerit la jaunise. Il est bon aux distillations du cerveau dans le nez, & aux catarres. Saupoudré sur le corps engarde de suer : appliqué avec eau et nitre sert aux podagres. La fumee d'iceluy tiree par un tuyau dedans l'oreille guerit l'ouye dure. Le parfum resveille les lethargiques : restreint le flux de sang de quelque part qu'il vienne, appliqué avec vin & miel guerit les contusions des oreilles.* Dans l'Antiquité, il était utilisé comme désinfectant et prophylactique. Le soufre utilisé par les Anciens était de deux natures : le soufre jaune et le soufre vif. Le soufre jaune convenait aux morsures des animaux venimeux, à la phtisie, à l'asthme, aux fièvres pestilentielles, à la peste. Le soufre vif était une substance grise, terreuse, originaire de Sicile, utilisée en dermatologie pour les dartres et la teigne. Hippocrate (-460?/-377?) le prescrivait, avec du sandaraque, chez les hystériques. Dioscoride (1er siècle) et Pline (23-79) l'utilisaient à l'intérieur et à l'extérieur dans les affections respiratoires. Galien (129-201) envoyait les phtisiques respirer les émanations sulfureuses des volcans. En dermatologie, il guérissait la gratelle (gale) et les dartres. Joseph Duchesne (1544-1609) affirmait : *Le souphre est le bausme des poulmons*. Jean de Renou (1568-1620) assurait que : *Si on s'en frotte par tout le corps avec du beurre ou de graisse de pourceau, il appaise les demangaisons qui sont en iceluy. Et, estant incorporé avec terbenthine, il enlève et guerit la gratelle, les ongles rabouteuses & le mal Saint* (lèpre des Grecs : la gale). Nicolas Lémery (1645-1715) confirmait les indications essentiellement dermatologiques du soufre vif, et respiratoires du soufre jaune. Louis Vitet (1736-1809) le prescrivait dans les mêmes indications, mais, pour les affections cutanées, limitait son emploi à la gale. Il appréciait particulièrement son activité comme fluidifiant bronchique. En 1834, François Victor Mérat (1780-1851) et Adrien Jacques de Lens (1786-1851) écrivaient : *Connu et employé de toute antiquité, dans les arts comme dans la médecine, où il tient le premier rang pour le traitement des affections cutanées chroniques, le soufre* sert *à la fabrication de l'acide sulfurique, du cinabre, de la poudre à canon, au blanchiment de la soie à laquelle il donne un cri particulier, à sceller certains corps, à en enflammer d'autres, à préparer les allumettes*. En 1898, le Dorvault le donnait encore comme *un des agents les plus précieux et les plus puissants de la matière médicale* : stimulant, expectorant, sudorifique, purgatif, spécifique de la gale, efficace contre les accidents du saturnisme. Fracastor, *Les trois livres*, 168, 295, 311, 346, 360 et 361 ; Matthiole, *Ibid.*, 762-763 ; Renou, *Ibid.*, 506-507 ; Bauderon, *Ibid.*, 888-889 ; Duchesne, *Traicté familier de l'exacte préparation spagyrique...*, Paris, 1630., 28 ; Lémery, *Dictionnaire univ.*, 731 ; Pomet, *Ibid.*, **2**, 363-364 ; Dom Alexandre, *Ibid.*, 673-674 ; Vitet, *Ibid.*, 189 ; Mérat, de Lens, *Ibid.*, **6,** 445-484 ; Dorvault, Würtz, *Ibid.*, 884-886.

Spica. Le spica, ou aspic, désignait la *Lavendula latifolia* Villars, appelée autrefois *Lavendula spica* L., mais aussi lavande mâle et faux-nard, plante de la famille des labiées balsamiques, très utilisée en thérapeutique sous forme d'huile, efficace contre les poux et active en fomentations contre la paralysie. On la recommandait également, à l'intérieur, contre les maladies du cerveau, des nerfs, comme les vertiges, les tremblements et de la matrice comme l'aménorrhée. Le *Nardus Italica* ou *Lavendula latifolia*, Aspic ou Nard d'Italie, était chaud au second degré pour Bauhin (1560-1624), qui ne tarissait pas d'éloges à son sujet notamment dans les maladies du système nerveux : *Il est apperitif, digestif, composé de parties subtiles. Il est bon aux maladies froides du cerveau comme à l'apoplexie, l'épilepsie, paralysie, & convulsions. Les fleurs fortifient l'estomac, desoppilent la rate, & échauffent* *la matrice. Leur decoction dans du vin provoque l'urine, les mois, & l'arrierefaix.* Haller (1708-1777) donnait *la poudre des fleurs de lavande à la dose d'une demi dragme pour apaiser les douleurs des accouchées. Ses feuilles macérées font saliver,* ajoutait-il. Adolphe Gubler (1821-1879), commentant le *Codex Medicamentarius* de 1867, confirmait l'utilité de l'huile essentielle d'aspic, en applications externes, dans la teigne et dans la paralysie. Bauhin, *Ibid.*, **1**, 367 ; Haller, *Ibid.* **1**, 77 ; Lewis, *Ibid.*, 330 ; James, *Ibid.*, **2**, 590 ; Mérat, de Lens, *Ibid.*, **4**, 71 ; Gubler, *Ibid.*, 182.

Spicanard : voir nard.

Spodium. Il existait trois sortes de spodiums, tous obtenus par calcination : le métallique, oxyde de zinc sublimé ou spodium des Grecs, celui confectionné à partir de cendres de roseaux et enfin, le *spodium ustum*, obtenu par calcination de l'ivoire. Pour celui-ci, Dom Nicolas Alexandre (1654-1728) nous fournissait une liste de ses indications : *Il est astringent et propre à arrêter les hémorragies, les cours de ventre, la gonorrhée, pour adoucir les acides et les âcretés des humeurs, pour empêcher que le lait ne caille dans l'estomac.* Alexandre, *Ibid. 1759*, 521 ; Mérat, de Lens, *Ibid.*, **6**, 509-510.

Squenante : voir schoenante.

Squille : voir scille.

Squine. La squine ou racine de Chine, *Smilax china*, était un rhizome spongieux et léger, de saveur piquante, employé comme sudorifique. Selon De Meuve, Dioscoride (1er siècle) en connaissait trois : le Smilax rude, *Smilax aspera*, le Smilax doux ou *Smilax lavis* et le Smilax dit de jardin, *Smilax hortensis*. Le Smilax rude était un alexitère : il protégeait des poisons préventivement et curativement ; le Smilax doux ne faisait pas partie de la pharmacopée ; le Smilax des jardins était diurétique et suscitait des cauchemars… Alexandre (1654-1728), qui l'appelait également Esquine, lui attribuait des qualités chaudes, dessicatives (desséchant les ulcères en absorbant le pus ou en arrêtant sa sécrétion), astringentes (provoquant une rétraction des parties qu'il touchait et ralentissant ou arrêtant les évacuations), diaphorétiques (sudorifiques), diurétiques, apéritives (ouvrant les pores et les canaux de l'organisme), hépatiques. On la prescrivait donc dans l'hydropisie, la cachexie, la goutte, la céphalée, la jaunisse, les tumeurs squirreuses et oedèmateuses et … la vérole. Fracastor (1478-1553) décrivait la recette de la préparation de la squine et indiquait la façon de la prescrire dans la syphilis : *Les racines sont coupées en travers en petits morceaux ronds dont on met 5 onces* (144 g) *dans 12 livres* (6 kg) *d'eau dans un vase de terre cuite d'une capacité de 16 livres. On fait chauffer à* *feu doux jusqu'à diminution du tiers et on donne le matin à boire 1 livre de ce décocté. Le reste est gardé pour être bu à la place du vin. On fait chaque jour un décocté de cette façon, puis on reste deux à trois heures dans son lit pour y suer, puis on se lève ; mais il ne faut point s'exposer à l'air extérieur avant sept jours. Cette cure dure à peu près vingt-cinq jours, c'est donc vingt-cinq onces de décocté pour achever cette cure.* Fracastor prescrivait la racine de squine dans le typhus pour ses qualités sudorifiques, bien qu'elle ne fût ni résineuse ni chaude mais seulement très sèche. Fuchs (1506-1566) ne parlait que du *Smilax aspera*, sous le nom de Phaseole épineux, qu'il considérait comme chaud et sec. Il citait Pline qui avait écrit : *L'on dit, que si l'on fait une couronne des fueilles de ces Phaseoles à nombre imper, elles portent medecine aux douleurs de la teste. Les grains de leurs fruict hont une vertu singuliere contre tous poisons & venins, en sorte que versant souvent dans la bouche des enfans le suc des grains, il n'y ha venin qui luy puisse nuyre par après.* Louis Vitet (1738-1809) connaissait bien l'Esquine, *Smilax China* et la tenait en piètre estime car, pour lui, elle n'était ni sudorifique, ni diurétique, ni laxative et n'avait jamais guéri quiconque de la syphilis, des écrouelles, de la goutte, de la gale, des dartres et a fortiori de l'hydropisie ! Au siècle suivant, Gubler (1821-1879) utilisait les qualités dépuratives de la squine dans les rhumatismes, la goutte, les dartres et la syphilis constitutionnelle. Mais, comme il l'administrait toujours conjointement avec la salsepareille, le sassafras et le gaïac, il lui était difficile de déterminer ce qu'elle valait isolément. De même, ses vertus anti-syphilitiques étaient problématiques car les *Quatre bois sudorifiques* étaient presque toujours associés au mercure ou à des préparations iodurées. Fracastor, *Les trois livres*, 278, 279, 280, 303, 341 ; Fuchs, *Ibid.*, 342, 489 ; De Meuve, *Ibid.*, 555 ; Alexandre, 1759, *Ibid.*, 522 ; Vitet, *Ibid.*, 128 ; Gubler, *Ibid.*, 331.

Staphisaigre. Appelée aussi stafisagre, ou herbe aux poux, herbe aux pouilleux, *Herba pedicularis* et *Delphinium Staphisagria* L., la staphisaigre, dont la médecine n'utilisait que les graines, servait de masticatoire pour provoquer la salivation ou de gargarisme avec du vinaigre dans les maux de dents. Matthiole (1500-1577) en disait pis que pendre : *Elle brule le palais & le gosier, elle provoque des vomissements & des rongemens d'estomac, des dysenteries, & en fin elle estrangle la personne si on n'y donne ordre.* Leonhart Fuchs (1501-1566) la plaçait aux degré maximum de causticité : *Puis que l'herbe aux poulx ha une vertu caustique, il s'ensuit qu'elle est du quatriesme ordre des choses qui eschauffent & dessechent.* Néanmoins, il en prescrivait les graines pour purger les humeurs grossières et visqueuses par vomissement tout en insistant sur le risque de fausses routes et de brûlures oropharyngées. La fleur de staphisaigre, broyée dans du vin, était recommandée pour traiter les morsures de serpents. Dodoens (1517-1585) proposait la graine trempée dans du vinaigre pour frotter *les acoutremens* *pleins de pouds pour les en chasser & faire mourir.* Vomitive et purgative, cette renonculacée n'était employée qu'à l'extérieur et encore, cet usage était-il rare, timide, *tant on craint l'irritation qu'elle produit au cuir chevelu*, écrivait Antonin Bossu (1809-1897), en 1862. Elle entrait dans la composition de pommades détersives (qui nettoyaient plaies et ulcères) pour traiter la gale, la pédiculose et les ulcères cutanés. Matthiole, *Ibid.*, 804 ; Fuchs, *Ibid.*, 536-537 ; Dodoens, *Ibid.*, 252 ; Dom Alexandre, *Ibid.*, 267 ; Mérat, de Lens, *Ibid.*, **2**, 612 ; Dorvault, Würtz, *Ibid.*, 895.

Stoechas, ou lavande française, selon Jean de Renou (1568-1620) et Robert James (1705-1776), *Lavandula Stoechas* L. dans le Mérat et de Lens. C'était bien d'une lavande dont il s'agissait et on la trouvait en Provence et en Algérie. Comme toutes les plantes de sa famille, les labiées, le stoechas *est détergent, atténuant, et apéritif. On en fait principalement usage dans les affections de la tête et des nerfs comme le vertige, l'apoplexie, la paralysie et la léthargie... A l'extérieur, dans les bains de la tête, les fumigations et dans les autres occasions... le stoechas purge le phlegme et la mélancolie.* Le stoechas figurait aux côtés du thym, de la sarriette, du scordium, du dictame etc... dans la décoction faite dans du petit lait de chèvre que Fracastor (1478-1553) destinait aux lépreux. Matthiole (1500-1577) le considérait comme proche de la lavande. Il lui attribuait une double qualité, froide d'un côté, terrestre et subtile de l'autre. Il était donc indiqué pour désopiler, subtiliser, nettoyer, fortifier tout le corps. On le donnait pour évacuer la pituite et l'atrabile, pour fortifier le cerveau et les nerfs, pour l'épilepsie, mélangé avec de la scille. Il était indiqué dans toutes les maladies froides. En 1808, Jean Louis Alibert (1766-1837) recommandait l'infusion de fleurs de stoechas contre les vomissements dus à des spasmes gastriques. Adolphe Gubler (1821-1879), un demi-siècle plus tard, l'employait dans les catharres pulmonaires et l'aménorrhée. Fracastor, *Ibid.*, 360 ; Matthiole, *Ibid.*, 420 ; Renou, *Ibid.*, 358 ; James, *Ibid.*, **5**, 1675-1676 ; Alibert, *Ibid.*, 2, 144 ; Mérat, de Lens, *Ibid.*, **4**, 71-72 ; Gubler, *Ibid.*, 333.

Storax. On appelait storax, baume storax, ou, abusivement, styrax, une résine tirée du styrax officinal, *Styrax officinalis* L., appelé aussi aliboufier. Cet arbre poussait en Provence, dans les Alpes maritimes, en Italie, en Espagne, en Grèce et en Asie mineure. Il fournissait, après incision de son tronc, un suc qui se solidifiait au contact de l'air, le styrax ou storax, confondu parfois avec le benjoin. On en faisait un grand emploi dans les laryngites, la toux, l'asthme, les maladies du poumon et la phtisie. Fracastor (1478-1553) le faisait apparaître dans certaines préparations pour usage externe, notamment dans la lèpre ou la syphilis mais aussi dans des médicaments à usage interne comme le Diascordium, ou bien associé à des résines pour pallier aux infections débutantes ou traiter la tuberculose. Pour Matthiole (1500-1577) : *Le styrax eschauffe, remollit & meurit. Il est bon à* *la toux, aux catarres enroueures, distillations du cerveau dans le nez, voix perdue, aux preclusions & duretés des lieux secrets des femmes : ou beu ou appliqué provoque les fleurs : lasche legerement le ventre si on en prend un peu avec de la terebenthine en forme de pilules.* Bauhin (1560-1624) le jugeait chaud au deuxième degré, sec au premier. Il amollissait, digérait et résolvait. Il était eupnéisant et antitussif. Bu en grande quantité, il était soporifique et psychodysleptique. En fait, le véritable styrax était une oléo-résine obtenue par décoction des écorces du *Liquidambar orientalis* Mill., ce que Bernard de Jussieu (1699-1777) avait affirmé le premier, semble-t-il. Le storax calamite était appelé ainsi car on le mettait dans des roseaux (*Acorus calamus* L.) *pour mieux conserver sa beauté et son odeur.* L'édition de 1682 de la *Pharmacopée de Bauderon* stigmatisait les apothicaires qui falsifiaient le storax par esprit de lucre. Au XIXème siècle, on distinguait le storax en larmes, storax calamite des Anciens, le storax en pain, fabriqué à Marseille et de qualité médiocre, et le styrax liquide. Tous étaient employés dans les maladies respiratoires et génito-urinaires, comme antiseptiques. Fracastor, *Les trois livres*, 238, 295, 298, 302, 306, 352, 353, 361 ; Matthiole, *Ibid.*, 74 ; Bauhin, *Ibid.*, **2**, 860 ; Bauderon, *Ibid.*, 312-313 ; Renou, *Ibid.*, 480 ; Dom Alexandre, *Ibid.*, 679 ; Mérat, de Lens, *Ibid.*, **6**, 568-569 ; Gubler, *Ibid.*, 335-336 ; Dorvault, Würtz, *Ibid.*, 895 ; Perrot, *Ibid.*, **2**, 1396, 1737.

Stramoine. La toxicité de la *Datura Stramonium* L. faisait dire à John Quincy (?-1722), en 1718, qu'elle était *bannie de la médecine.* Nicolas Lémery (1645-1715) et Robert James (1705-1776) la réservaient exclusivement à l'usage externe, pour apaiser les douleurs des brûlures et des maux de tête par exemple. Haller (1708-1777) la considérait comme une des plantes narcotiques les plus malfaisantes : *Elle occasionne donc des délires & des assoupissements, ensuite la démence, la manie, des convulsions, la paralysie des membres, des sueurs froides, une soif excessive & des tremblements.* Cette mise à l'écart cessera avec les travaux d'Anton von Störck (1731-1803) qui, dès 1763, la prescrivait, comme remède héroïque, dans la manie, l'épilepsie, les névralgies et les convulsions. Au milieu du XIXème siècle, Paul Moreau (1844-1908) en faisait usage dans l'aliénation mentale, jugeant, comme Störck, qu'elle pouvait guérir les hallucinations de la manie, par action substitutive. A la même époque, on faisait fumer des cigarettes de datura aux asthmatiques et l'on utilisait la teinture et la pommade de stramoine dans les rhumatismes. Quincy, *Ibid.*, 320 ; Haller, *Ibid.*, **1**, 194 ; James, *Ibid.*, **2**, 1685 ; Lémery, *Dictionnaire univ.* 726 ; Mérat, de Lens, *Ibid.*, **6**, 592-598 ; Dorvault, Würtz, *Ibid.*, 896-897.

Struthion. Selon Hippocrate (-460/-377), *le struthion vient dans l'île d'Andros, sur les bords de la mer.* Les anciens auteurs s'accordaient pour l'identifier avec la saponaire, *Saponaria offiinalis* L., qu'ils confondaient avec le *Gypsophila Struthium* L., espèce orientale, très concentrée en saponine. On employait la racine, en décoction, comme dépuratif, diurétique, apéritif, désobstruant et sudorifique. Elle était également prescrite dans l'asthme et l'épilepsie, et possédait des vertus emménagogues. C'était un puissant sternutatoire. Matthiole (1500-1577) rappelait qu'on l'utilisait autrefois pour laver les laines. Sa racine était diurétique, lithontriptique, antitussive, hépatotrope, eupnéisante. En topique, elle guérissait la lèpre mélangée au vinaigre et aux griottes et réduisait les apostèmes cuite dans du vin avec de la farine d'orge et appliquée. Elle était abortive en applications locales. Jean Louis Alibert (1766-1837), en 1808, la recommandait dans les arthralgies goutteuses et syphilitiques, dans les dartres. Hippocrate, Littré, *Œuvres complètes*, Paris, 1839-1861, **7**, 355 ; Matthiole, *Ibid.*, 361 ; Dom Alexandre, *Ibid.*, 640 ; Alibert, *Ibid.*, **2**, 351 ; Mérat, de Lens, *Ibid.*, **6**, 220-221.

Styptique. Les styptiques étaient des astringents, réservés aux applications externes, comme le tannin, et destinés à resserrer les tissus. Ils étaient indiqués dans le traitement des relâchements sphinctériens, des ecchymoses, des varices, des épanchements celluleux. Mérat, de Lens, *Ibid.*, **6**, 567-568.

Sublimé corrosif, $HgCl_2$. Le sublimé corrosif, deutochlorure de mercure, était connu des Arabes, et Geber (VIIIème-IXème siècle) l'aurait préparé au VIIIème siècle. On le dénommait aussi dragon, laudanum minéral corrosif, muriate suroxygéné de mercure. On l'utilisait pour ses vertus escharotiques (caustiques dont l'application déterminait l'apparition d'une escarre). Parmi ses indications, il y avait le traitement des éruptions dartreuses et des ulcères. Mais il était également employé par voie orale, en solution dans l'esprit de froment (eau de vie de bière) pour traiter les véroles réfractaires aux frictions mercurielles. Fracastor (1478-1553) l'employait en friction dans la vérole car il était constitué *de parties ignées très subtiles ... produisant autour des germes et un effet desséchant et un effet caustique.* Ainsi Matthiole (1500-1577) le disait remarquable pour cicatriser les ulcères accompagnant la grosse vérole et qui résistaient aux traitements habituels. En l'occurrence on en faisait avaler un demi scrupule (0,60 g) au malade souffrant d'arthralgies syphilitiques. On ajoutait des perles et d'autres remèdes cordiaux pour compenser les effets délétères du traitement. On prescrivait le sublimé chez certains mélancoliques. C'était encore un des traitements de référence de la vérole au XIXème siècle, souvent associé à la morphine, et avec les précautions justifiées par sa toxicité. Fracastor, *Les trois livres*, 344, 345 ; Matthiole, *Ibid.*, 750 ; Quincy, *Ibid.*, 386 ; Vitet, *Ibid.*, 214 ; Dorvault, Würtz, *Ibid.*, 367.

Sucre. Matthiole (1500-1577) remettait en question la théorie soutenue à tort par Fuchs et Manardi selon lesquels le sucre des Anciens différait de celui des Modernes car il s'agissait de l'accumulation et de la coagulation de la rosée du ciel sur un roseau comme cela se faisait pour la manne. Or de toute évidence s'exclamait l'auteur des *Commentaires* : *Il est plus raisonnable de dire que le succre des anciens n'estoit autre chose que la larme ou liqueur des roseaux qui portent nostre succre, congelee & endurci au dehors par les costés des roseaux ouverts ou esclatés par trop grande abondance de suc, comme gomme.* Jean de Renou (1568-1620), après avoir traité des différents sucres et donné la recette du sucre candi, écrivait : *Or tout sucre ... est fort utile à l'âpreté de la langue et de la canne du poumon* (trachée*), voir profitable à la toux et à la matière contenue dans le poumon, laquelle il rend fort souple* (fluide*) et capable d'être expectorée ; il est vrai qu'il est l'ennemi des dents car il les rend noires, mobiles et demi rouillées.* Pour Vitet (1738-1809), la canne à sucre, *Arundo saccharifera, Saccharum officinarum*, ne posait plus de problèmes d'identification. Il lui gardait une petite place dans son arsenal thérapeutique pour les affections respiratoires où il fallait atténuer l'âcreté des humeurs bronchiques, faciliter l'expectoration, à condition qu'il n'y ait pas de sécheresse ni d'inflammation. Sinon, il était exclu de le prescrire dans les maladies inflammatoires de l'abdomen, dans les affections fébriles, dans les pathologies avec acidité ou tendance à la putridité, dans le météorisme, dans les helminthiases intestinales, dans la plupart des pathologies infantiles. Dans la seconde moitié du XIXème siècle, Adolphe Gubler (1821-1879), commentant le *Codex* de 1867, soulignait les inconvénients de l'excès de sucre qui corrodait les dents, excitait la soif, diminuait l'appétit, alourdissait la digestion. Outre ses usages d'édulcorant, il signalait sa prescription dans certaines affections oro-pharyngées, laryngées ou dans la toux. Il nous apprenait que Piorry (1794-1870) le conseillait à haute dose ... dans le diabète sucré ! On le donnait comme contre-poison dans les intoxications par le cuivre ou l'arsenic. Matthiole, *Ibid.*, 268 ; Renou, *Ibid.*, 246 ; Vitet, *Ibid.*, 157 ; Gubler, *Ibid.*, 338-339.

Sucre candi. Selon Matthiole (1500-1577), les modernes usaient du *succre candi, qui est artificiel, clair comme le sel, minéral, se brisant entre les dens, de sorte qu'il retire du tout au succre des anciens. Il est bon comme celuy des anciens aux aspretés de la langue, & de la poitrine*. Voici, abrégée, la recette du sucre candi, donnée par Jean de Renou (1568-1620) dans *Le grand dispensaire médicinal, en* 1623 : *Faire un sirop de sucre commun et le verser dans un récipient muni d'un croisillon fait de petits bâtons cylindriques, au niveau desquels le sirop se dépose. Laisser reposer une quinzaine de jours. Vider le sirop. Rincer à l'eau pour éliminer le sirop restant.* On brise le récipient et *on trouve lesdits bâtons chargés et environnés de sucre candi, semblable au sel minéral en blancheur et transparent, comme cristal*. Matthiole, *Ibid.*, 269 ; Renou, *Ibid.*, 245.

Suie. Réputée détersive (qui nettoyait les plaies et les ulcères), fébrifuge et anti-épileptique, vermifuge et fondante (qui rendait aux humeurs leur liquidité), la suie était souvent incorporée à un corps gras pour fabriquer des onguents destinés au traitement de la teigne et des dartres. La suie de bois, *fuligo ligni*, était administrée aux hystériques, conjointement aux gommes fétides. Pierre Andréa Matthiole (1500-1577) rappelait : *On a accoustumé d'amasser la suye de laquelle les peintres usent, des fours de verre : car c'est la meilleure de toutes. Elle a une grande vertu astringente & corrosive, incorporée avec cerot rosat consolide les rompures.* Matthiole, *Ibid.*, 785 ; Lewis W., *Ibid.*, **1**, 297 ; Mérat, de Lens, *Ibid.*, **6**, 596-597.

Suin : voir sureau.

Sumac. Le sumac des corroyeurs ou des teinturiers, ou fustet, *Rhus cotinus* L., *Rhus coriara* L. pour les Modernes, était utilisé pour le tannage des peaux. On employait le suc lactescent du sumac, comme astringent et fébrifuge. Qu'en pensait Dodoens (1517-1587) ? Rien sur le plan médical puisqu'il affirmait que son unique utilité était de préserver les vêtements des parasites quand on les rangeait dans les penderies. Ce n'était pas l'opinion de Bauhin (1560-1624) qui estimait que le jus, les graines et les feuilles, froids au deuxième degré, secs au troisième, outre le fait qu'ils coloraient les cheveux en noir, guérissaient les diarrhées soit en lavement, soit en boisson et que la gomme faisait disparaître la douleur mise dans une dent cariée. Le *Rhus Coriara* ou *Sumach* ou Sumac, était pour Louis Vitet (1738-1809) une plante médicinale surévaluée sans pour autant la considérer comme un simple insecticide. Voici ce qu'il en pensait : *Les feuilles constipent beaucoup, les fleurs moins, & les semences autant que les feuilles. Ces dernières sont rarement indiquées dans les diarrhées par foiblesse de l'estomac & des intestins, l'hémorragie utérine par pléthore ou par blessure, le flux hémorrhoïdal par pléthore & l'hémoptysie par un effort : elles sont d'un foible secours, intérieurement & extérieurement, pour la chûte de l'anus, & en gargarisme, pour fortifier les gencives.* Au siècle suivant, Gubler (1821-1879), rappelait l'énorme teneur en tannin des feuilles du *Rhus coriaria* L. qui en faisait un produit de choix pour le tannage des cuirs. Les Turcs, disait-il, le prescrivaient contre la dysenterie et comme fébrifuge, cette dernière indication n'étant pas démontrée. Dodoens, *Ibid.* 470 ; Bauhin, *Ibid.*, **2**, 732 ; Vitet, *Ibid.*, 301 ; Gubler, *Ibid.*, 340-341 ; Dechambre, *Ibid.*, S3., **13**, 433 ; Dorvault, Würtz, *Ibid.*, 927.

Suppositoire. Destiné, comme le clystère, à tenir le ventre libre, et plus commode que le lavement, le suppositoire était fait de miel additionné de sel et longuement cuit pour lui donner suffisamment de consistance. Jean de Renou (1568-1620), en toute simplicité, en donnait le mode d'emploi : *Et lors qu'on se voudra servir d'iceux* (les suppositoires), *on les frottera* *premièrement ou d'huile d'amande amère, ou d'huile d'absynthe, ou de fiel de bœuf, et puis après, on les fourrera dans le trou du cul.* Moins prosaïque, Dom Nicolas Alexandre (1654-1728) le destinait à remplacer le clystère et le décrivait comme un médicament solide de la longueur et du diamètre d'un petit doigt, arrondi, à base de miel longuement cuit, parfois additionné de coloquinte, d'un électuaire laxatif ou d'*hierapicra*. On confectionnait également des suppositoires avec un morceau de savon ou de bougie. Renou, *Ibid.*, 197-198 ; Alexandre, *Ibid.*, *1759*, 531.

Sureau. Le sureau proprement dit, ou *Sambucus nigra* L., avait les mêmes propriétés et indications que l'hièble. En revanche, alors que, pour l'hièble, on utilisait surtout la racine, pour le sureau, les feuilles, les fleurs, les baies et les semences, ainsi que l'écorce moyenne, étaient systématiquement prescrits contre l'hydropisie notamment. Ses fleurs étaient émollientes, discussives (qui dissipaient les engorgements) et anodines (antalgiques). On les utilisait, en applications extérieures, contre la goutte et l'érésipèle. Elles étaient réputées pour leur pouvoir diaphorétique (sudorifique léger) mais aussi éméto-cathartique (qui faisait vomir et purgeait), quand elles étaient fraîches. On savait l'utilisation que certains chirurgiens faisaient de l'huile de sambuc bouillante et du fer rouge, dans le traitement des plaies d'armes à feu, qu'ils considéraient comme vénéneuses. Ambroise Paré (1509-1590), en France, et Bartolomeo Maggi (1516-1552), en Italie, s'opposaient, à juste titre, à cette pratique barbare. Chaud et sec au troisième degré, voici comment Bauhin (1560-1624) définissait le tempérament du *Sambucus fructu in umbella nigro* ! Quant à ses vertus médicinales, elles étaient aussi foisonnantes que ses feuilles ovales, lancéolées, dentelées et que ses grappes de fruits noirs et globuleux : *Il est chaud & sec, purgatif & digestif, & a les proprietez de l'Yeble. Les feuilles cuites & mangées en potage, évacuent le flegme & la bile ; ses tendrons cuits entre deux plats, en font autant. La racine cuite dans du vin &, mangée est bonne contre l'hydropisie. Les grains du fruit étant bus dans du vin, guérissent les duretéz, & oppilations de la matrice. Le vinaigre où l'on a infusé ses fleurs seches, est fort agreable à l'estomac, & dissipe les vents.* Le sureau restait très employé au XIXème siècle, à l'intérieur, comme sudorifique, diurétique, drastique (purgatif énergique) et, à l'extérieur, contre brûlures et hémorroïdes. Bauhin, *Ibid.*, **2**, 797 ; Quincy, *Ibid.*, 230 ; Gubler, *Ibid.*, 343 ; Dorvault, Würtz, *Ibid.*, 929-930.

Syderitis. La sideritis qu'on trouvait indiquée chez les auteurs du XVIème siècle était en fait le *Stachys recta* de Linné ou épiaire. Il en existait plusieurs variétés : la Grande épiaire ou *Stachys silvatica,* diurétique, emménagogue (provoquant les règles), antispasmodique ; l'Ortie rouge, ortie morte ou *Stachys palustris L.,* réputée fébrifuge, dont la souche rampante présentait des renflements tubéreux riches en fécule comestible ; *Stachys recta L.*, la

Crapaudine, *Herba sideritis*, excitante, astringente (provoquant une rétraction des parties qu'elle touchait, ralentissant ou arrêtant les évacuations) et vulnéraire (cicatrisant des plaies). Fracastor (1478-1553) se livrait à une subtile discussion botanique à propos de la nature exacte de la syderitis qu'il préconisait dans la rage : était-ce l'alyssa ? l'héraclée ? la sclarée ? Finalement, il lui préférait éventuellement … la garance ! Il maintenait en revanche l'usage thérapeutique de la syderitis dans la syphilis et la lèpre, comme auxiliaire du mercure, bien entendu. Matthiole (1500-1577) la disait *tressouveraine tant prinse au dedans qu'appliquee au dehors, pour souder les plaies*. Il citait Arnaldus qui la prescrivait comme diurétique et lithontriptique (qui brisait les calculs). Il la recommandait en bains de bouche et en gargarismes pour les gingivites, les stomatites et les angines. Il lui attribuait *quelque vertu abstersive : mais pour la plus grand part ell'est humide, & mediocrement froide : à raison delaquelle ell'appaise les inflammations, & soude. Voilà que dit Gal. d'une syderite. Mais il n'est pas facile de juger de laquelle des trois il a voulu parler*. Fuchs (1501-1560) parlait de la Sideritis comme d'une des espèces du *Tetrait* (On ne retrouve pas ce mot dans la version latine du *De historia stirpium*, édition lyonnaise de 1547 : *triticum* ?). De *tempérament* humide et modérément froid, ses propriétés résolutives (activité anti-inflammatoire qui dissipait les engorgements), abstersives (qui enlevaient les sécrétions à la surface des tissus lésés) et astrictives en faisaient un bon anti-inflammatoire. De Meuve (?-?) suivant Dioscoride (1er siècle) en décrivait trois espèces, sans compter la *Sideritis achillea*, toutes de tempérament médiocrement humide et froid, astringentes, bonnes pour les inflammations, les dysenteries et les hémorragies de toutes natures. Vitet (1738-1809) ne parlait que de la *Sideritis hirsuta* ou Crapaudine utilisée comme antidiarrhéique et pour réduire les hernies mais sans grand succès. François V. Mérat (1780-1851) et Adrien De Lens (1786-1846), dans le tome VI de leur *Dictionnaire universel de matière médicale,* rappelaient que Dioscoride avait donné le nom de Sideritis à une plante guérissant toutes les plaies causées par le fer. Dans un article publié en 1881 dans le *Dictionnaire encyclopédique des sciences médicales* de Dechambre, Gustave Planchon (1833-1900) apportera quelques éclaircissements concernant l'identification de la Sideritis : cette labiée, famille botanique à laquelle appartenaient notamment la menthe, la sauge, la lavande, le basilic … avait, selon lui, des vertus stimulantes et toniques. Pour les Anciens, disait Planchon, la sideritis désignait sans distinction des espèces vulnéraires ayant la réputation de guérir les plaies par armes blanches comme la *Sanguisorba officinalis* L. (grande pimprenelle), la *Phellandrium mutellina* L., le *Stachys heraclea* L.. Ainsi au XVIème siècle, la plante qu'on appelait Sideritis ou Ferruminatrix, était donc bien le *Stachys recta* de Linné, excitant, astringent et vulnéraire. Fracastor, *Les trois livres*, 314, 316, 328, 363 ; Matthiole, *Ibid.*, 567, 569 ; Fuchs, *Ibid.*, CCXCV, 526 ;

De Meuve, *Ibid.* 1689, 548 ; Dechambre, 1887, S1, **34**, 783 ; G. Planchon, *Dechambre*, 1881, S3, **9**, 572-573.

T

Tabac : voir nicotiane.

Tablettes. Les tablettes étaient des pastilles composées de sucre et de poudres mêlés à un mucilage puis découpées en losanges ou en carrés égaux qu'on faisait sécher à l'étuve. On les appelait aussi trochisques, électuaires solides, moruli ou rotules. Mérat, de Lens, *Ibid.*, **6**, 625 ; Dorvault, Würtz, *Ibid.*, 669.

Tamarin. La pulpe du tamarinier, *Tamarindus indica*, était utilisée comme laxatif doux. Le *Tamarindus* figurait dans l'arsenal thérapeutique de Fracastor (1478-1553), entre le nénuphar et la corne de cerf, que rapprochaient leur froideur et leur sécheresse, seules qualités susceptibles d'entraver l'avance menaçante de l'infection mûrissante. Matthiole (1500-1577) prescrivait les fruits du tamarinier *à ceux qui sont oppilés, aux hydropics, à ceux qui ont la jaunisse, & aux maladies de la ratelle* (rate), *ils sont bons pour guerir la rongne, les lèpres, vitiligines, & lichenes, & à toutes escorchures de la peau qui provient d'humeurs brulees. Ils nuisent à ceux qui ont l'estomac froid, mais on corrige ce mal, y ajoustant du macis, mastic, canelle, ou nard Indic.* De Meuve qui le désignait sous le nom de Tamarindi ou Oxyphaenici le jugeait de *tempérament* froid et sec au second degré, propre à combattre l'acrimonie des humeurs, l'hydropisie, la jaunisse et la rattelle. Lémery (1645-1715) l'estimait détersif (nettoyant plaies et ulcères), astringent (provoquant une rétraction des parties qu'il touchait, ralentissant ou arrêtant les évacuations), modérément laxatif, utile dans les fièvres continues et dans les dysenteries. Certes, Vitet (1738-1809) lui reconnaissait des vertus laxatives, le pouvoir de tempérer la soif et la chaleur de tout le corps, mais il déconseillait son emploi chez l'enfant ou les patients dont l'estomac ou l'intestin contenaient des matières acides. François V. Mérat (1780-1851) et Adrien De Lens (1786-1846), dans le tome VI de leur *Dictionnaire universel de matière médicale,* le recommandaient comme laxatif, rafraîchissant (qui diminuait la température du corps), antiscorbutique et antiseptique. Ils le prescrivaient dans les fièvres inflammatoires, bilieuses, putrides. Ils rappelaient que Fallope (1523-1562) et Alpinus (1553-1617) l'utilisaient dans la gonorrhée. Fracastor, *Les trois* *livres*, 239 ; Matthiole, *Ibid.*, 156 ; De Meuve, *Ibid.* 1689, 583-584 ; Lémery, *Traité universel ...*, 756 ; Vitet, *Ibid.*, 24 ; Mérat, De Lens, *Ibid.*, **6**, 635.

Tamaris. Pour Dodoens (1517-1587), il existait deux catégories de *Tamarix*, le grand et le petit : feuilles et bourgeons étaient chauds avec modération, abstersifs, sans être secs. En revanche, écorce et fruits étaient secs et astringents à l'égal de la noix de galle qui, elle, était d'un tempérament sec au troisième degré. La décoction des feuilles ou des bourgeons dans du vin et du vinaigre procurait un médicament de choix pour les duretés et obstruction de la ratelle (rate). On recommandait le fruit du grand tamaris dans l'hémoptysie, contre les ménorragies, les flux de ventre et les morsures de bêtes venimeuses. L'écorce possédait les mêmes vertus. En bain de bouche, les feuilles et les bourgeons dans du vin calmaient les douleurs dentaires. La décoction des feuilles détruisait lentes et poux. Le tamaris, *Tamarix Gallica* L., était, selon Jean de Renou (1568-1620), abstersif (qui enlevait les sécrétions à la surface des tissus lésés), incisif (qui fluidifiait les humeurs) et astringent. Ses feuilles, en infusion, cicatrisaient les plaies ; son écorce était déjà considérée par Rhazès (850-932) comme diurétique, sudorifique et apéritive ; son bois pouvait remplacer le gaïac dans le traitement de la syphilis. Louis Vitet (1738-1809) administrait la lessive filtrée, puis séchée, des cendres du bois de tamaris, sous le nom de *sal tamarici* (sel de tamaris), comme diurétique puissant dans l'hydropisie. Julien Joseph Virey (1775-1845), recommandait la décoction de son écorce, en fomentations, dans la gale. Anciennement prescrit comme diurétique et apéritif (qui ouvrait les pores et les canaux de l'organisme), il était un peu oublié à la fin du XIXème siècle. Dodoens, *Ibid.*, 474 ; Renou, *Ibid.*, 422 ; Vitet, *Ibid*, 302 ; Mérat, de Lens, *Ibid.*, **6**, 636-637 ; Virey, *Ibid.*, 262.

Tamier. Le *Tamus communis* L. (on le trouve également écrit *Tamnus* et identifié comme *Vitis sylvestris* Dod. chez les anciens auteurs), était appelé *taminia* par Pline (29-79) et, couleuvrée noire, herbe aux femmes battues, sceau de Notre Dame, *Sigillum beatae Maria*, vigne noire, dans le langage courant. Cette dioscoréacée était considérée comme une plante alimentaire par Matthiole (1500-1577), au même titre que les asperges. Dodoens (1517-1587) qui l'appelait Couleuvrée sauvage et la considérait comme une bryone, lui attribuait un tempérament chaud et sec *propre à nettoyer, purger & resoudre.* Bouillie avec du vin et de l'eau, elle purgeait les humeurs aqueuses et profitait aux hydropiques. Son fruit dissolvait les caillots, effaçait les cicatrices et réduisait les hématomes. Les racines hachées faisaient d'excellents emplâtres dans les mêmes indications. Les bourgeons servaient à confectionner de savoureuses salades ... Mathieu de Lobel (1538-1616), selon Robert James (1705-1776), la recommandait comme diurétique lithontriptique (qui stimulait la diurèse et brisait les calculs urinaires), comme emménagogue (qui provoquait les règles), comme incisif (qui fluidifiait) dans les maladies respiratoires dues à une pituite viqueuse. Nicolas Lémery (1645-1715) conseillait sa racine, en poudre ou en décoction, comme diurétique, purgatif, emménagogue et apéritif (qui ouvrait les pores et les canaux de l'organisme). Ecrasée, en cataplasme, elle facilitait la suppuration et effaçait les traces de contusion, d'où son nom d'herbe aux femmes battues. Elle n'était plus guère utilisée au XIXème siècle. Dodoens, *Ibid.*, 260-261 ; Lémery, *Dictionnaire univ.*, 741 ; James, *Ibid.*, **2**, 1129 ; Mérat, de Lens, *Ibid.*, 6, 638 ; Bossu, *Ibid.*, **2**, 450.

Tanaise. La tanaise ou tanaisie, herbe Saint-Marc, athanase, anciennement *Tanacetum vulgare* L., pour les Modernes, *Chrysanthemum Tanacetum* Visiani, était dessicative (qui déshydratait les ulcères par absorption du pus ou arrêt de sa sécrétion), incisive (qui diminuait la viscosité des humeurs), vulnéraire (qui cicatrisait les plaies), utérine (qui soignait la matrice) et néphrétique (qui soignait les maladies rénales). On la recommandait dans les coliques intestinales, les calculs urinaires, l'hydropisie, la jaunisse et les vers. Son tempérament selon Bauhin (1560-1624) était chaud au deuxième degré et sec au troisième. Il l'utilisait *pour résoudre les vents de l'estomac & du ventre : & de sa graine, contre les vers, & étant pilée & meslée avec de l'huile elle est souveraine contre les douleurs et enfleures des nerfs. Son suc meslé avec d'huile rosat, est fort bon contre la fièvre, si avant l'accès, on en frotte le malade. La même beu avec du vin, est fort utile pour rompre la pierre, & pour les douleurs de la vessie, quand on ne peut pisser que goutte à goutte ... sa racine confite avec de miel, ayde fort ceux qui ont des gouttes aux pieds.* A la fin du XIXème siècle, on la proposait encore comme vermifuge et, parfois, contre l'hystérie, la rage, l'hydropisie et la goutte. Elle était également prescrite contre la chlorose, les fièvres intermittentes, à la place de l'absinthe. Bauhin, *Ibid.*, **1**, 170 ; Dom Alexandre, *Ibid.*, 741-742 ; James, *Ibid.*, **6**, 132-133 ; Bossu, *Ibid.*, **2**, 481 ; Dorvault, Würtz, *Ibid.*, 931.

Tartre. Le tartre, *tartarum* ou tartrate acide de potasse ou crème de tartre ou encore pierre de vin, *était une matière dure, pierreuse ou crouteuse qu'on trouve attachée contre les parois intérieures des tonneaux,* nous apprenait Lémery (1645-1715). Leur coloration variait selon la nature du vin dont on les tirait, *Tartre rouge* pour le vin rouge et *blanc*, pour le vin blanc. Leur utilisation médicinale découlait de leurs propriétés apéritives, légèrement laxatives : ils levaient les obstructions, étaient diurétiques, fébrifuges et faisaient disparaître les ganglions. En interne, le tartre blanc était le plus utilisé. Il entrait dans la composition de certains dentifrices. Il était utilisé couramment comme purgatif, usage qu'il avait conservé à la fin du XIXème siècle. Lémery, *Traité Univ., 1699*, 761-762 ; Mérat, de Lens, *Ibid.*, **5**, 486-488 ; Dorvault, Würtz, *Ibid.*, 936.

Telephium : voir orpin.

Térébenthine. Fracastor (1478-1563) la plaçait en tête des résines qui abstergent, dessèchent, donnent de la consistance à la matière tout particulièrement quand elle a déjà commencé à être infectée. Il la prescrivait également dans les fièvres vraiment pestilentes pour son pouvoir desséchant notamment contre le bubon pesteux. La phtisie bénéficiait aussi des vertus de cette résine à laquelle on pouvait substituer celle du larix ou du mélèze. La térébenthine figurait aussi, avec l'axonge, le beurre et le mercure notamment dans les onguents antisyphilitiques et anti-lépreux concoctés par Fracastor. La térébenthine était *la plus exquise entre toutes autres resines*, affirmait Matthiole (1500-1577) qui la considérait comme échauffante (substance médicamenteuse excitant l'action organique, accélérant la circulation et augmentant la chaleur animale), ramollissante, résolutive (faisant disparaître les engorgements), digestive (ayant la propriété de désagréger et de disperser les matières stagnant dans les tissus) et mondifiante (purifiante). *Chez les Anciens, le mot térébenthine joint au mot résine, a été d'abord exclusivement appliqué au produit d'exsudation du Pistacia terebinthus* (Bourgoin). La térébenthine commune était fournie par les pins. L'huile volatile, ou essence de térébenthine, passait pour cathérétique (topique caustique) et Ambroise Paré (1509-1590) l'employa comme telle pour traiter un accident de saignée, chez Charles IX (1550-1574). Selon Dioscoride (1er siècle), elle guérissait la gale en onguent, associée au vert de gris et au vitriol ; elle traitait les otites purulentes, instillée dans le conduit auditif externe avec huile et miel. Enfin, elle était recommandée dans la toux, chez les phtisiques et comme diurétique. Son goût détestable en rendait l'administration difficile, même sous forme de bolus (doses fractionnées). On en fabriquait donc des pilules en la faisant bouillir jusqu'à consistance solide, qui permettait de la former en petites sphères. Prescrite comme diurétique, elle avait la réputation de soigner la pierre et les coliques néphrétiques, ainsi que les rétentions d'urine. Pour l'édition de 1898 du Dorvault, *les térébenthines font depuis très longtemps partie de la matière médicale. Ce sont des excitants énergiques très utiles dans les catarrhes de la vessie ; on les a conseillées aussi dans les catarrhes chroniques des poumons. A l'extérieur, elles sont souvent employées contre les pleurodynies et les rhumatismes musculaires.* On voit qu'elle n'avait rien perdu de son actualité en cette fin de XIXème siècle. Fracastor, *Les trois livres*, 238, 296, 302, 306, 345, 352, 361 ; Matthiole, *Ibid.*, 90 ; Bauderon, *Ibid.*, 311 ; N. Lémery, *Cours de chymie, 1713*, 754 ; Panckoucke, *Ibid.*, **21**, 596 ; Dechambre, *Ibid.*, S2, **16**, 413, 434 ; Dorvault, Würtz, *Ibid.*, 952.

Terra merita : voir curcuma.

Terre sigillée. La terre sigillée ou *seelée*, *Terra sigillata, Terra Lemnia,* ainsi nommée parce qu'elle se présentait sous forme de petites pastilles portant l'empreinte d'un sceau, était une argile, proche du bol d'Arménie, provenant de Lemnos. Dioscoride (1er siècle) et Galien (129-201) la recommandaient contre les poisons, la diarrhée, les plaies et les ulcères. Elle entrait dans la composition de la thériaque et du Diascordium de Fracastor (1478-1553) destiné au traitement de la peste notamment. Fracastor recommandait une eau obtenue à partir de la thériaque et de la terre sigillée qui cicatrisait les ulcères de la vérole en applications locales. Du point de vue de Lémery (1645-1715) : *La terre sigillée est estimée propre pour résister au venin ; mais on ne doit pas compter beaucoup sur cette qualité ; elle est astringente, propre pour arrêter les cours de ventre, les hémorragies, les gonorrées, les fleurs blanches, le vomissement. La dose est depuis demi scrupule jusqu'à deux scrupules : on s'en sert aussi extérieurement pour arrêter le sang, pour dessécher les playes, pour fortifier & raffermir les jointures.* Fracastor, *Ibid.* 298, 354 ; Lémery, *Traité Univ. 1699*, 768 ; Mérat, de Lens, *Ibid.*, **6**, 688.

***Teucrium scordium* L.** : voir Germandrée.

Thapsia. Il s'agissait du faux fenouil, *Thapsia garganica* L., présent en Sicile et au Maghreb, connu de Theophraste (-372/-287), de Dioscoride (1er siècle), de Pline (23-79) et de Galien (129-201), et qui, à l'époque, remplaçait le turbith (*Convulvulus turpethum* L. ou *Ipomoea turpethum* R. Br.) comme purgatif. Fracastor (1478-1553) utilisait la thapsia comme un caustique doux qui chassait les humeurs déjà corrompues, au tout début du processus infectieux. D'autres simples et d'autres substances, selon lui, avaient la même action comme l'euphorbe ou le pyrèthre, le sel ou le nitre. Matthiole (1500-1577) disait de cette plante que son jus et l'écorce de la racine chassaient la bile par le haut et par le bas. Elle avait pour propriété d'attirer les humeurs du plus profond du corps et d'ouvrir et de relâcher les pores du corps. On ne devait pas dépasser quatre oboles de l'écorce ou trois oboles[41] du jus sous peine d'effets indésirables dangereux. Eupnéisante, elle soulageait les douleurs de côté invétérées et la dyspnée. En topique, elle entrait dans la composition de préparations l'associant au miel, à la cire, à l'encens ou au soufre pour traiter les lèpres, les enflures, les duretés, les douleurs du côté ou du poumon, des pieds ou des jointures. On extrayait de l'écorce de sa racine, la résine de thapsia des apothicaires. Pour Nicolas Lémery (1645-1715), *cette plante ... purge la pituite et les sérosités ; mais elle agit avec tant de violence et d'âcreté, qu'on n'ose pas beaucoup en user : on s'en sert extérieurement mêlée dans des onguents, pour la gratelle* (gale) *et les autres maladies de peau.* Adolphe Gubler (1821-1879) soulignait sa puissante action révulsive (qui détournait une humeur ou le principe d'une maladie vers une partie plus ou moins éloignée) qui en faisait un vésicatoire très prescrit à son époque, notamment avec le sparadrap de

[41] L'obole pesait douze grains, environ 600 mg.

thapsia, l'emplâtre de thapsia ou le taffetas à la résine de thapsia. Ses indications révulsives étaient les mêmes que celles de l'huile de croton. D'après Emile Perrot (1867-1951), *son nom botanique vient de l'île de Thapsos où le recueillaient les Anciens et de Garganos, dans les Pouilles siciliennes.* Fracastor, *Les trois livres*, 237, 368 notes ; Matthiole, *Ibid.*, 671 ; Renou, *Ibid.*, 355 ; Lémery, *Dictionnaire univ.*, 753-754 ; Gubler, *Ibid.*, 355-356 ; Dorveaux, *Ibid.*, 957 ; Perrot, *Ibid.*, **2**, 1630-1631.

Thériaque. Fracastor (1478-1553) prescrivait la thériaque d'entrée de jeu comme antidote, dès l'apparition des premiers symptômes de l'infection, au même titre du reste que le Mithridate ou les trochisques de vipère. Contre la peste, il confectionnait une mixture à base de thériaque, d'argiles et de vinaigre censée protéger de la maladie. Dans la phtisie, et de préférence avant la phase d'état de la maladie, il recommandait la thériaque, éventuellement le diascordium ... Il considérait la thériaque comme un bon antidote de la syphilis et la faisait entrer dans la composition d'un onguent antalgique agissant par coction de la matière corrompue. Pour Bauderon (1539-1623) : *La Thériaque est efficace contre le venin du pavot, & aconit : contre les cantharides, la morsure du chien enragé. Elle ne l'est pas moins contre la piqueure du scorpion et autres animaux feroces, & contre les potions de toutes sortes de venin, & beaucoup de maladies tant chaudes que froides, selon le tems qu'il y a qu'elle est faite, comme aux grandes intempéries chaudes de l'orifice de l'estomach, aux ventositez d'iceluy, & à la colique causée par des vents, à la phthysie dans son commencement, à l'asthme, pleurésie, empyème, jaunisse, hydropisie, à toutes les espèces de convulsions, à l'ulcère de la vessie, à la difficulté d'urine, à la satyriase, à la douleur des reins, à la peste, & à beaucoup d'autres maladies presque innombrables, qui sont décrites au livre des facultez de la Thériaque par Galien.* Le remède miracle en somme avec la caution du maître de Pergame dont on ne discutait pas l'infaillibilité. De Meuve (?-?) la définissait ainsi : *C'est une opiate, ou un electuaire mol composé de soixante & trois ingrediens sans y comprendre le vin & le miel.* La thériaque, *theriaca*, était composée de substances végétales : oignon de scille, iris de Florence, gingembre, dictame, spicanard, stoechas, safran, myrrhe, piment, racines de gentiane, de roseau aromatique, de meum, de valériane, de nard celtique. On ajoutait encore du piment, du scordium, de la cannelle, du jonc odorant, des semences de fenouil, de l'opium, du castoréum. On préparait à part un mélange de miel de Narbonne dans du vin blanc additionné de baume de Judée, de storax, de sagapenum. On incorporait la poudre à ce mélange. On pouvait y ajouter de la réglisse, de la rose, de la gentiane, de l'ail, de la térébenthine ou des vipères. La destinée première de la thériaque était de permettre de résister aux venins. Mais elle guérissait aussi les syncopes, les palpitations et les défaillances cardiaques, les céphalées, les vertiges, la surdité, la vue défaillante, l'épilepsie, la dyspnée, les faiblesses d'estomac, les coliques, les lithiases urinaires, les obstructions de toutes sortes, les fièvres débutantes, les rétentions fœtales ou placentaires et, enfin, la rage. Extérieurement, elle guérissait les morsures de chevaux ou de chiens enragés (De Meuve). On l'appliquait sous forme d'emplâtre sur les bubons, les charbons, les furoncles, les anthrax précisait Nicolas Alexandre (1654-1728), qui en rappelait les utilisations vétérinaires par les paysans chez les chevaux, les bœufs, les moutons, les chèvres, les chiens, les chats, voire les poules ou les pigeons. Il ajoutait : *Ils en font comme une selle à tous chevaux : de sorte que souvent avec la seule thériaque, ils se guérissent eux & leur bétail de diverses maladies, dont peut-être ils auraient bien eu de la peine de se garantir par d'autres remedes.* En 1668, Moïse Charas (1618-1698) lui consacrait un ouvrage intitulé *Thériaque d'Andromaque*, du nom du médecin romain qui, au 1er siècle, l'aurait inventée pour Néron (37-68). Sa vogue s'affaiblit à partir de la seconde moitié du XVIIIème siècle ; Wilhelm Heberden (1710-1801) faisait table rase des superstitions contenues dans les anciennes pharmacopées en publiant, en 1745, son *Antitheriaca* dans lequel il dénonçait les recettes saugrenues et les ingrédients souvent répugnants ou infects de l'ancienne matière médicale. Rappelons néanmoins que Théophile de Bordeu (1722-1776), dans ses *Recherches sur quelques points d'histoire de la médecine,* Paris, 1764, était laudatif à propos de ce composé monstrueux *qui dure encore, et, qui durera toujours, qui toujours sera l'écueil de tous les raisonnements, de tous les systèmes et qu'on ne bannira jamais ; elle est, pour ainsi dire, suivant le cœur, suivant l'instinct ou suivant le goût de tous les hommes. Il me semble que la thériaque, qui tient essentiellement des liqueurs spiritueuses, et qui ne peut être suppléée en partie que par le vin et ses préparations, contient éminemment toutes les vertus nécessaires dans les incommodités et beaucoup d'accidents de maladies. Elle console la nature ; elle la remet dans tous les cas de langueur, de faiblesse, de tristesse ; elle réveille les fonctions de l'estomac, toujours en faute dans les maladies ; elle excite dans le corps un tumulte d'ivresse, nécessaire pour vaincre les dérangements de ce viscère important, qui est à tant d'égards un des centres de la vie, de la santé et de l'exercice de toutes les fonctions ; elle réussit dans mille cas qui semblent opposés, parce qu'elle a mille côtés favorables à la santé ; elle réunit, pour ainsi dire, tous les goûts possibles de tous les estomacs.* Effet placebo ? Le Dechambre lui consacrait encore cinq pages, en 1887, et le Dorvault, une rubrique, en 1898. Cette recette polypharmaque venue de la nuit des temps, puisqu'elle aurait été composée avec 54 substances, pour la première fois, par Mithridate VI (-135/-63), figurait encore dans le Dorvault en 1995 ! Fracastor, *Les trois livres*, 239, 240, 287, 301, 325, 328, 354, 355, 368 notes; De Meuve, *Ibid.*, 590-591 ; Alexandre, *Ibid.*, 1759, 579-580 ; Bauderon, *Ibid.*, 270, 275-276 ; Renou, *Ibid*, 818-820 ; Lewis W., *Ibid.*, **2**, 99-105 ; Louis Vitet, *Ibid*, 541 ; Bordeu, *Oeuvres complètes*, Paris, 1818, **2**., 564 ; Dorvault, Würtz, *Ibid.*, 448. Voir : Préface p. 15.

Thériaque allemande. Pour Joseph Duchesne (1544-1609), épigone de Paracelse (1493-1541), c'était un antidote à base de grains mûrs de genièvre. Cette *Thériaque d'Allemagne pour la populace*, était constituée d'une macération de baies de genièvre dans du vin blanc, portée à ébullition, puis mélangée à onze autres ingrédients, pour l'essentiel aromatiques : cannelle, camphre, dictame, safran, angélique, terre sigillée, coraux, perles, corne de cerf, ambre gris. Au XIXème siècle, on attribuait ce nom à l'extrait de genièvre, utilisé en Allemagne à la place de la thériaque. Joseph Duchesne, *La pharmacopée des dogmatiques*, Paris, 1629, 470 ; Ch. L. Cadet de Gassicourt, *Thériaque*, Panckoucke, *Ibid.*, **55**, 91 ; Mérat, de Lens, *Ibid.*, **3**, 694.

Thériaque céleste : d'une composition proche de celle de la thériaque d'Andromaque, elle contenait du cinabre, du Ladanum et aucune matière sucrée. De consistance solide, elle se conservait plus longtemps. Ch. L. Cadet de Gassicourt, *Thériaque*, Panckoucke, *Ibid.*, **55**, 91.

Thériaque diatessaron ou thériaque des pauvres. Elle ne contenait que quatre ingrédients : la racine de gentiane, la racine d'aristoloche ronde, les baies de laurier et l'extrait de genièvre. Elle était stomachique, emménagogue et diaphorétique. On la prescrivait comme antispasmodique et antiépileptique. Ch. L. Cadet de Gassicourt, *Thériaque*, Panckoucke, *Ibid.*, **55**, 91.

Thlapsi : voir bourse de berger.

Thym, *Thymus vulgaris, Thymus erectis.* Fracastor (1478-1553) le prescrivait dans le typhus, la vérole et la lèpre. Matthiole (1500-1577) en donnait cette pittoresque description : *Le Thym est conneu de tous. C'est une herbe qui produit force branchettes, environnees de plusieurs feuilles, petites, estroittes : elle porte à sa cime de petites testes toutes garnies de fleurs purpurées. Il croist es lieux maigres & pierreux. Il a telle vertu que si on en boit avec du sel & du vinaigre, il purge le phlegme du ventre. Sa decoction est profitable à ceux qui ne peuvent tirer leur aleine, qu'ils ne soyent droits, aux asmatics : il chasse les vers du ventre : il fait sortir les mentrues, l'enfant du ventre de la mère, & l'arrièrefais : il fait uriner ... Il est bon à manger à ceux qui ne voyent guères clair. Il est bon en sausse pour ceux qui sont en bonne santé.* Le *temperament* du *Tin,* comme l'écrivait Leonhard Fuchs (1501-1566*),* était échauffant (qui excitait l'action organique, accélérait la circulation et augmentait la chaleur animale) et desséchant (qui desséchait les ulcères en absorbant le pus ou en arrêtant sa sécrétion) au troisième degré. Il le recommandait dans les mêmes indications que Matthiole mais également pour évacuer la bile et la mélancolie, pour traiter l'épilepsie et les maladies mentales, pour soigner les maladies des articulations, les douleurs lombaires et des membres inférieurs, y compris celles dues à la goutte. Le thym vrai, farigoule, *Thymus vulgaris* L., dont Jean de Renou (1568-1620) disait également qu'*il provoque les mois aux femmes, fait sortir le fruit du ventre, mondifie* (fortifie) *les parties nobles intérieurement, notamment les poumons et soulage merveilleusement la vue.* Cette plante connaissait, dans la seconde moitié du XIXème siècle, un regain d'intérêt pour l'acide thymique ou thymol, isolé en 1719, par Caspar Neumann (1683-1737), antiseptique comparable à l'acide phénique, dont on connaît les applications en marge des découvertes pasteuriennes. Les feuilles avaient les mêmes indications que le serpolet, selon Vitet (1738-1809), mais agissaient avec plus de force : échauffantes (qui excitaient l'action organique, accéléraient la circulation et augmentaient la chaleur animale), excitantes, constipantes. A son habitude, Vitet contestait l'effet stimulant de l'eau distillée de thym et reprochait à l'huile essentielle de brûler la bouche et la langue. Gubler, toujours plus tolérant que son homologue des Lumières, admettait les qualités tonifiantes de la plante, qu'elle partageait avec tous les amers astringents (qui avaient la propriété de provoquer une rétraction des parties qu'ils touchaient et de ralentir ou d'arrêter les évacuations). Utilisée en cuisine comme condiment aromatique, elle possédait un pouvoir répulsif vis-à-vis des insectes. On en confectionnait des tisanes stimulantes et on en préparait des bains fortifiants. L'huile essentielle appliquée sur les dents cariées en cautérisait la pulpe. Fracastor, *Les trois livres*, 280, 328, 360, 369 notes ; Matthiole, *Ibid.*, 430 ; Fuchs, *Ibid.*, 563-564 ; Vitet, *Ibid.*, 482 ; Gubler, *Ibid.*, 357 ; Renou, *Ibid.*, 344-345 ; Mérat, de Lens, *Ibid.*, **6**, 737 ; Dorvault, Würtz, *Ibid.*, 959-960.

Tithymale : il s'agissait de l'euphorbe réveille-matin, herbe aux verrues, l'*Euphorbia Helioscopia* L., bien que le terme tithymale s'appliquât aux euphorbes en général. Matthiole (1500-1577) justifiait son nom par le fait qu'elle tournait la tête de ses fleurs en direction du soleil. Il précisait que ses propriétés thérapeutiques étaient identiques à celles des sept autres tithymales qu'il connaissait, mais à un moindre degré. Le lait blanc qui en sortait était âcre et laxatif. Mélangé au vinaigre, il purgeait la pituite, la bile et faisait vomir. On l'utilisait pour traiter les charbons, les fistules, les gangrènes. Ce suc susceptible de provoquer une douloureuse inflammation oculaire, cause d'insomnie, était prescrit contre les verrues et contre la syphilis, en cas de contre-indication du mercure. Matthiole mettait en garde contre sa toxicité : *L'euphorbe brule grandement la gorge & le gosier : il enflambe tout le corps, & ronge l'estomac & le boiaux non sans grande douleur : il cause le hoquet, & flus de ventre continuels.* A la fin du XIXème siècle, on la considérait comme un remède populaire. Voici ce qu'en disait Antonin Bossu (1809-1897) en 1862 : *Le Réveil-Matin, (E. Helioscopia) encore appelé Tithymale comme toutes les Euphorbes en général, est une plante annuelle ... Floraison en juillet. Son nom lui vient de ce qu'en se* *frottant les yeux avec son suc il en résulte de la douleur, de l'inflammation qui cause l'insomnie. Son emploi contre les verrues et les poireaux est populaire. Il ne faut cependant pas en abuser.* Matthiole, *Ibid.*, 680, 823 ; Mérat, de Lens, *Ibid.*, 2, **3**, 181-183 ; Bossu, *Ibid.*, **2**, 221.

Topaze. La topaze avait la réputation de refroidir instantanément l'eau portée à ébullition. Elle préservait de la folie, entretenait l'humeur joyeuse. Ses propriétés hémostatiques ne faisaient aucun doute pour les médecins de l'époque. Pierre Pomet (1658-1699) la recommandait, broyée dans de l'eau de rose, comme tonicardiaque. Elle appartenait, selon Le *Mérat et De Lens* en 1830, à une catégorie de pierres précieuses, les chrysolithes : on y trouvait la chrysolithe des officines ou topaze des Anciens, jaune verdâtre, et la chrysoprase des officines ou chrysolithe des Anciens, jaune d'or, qui était la topaze authentique. Elle avait la réputation d'agir sur l'esprit d'une manière merveilleuse. Le même dictionnaire lui consacrait en 1834 un article rappelant que les Anciens la préconisaient dans l'épilepsie, la mélancolie, les hémorragies. Renou, *Ibid.*, 521 ; Pomet, *Ibid.*, **2**, 372 ; Mérat, de Lens, *Ibid.*, **2**, 273 ; **6**, 755.

Tormentille. La tormentille ou potentille, Hampe, *Potentilla erecta, Tormentilla erecta* L., finalement *Potentilla Tormentilla* Necker, était prescrite à l'intérieur contre les hémorragies, les diarrhées, les dysenteries épidémiques, les fièvres intermittentes. Elle entrait dans la décoction conseillée par Fracastor (1478-1553) pour traiter le typhus et dans laquelle on trouvait l'aigremoine, la chicorée, la cuscute, le capillaire, la stramoine ... On l'identifiait aussi dans le fameux diascordium du même Fracastor, pour lequel cette mixture restait le traitement de choix de la peste. Matthiole (1500-1577) attribuait à la tormentille des vertus anti-abortives en boisson ou en application avec du vinaigre sur l'abdomen et les lombes. En bain, elle arrêtait les ménorragies. On obtenait le même résultat en enduisant le ventre de la femme avec sa racine broyée et incorporée à du miel et à du nard. A l'extérieur, on l'appliquait aussi sur les gingivites, les ulcères purulents, les contusions, les hématomes. Leonhard Fuchs (1501-1566) contestait l'interprétation que les Modernes donnaient de son *temperament* : loin d'être froide et sèche au troisième degré, son pouvoir astringent (provoquant une rétraction des parties qu'elle touchait et ralentissant ou arrêtant les évacuations) la montrait bien *privée de froidure* mais cependant desséchante (qui drainait les ulcères en absorbant le pus ou en arrêtant sa sécrétion) au troisième degré, semblable en cela à la quintefeuille astringente, elle aussi sèche au troisième degré. L'auteur de l'*Historia stirpium* vantait la résistance de la potentille aux venins, son action thérapeutique sur les anévrysmes, les tumeurs de la thyroïde, son efficacité sur la dysenterie, les vomissements et les crachements de sang. Jean de Renou (1568-1620) la recommandait comme sudorifique et dans toutes les *maladies pestilentieuses*. La racine de

Tormentilla erecta avait, pour Vitet (1738-1809), quelque utilité dans le traitement des diarrhées, de la dysenterie, des hémorragies utérines, des hémoptysies. Il la prescrivait à l'extérieur : *En gargarismes elle tend à déterger les ulcères de la bouche, à répercuter l'inflammation récente des amygdales & du voile du palais, & à fortifier les gencives.* Gubler (1821-1879), observant une tradition séculaire, attribuait les propriétés astringentes et toniques de sa racine aux tannins qu'elle contenait. A l'extérieur, on l'utilisait contre la leucorrhée, les gingivites, les ulcères, les contusions et les hématomes. A l'intérieur, on l'employait dans la diarrhée, la dysenterie, les hémorragies, la fièvre intermittente. La racine se prenait en poudre : 2 à 4 grammes ; la décoction : 60 grammes de poudre dans 1 litre d'eau, à la dose de 30 à 60 grammes, comme tonique astringent. Son usage persistait, à la fin du XIXème siècle, en décocté, comme astringent. Fracastor, *Les trois livres*, 280, 328, 360, 369 notes ; Matthiole, *Ibid.*, 541 ; Fuchs, *Ibid.*, 184 ; Renou, *Ibid.*, 332-333 ; Vitet, *Ibid.*, 296 ; Gubler, *Ibid.*, 359 Mérat, de Lens, *Ibid.*, **5**, 490-491 ; Dorvault, Würtz, *Ibid.* 971.

Torpille. La *Raïa torpedo* L., était connue de Galien (129-201), qui la prescrivait, appliquée sur les parties malades, pour en chasser la douleur. Matthiole (1500-1577) écrivait : *La torpille de mer apliquee aux douleurs de teste qui ont long tems duré, appaise la vehemence du tourment : appliquee au fondement le fait rentrer dedans, & empesche qu'il ne tombe,* ce qu'il contestait. On connaissait depuis Aristote (-384/-322), et Pline (23-79) en parlait, cette vertu mystérieuse qu'elle avait d'engourdir ses proies avant de les dévorer, mais également la main du pécheur qui la saisissait. Nicolas Lémery (1645-1715) la recommandait contre toutes les algies mais particulièrement contre celles de la tête. Matthiole, *Ibid.*, 212-213 ; Lémery, *Dictionnaire univ.*, 766 ; Mérat, de Lens, *Ibid.* **6**, **8**.

Toute-bonne : voir androsemum.

Tragacanthum : voire gomme adragante.

Trèfle. Ancien *Trifolium pratense* Matth., *Trifolium pratense* L., pour les Modernes, le plus commun, à fleurs rouges, était utilisé par voie buccale ou en topique contre les inflammations. Fracastor (1478-1553) recourait au trèfle soit en décoction, soit en sirop, dans les mêmes indications que les pierres précieuses, les argiles ou même la bistorte ou l'oseille, pour contenir l'infection par des substances froides et sèches dès ses premières manifestations. Il l'utilisait pareillement contre le typhus, la peste et la lèpre pour ses qualités sudorifiques et antiseptiques. Pierre André Matthiole (1500-1577) lui attribuait de multiples propriétés thérapeutiques : *La graine & les feuilles beuës en eau sont bones à la pleuresie, à la difficulté d'urine, au mal caduc, aux commencements des hydropisies, aux suffocations de* *matrice : elles provoquent les menstrues … Les feuilles pilées & beuës avec vinaigre miellé servent contre les piqueures de serpens ... On use de la racine aux antidotes.* Leonhard Fuchs (1501-1566) le considérait comme légèrement astringent (provoquant une rétraction des parties qu'il touchait et ralentissant ou arrêtant les évacuations), modérément dessicatif (desséchant les ulcères en absorbant le pus ou en arrêtant sa sécrétion), digestif (désagrégeant et dispersant les matières stagnant dans les tissus) ce qui en faisait un bon anti-inflammatoire. Schröder (1600-1664) estimait que la présence en abondance d'un sel âcre et volatil dans ces plantes les destinait au traitement de l'hypocondrie, de la colique et des *autres affections qui dépendent de l'acide des premières voies.* Lémery (1645-1715) considérait le *Trifolium pratense* comme détersif (qui nettoyait plaies et ulcères), humectant (qui augmentait la liquidité du sang), rafraîchissant (qui diminuait la température du corps), adoucissant, anti-inflammatoire pris en externe comme en interne. Dans le trèfle des prés, *Trifolium pratense, Trifolium repens*, c'était la fleur et les feuilles qui intéressaient Vitet (1738-1809). Les fleurs, car on les prescrivait dans la toux catarrale et dans l'asthme ; les feuilles, car leur suc apaisait un peu la soif des fébricitants et guérissait les pertes blanches, mais n'avait en revanche aucune action sur les *taches des yeux* ou les hémorroïdes. Jourdan (1788-1848) employait l'herbe fleurie avec ce commentaire laconique : *On prétend qu'elle est un peu laxative.* Fracastor, *Les trois livres*, 239, 271, 280, 293, 363 ; Matthiole, *Ibid.*, 491 ; Fuchs, *Ibid.*, 559-560 ; Schröder, *Ibid.*, 532 ; Lémery, *Ibid.*, 790-791 ; Vitet, *Ibid.*, 356 ; Jourdan, *Ibid.* **2**, 628.

Trifolium acetosum, Le *Trifolium acetosum* était identifié comme étant l'*Oxalis Acetosella* L., par François V. Mérat (1780-1851) et Adrien de Lens (1786-1846), dans leur *Dictionnaire universel de matière médicale*, en 1834. Connue de Pline (29-79) qui la nommait oxys, la petite oseille ou surelle ou alleluia ou pain de coucou, fortifiait le cœur, excitait l'appétit, résistait au venin et à la corruption, arrêtait diarrhées et saignements, préservait de la peste et du scorbut. Elle était encore utilisée pour combattre les hémorragies, à la fin du XIXème siècle. Dom Alexandre, *Ibid.,* p. 502 ; Mérat, de Lens, *Ibid.,* **5**, 132, **6**, 769. Voir : Alleluia.

Triphera ou tryphora magna. Selon Brice Bauderon (1539-1623), *elle est propre contre les maladies de la matrice, provenans de la froidure, avec une décoction convenable. On l'applique en forme de pessaire avec la poudre d'armoise et l'huile de muscade et aux maladies d'estomach (dont elle corrobore la débilité) avec du vin à jeun. Elle arrête le flux immodéré du ventre et les hémorroïdes, guérit la cachexie, cuit les humeurs cruës et fortifie la vessie.* Jean de Renou (1568-1620) la rangeait dans les opiats purgatifs, aux côtés du *diaprunum* dont nous avons parlé, comme une variété simplifiée de thériaque, sans vin ni miel. Le nom de cette préparation, nous apprenait James (1705-1776), venait du fait qu'elle embellissait la couleur du corps, qu'elle parfumait l'haleine, qu'elle empêchait la putréfaction des humeurs, qu'elle mettait le corps en *embonpoint* (bonne santé). Ses vertus en faisaient un spécifique des fièvres pestilentielles et de la peste elle-même. Mais elle était prescrite de surcroît pour purifier le sang, pour les fièvres aigües, pour les intempéries chaudes de l'estomac et du foie, pour celles dues à une chaleur humorale contre nature, pour les épanchements d'humeurs bilieuses. Elle ne comportait pas moins de vingt-huit ingrédients, à la dose *de chaque, une dragme* : opium, cannelle, clous de girofle, galanga, spicanard indien, zédoaire, gingembre, costus, styrax, cyprès, jonc aromatique, racine d'iris, peucedanum, galanga, mandragore, roses rouges, spicanard celtique, poivre, anis, ache, persil, fenouil, carotte, sinonus, jusquiame, hysoppe, basilic, dans dix onces et demie *du meilleur miel*. Elle était encore mentionnée dans le Dorvault de 1898. Bauderon, *Ibid.*, 332-334 ; Renou, *Ibid.*, 115 ; James, *Ibid.*, **6**, 431-432 ; Dorvault, Würtz, *Ibid.*, 449.

Trochisque. Les trochisques, ou pastilles, étaient composés de substances sèches pulvérisées et malaxées dans un liquide, le plus souvent de l'eau ou du vin avec, comme excipient, un mucilage ou de la mie de pain. On leur donnait ensuite la forme cubique, conique, pyramidale ou celle d'une tablette, ou d'une pilule. Après séchage, on les conservait dans des petits pots. C'était l'absence de sucre qui les distinguait des pastilles ou des tablettes. Renou, *Ibid.*, 119-120.

Trochisques d'Andron. Ils étaient astringents et contenaient de l'alun, de l'ammoniaque, du colcothar, de la myrrhe, de l'encens etc. Fracastor (1478-1553) les utilisait pour le traitement des infections débutantes et de la lèpre. Fracastor, *Ibid.*, 237, 362, 368.

Troène. On employait les feuilles et les fleurs du *Ligustrum vulgare* L, pour leurs vertus astringentes (qui provoquaient une rétraction des parties qu'elles touchaient et ralentissant ou arrêtant les évacuations), desséchantes (qui tarissaient les ulcères en absorbant le pus ou en arrêtant sa sécrétion), détersives (qui nettoyaient plaies et ulcères) et fluidifiantes. Sur les conseils de Fracastor (1478-1553), on disposait des fleurs de troène dans la chambre des pestiférés de la même manière qu'on pouvait y installer des roses, des nénuphars ou des violettes, leurs parfums purifiant l'atmosphère. On confectionnait un gargarisme destiné à cicatriser les ulcères syphilitiques de la bouche et du pharynx avec une décoction de troène additionnée de grenade, de plantain et d'alun. Selon Fuchs (1501-1566) le troène avait le même *tempérament* que le cyprès c'est-à-dire froid et desséchant, doué de vertus cicatrisantes de la bouche et du pénis du fait de son astringence. Il rappelait que Pline prescrivait le jus de troène pour les affections des tendons et des articulations et recommandait les grains des grappes ou les feuilles pour traiter les pédiculoses. Matthiole (1500-1577) recommandait la décoction des feuilles pour traiter les brûlures, les inflammations et le charbon. Il affirmait que la macération des fleurs dans de l'huile longtemps exposée au soleil produisait un onguent bon pour les plaies. La macération des fleurs dans de l'eau donnait un breuvage qui calmait les flux de ventre et de matrice, et qui était bon pour les crachements de sang. Feuilles et fleurs étaient prescrites en gargarisme, contre les pharyngites, les aphtes et les gingivites, notamment scorbutiques. Haller (1708-1777) ne l'employait qu'à usage externe : l'infusion des feuilles, astringente, il la prescrivait en gargarisme et en bains de bouche, dans les angines oedèmateuses et dans les gingivites scorbutiques ; en injection urétrale, il la conseillait dans les blénorragies. L'huile dans laquelle on avait fait macérer ses fleurs servait à cicatriser les glossites. Vitet (1738-1809), après avoir énuméré les supposées vertus thérapeutiques des feuilles, des fleurs et des baies du troène pour traiter scorbut et diarrhée, précisait qu'on en faisait certes grand cas, mais ajoutant, avec son scepticisme habituel : *Toutes ces propriétés paroissent très-incertaines.* Au XIXème siècle, Jourdan parlait succinctement du *Ligustrum vulgare* L. comme d'un léger astringent peu usité. Mérat (1780-1851) et De Lens (1786-1846), en 1832, plus bavards, nous apprenaient que les feuilles du troène étaient amères et styptiques (astringentes), que ses fleurs blanches, chantées par Virgile, *Alba ligustra cadunt* (Tombent les blanches fleurs du troëne), étaient détersives (nettoyant plaies et ulcères) et vulnéraires (cicatrisant des plaies), que leur décoction était usitée dans les maux de gorge, les aphtes, les ulcères scorbutiques de la bouche pour raffermir les gencives. Enfin, le Dorvault de 1898, rejoignait Jourdan et se contentait de résumer les vertus thérapeutiques en une ligne : *Les feuilles et les fleurs passent pour astringents légers…* Fracastor, *Les trois livres*, 285, 353 ; Fuchs, *Ibid.*, 335-336 ; Matthiole, *Ibid.*, 126-127 ; Lémery, *Dictionnaire univ.*, 435 ; Haller, *Ibid.*, 157-158 ; Vitet, *Ibid.*, 287 ; Jourdan, *Ibid.*, **2**, 631 ; François V. Mérat et Adrien De Lens, *Ibid.*, **4**, 114 ; Dorvault, 1898, *Ibid.*, 973.

Tubéreuse. La tubéreuse, *Polyanthe tuberosa* L., est une amaryllidacée, autrefois classée dans les liliacées, originaire de l'Inde. Nicolas Lémery (1645-1715) qui l'appelait *Hyacinthus Indicus tuberosa radice* considérait sa fleur comme contenant beaucoup d'huile exaltée ou spiritueuse, d'où son parfum, sa racine comme *détersive, astringente, dessicative, résolutive* et ses feuilles, comme *styptiques et acides*. Pour lui, elle était beaucoup plus utilisée par les parfumeurs que par les médecins. Julien Joseph Virey (1775-1845) lui attribuait les mêmes propriétés qu'au narcisse des prés, c'est-à-dire, une action vomitive et antispasmodique. Roques (1772-1850) avait observé que *les émanations de la tubéreuse sont une espèce de poison narcotique ; elles attaquent le système nerveux, produisent l'engourdissement et la céphalalgie*. Lémery, *Dictionnaire univ.*, 374 ; Virey, *Ibid.*, 156 ; Roques, *Ibid.*, **1**, 123 ; Mérat, de Lens, *Ibid.*, **5**, 421-422.

Turbith minéral. Le sulfate jaune de mercure était connu de Paracelse (1493-1541) et d'Oswald Croll (1560-1609). Il était *propre aux fièvres tierces, bâtardes et quartes, à la vérole et à la gale et aux maladies où il y a grande corruption d'humeurs*, selon Brice Bauderon (1539-1623). Sa formule, sulfate basique de mercure, tenue secrète jusque-là, ne fut donnée qu'en 1608, par le chimiste Jean Béguin (?- ?). Vitet (1738-1809) parlait de Turbith minéral, de Précipité jaune, de *Turpethum minerale* et écrivait, en 1780 : *Il fait saliver, il cause une douleur plus ou moins vive dans la région épigastrique, ; souvent il donne des coliques aiguës, il purge avec violence ; rarement il guérit la vérole, pour l'ordinaire il en pallie les symptomes : il fait mourir les vers ascarides, lombricaux & cucurbitins contenus dans les premieres voies ; souvent il a préservé de la rage les personnes mordues par des bêtes enragées.* Puissant vomitif et purgatif, il devint inusité dès le XIXème siècle, sauf en topique, dans l'herpès. Bauderon, *Ibid.*, 899 ; Vitet, *Ibid.*, 211 ; Pereira, *Ibid.*, **1**, 617 ; H. Nothnagel, M.J. Rossbach, *Ibid.*, 164 ; Dorvault, Würtz, *Ibid.*, 912. Voir cinabre, mercure.

Turbith végétal. Le turbith, *Convulvulus turpethum* L. ou *Ipomoea turpethum* R. Br., est une plante à l'aspect de liseron, qui pousse en Extrême-orient, en Australie et en Océanie. Identifié pour la première fois par Cristobal Acosta (1540-1599), pendant son séjour aux Indes Orientales, il était employé dans les maladies chroniques, les affections séreuses, la goutte, la paralysie. Purgatif drastique, sa racine entrait dans la composition de l'eau-de-vie allemande avec le jalap et la scammonée. Barbier (1780-1865), qui rapprochait ses effets de ceux du Jalap, avait signalé, dès 1824, les variations considérables de sa teneur en principes résineux et l'instabilité de ses effets purgatifs, de toutes façons violents quand ils étaient présents, mais qui néanmoins l'avaient fait abandonner des praticiens. Appréciation corroborée par Adolphe Gubler (1821-1879), selon lequel le turbith était tombé en désuétude dès le XIXème siècle. Barbier J.B.G., *Ibid.*, **3**, 41 ; Mérat, de Lens, *Ibid.*, **2**, 412 ; Gubler, *Ibid.*, 358 ; Dorvault, Würtz, *Ibid.*, 948 ; Perrot, *Ibid.*, **2**, 1843-1845.

Tussilage, *Tussilago Farfara* L., ou, pas-d'âne, herbe aux pattes, herbe de saint Quirin. De temps immémoriaux, les fleurs séchées de tussilage étaient recommandées pour calmer la toux, lutter contre l'essoufflement, faciliter l'expectoration. Les feuilles étaient prescrites dans les épanchements de la plèvre et dans la phtisie pulmonaire. Fracastor (1478-1553) prescrivait contre la phtisie avancée, *quand le mal est passé dans le poumon, qui, ou aura contracté un ulcère, ou sera déjà parvenu à un certain état de flaccidité*, une décoction de racines de tussilage et de dracunculus, de têtes d'iris sauvage, d'hématite, de terre de Lemnos, de bol d'Arménie, de grande consoude, de guimauve et de bois de gaïac. Fuchs (1501-1566) attribuait au tussilage un *tempérament* un peu ambivalent : *Les feuilles verdes de Pas* *d'Asne ont une admistion de substance aqueuse : tellement que par cest raison elles peuvent estre dictes froides, & humides. Mais elles sont plus acres, estans seches : & par ce chaudes ... Les fueilles de Pas d'Asne, broyées & avec miel appliquées, remedient aux Erisipelles, & à toutes inflammations. Ces mesmes seches, bruslees, guerissent ceux, qui sont vexez de seche toux, & de difficulté d'aleine, quant par un entonnoir, ils en reçoivent la fumée, la bouche ouvert. Elles rompent les abcés du Thorax. Lamesme peut la racine, prise en parfum. Et jette hors la portee de l'enfant mort, cuicte en eau miellee, & prinse en breuvage.* Schröder (1600-1664) proposait de fumer dans une pipe un mélange de feuilles de tussilage hachées avec de la poudre de succin et des grains d'anis pour arrêter les catarrhes qui tombaient sur la trachée ou les poumons. Vitet (1736-1809) la considérait comme un bon expectorant dans l'asthme, la phtisie, la péripneumonie, la toux catarrhale. William Cullen (1712-1790) et Louis Alibert (1766-1837), doutaient de son efficacité dans le traitement de la tuberculose. Le tussilage faisait partie des quatre fleurs pectorales (spécifiques des affections du poumon) avec le bouillon blanc, le coquelicot, la mauve et on l'utilisait encore au XIXème siècle, dans ce mélange, comme antitussif et expectorant. Fracastor, *Les trois livres*, 304 ; Fuchs, *Ibid.*, 107 ; Schröder, *Ibid.*, **1**, 536 ; Vitet, *Ibid.*, 149 ; Renou, *Ibid.*, 407 ; Alibert, *Ibid.* 1, 577-578 ; Mérat, de Lens, *Ibid.* **6**, 792-794 ; Gubler, *Ibid.*, 360.

Tuthie. La tuthie, cadmie des fourneaux, oxyde de zinc impur, selon Mérat et de Lens, pompholix de Galien, quand il s'agissait d'oxyde de zinc pur, pompholix de Dioscoride (1er siècle) qui désignait deux substances : la tuthie grasse couleur d'airain, la meilleure, et la tuthie blanche et légère, de moindre qualité. Les Anciens l'utilisaient en applications externes, dans les maladies oculaires. *Porphyrisée*, écrivait Vitet (1738-1809), *elle est indiquée dans la chassie, l'ophtalmie, l'inflammation ancienne du bord des paupières, les excoriations de la peau ; les ulceres séreux, principalement ceux du visage & des jambes. Il est douteux si elle l'emporte en activité sur les fleurs de zinc, pour combattre ces especes de maladies ; si elle repercute les hemorroïdes, & si elle tend à consolider les plaies récentes & superficielles.* Vitet, *Ibid.*, 260 ; Mérat, de Lens, *Ibid.*, **6**, 992-993.

U

Urine. *Il est bon à toute personne de boire son urine contre les morsures des vipères, contre les poisons, & au commencement de l'hydropisie,* conseillait Matthiole (1500-1577) qui précisait : *La fomentation d'urine est bonne contre les morsures de vipères, du scorpion, & dragons marins.* On conseillait de traiter les morsures de chien par l'urine de chien et l'on disait qu'en y ajoutant du nitre on guérissait les lèpres et le prurit. L'urine des adolescents palliait la dyspnée. L'urine d'âne était bénéfique aux maux de reins. On se servait de l'urine humaine ou animale, tant en applications externes qu'en utilisation interne. Elle était considérée comme incisive (qui divisait les humeurs épaissies), atténuante (qui fluidifiait les humeurs), résolutive (qui dissipait les engorgements) et détersive (qui nettoyait les plaies et les ulcères). De Meuve (?- ?) prétendait, en 1678, dans l'édition originale de son *Dictionnaire pharmaceutique,* que toutes les urines étaient chaudes, que celle de l'être humain était aussi chaude que celle du cochon mais beaucoup moins que celle du sanglier qui était lithontriptique. Néanmoins, nonobstant les vertus vermifuges des urines chez les jeunes enfants, se ralliant à Galien, il préférait éviter leur emploi médical, estimant que *ces medicamens facheux à prendre, sont plus propres à des gens supersticieux, qu'à de vrays médecins, veu qu'il y a tant d'autres remedes, dont on peut plus aisement user dans les maladies que de semblables ordures, & vilanies.* Voici ce qu'écrivaient encore, en 1831, François Victor Mérat (1780-1851) et Adrien Jacques de Lens (1786-1851) à propos de l'utilisation de l'urine humaine : *L'urine humaine, encore fort en usage parmi le peuple, non seulement à l'extérieur, mais aussi à la dose de 4 à 6 onces, comme breuvage, malgré le dégoût qu'elle inspire, a été particulièrement indiquée, sous la première forme, dans le traitement des affections de la peau et des yeux, des tumeurs de toutes sortes, même cancéreuses et goutteuses, dans la gangrène, les plaies venimeuses ...* Matthiole, *Ibid.*, 265-266 ; De Meuve, *Dictionnaire pharmaceutique ou plûtost apparat medico pharmaco-chymique, dans lequel est contenu en Françoys par demande & reponse, sur chaque diction latine, range par alphabet, tout ce qui concerne la pharmacie ...,* Paris, 1678 ; Dom Alexandre, *Ibid.*, 811 ; Mérat, de Lens, *Ibid.*, **3**, 521.

Usnée du crâne humain. Il s'agissait d'un lichen, *Parmelia saxatilis* Ach., récolté sur le crâne des pendus et qui se vendait à prix d'or comme traitement de l'épilepsie et des saignements de nez. Il croissait sur les crânes humains exposés à l'air et le plus réputé venait d'Angleterre et d'Irlande. Pomet (1618-1699) expliquait que l'usnée était une mousse verte qui se développait sur le crâne décomposé des pendus laissés longtemps aux fourches patibulaires. Il disait avoir vu à Londres des têtes ainsi accommodées en montre dans les vitrines de certains apothicaires ! On l'utilisait notamment pour *l'onguent sympatatique* ou *constellé* pour guérir le *mal caduc* (épilepsie). En 1745, Robert James (1705-1776) lui consacrant un article de son *Medicinal dictionary*, écrivait : *Différents auteurs recommandent la mousse qui croît sur le crâne des cadavres qui ont demeuré longtemps exposés à l'air, comme extrêmement salutaire dans plusieurs maladies. Par exemple, ils l'estiment propre pour l'épilepsie aussi bien que pour les maladies du cerveau, pour les hémorragies et les dysenteries. On la prescrit, intérieurement ou extérieurement, seule ou mêlée avec d'autres substances ; on la porte aussi en forme d'amulette. Elle entre dans la composition de l'unguentum armarium, magneticum et sympathethicum. Elle produit son effet dans les hémorragies, pourvu qu'on la tienne seulement dans la main et Boyle nous apprend, dans ses Spécifiques, qu'il vint à bout de se guérir par ce moyen d'une hémorragie de nez. Junker, in Therap. assure qu'elle rend le corps d'une dureté à l'épreuve du mousquet. Quelques-uns veulent que l'usnée ait beaucoup plus de vertus quand elle a été recueillie sous un certain aspect des astres ; lors, par exemple, que la lune entre dans son plein dans la maison de Vénus, ou qu'elle est dans celle des poissons, du taureau et des gémeaux. D'autres affirment que la meilleure usnée est celle qui se trouve sur le crâne des pendus ; mais Paracelse prétend que celle des personnes qui ont été exposées sur la roue n'est pas moins bonne*. En 1850, François Dorvault en rappelait encore le souvenir dans *L'officine*, à l'article Lichen et la classait comme *Usnea plicata*. La superstition voulait qu'elle fût habitée par l'esprit vital issu du cerveau du défunt. Pomet, *Ibid.*, 7-8 ; James, *Ibid.*, **6**, 834-835 ; Jourdan, *Ibid.*, **1**, 715 ; Dorvault, *L'officine*, 1850, 351 ; Guibourt, *Ibid.*, **2**, 60.

V

Valériane, *Valeriana officinalis L.*, valériane sauvage, Phu. C'était sous ce nom de Phu que Fracastor (1478-1553) préconisait la décoction de la valériane dans les infections au début. Fuchs (1501-1566) l'appelait Valerienne et rappelait que les Latins la désignaient sous la double dénomination de *Phu* ou de *Nardus sylvestris*. De *tempérament*, elle était chaude et sèche au second degré. Gaspard Bauhin (1560-1624), tout comme Fracastor du reste, parlait de *Phus magnus, minus et minimum* et renvoyait à Matthiole (1500-1577) pour ses qualités thérapeutiques que celui-ci énumérait ainsi : diurétique, bonne pour la douleur du côté, emménagogue (provoquant les règles), alexitère (contrepoison), efficace contre la peste et les piqures d'animaux venimeux. On disait de la petite valériane qu'elle exerçait un pouvoir irrépressible chez les chats. De Meuve (?- ?) en connaissait également de trois sortes : la grande, la moyenne et la petite. La grande était la meilleure. Selon Jean de Renou (1568-1620), la petite valériane *a une vertu échauffante* (substance médicamenteuse qui excitait l'action organique, accélérait la circulation et augmentait la chaleur animale) *et alexitère* (contrepoison) *; voilà pourquoi quelques-uns l'appellent thériacale, aussi on la mêle souvent parmi les antidotes ; outre-ce, elle a la propriété de provoquer les urines et les menstrues.* On utilisait, le plus souvent, un infusé des racines. La valériane était considérée, jusqu'au début du XXème siècle, comme un antispasmodique puissant, destiné essentiellement à traiter les maladies nerveuses. On la disait fébrifuge, sédative, antihystérique et surtout antiépileptique : Lazare Rivière (1589-1655) semblait en avoir parlé le premier et Domenico Panaroli (1587-1657) l'avoir expérimentée avec succès. Pierre Pomet (1658-1699), la recommandait dans les maladies des femmes, mais aussi dans l'asthme, la toux, l'hydropisie, les obstructions hépatiques et l'épilepsie. Haller (1708-1777) ne dérogeait pas à ce qui était pour lui une évidence : la valériane était un puissant antiépileptique : *J'ai guéri complettement avec le suc de la racine de Valériane, une demoiselle de condition, qui étoit véritablement épileptique et des accès de laquelle j'avais été témoin.* Il utilisait également l'huile distillée de valériane. A l'appui de sa conviction, il citait Simon Auguste David Tissot (1728-1797) qui était le plus catégorique : *La valériane est devenue le remède de confiance de tous les médecins éclairés : je lui dois la guérison d'un grand nombre d'épilepsies essentielles. Je suis* *persuadé que quand elle ne guérit pas, c'est parce que le mal est incurable.* Au siècle suivant, dès 1808, Jean Louis Alibert (1766-1837) ne partageait plus cet engouement et constatait son inefficacité, chaque fois qu'il l'avait utilisée dans cette indication. En 1839, Jonathan Pereira (1804-1853) partageait la même opinion. Enfin, Adolphe Gubler (1821-1879), en 1866, émettait ce jugement définitif : *En somme, malgré l'exemple fameux de Fabius Columna* (célèbre guérison de ce membre d'une illustre famille napolitaine), *la valériane est d'une faible ressource contre l'épilepsie proprement dite : les succès qu'on a obtenus se rapportent à des cas d'hystérie épileptiforme.* Jean-Baptiste Fonssagrives (1823-1884), en 1866, lui reconnaissait trois propriétés : antispasmodique, dépresseur de la soif et régulateur du système nerveux. Fracastor, *Les trois livres*, 238 ; Matthiole, *Ibid.*, 32-33 ; Bauhin, *Ibid.*, 262-263 ; De Meuve, *Ibid.*, 615 ; Haller, *Ibid.*, **1**, 68, 69 ; Tissot, *Traité de l'épilepsie*, Lausanne, 1770, 309 ; Renou, *Ibid.*, 376 ; Pomet, *Ibid.*, **1**, 84 ; Mérat, de Lens, *Ibid.* **6**, 830-836 ; Alibert, *Ibid., 2*, 126-127 ; Pereira, *Ibid.*, **2**, 418 ; Gubler, *Ibid.*, 363 ; Fonssagrives, *Ibid.*, **2**, 706.

Vautour. Pour Schröder (1600-1664) tout était bon dans le vautour : la chair pour traiter la migraine, toutes les céphalées et l'épilepsie ; la graisse, pour les affections du système nerveux ; la substance cérébrale qui, mise dans les narines, palliait la faiblesse de la tête ; la bile qui, prise avec du vin, guérissait l'épilepsie. Il rapportait un on-dit selon lequel *les plumes ou pennes, liées sous la plante des pieds, font sortir d'abord le fétus, ainsi que la fiente par son odeur.* Le vautour figurait dans beaucoup de traités de pharmacie ancienne. On utilisait sa chair pour les maladies du cerveau et de la peau, sa graisse pour celles des nerfs, sa cervelle, comme stimulant intellectuel, sa bile comme collyre pour éclaircir la vue et l'odeur de ses excréments comme abortif ou ocytocique. Schröder, *Ibid.*, 164 ; James, *Ibid,* **6**, 1090 ; Mérat, de Lens, *Ibid.*, **6**, 951.

Ventouses. Les ventouses étaient en verre, en terre, en bois, en corne, en argent ou même en or ! Connues dès l'Antiquité, elles étaient appliquées sur le côté droit ou gauche selon l'organe atteint, foie ou rate. Elles pouvaient être scarifiées, c'est à dire posées au niveau d'une incision faite au préalable sur la peau, jouant alors le rôle de la saignée : révulsion et dérivation. Paré, Malgaigne, *Ibid.*, **2**, 522-523.

Veratrum album : voir hellébore.

Verge d'or. La verge d'or ou *Solidago virga aurea* L, était réputée comme vulnéraire (qui cicatrisait les plaies), diurétique et lithontriptique (qui brisait les lithiases). Les alchimistes l'utilisaient dans la recherche de la pierre philosophale. Bauhin (1560-1624) rapportait l'usage des chirurgiens allemands qui l'utilisaient en interne pour cicatriser les fistules ou les blessures internes et qui l'employaient aussi en topique. Elle constipait en lavement ou en breuvage. Les bains de bouche ou les gargarismes de sa décoction cicatrisait les ulcères buccaux, les gingivites, les angines et toutes les maladies de la bouche. Le Dorvault la mentionnait encore comme diurétique inusité, à la fin du XIXème siècle. Bauhin, *Ibid.*, 2, 493 ; Panckoucke, *Ibid.*, **57**, 194-195 ; Bossu, *Ibid.*, **2**, 487 ; Dorvault, Würtz, *Ibid.*, 980.

Verdet. Le vert-de-gris, *aerugo*, verdet, était un acétate de cuivre, plus ou moins basique dû à l'oxydation de lames de cuivre immergées dans du marc de raisin. On l'appelait aussi *aes viride* ou *verde rame* selon Matthiole (1500-1577). Il n'était utilisé qu'en applications externes, dans les onguents ou les emplâtres, en raison de sa toxicité. Fracastor (1478-1553) le prescrivait quand la *matière a déja commencé à être infectée.* Et tout particulièrement dans la vérole, il l'utilisait, en décoction avec l'alun, pour désinfecter les organes génitaux immédiatement après un rapport sexuel contaminant. Il le préconisait enfin associé à l'alun et à la sandaraque, en application sur les gommes syphilitiques. Mais on soulignait sa causticité : *Le verdegris se montre acre au gouster, il resout, diminue, consume non seulement la chair tendre, ains aussi la dure*, disait Matthiole, qui employait ses qualités détersives (nettoyant plaies et ulcères) sur certaines lésions cutanées : *Tout verdegris restraint, attenue, eschauffe, guerit les cicatrices des yeux, en fait sortir les larmes, reprime les ulceres corrosifs, contregarde les plaies d'inflammation, cicatrise les ulceres incorporé avec huile & cire, cuit avec miel oste les callosités, & mondifie les ulceres sales* ... Il entrait dans la composition de l'onguent égyptiaque avec le miel, l'alun et le vinaigre, onguent réputé efficace contre la gangrène, la suppuration et toute pourriture. Le verdet favorisait la détersion rappelait Vitet (1738-1809) mais, intérieurement, le verdet & les crystaux de Vénus (symbole alchimique du cuivre) étaient un poison. Néanmoins il le prescrivait dans les *ulcères dont les chairs sont molles, spongieuses, élevées & arrosées d'un pus séreux ou sanieux* ; dans les *ulcères de la cornée* et dans les *ulcères de jambe. L'Officine* de 1898 le proposait encore en collyre dans les ulcérations de la paupière, et, à l'extérieur, *pour réprimer les chairs fongueuses, les excroissances syphilitiques.* Chauliac, Nicaise, *Ibid.*, 105 ; Fracastor, *Les trois livres*, 237, 325, 354, 368 notes ; Matthiole, *Ibid.*, 737 ; Renou, *Ibid.*, 540 ; Dom Alexandre, *Ibid.*, 466, 778 ; Quincy, *Ibid.*, 683, 769 ; Vitet, *Ibid.*, 324 ; Dorvault, Würtz, *Ibid.*, 193.

Verjus. Fracastor (1478-1553) rangeait le verjus parmi les liquides froids et secs, comme le vinaigre ou le vin d'aubépine, à utiliser au tout début des infections. Dans les fièvres vraiment pestilentes, il suggérait d'accommoder les mets en les arrosant de verjus ou de vinaigre. Le verjus, appelé également *uva acerba* (raisin âpre), omphax, *agresta*, désignait à la fois le raisin encore vert et le jus qu'on en extrayait. Il était astringent, détersif et rafraîchissant, ce qui lui permettait d'adoucir l'acreté de la bile et de réveiller les esprits, si l'on en croyait Lémery (1645-1715). Fracastor, *Ibid.*, 239, 290 ; Lémery, *Dictionnaire univ.*, 17 ; James, *Ibid.*, 537.

Vernis. Les Anciens appelaient vernis ou vernix ou *Sandaracha arabum*, une gomme-résine, tirée du grand genévrier, *Juniperus communis* L., et qui entrait dans la composition de certains emplâtres. Matthiole (1500-1577) écrivait à ce propos : *Le genevrier produit une gomme semblable au mastic, qu'on nomme Sandaracha ou vernix ... Il y en a qui pensent que Sandaracha des Arabes n'est pas gomme de genevrier, ains d'Oxycedre, c'estadire du cedre pointu. A l'opinion desquels volontiers je m'accorde : car il y a bien peu qui n'estiment que l'oxycedre ne soit le grand genevrier ...* Cette gomme précisait-il ... *est bone aussi aux brulures, aux douleurs & tumeurs des hemorroides ... arreste les catarres ... le flux de sang menstrual, mis dedans les fistules les deseche, & les superfluités phlegmatiques qui tiennent contre l'estomac & les boyaux si on en prend en breuvage. Il tue les vermines du ventre : il est bon aux paralysie causees d'humeurs froides : s'en parfumant la teste resout les defluxions d'icelles : si on en mange il empesche le crachement de sang, & le flus des hemorrides appliqué ...* Jean de Renou (1568-1620) estimait que la véritable sandarache n'était pas la gomme de genièvre nommée sandix par les Arabes et vernix communément : pour lui la sandarache était obtenue par cuisson de la céruse, procédé par lequel on préparait l'arsenic rouge des alchimistes, seule authentique sandaraque : il s'agissait donc du sulfure d'arsenic ou réalgar, employé par Jean de Gorris (1505-1577), probablement sous le nom de rubis arsenical, contre les ulcères et les fièvres intermittentes. Au XVIIIème siècle, le nom de *sandaracha arabum*, dite *vernix*, était réservé à une gomme-résine tirée du grand genévrier et de l'oxycèdre (cade, *Juniperus oxycedrus* L.) : elle était alors employée pour inciser, atténuer, résoudre et fortifier. On la mélangeait aux emplâtres. On admit plus tard que la sandaraque était la résine du *Thuya articulata*. Son emploi était réservé à la fabrication de vernis ou de poudres à gommer, dès le XIXème siècle. Matthiole, *Ibid.*, 98 ; Renou, *Ibid.*, 69 ; Lémery, *Dictionnaire univ.*, 783 ; Dorvault, Würtz, *Ibid.*, 819 ; Perrot, *Ibid.*, **1**, 463-464.

Véronique. Appelée aussi thé d'Europe, la *Veronica officinalis* L. a longtemps été prescrite en infusion dans la tuberculose, le catarrhe respiratoire et l'asthme. Elle était également sudorifique, diurétique, stomachique, cholagogue et expectorante. Ses propriétés astringentes la désignaient comme un topique vulnéraire hémostatique et anti-prurigineux. Pour Bauhin (1560-1624), elle était de tempérament sec et modérément chaud, amère et astringente. Il distinguait la véronique mâle de la femelle, moins efficace. L'eau distillée de la *Veronica,* infusée dans du vin, bue avec de la thériaque, était un excellent médicament contre la peste. La même eau combattait les vertiges, améliorait la mémoire, dissipait les gaz intestinaux et les humeurs grossières, purgeait l'utérus et la vessie, était sudorifique et expulsait le venin de l'organisme. Jean-Baptiste Fonssagrives (1823-1884) écrivait, en 1878, que *la véronique ... est une plante aromatique stimulante jadis très employée, aujourd'hui tombée en désuétude*. Bauhin, *Ibid.*, **2**, 448 ; Mérat, de Lens, *Ibid.* **6**, 875 ; Fonssagrives, *Ibid.*, **2**, 706 ; Dorvault, Würtz, *Ibid.*, 980.

Vers de terre. Les vers de terre, que ce soit le ver de terre commun (*allolobophora turgida*) ou le lombric rose (*lombricus rubellus*), ou encore le lombric brun (*lumbricus castaneus*), jouissaient d'une grande renommée en thérapeutique. Les Anciens, dont Aristote (-384/-322), pensaient qu'ils naissaient spontanément de la pourriture du bois, des fruits, des fromages et de la chair. On doutait même de leur nature animale, les comparant à des fibres issues du limon et pétries par lui. On leur attribuait le pouvoir merveilleux de recoller les plaies récentes et de souder les nerfs sectionnés. Ils étaient indiqués dans le rachitisme, la goutte, les rhumatismes, les paralysies. A l'extérieur, on les appliquait sur les panaris. Schröder (1600-1664), qui considérait les *Lumbrici* comme des insectes, rappelait leurs innombrables qualités thérapeutiques. On les utilisait intérieurement soit en les écrasant dans du vin, soit en les desséchant et en les réduisant en poudre. En topique, on en usait soit vivants en application directe sur la partie malade, soit morts, en cataplasmes. En effet, diurétiques, sudorifiques, anodins, discussifs, émollients, apéritifs, ils augmentaient la lactation, ils cicatrisaient les plaies, ils soudaient les nerfs sectionnés. On les prescrivait dans l'apoplexie, les convulsions, dans les maladies des nerfs et des muscles, les ictères, l'hydropisie, les vers parasites des enfants, la colique, la goutte, le scorbut. En externe, incorporée à de la farine chaude, leur poudre apaisait les douleurs gouttcuses et leurs cendres mise au creux d'une dent modérait les odontalgies. Renou, *Ibid.*, 594-595 ; Schröder, *Ibid.*, **2**, 218.

Vert-de-gris. Voir : verdet.

Verveine, *Verbena officinalis* L., verveine commune, l'herbe aux enchantements, était une plante magique que les druides récoltaient avec une truelle d'or. Fracastor (1478-1553) dans ses *Trois livres sur la contagion* n'oubliait pas de la faire figurer entre le phu et le séné pour prévenir les infections débutantes puis, entre le lentisque et la syderitis, pour dissoudre cette matière lourde et sordide qu'engendrait la redoutable vérole. Matthiole (1500-1577) écrivait à son propos : *Il n'y a herbe qui tienne plus de la noblesse romaine, que l'herbe sacrée, qu'aucuns appellent Peristereon, les Latins verbenaca. C'est l'herbe que les Ambassadeurs portent vers l'ennemi.*

La table de Jupiter est nettoyée de cett'herbe, les maisons en sont purgées & benittes ... Les magiciens sont bien plus enragés après cett'herbe, disant que ceux qui se frottent de cett'herbe obtiennent tout ce qu'ils desirent, qu'elle chasse les fievres, fait que les personnes s'entr'aiment, & qu'elle guerit toute maladie. Chez les Germains, les prêtresses s'en couvraient et l'on recourait à l'herbe aux enchantements pour pratiquer la divination et prédire l'avenir. En thérapeutique, elle était essentiellement utilisée, en raison de sa nature chaude et dessicative (qui desséchait les ulcères en absorbant le pus ou en arrêtant sa sécrétion), dans les douleurs céphaliques de cause froide. Dépouillée de ses attributs sacrés, à l'instar de la sauge, elle survivra chez les herboristes comme tisane somnifère et, bouillie avec du vinaigre, comme cataplasme dans les pleurésies. Sa tisane se donnait comme stomachique et diaphorétique (qui provoquait la transpiration). Elle desséchait et resserrait, affirmait également Fuchs (1501-1566) qui la recommandait pour traiter le feu Saint-Antoine (ergotisme), les morsures de serpents et des bêtes rampantes, la ladrerie (lèpre), les fièvres quotidianes ou quartes, l'épilepsie. Pour l'anecdote, Fuchs affirmait : *On dit que si on arrouse une salle de l'eau, ou la vervaine aura trempé, ceux qui assisteront au bancquet, s'en trouveront tous resjouis.* Gaspard Bauhin (1560-1624) conseillait sa décoction dans du vin pour *désoppiler* autrement dit lever les obstructions du foie, des reins et des poumons. Il ajoutait que *l'eau distillée au mois de juin, en prenant 3 onces le matin & le soir pendant huit jours, guerit l'epanchement de bile, & resiste aux venins, & à la peste.* Vitet (1738-1809) déniait toute activité thérapeutique démontrée à la *Verbena officinalis* : qu'elle favorise l'expectoration, qu'elle soit efficace dans la guérison des inflammations pulmonaires, qu'elle lève les obstructions du foie et de la rate, qu'elle soit vermifuge, qu'elle traite les lithiases biliaires, qu'elle cicatrise les plaies, qu'elle calme les céphalées et les conjonctivites, bien malin qui pourrait l'affirmer en l'absence de preuves expérimentales ! Quel avenir connut cette plante magique, célébrée par les druides, réputée pour avoir la propriété magique de susciter l'amour et de produire des ensorcellements, l'*Herbe sacrée,* l'*Herbe à tous les maux* ? Le Dorvault de 1898 consacrait son abandon par les médecins en rappelant qu'elle était *inusitée aujourd'hui, si ce n'est chez les gens de la campagne, qui font bouillir les feuilles avec du vinaigre et les appliquent ensuite sur le point douloureux dans la pleurésie.* Mais laissons à Gubler (1821-1879) le mot de la fin : *Somme toute, la verveine est une plante simplement amère et légèrement tonique, qui ne se distingue par aucune vertu spéciale.* Fracastor, *Les trois livres*, 238, 328 ; Matthiole, *Ibid.*, 589 ; Fuchs, *Ibid.*, 408-409 ; Bauhin, *Ibid.*, 2, 494 ; Dom Alexandre, *Ibid.*, 787 ; Vitet, *Ibid.*, 273 ; Gubler, *Ibid.*, 369 ; Dorvault, Würtz, *Ibid.*, 981.

Vésicatoires. Les vésicatoires étaient des substances qui, appliquées sur la peau, déterminaient un décollement de l'épiderme avec formation d'une vésicule. L'objectif était toujours de dériver les humeurs de l'organe malade, par exemple l'œil, vers un pont éloigné, comme la nuque. On utilisait souvent les cantharides ou la racine de renoncule. Leur emploi s'était perpétué au XIXème siècle et au-delà. Renou, *Ibid.*, 222 ; Dorvault, Würtz, *Ibid.*, 981-983.

Vigne. Froides et sèches, telles étaient les feuilles de la vigne. Chaudes et humides, telles étaient ses grappes dorées au soleil et gorgées de sucre. Déshydratés, ces grains devenaient alors soudainement chauds et secs, du moins était-ce ainsi que Bauhin (1560-1624) les voyait. Broyées, les feuilles calmaient la céphalée, elles resserraient, rafraîchissaient aussi et leur suc étant bu était bénéfique à ceux qui présentaient des hémoptysies mais également calmait les nausées des femmes enceintes. La gomme qui sourdait des ceps, bue dans du vin, favorisait l'excrétion de la gravelle. La cendre des sarments, malaxée dans de l'huile rosat, du vinaigre et de la rue, était utile dans les inflammations de la rate. Les feuilles de vigne, *Vitis vinifera* L., rafraîchissantes et astringentes, on l'a vu, modéraient les maux de tête en application externe. Sous forme de lotion, en friction de la tête ou en bain de pieds, elles étaient soporifiques. Leur suc, astringent, guérissait les diarrhées et la dysenterie. La cendre du cep de vigne était réputée diurétique. On utilisait la lessive alcaline de sarment de vigne en lotion, ou en bain, dans les affections de la peau, dont le panaris. Ajoutons que la sève issue des coupures des rameaux de vigne, au printemps, avait la réputation de guérir les dartres et d'être diurétique. A la fin du XIXème siècle, on employait encore, en médecine domestique, les feuilles de vigne rouge comme fortifiant et pour prévenir les troubles de la ménopause, et la sève recueillie au printemps, contre l'ophtalmie. Bauhin, *Ibid.*, **2**, 560 ; Dom Alexandre, *Ibid.*, 789-791 Mérat, de Lens, *Ibid.*, **6**, 927-928 ; Dorvault, Würtz, *Ibid.*, 983.

Vigne blanche : voir bryone.

Vin. Voici le point de vu de Matthiole (1500-1577) sur le vin, lui dont le pays natal en était déjà un grand producteur : *Veu que le vin est la liqueur la plus suave de toutes, le principal bien, & le meilleur soutien de la vie humaine, le tresgrand regenerateur des esprits vitaux, le tres bon restaurateur de toutes facultés & action du corps, rejouissant & confortant tresbien le cœur, on ne se doit ébahir si les anciens ont appelé la plante qui porte le fruit d'ou sort ce vin, Vitis, quasi Vita, vie.* Après une mise en garde contre l'*yvrongnerie*, il pousuivait son discours par ces mots : *le vin c'est la chose de la plus grande efficace qu'il soit, pour nourrir & renforcer le corps.* Le vin était considéré comme un cicatrisant des plaies récentes et l'on reconnaissait ses qualités cardiaques, nutritives, restauratrices des forces perdues. Il aidait à la coction des aliments, ouvrait les conduits pour faciliter l'expulsion des déchets, était diurétique, chassait poisons et venins, dissipait les ventosités, cuisait, atténuait, subtilisait les humeurs crasses et visqueuses. Enfin, et Jean de Renou (1568-1620) l'affirmait, *le vin est le sang de la terre, le lait issu des vignes pour les gens vieux, desquels il est la vie : bref, c'est une autre vie ajoutée à la vie des hommes ...* Vitet (1738-1809) le recommandait pour restituer leurs forces aux vieillards, aux convalescents, pour stimuler la diurèse, favoriser la digestion, pour procurer de la gaieté, du plaisir, & disposer à l'amour. Son excès amenait à la longue des obstructions des viscères abdominaux, de l'hydropisie ou l'apoplexie. Matthiole, *Ibid.*, 717 ; Renou, *Ibid.*, 139-140 ; Vitet, *Ibid.*, 529.

Vin blanc. *Le vin blanc, subtil, est bon à l'estomac, & facilement se distribue au corps,* si l'on en croyait Matthiole (1500-1577), *en santé & maladie, le vin blanc est estimé le meilleur.* Voici l'opinion de Dom Nicolas Alexandre (1664-1728) sur le vin blanc : *Le vin blanc est celui dont les principes sont le plus en mouvement et, qui donne le plus de gayeté d'abord quand on l'a bû, mais il est sujet à exciter de la douleur à la tête ; il est fort apéritif* (qui ouvrait les conduits), *propre pour faire uriner, pour la colique néphrétique, pour la pierre, pour la gravelle, pour la mélancholie, pour l'hydropisie.* Matthiole, *Ibid.*, 716 ; Dom Alexandre, *Ibid.*, 791-792.

Vinaigre. Le vinaigre avait, depuis Galien (129-201), la réputation d'être à la fois chaud et froid et apocroustique (astringent et répercussif) ou seulement répercussif (qui poussait et chassait les humeurs). En application externe, il empêchait la surinfection des ulcères, prévenait la gangrène, dissolvait les humeurs séreuses et oedémateuses. La comparaison que Fracastor (1478-1553) établissait entre maladies infectieuses et changement du vin en vinaigre assimilait les *semina,* causes des maladies, aux ferments responsables de cette transformation du vin en acide acétique. Du reste, le vinaigre occupait une place éminente dans l'arsenal thérapeutique de Fracastor : d'abord, il le considérait comme susceptible de détruire ce qu'il appelait les *principes* propres aux maladies contagieuses, c'est-à-dire les germes. Ensuite, en bonne logique, il l'utilisait largement contre la peste, la phtisie, la vérole. Pour Matthiole (1500-1577) : *Le vinaigre refroidit & retraint. Il est bon à l'estomac, il donne appetit. Il estanche le sang de quelque part qu'il vienne ou le beuvant ou se tenant assis dedans. Cuit parmi les viandes sert aux flux de ventre. On en met sur les playes sanglantes : appliqué avec laine qui a son suin, ou avec esponge empesche les inflammations : il engarde le fondement & la matrice de tomber : item guerit les gencives rongees & sanglantes.* C'était un contrepoison éprouvé contre les venins de serpents, l'opium, la ciguë, l'if, les champignons vénéneux. Schröder (1600-1664) rappelait que Sylvius buvait une cuillérée de vinaigre avant d'aller visiter ses malades pour se préserver de la peste. L'explication par Vitet de la fermentation acétique valait d'être rapportée tant elle reflétait les conceptions chimiques de son époque, 1780 : *Le vinaigre*, disait-il, *est un fluide produit du vin par la fermentation acéteuse, faisant effervescence avec les alchalis, formant avec eux des sels neutres ; teignant en rouge le sirop violat ; d'une saveur acide, d'une odeur acéteuse plus ou moins vive suivant qu'il est plus ou moins privé de phlegme.* Les indications dépassaient de loin les effets indésirables, ce qui méritait d'être souligné chez l'auteur non-conformiste de la *Matière médicale réformée ou pharmacopée médico-chirurgicale.* En effet, *l'Acetum,* dilué dans de l'eau sucrée, calmait la soif, diminuait la chaleur du corps, tarissait la transpiration, avait une action diurétique, retardait la contagion. Il était préventif des maladies consécutives aux fatigues de la canicule, au confinement dans un air contaminé par des matières putrides. Par contre, il ne prévenait pas la rage ni les maladies inflammatoires au début. Bien après lui, le Dorvault de 1898 citait évidemment les travaux de Pasteur sur le *Mycoderma aceti* mais l'utilisation en thérapeutique restait identique : coupé d'eau, il était légèrement diurétique et sudorifique, efficace dans les affections bilieuses, putrides, scorbutiques, hémorragiques. Enfin, de tous temps, il a été considéré comme propre à éviter la contagion, même si cette propriété a été un peu surestimée. Fracastor, *Les trois livres*, VII, 46, 48, 169, 230, 266, 274, 278, 280, 281, 286, 287, 288, 290, 293, 297, 303, 316, 346, 353, 354, 368 notes ; Matthiole, *Ibid.*, 722 ; Renou, *Ibid.*, 101 ; Schröder, *Ibid.*, **1**, 569 ; Cartheuser, *Ibid*, **1**, 236-242 ; Dom Alexandre, *Ibid*, 794-796 ; Vitet, *Ibid.*, 343-344 ; Dorvault, 1898, *Ibid.*, 996.

Vinette ou grande oseille ou surelle, *Rumex acetosa* L.. Elle fortifiait le cœur, excitait l'appétit, combattait les venins, arrêtait les flux de ventre et de sang. Elle était souveraine contre toutes sortes de fièvres continues, malignes et pestilentielles. Renou, *Ibid.*, 402 ; Dom Alexandre, *Ibid.*, 502 ; Mérat, de Lens, *Ibid.*, **6**, 133-135.

Violette : *Viola odorata* L.. Elle faisait partie des cinq cordiales (les cordiaux augmentaient rapidement la chaleur du corps), les autres étant la buglosse, l'œillet, la bourrache et le souci. On recommandait la violette dans le traitement de la toux, de la pharyngite, de la pleurésie. Mais ses indications allaient bien au-delà : fièvre, céphalée, constipation, maladies des reins et lithiases urinaires. Le sirop violat, *syrupus violatus*, pouvait être simple (violette et sucre) ou composé. On y incluait alors de la semence de coing et de mauve, du jujube, de l'eau de courge et des sebestes. On le prescrivait dans les trachéites, la pleurésie mais également dans les fièvres et les maladies aiguës et bilieuses. Fracastor (1478-1553) employait la violette pour parfumer la chambre des pestiférés qu'il fallait de surcroît bien ventiler. On a vu que dans la phtisie à la phase d'état, il prescrivait, dilué dans un julep (sirop de sucre léger) à la violette, une décoction à base de têtes d'iris, de racines de tussilage et de dracunculus, de pierre hématite, de terre de

Lemnos, de bol d'Arménie, de grande consoude, de guimauve et de bois de gaïac. Matthiole (1500-1577) écrivait à propos de la *Viola odorata* dans ses applications gynécologiques et obstétricales : *Ses fleurs seches sont bones en decoction contre les inflammations de la matrice, & pour attirer le flus menstrual, recevant la fumée d'icelle par une selle perce : avec miel guerissent les ulceres de la bouche, avec cerat les fentes et crevasses du fondement. La graine prinse en bruuage du poids de deux drachm. avec du vin, ou appliquée en mode de pessaire, avec du miel, attire les menstrues des femmes, l'arrierefais, & l'enfant hors du ventre. Les racines avec du vinaigre amolissent la dureté de la ratelle* (rate), *& allegent les podagres.* Selon Brice Bauderon (1539-1623), *le syrop violat rabat l'acrimonie de la bile, tempère la chaleur des viscères, lâche le ventre en lenissant* (adoucissant) *et profite aux maladies de la poitrine, il est propre au commencement aux inflammations de côté et à l'âpreté de la trachée-artère et en l'ardeur des fièvres aiguës et apaise la soif.* La fleur de la *Viola odorata* facilitait l'expectoration dans la toux catarrale et dans l'asthme pituiteux, associée au coquelicot, à la mauve, à la guimauve. Le sirop de violette était plus efficace dans les toux essentielles et convulsives, dans l'asthme convulsif, dans l'inflammation essentielle des poumons avec difficultés d'expectoration, dans les fièvres avec oppression, inflammation, soif. Depuis Robert Boyle (1627-1691), c'était également un réactif qui permettait aux chimistes de déterminer s'ils avaient affaire à une substance acide, et dans ce cas le réactif virait au rouge, ou à une substance alcaline, et il tournait alors au vert. Les étamines des fleurs étaient indiquées pour l'épilepsie. Les feuilles étaient relâchantes. Les semences étaient diurétiques et émétisantes. La racine était purgative. Le miel violat augmentait l'expectoration, plus que le sirop. *La conserve de violette pouvait faire expectorer avec facilité, & adoucir l'arrière-bouche, la trachée-artere & les bronches pulmonaires.* Dans le Dorvault de 1898, la violette sèche était employée en infusion comme béchique (antitussif calmant et adoucissant) et mucilagineuse. Le rhizome de violette, émétisant, contenait un principe actif, la violine, proche de l'émétine. Fracastor, *Les trois livres*, 285, 305 ; Matthiole, *Ibid.*, 509 ; Bauderon, *Ibid.*, 50-51 ; Renou, *Ibid.*, 249, 632-633 ; Dom Alexandre, *Ibid.*, 804 ; Vitet, *Ibid.*, 159-160 ; Gubler, *Ibid.*, 370 ; Dorvault 1898, *Ibid.*, 999.

Violier de mars ou violier jaune. Le violier de mars, ou violier jaune, c'était la giroflée, *Cheiranthus Cheiri* L., *Leucojum luteum*, citée par Galien (129-201), et recommandée par Dom Alexandre (1654-1728), *avec succès pour la pierre et la gravelle des reins et de la vessie et pour exciter les urines.* Vitet (1738-1809) en 1780, jugeant cette plante peu intéressante sur le plan médical, lui administrait une volée de bois vert : *Les fleurs réveillent médiocrement les forces vitales, elles échauffent légèrement, elles n'accroissent pas de manière sensible le cours des urines ; rarement elles* *rétablissent le flux menstruel supprimé par l'impression des corps froids, leurs succès sont très incertains dans les maladies soporeuses par des humeurs séreuses, dans l'ictère essentiel, & dans les maladies convulsives par des humeurs séreuses.* Dom Alexandre, *Ibid.*, 242 ; Vitet, *Ibid.*, 472 ; Mérat, de Lens, *Ibid.*, **2**, 217.

Vipère. La vipère commune, *Vipera berus* Daud., était connue, redoutée et exploitée pour ses qualités médicinales, jusqu'au XIXème siècle finissant. Sous le haut patronage de Galien (129-201), les anciens médecins lui accordaient d'innombrables indications : les fièvres malignes et pestilentielles, la lèpre, la syphilis, la petite vérole, le scorbut, les rhumatismes, la paralysie, la rage. On lui attribuait des vertus alexipharmaques, sudorifiques, dépuratives, diurétiques et aphrodisiaques. Certaines parties de l'animal possédaient des indications spécifiques. Ainsi, les têtes desséchées, portées en collier, guérissaient les laryngites aiguës ; la graisse était souveraine contre la variole ou les fièvres et, en topique, efficace contre les maladies articulaires ou nerveuses ; le fiel, et l'eau distillée de vipères, étaient sudorifiques ; on appliquait la poudre de peau de vipère sur les morsures d'animaux venimeux. Les trochisques de vipère faisaient partie de l'arsenal thérapeutique de Fracastor (1478-1553) comme antidotes des infections à leur début, sur un plan d'égalité avec le Mithridate et la thériaque. Dans la lèpre, après le mercure, l'auteur du *Syphilis sive morbus gallicus* considérait la chair ou le vin de vipère *comme ayant quelque valeur*. Matthiole (1500-1577) était convaincu du fait que *la chair des viperes cuite & mangée eclaircit la veuë, aide fort aux débilités des nerfs, & garde de croistre les escrouelles.* Vitet (1738-1809) devait écrire deux siècles plus tard : *L'observation journalière nous a forcé à rejeter toutes ces vertus.* En 1868, Adolphe Gubler (1821-1879) confirmait ce scepticisme : *De tous ces usages, un seul subsiste encore maintenant ; mais nous pouvons affirmer sans crainte qu'il n'est pas moins irrationnel que les autres. Si la vipère commune tient aujourd'hui la place de la vipère d'Egypte dans la formule compliquée de la thériaque, c'est qu'une tradition, respectable par son antiquité même, la protège contre les sévérités de la science moderne.* Fracastor, *Ibid.*, 239, 318 ; Duchesne, *Traicté familier de l'exacte préparation spagyrique* …, Paris, 1630., 47 ; Renou, *Ibid.*, 589-593 ; Mérat, de Lens, *Ibid.*, **6**, 908 et suiv. ; Gubler, *Ibid.*, 371.

Vitriol. Le vitriol, dans ses trois variétés, était connu de Dioscoride (1er siècle) et de Pline (23-79). On identifiait : le vitriol bleu ou couperose bleue, sulfate de cuivre ; le vitriol vert ou couperose verte, sulfate de fer cristallisé, et le vitriol blanc ou couperose blanche, sulfate de zinc cristallisé. Ce dernier, qui figurera longtemps dans le codex comme astringent énergique destiné aux affections buccales, était également utilisé dans les ulcères de la peau en concurrence avec l'alun. On l'administrait en cas d'empoisonnement par les champignons vénéneux. Sur le bubon pesteux pas encore mûr, Fracastor (1478-1553), après scarifications et application de sangsues, pouvait être amené à appliquer le vitriol (fleur de cuivre), remède caustique à l'égal du verdet, de l'orpiment ou du sublimé, remèdes censément efficaces dans les contagions, notamment sous la forme du diachalciteos, ou emplâtre de diapalme, à base de chalcitis (vitriol calciné). Jean de Renou (1568-1620) signalait les effets secondaires fâcheux du vitriol sur l'estomac, pour lequel il était corrosif et vomitif. L'huile de vitriol (acide sulfurique), cette quintessence du vitriol pour les alchimistes, qui y cherchaient la pierre philosophale, était obtenue par distillation du vitriol vert (sulfate de fer). Très corrosive, elle n'était jamais employée seule, mais diluée ou associée à des décoctions ou à des conserves (préparations pharmaceutiques molles obtenues en mélangeant du sucre à une pulpe de fruit ou à une poudre qui lui donnaient sa consistance). L'eau de vitriol, ou eau forte, possédait les mêmes propriétés. Vitet (1738-1809) était pour une fois élogieux sur les vertus du vitriol blanc : *Il resserre & répercute avec beaucoup plus d'activité que les fleurs de zinc ... on en éprouve les bons effets dans l'inflammation du globe de l'œil ... il dessèche les ulcères bénins ... appliqué sur l'ouverture d'un vaisseau sanguin, artériel ou veineux, il arrête l'écoulement du sang ... Pris intérieurement, il excite le vomissement, cause des coliques très vives, & quelquefois des convulsions dangereuses.* Fracastor, *Ibid.*, 237, 295 ; Renou, *Ibid.*, 499-501, 893-894 ; James, *Ibid.*, **2**, 721-723, **6**, 716-727 ; Vitet, *Ibid.*, 258 ; Gubler, *Ibid.*, 435, 540. Voir : chalcanthum, emplâtre diachalciteos.

Vitriol blanc, vitriol de Goslar : voir couperose blanche.

X-Y

Xeromyrum : mélange de myrrhe et d'aloès pour les yeux. Lémery, *Pharmacopée univ.*, **1**, 53.

Xylaloës (pulvis). La poudre de xylaloës de Mésué, devait son nom à sa base, le bois d'aloès. Brice Bauderon (1539-1623) expliquait qu'elle contenait des roses pour en atténuer la chaleur ; de la buglosse, de la bourrache pour en corriger la sécheresse ; du mastic, du corail et de l'ambre jaune, tous trois astringents, pour empêcher, par leur action, la *ténuité* (dilution) des humeurs et allonger son temps de séjour dans l'estomac. On y trouvait également menthe, racines de behen blanc (sans doute une centaurée), écorce de citron, zédoaire, girofle, basilic, spicanard, macis, gingembre, cubèbe, cardamome, cannelle, piment, ambre gris, musc. Cette poudre était destinée au traitement des maladies froides du cœur, de l'estomac et du foie, qu'elle corroborait. Elle combattait la syncope, les palpitations, la mauvaise haleine. Elle stimulait la spermatogenèse. Bauderon, *Ibid.*, 169 ; Lémery, *Pharmacopée univ.*, **1**, 416-417 ; Mérat, de Lens, *Ibid.*, **1**, 568. Voir : agalloche et la préface à propos de la thériaque.

Yèble : voir hièble.

Yeux d'écrevisse : voir cancre de rivière.

Z

Zédoaire : la zédoaire officinale était le rhizome du *Koempferia rotunda*, originaire des Indes, selon le Mérat et De Lens, ou du *Curcuma zedoaria* Rosc., selon le Dechambre, dénomination plus récente. On l'utilisait comme stomachique. On la considérait également comme un excellent sudorifique, vermifuge et alexipharmaque (qui protégeait des poisons). Fracastor (1478-1553) utilisait la zédoaire pour donner de la consistance à la matière au début des infections et dans la syphilis pour sécher, absterger, subtiliser, réconforter sans recourir à des remèdes trop *acerbes*. Matthiole (1500-1577) la classait parmi les remèdes chauds et secs au second degré. Elle était carminative, dissipait la mauvaise haleine résultant de la consommation du vin, de l'ail ou de l'oignon, elle était anti-diarrhéique et alexitère vis-à-vis des morsures des animaux venimeux. Elle résolvait les apostèmes de l'utérus, calmait les vomissements et les douleurs coliques. Schröder (1600-1664) considérait le vinaigre de zédoaire comme un excellent préservatif contre la peste. Lémery (1645-1715) décrivait la *Zedoaria longa*, racine longue, blanchâtre, du diamètre d'un auriculaire et la *Zedoaria rotunda*, coupée en rondelles séchées, grisâtre, toutes deux discussives (qui dissipaient les humeurs accumulées dans un engorgement ou une tumeur), atténuantes (qui fluidifiaient les humeurs), carminatives (qui chassaient les gaz), alexipharmaques (qui protégeaient des poisons), antidiarrhéique, emménagogue (qui déclenchaient les règles), abstersif (qui enlevait les sécrétions à la surface des tissus lésés). Vitet (1738-1809) l'utilisait comme sialagogue mais soulignait son action échauffante sur la bouche, l'œsophage et l'estomac. Par ailleurs, il la prescrivait dans l'apoplexie, la léthargie, la paralysie et les aphasies. Il l'employait associée au nitre *dans les maladies fébriles avec affoiblissement des forces vitales & musculaires.* Il doutait de son efficacité comme cataménial (qui déclenchait les règles), comme vermifuge et dans le traitement de l'asthme et des coliques venteuses. Gubler (1823-1879), comme Lémery un siècle auparavant, distinguait la zédoaire longue, *Curcuma zedoaria*, de la zédoaire ronde, *Curcuma aromatica* Roscoë dotées toutes deux des mêmes propriétés thérapeutiques : stomachiques, vermifuges, sudorifiques et alexipharmaques (qui protégeaient des poisons). Elle entrait dans la composition du baume de

Fioravanti[42]. Selon le Dorvault de 1898 : *Tous ces produits sont des excitants fort peu employés aujourd'hui.* Fracastor, *Ibid.*, 238, 331 ; Matthiole, *Ibid.*, 359 ; Schröder, *Ibid.*, **1**, 567 ; Lémery, *Ibid.*, 835-836 ; Vitet, *Ibid.* 200 ; Mérat, de Lens, *Ibid.*, **2**, 525-526 ; Dechambre, *Ibid.*, S5, **3**, 918 ; Gubler, *Ibid.*, 373 ; Dorvault, Würtz, *Ibid.*, 1002.

Zulapium : voir julep.

[42] Ce baume contenait de multiples ingrédients : gomme arabique, galbanum, oliban, myrrhe, gomme de lierre, bois d'aloès, petit galanga, girofle, consoude, cannelle, noix de muscade, noix de zédoaire, gingembre, dictame blanc, musc et ambre gris, tous ces composants pilés et mêlés étant arrosés de térébenthine, d'huile de laurier et d'eau-de-vie. Il était réputé pour déterger et raviver les plaies, pour prévenir la gangrène et fortifier les tendons.

Glossaire

Abstersif, abstergent : substance qui enlevait les sécrétions à la surface des tissus lésés, comme l'aigremoine, la véronique, les herbes vulnéraires, les détersifs.
Achores : ulcérations superficielles du visage et du cuir chevelu ; croûtes de lait.
Agglutinant : remède capable de recoller les parties divisées : gomme adragante, sang-dragon notamment.
Aérisme : cette théorie venue du fond des âges, reprise par Sydenham, assignait aux épidémies des causes climatiques déterminées par les constitutions, c'est-à-dire par le temps et le lieu.
Alexipharmaque : produit qui protégeait des poisons. Selon Lémery il s'agissait de *remèdes propres pour résister à la malignité des humeurs, & pour fortifier les parties vitales, comme la Thériaque, le Mithridate, l'Orvietan.*
Alexitère : antidote, contrepoison comme l'absinthe.
Altérant : il modifiait le fonctionnement de l'organisme et changeait l'état des solides et des liquides, sans vomissements, purgations ou sudation. Il pouvait échauffer ou rafraîchir, humecter ou dessécher, amollir ou raffermir, raréfier ou condenser, corroder ou épaissir. Sa finalité était de purifier les humeurs. Le quinquina, le mercure et l'aloès, à faible dose, les antiscorbutiques, en faisaient partie.
Altératif, il changeait la composition même de la chose, la détruisait et la corrompait. Il était soit délétère, soit antidote. Dans la première catégorie, on trouvait le mercure, le venin du scorpion ou de l'araignée, la morsure du chien enragé. Dans la seconde, le mithridate, la pimprenelle, l'alysson (vingt espèces différentes), la sauge ou l'agrimoine.
Analeptique : tout ce qui tendait à rétablir les forces des convalescents. Les fécules, les bouillons, les gelées animales étaient des aliments analeptiques.
Anodin : il calmait la douleur tel le pavot, le nénuphar.
Antihectique : substance prescrite contre la fièvre hectique comme le cétérach, la pulmonaire, le lait de soufre.
Antihydropique : substance prescrite contre l'hydropisie : jalap, mechoacam, sels de Mars ou de tamarisc (tamaris).
Antihystérique : qui servait contre l'hystérie.

Apéritif : qui ouvrait les pores et les canaux de l'organisme : absinthe, racines de gramen (chiendent), d'arreste bœuf (bugrane).
Apocroustique : astringent et répercussif, tel l'alun ou le vitriol.
Apophlegmatique : Substance qui provoquait la sécrétion des membranes muqueuses des narines et de la cavité buccale. Voir sialagogue et sternutatoire.
Aromatique : substance excitante et antispasmodique, comme la véronique.
Astrictif : effet produit par les astringents.
Astringent : substance qui avait la propriété de provoquer une rétraction des parties qu'elle touchait et de ralentir ou d'arrêter les évacuations : bols, sumac, corail.
Atténuant, ***atténuatif*** : qui fluidifiait les humeurs : racines d'iris, fleurs de benjoin.
Attractif : remède vésicant ou suppuratif, qui provoquait une irritation attirant les fluides là où il avait été appliqué : cyclamen, galbanum, levain.
Béchique : antitussif, comme les sirops de jujube ou de tussilage.
Boyau culier : rectum, appelé aussi longaon.
Cardiaque : tonique et stimulant spécifique du cœur, tels la confection d'hyacinthe, d'alkermès et le sirop de citron.
Carminatif : qui expulsait les gaz intestinaux. D'après Lémery, on leur donnait ce nom par métaphore car il signifiait carder la laine et ces remèdes agissaient précisément en divisant les humeurs comme la laine est divisée quand on la carde. Les carminatifs les plus connus étaient la hiere, l'anis, le gingembre.
Cataménial : qui déclenchait les règles, comme notemment l'ail, l'armoise et l'ellébore noir.
Cathartique : purgatif.
Cathérétique : médicament caustique soit utilisé en quantité minime soit de faible causticité afin de déterminer une vive rubéfaction et la formation d'une escarre superficielle, comme l'anacarde, les cantharides.
Céphalique : soit remède spécifique des maladies de la tête admises comme nerveuses, soit substance aromatique agissant sur le cerveau par l'odorat : aloès, galanga, aunée, muguet.
Cholagogue : purgatif agissant spécialement sur l'appareil biliaire : rhubarbe, diagrède, rose pâle.
Coction : elle rendait les humeurs plus épaisses, moins âpres et plus faciles à être expulsées. La coction correspondait aussi à la digestion des aliments, au sens de cuisson.
Colliquatif : qui provoquait la fonte, la dissolution des parties solides ou la diminution de la consistance des humeurs comme le mercure.
Complexion : qualité qui procédait de l'union des quatre qualités primaires et élémentaires des humeurs.
Concoction : réchauffement.
Conglutinant : qui recollait les parties divisées. Voir agglutinant.

Consolidatif : substance médicamenteuse ou topique utilisée pour renforcer les parties divisées, les cicatrices : ver de terre.
Constitution : C'était l'ensemble des conditions qui, à un moment et en un lieu, déterminaient les caractéristiques propres à une maladie. Voir aérisme.
Cordial : qui augmentait rapidement la chaleur du corps et l'action vitale du cœur et de l'estomac. On attribuait ces qualités aux vins généreux et aux substances végétales aromatiques.
Corroboratif : moyen dont l'emploi était propre à augmenter de façon durable la force de la constitution. Les toniques, les excitants, les analeptiques sont des corroboratifs.
Désobstructif : qui désobstruait les canaux du corps et notamment les vaisseaux capillaires. Synonyme d'apéritif.
Désoppilant : qui éliminait les obstructions : absinthe, aigremoine.
Desséchant, dessicatif : qui desséchait les ulcères en absorbant le pus ou en arrêtant sa sécrétion : alysson, bardane, buis, géranium.
Détersif : qui nettoyait plaies et ulcères. Aigremoine, lierre terrestre.
Diaphorétique : qui provoquait la transpiration, comme le gaïac, la squine ou la verveine.
Digestif : qui avait la propriété de désagréger et de disperser les matières stagnant dans les tissus. Térébenthine, jaune d'œuf, huile d'hypericum, onguent basilicum, teinture d'aloès.
Digestion : elle incluait à la fois le fonctionnement du tube digestif et la fonction de nutrition à l'intérieur du corps. On en décrivait quatre : la première avait lieu dans l'estomac et les intestins ; la seconde siégeait dans le foie et la rate ; la troisième se produisait à l'extrêmité des veines, dans l'intimité des tissus, là où se faisait l'assimilation et la nutrition. De ces phénomènes naissaient les superfluités qui étaient indigestes et devenaient crasses, épaisses, stagnaient dans le sang ou à l'endroit de leur production formant des calculs ou des tumeurs.
Discussif : qui dissipait les humeurs accumulées dans un engorgement ou une tumeur, comme le gui, le jonc ou le ver de terre.
Dislocation : luxation.
Divertir : séparer, détourner.
Dragme : 60 grains de froment.
Drastique : purgatif énergique.
Echauffant : qui excitait l'action organique, accélérait la circulation et augmentait la chaleur animale, comme l'alun ou l'agnus castus.
Egérer : déféquer.
Emétique : vomitif comme l'antimoine, la poudre d'algaroth.
Emménagogue : qui déclenchait les règles : abrotanum, génépi, pouliot, safran.
Empyreumatique : on donnait cette épithète aux substances huileuses qu'on obtenait en décomposant par le feu des matières végétales ou animales. Ces huiles étaient considérées soit comme excitantes, soit comme sédatives.

Epithème : mélange d'eaux distillées et de substances aromatiques qu'on appliquait sur le cœur, le foie ou l'estomac.
Escharotique : caustique violent comme la pierre infernale ou le précipité rouge.
Errhine : sternutatoire. Substance irritante introduite dans les narines et qui permettait de *décharger le cerveau d'une pituite grossière.*
Esprit : Le corps humain était constitué de trois éléments : les solides, les liquides et les esprits. Ceux-ci appartenaient à trois catégories : les esprits naturels, nés dans le foie, qui se transformaient en esprits vitaux dans le cœur et les poumons, lesquels esprits vitaux, mêlés à l'air, devenaient esprits animaux dans le cerveau.
Esquinancie : quinantia, squinance, maladie qui serrait fortement le gosier du malade. Angine mais aussi éventuellement : pharyngite, amygdalite.
Evacuatif ou **évacuant** : Remède qui déterminait des évacuations par un émonctoire quelconque : vomitif, purgatif, diurétique, voire saignée. S'il attirait les humeurs de tout le corps on parlait de purgatif ; s'il n'agissait que sur certaines parties de l'organisme, il se nommait *apophlegmatique* pour le cerveau, *nasipurge* pour les narines, évacuatif pour les urines, les règles ou l'expectoration, alexitère ou alexipharmaque s'il agissait en attirant ou en chassant poisons et venins par ressemblance avec ces substances toxiques.
Excitant : Substance médicamenteuse qui stimulait les tissus organiques et les rendait plus aptes et plus promptes dans leur activité physiologique ce qui entraînait un redoublement de la vivacité des phénomènes vitaux : sideritis, thym.
Exténuatif : qui rendait les humeurs ténues. Voir fluidifiant.
Feu sacré : Ce nom était attribué à quelques affections pas toujours bien définies : on parlait de feu persien, de carboncle, qui pouvait aussi bien désigner l'érysipèle que le zona ; on parlait aussi de feu de Saint-Antoine (ergotisme), de Saint-Martial, de Saint-Marcel qui correspondaient selon les auteurs à la gangrène, à l'esthiomène. Le feu sacré, la peste ardente, le mal des ardents, le feu de Saint-Antoine, semblaient bien coïncider avec l'ergotisme gangréneux dont furent frappés du Xème au XIVème siècle l'Alsace et le Dauphiné.
Fluidifiant : qui augmentait la liquidité du sang : l'absinthe, l'endive, l'hysope, le miel, le sel, le troène. Voir exténuatif.
Fondant, ***fondans*** : remède possédant la faculté de fondre, de liquéfier les humeurs épaissies, coagulées et de résoudre les engorgements qu'elles entraînaient, tels les alacalis, les sulfures et les carbonates alcalins, le muriate d'ammoniaque, le sulfure d'antimoine, les préparations mercurielles, les savons médicinaux, certaines eaux minérales gazeuses alcalines.
Glutinatif : remède qui recollait les parties divisées. Voir agglutinatif.
Goutte : on en distiguait cinq : l'arthritis ou *morbus articularis* due à l'humeur qui s'accumulait dans les articulations goutte à goutte ; la goutte régulière, effort dépuratif (excrétion) pour pousser à l'extérieur des matières

terreuses consécutives à un déficit de transpiration conséquence d'un vice de la constitution du sang ; la crampe qui se manifestait très douloureusement dans les mollets ; la goutte rosée ou couperose, rougeurs de la face évoquant des gouttes de sang ; quant à enfin la goutte sereine, l'oeil restant clair et serein, c'était l'amaurose.

Humectant : qui augmentait la liquidité du sang. Voir fluidifiant.

Hystérique : remède spécifique des maladies de l'utérus : armoise, castor, camphre.

Ictérique : remède destiné à traiter la jaunisse pour la dissiper, comme les racines de fraisier, de patience, les préparations de Mars, les sels de tamaris, d'absinthe, de tartre vitriolé, l'esprit de sel.

Incarnatif : voir sarcotique.

Incisif : qui divisait les humeurs épaissies, telle la scille. Ils étaient plus actifs que les apéritifs et moins que les fondants.

Incrassant : épaississant comme les mucilages, les gommes, les sirops pectoraux.

Inflammation : le mot revient fréquemment dans les textes médicaux anciens. Sa signification galénique était étrangère à toutes les définitions qu'on lui donnera par la suite. Elle était en relation avec la cholère, la bile jaune, qui pouvait se répandre dans tout le corps, et c'était l'ictère, ou bien se fixait en un lieu précis, et c'était l'herpès. La bile épaisse était ulcérative et creusait la peau jusqu'aux couches profondes : c'était l'herpès esthiomène. Si la bile était plus fluide, plus ténue, elle ne brûlait le derme que superficiellement : c'était l'herpès miliaire avec ses phlyctènes de la taille d'un grain de millet. Si le sang mêlait son flux à celui de la bile trop chaude, on avait affaire à un érysipèle, maladie plus chaude que l'inflammation, et qui était plus jaune. Si l'érysipèle pénétrait la chair sous jacente, s'il n'était pas consécutif à un flux ténu, il s'y associait une inflammation. On était en présence d'une diathèse associant les symptômes spécifiques de l'érysipèle et ceux de l'inflammation. Enfin, quand le flux de sang était très épais et très chaud, il produisait un ulcère avec escharre nommé anthrax.

Intempérie : Selon Galien, il s'agissait d'une mauvaise constitution, d'une perturbation des humeurs de l'organisme. Dyscrasie avait la même signification mais avec un sens plus restrictif : il pouvait s'agir dans ce cas d'une seule humeur, comme le sang qui présentait une intempérie pas excès ou par défaut.

Jugement : c'était le pronostic.

Lentilles : lentigines ou taches de la peau.

Liquéfiant : liquéfactif, qui relachait. Voir fluidifiant.

Maturatif : qui favorisait la suppuration : le beurre, la férula, le laser, les pignons, le sel.

Mondifiant : qui nettoyait les plaies, les ulcères. Voir : détersif.

Ocytocique : qui facilitait l'accouchement : la berle, la camomille, le polytric, l'odeur des excréments du vautour.

Œdème : Toute tuméfaction posait un problème de diagnostic différentiel devant une tumeur : phlegmon ? Squirrhe ? Ou œdème ? Cette dernière pathologie était indolore et molle, constituée d'une substance phlegmatique ou d'un pneuma vaporeux comme on pouvait les voir lors de phénomènes cadavériques, ou bien aux pieds, aux jambes dans l'hydropisie, les consomptions ou les cachexies.
Oppilation : obstruction.
Panchymagogue : remède ayant la faculté de purger toutes les humeurs.
Pannes : taches de la peau, grandes lentilles.
Parfumer : évaporer, vaporer, fumiguer, suffumiquer, faire un parfum, autant de termes synonymes pour indiquer faire une fumigation, évaporer.
Passion iliaque : occlusion intestinale ? Péritonite ? Appendicite ?
Pectoral : spécifique des affections du poumon. On donnait le nom d'espèces pectorales aux feuilles sèches de capillaire, de véronique, d'hysoppe et de lierre terrestre, mélangées en quantités égales.
Pénétratif, pénétrant : qui imprégnait en profondeur comme le mercure.
Pessaire, *Pessarium* : médicament pour l'utérus, solide, formé d'un cylindre du diamètre et de la longueur d'un doigt qu'on introduisait dans le vagin pour le traitement des duretés de la matrice ou *pour abattre les vapeurs qui s'en élèvent*. Matthiole le décrivait ainsi : *C'est laine charpie farcie, ou abbreuvée de certains medicamens, puis reduite en forme ronde & longue comme le doigt, pour appliquer es lieux secrets des femmes.*
Pétillement : battement.
Phlegmagogue : qui purgeait la pituite et donc le cerveau comme l'agaric, l'hermodacte, le turbith.
Phlegme salé : on désignait sous ce nom une sorte de lèpre crouteuse au cours de laquelle les téguments devenaient livides, comme mortifiés, sans doute sous l'action d'un phlegme salé et nitreux jetant *force ordures phlegmatiques*.
Phthisie : maigreur, sécheresse et exténuation du corps consécutives à des ulcères incurables des poumons.
Planètes : les astres avaient quatre regards spécifiques : la conjonction, quand une planète est au dessous de l'autre ; l'opposition quand elles sont dans des parties opposées du ciel ; *le regard sexte, quand les planètes se regardent la VIème partie du ciel ; le quart regard, quand elles s'entre-regardent selon la quarte partie du ciel.*
Pleurétique : médication spécifique de la pleurésie comme le sirop de coquelicot, de jujube, d'oliban ou le sang de bouc préparé.
Plumasseau : tampon de charpie que l'on préparait en étendant parallèlement les uns à côté des autres de longs filaments de charpie.
Pneumonique : remède propre à faciliter la respiration : sirop de tabac, préparations soufrées, fleurs de benjoin, iris de Florence.
Poids : Le poids le plus petit, sur lequel reposait l'ensemble des mesures, comme pour les nombres, autrement dit l'unité, c'était le grain (50 mg) : à

partir de lui, on calculait l'obole, le scrupule, la drachme ou gros, l'once et la livre. L'obole pesait douze grains, le scrupule, vingt-quatre ; la drachme valait trois scrupules c'est-à-dire soixante-douze grains ; l'once (28,8 g) valait huit drachmes, c'est-à-dire cinq cent soixante seize grains. Le kilo répondait à deux livres ; le demi-kilo, à une livre ; le gramme à dix-huit grains ; deux grammes à une demi-drachme ; quatre grammes à une drachme ou gros ; trente-deux grammes à une once ; un décigramme, à deux grains ; un demi-décigramme, à un grain.

Rafraîchissant : qui diminuait la température du corps : l'endive, la chicorée, l'escargot, la gomme adragante, l'hydromel, la laitue, le verjus.

Réduction : en alchimie, c'était l'action qui réduisait un corps sec en substance liquide.

Répercussif, *repellentia seu repercussiva medicamenta* : qui poussait et chassait les humeurs, comme le plantain, les roses rouges, le bol.

Résolutif : substance dotée d'une activité anti-inflammatoire qui dissipait les engorgements, comme l'esprit de vin, l'emplâtre de mucilages.

Restaurant : c'était un remède pectoral ou alimentaire utilisé pour remettre sur pieds les personnes exténuées par une longue maladie : tortues, écrevisses, lait, pignons, orge.

Révulsif : qui détournait une humeur ou le principe d'une maladie vers une partie plus ou moins éloignée.

Rongne : scabies, ruguosité, la gale.

Rompure : hernie.

Sale : troublé.

Sarcotique : incarnatif, médicament qui provoquait la régénération des tissus dans les blessures avec perte de substance. C'était le stade précédant la cicatrisation. Ces plantes qui *faisaient naître de nouvelles chairs* étaient notamment la sarcocolle, le sang dragon, ou la racine de consoude.

Scrofule : scrofula, struma, escroüelle, de scrofa, la truie, qui était sujette à ce mal ou *parce-que le porc a un cou riche en ganglions.*

Secondine : *Secundae : est la plus dernière enveloppe des trois qui enveloppent l'enfant au ventre de la mere, & tient contre la matrice. On l'appelle aussi Arrirefais, ou lict.*

Sialagogue : provoquant la salivation, comme les racines de pyrèthre, de ptarmique, d'impératoire ou d'angélique.

Sternutatoire : provoquant l'éternument, tel le tabac, les feuilles de bétoine, de cabaret, de marjolaine, les fleurs de muguet, l'euphorbe.

Stomachique : bon et fortifiant pour l'estomac : conserve de roses, muscade, rhubarbe.

Strangurie : Miction difficile accompagnée de douleurs et de ténesme de la vessie, l'urine n'étant émise que goutte à goutte. Dysurie.

Styptique : astringent : vitriol, alun, coing, sorbe verte.

Subtilier, subtiliser : rendre claire et coulante toute humeur ou autre substance de nature grossière qui, dès lors, devenait subtile, fluante et limpide.
Température, tempérament, *temperamentum, crasis* (mélange) : c'était le juste mélange des parties constituantes du corps, des humeurs ou de l'air.
Tenantes : tendons.
Transir : se dessécher, s'atrophier.
Ténuité : qualité des médicaments déliés, ténus, qui diffusaient aisément dans tout l'organisme.
Tremper : dissoudre.
Unitif : qui servait à unir.
Viande : nourriture, aliment, traduction de *cibus*, *cibaria.*
Vulnéraire : cicatrisant des plaies. Les Anciens considéraient ces remèdes spécifiques pour guérir plaies, blessures et contusions, comme des régénérants. Ils étaient innombrables : herbes aux charpentiers, herbes à la coupure, baume de la Mecque, du Pérou, de tolu, résines comme la myrrhe, la térébenthine, alcools spiritueux ... Ces substances disparates étaient susceptibles de cicatriser les plaies soit en application locale, soit per os. Ce pouvait être des détersifs et dessicatifs, tels l'eau phagédénique, la teinture d'aloès, de myrrhe, le plantain, l'aristoloche.

Bibliographie

Alexandre (Dom Nicolas), *Dictionnaire botanique et pharmaceutique contenant les principales proprietez des minéraux, des végétaux et des animaux d'usage avec les préparations de pharmacie internes et externes les plus utiles en médecine & en chirugie, le tout tiré des meilleurs auteurs, sur tout des Modernes, ouvrage utile aux jeunes pharmaciens & chirurgiens, aux Hôpitaux, aux Communeautés, & aux personnes charitables qui pansent les Pauvres. Par ****, Paris, 1748.

Alexandre (Dom Nicolas), *Dictionnaire botanique et pharmaceutique ...* Paris, 1759.

Alibert J.L., *Nouveaux élémens de thérapeutique et de matière médicale suivis d'un nouvel essai sur l'art de formuler et d'un précis sur les eaux minérales les plus usitées*, Paris, 1808.

Anglada Charles, *Traité de la contagion pour servir à l'histoire des maladies contagieuses et des épidémies,* Paris, 1853.

Alpinus Prosper, *De praesigienda vita et morte aegrotantium libri septem in quibus ars tota hippocratica praedicendi in aegrotis varios morborum eventus, ...* Venise, 1785 ; Fracastor, *Hieronymi Fracastorii Veronensis* M.D.V.CI. *De diebus criticis libellus porro judicari in morbis est, quum morbi augescunt, aut in alium morbum transeunt, aut desinunt. Hippocr. de Affectionibus,* Venise, Alde, 1735.

Barbier J.B.G., *Principes généraux de pharmacologie ou de matière médicale,* Paris, 1806.

Barbier J.B.G., *Traité élémentaire de matière médicale*, Paris, 1824.

Bauderon Brice, *La pharmacopée de Bauderon reveüe, et exactement corrigée ...* par François Verny ... Lyon, 1681.

Bauhin Gaspard, *Histoire des plantes de l'Europe et des plus usitées qui viennent d'Asie, d'Afrique et d'Amérique ...*, Lyon, 1706.

Bayle A.L.J., *Bibliothèque de thérapeutique,* Paris, 1828-1837.

Beau J.H.S., *De la contagion dans les maladies, Concours pour une chaire de pathologie médicale ... présentée et soutenue en juin 1851*, Paris, 1851.

Belleau Rémy, *Œuvres poétiques*, Slatkine reprint, 1974.

Binz Carl, *Abrégé de matière médicale et de thérapeutique*, Paris, 1872.

Boerhaave Herman, *Institutions de médecine ...* traduites du latin en français par M. De la Mettrie, Paris, 1740.

Boissier de Sauvage F., *Les chefs-d'œuvre de monsieur Sauvage ou recueil de dissertations qui ont remporté le prix dans différentes académies* ... Lyon, 1770.

Boissier de Sauvage F., *Nosologie méthodique ou distribution des maladies* ..., Lyon, 1772.

Bordeu, *Oeuvres complètes*, Paris, 1818.

Bossu Antonin, *Traité des plantes médicinales indigènes précédé d'un cours de botanique*, Paris, 1862.

Bouchardat A., *Manuel de matière médicale, de thérapeutique comparée et de pharmacie*, Paris, 1846.

Bouchut Eugène, *Nouveaux éléments de pathologie générale et de séméiologie*, Paris, 1857.

Boyle Robert, *Nouveau traité ... sur la convenance des remèdes spécifiques avec la philosophique des corpuscules & sur l'usage & les propriétés des médicaments simples.* De la traduction de Mr Rostagny, Lyon, 1689.

Bretonneau Pierre Fidèle, *Traité de la dothinentérie ou de la spécificité*, publié la première fois d'après les manuscrits originaux ... par le Dr. Louis Dubreuil-Chambardel ... Paris, 1922.

Cagnard de Latour Ch., Mémoire sur la fermentation vineuse présenté à l'Académie des sciences le 12 juin 1837, *Annale de Chimie et de physique*, **68**, 206-222.

Calmette A., *L'infection bacillaire et la tuberculose chez l'homme et les animaux* ..., Paris, 1920.

Cartheuser Johann Frederic, *Matière médicale*, Paris, 1765.

Céline, *Cahiers 3, Semmelweis et autres écrits médicaux*, Paris, 1977.

Celse, *Traité de la médecine,* Encyclopédie des sciences médicales, Paris, 1837.

Charas Moyse, *Pharmacopée royale galénique et chymique*, Lyon, 1753.

Chauliac Guy de, *La grande chirurgie*, *Nicaise,* Paris, 1890.

Chaumeton F.P., *Flore médicale... peinte par Mme E. P ...., et par P. J. F. Turpin,* Paris, 1814-1820.

Chomel J.B., *Abrégé de l'histoire des plantes usuelles, contenant leurs différens noms latins, français et vulgaires, leur dose, leurs principales compositions en pharmacie, et la manière de s'en servir,* Paris, 1804.

Chomel A.F., *Elémens de pathologie générale,* Paris, 1817.

Chométy Ph., Rossellini Michèle, *Traduire Lucrèce Pour une histoire de la réception française du De rerum natura (XVIe-XVIIIe siècle),* Paris, 2017.

Clerc N.G., *Medicus veri amator ad appolineae artis alumnos,* Moscou, 1764.

Cornil A.V., Babes V., *Les bactéries et leur rôle dans l'étiologie, l'anatomie et l'histologie pathologiques des maladies infectieuses*, Paris, 1890.

Corvisart J.N., *Essai sur les maladies et les lésions organiques du cœur et des gros vaisseaux*, Paris, 1818.

Dechambre A, *Dictionnaire encyclopédique des sciences médicales,* Paris, 1864-1889.

Delattre Léon, *Essai sur l'histoire de la saignée,* thèse, Paris, 1886.

De Meuve, *Dictionnaire pharmaceutique ou plûtost apparat medico pharmaco-chymique, dans lequel est contenu en Françoys par demande & reponse, sur chaque diction latine, range par alphabet, tout ce qui concerne la pharmacie ...,* Paris, 1678.

De Meuve, *Dictionnaire pharmaceutique ou plûtost apparat medico pharmaco-chymique dans lequel est contenu en francoys ...,* Paris, 1689.

Deschiens Robert, *L'amibiase et l'amibe dysentérique*, Paris, 1965.

Dézeimeris J.E., *Dictionnaire historique de la médecine ancienne et moderne,* Paris, 1828-1839.

Diemerbroeck Isbrandi de, *Tractatus de peste in quatuor libros distinctus Truculentissimi morbi historiam ratione & experientia confirmatam exhibens, Ab auctore emendatus plurimisque in locis adauctus*, Amsterdam, 1665.

Dieulafoy Georges, *De la contagion*, thèse présentée au concours pour l'agrégation … le 29 avril 1872, Paris, 1872.

Dodoens Rembert, *Histoire des plantes, en laquelle est contenue la description entiere des herbes, c'est à dire, leurs Especes, Forme, Noms, Temperament, Vertus et Operations : non seulement de celles qui croissent en ce païs, mais aussi des autres estrangeres qui viennent en usage de Medecine.* Par Rembert Dodoens Medecin de la Ville de Malines. Nouvellement traduite de bas Aleman en François par Charles de l'Escluse, Anvers, 1567.

Dorvault François, *L'officine ou répertoire général de pharmacie pratique*, … troisième édition considérablement augmentée, Paris, Labé, 1850.

Dorvault François L. M., Würtz Frédéric, *L'officine ou répertoire général de pharmacie pratique* ... treizième édition entièrement revue et augmentée par Frédéric Würtz , Paris, Asselin & Houzeau, 1893.

Dorvault François L. M., Würtz Frédéric, *L'officine ou répertoire général de pharmacie pratique* ... quatorzième édition entièrement revue et augmentée par Frédéric Würtz, Paris, Asselin & Houzeau 1898.

Dorveaux Paul, *L'antidotaire NICOLAS, deux traductions françaises de l'Antidotaire Nicolai, l'une du XIVème siècle suivie de quelques recettes de la même époque et d'un glossaire, l'autre, du XVème siècle, incomplète ...,* Paris, 1896.

Duchesne Joseph, *La pharmacopée des dogmatiques*, Paris, 1629.

Duchesne Joseph, *Traicté familier de l'exacte préparation spagyrique des médicaments, pris d'entre les minéraux, animaux et végétaux, avec une brève response au livret de Jacques Aubert ...* Paris, 1630.

Duclaux E., *Pasteur, Histoire d'un esprit*, Paris, 1896.
Dujardin-Beaumetz, Georges-Octave, *Leçons de clinique thérapeutique*, Paris, 1891.
Dulieu Louis, La microbiologie à Montpellier avant l'ère pastorienne, *Bulletin de l'Académie Nationale de Médecine*, **174,** N° 3-6, 13, 20, 27 mars 1990, 371-376.
Dulieu Louis, *La médecine à Montpellier, De la première à la troisième république*, tome IV, 2ème partie, Avignon, Octobre 1990.
Dumesnil René, *Histoire illustrée de la médecine*, Paris, 1935.
Eloy Nicolas F.J., *Dictionnaire historique de la médecine ancienne et moderne,* Mons, 1778.
Fabrice d'Acquapendente Jérôme, *Œuvres chirurgicales*, Lyon, 1674.
Fernel Jean, *Universa medicina,* Maastricht, 1626.
Fernel Jean, *La Pathologie de Jean Fernel premier médecin de Henri II roy de France ouvrage très utile à ceux qui s'appliquent à la guérison des maladies du corps humain mis en françois par A.D.M. docteur en medicine*, Paris, 1655.
Fernel Jean, *Les sept livres de la thérapeutique …*, Paris, 1655.
Fernel Jean, *Le meilleur traitement du mal vénérien, 1579*, … Le Pileur …Paris, 1879.
Fiessinger Ch., *La thérapeutique des vieux maîtres*, Paris, Société d'Edition Scientifique, 1897.
Fonssagrives J.-B., *Traité de thérapeutique appliquée basé sur les indications, suivi d'un précis de thérapeutique et de posologie infantiles ...*, Paris, 1878.
Forget Charles, *Des obstacles aux progrès de la thérapeutique positive ...* Strasbourg, 1842.
Fracastor, *De diebus criticis libellus...,* Venise, Alde, 1735 in Alpinus Prosper, *De praesigienda vita et morte ...*
Fracastor, *La syphilis ...,* traduction et commentaires d'Alfred Fournier, Paris, 1869.
Fracastor, *Syphilis sive morbus gallicus* … Christine Dussin, Paris, 2009.
Fracastor, *Les trois livres de Jérôme Fracastor sur la contagion, les maladies contagieuses et leur traitement*, traduction et notes par Léon Meunier. Paris, 1891.
(Fracastor) Hyeronymi Fracastorii Veronensis *Opera Omnia* … ex tertia editione, Venetiis, apud Juntas, 1584, préface.
Fuchs, *De historia stirpium commentarii insignes ...*, Lyon, 1547.
Fuchs Leonhart, *L'histoire des plantes mis en commentaire par Leonart Fuschs medecin tresrenomme et nouvellement traduict de Latin en Françoys avec vraye observation de l'auteur, en telle diligence que pourra temoigner cette œuvre presente,* Lion, 1560.
Gilibert Jean-Emmanuel, *Histoire des plantes d'Europe ou élémens de botanique pratique*, Lyon, 1798.

Grasset J., *L'art de prescrire, étude de thérapeutique générale*, Montpellier, Paris, 1885.
Greenblatt S., *Quattrocento*, Paris, 2011.
Gubler Adolphe, *Commentaires thérapeutiques du codex medica-mentarius*, Paris, 1868.
Gubler Adolphe, *Cours de thérapeutique*, Paris, 1880.
Guéneau de Mussy Henri, *Aperçu de la théorie du germe contage. De l'application de cette théorie à l'étiologie de la fièvre typhoïde. Considérations sur les moyens prophylactiques*, Paris, 1877.
Guibourt, *Histoire naturelle des drogues simples ...*, Paris, 1869.
Haller, Alb. de, *Histoire des plantes suisses ou matière médicale et de l'usage économique des plantes* ... traduit du latin ..., Berne, 1791.
Helvetius Jean-Adrien, *Traité des maladies les plus fréquentes et des remèdes propres à les guérir*, La Haye, 1731.
Heursel-De Meester V., Delmotte Robert, *Archéologie végétale des simples d'après Dodonée, Matthioli, C. Clusius etc. Plantes identifiées selon les principes de Linnée et autres botanistes modernes* ... Ypres, 1912.
Hutten, Ulric de, *Livre ... sur la maladie française & sur les propriétés du bois de gaïac*, orné d'un portrait de l'auteur précédé d'une notice historique sur sa vie et ses ouvrages, traduit du latin, accompagné de commentaires. par le Dr F.-F.-A. Potton, Lyon, 1865.
Hildenbrand J.V. von, *Du typhus contagieux suivi de quelques considérations sur les moyens d'arrêter ou d'éteindre la peste de guerre et autres maladies contagieuses ...* , traduit de l'allemand avec un discours préliminaire ... par J.-Charles Gasc ..., Paris, 1811.
Hippocrate, Littré, *Œuvres complètes*, Paris, 1839-1861.
Hoffmann Friedrich, *La médecine raisonnée de Mr Fr. Hoffmann*. Premier Médecin du Roi de Prusse, Paris, 1739-1743.
Huchard Henri, Fiessinger Ch., *La thérapeutique en vingt médicaments*, Paris, 1921.
James Robert, *Dictionnaire universel de médecine ...*, Paris, 1746-1749.
Jeannel J., *Formulaire officinal et magistral ...*, Paris, 1870.
Jourdan A.-J.-L., *Pharmacopée universelle ou conspectus des pharmacopées ...*, Paris, 1828.
Jourdan A.-J.-L., *Pharmacopée universelle ou conspectus des pharmacopées*, Paris, 1840, seconde édition entièrement refondue.
Journal des connaissances médico-chirurgicales ou revue de thérapeutique médico-chirurgicale, Paris, 1833-1860.
E. O. Lamy, *Dictionnaire encyclopédique et biographique de l'industrie et des arts industriels*, Paris, 1884.
Lancereaux Etienne, *Traité historique et pratique de la syphilis*, Paris, 1873.
Leclerc Henri, *Précis de phytothérapie*, Paris, 1922.
Lémery Nicolas, *Cours de chymie contenant la manière de faire des opérations qui sont en usage dans la médecine,* Paris, 1713.

Lémery Nicolas, *Dictionnaire universel des drogues simples,* Paris, 1760.

Lémery Nicolas, *Pharmacologie universelle contenant toutes les compositions de pharmacie qui sont en usage dans la médecine, tant en France que par toute l'Europe ; leurs vertus, leurs doses, les manières d'opérer les plus simples et les meilleures, avec plusieurs remarques & raisonnements sur chaque opération,* Paris, 1697.

Lémery Nicolas, *Pharmacologie universelle contenant toutes les compositions de pharmacie qui sont en usage dans la médecine, tant en France que par toute l'Europe ; leurs vertus, leurs doses, les manières d'opérer les plus simples et les meilleures avec un lexicon pharmaceutique, plusieurs remarques et des raisonnements sur chaque opération ...* 5ème édition, Paris, 1763-1764.

Lewis W., *Connoissance pratique des médicamens les plus salutaires, simples et composés, officinaux et extemporanés ou magistraux, internes ou externes ou Nouveau Dispensaire ...* traduit de l'Anglais avec des augmentations de l'éditeur ..., Paris, 1775.

Lieutaud Joseph, *Précis de la matière médicale contenant ce qu'il importe de savoir sur la nature, les propriétés et les doses des médicaments tant simples que d'officine, avec un grand nombre de formules*, Paris, 1777.

Magendie François, *Formulaire pour la préparation et l'emploi de plusieurs nouveaux médicaments*, Paris, 1822.

Magendie François, *Formulaire pour la préparation et l'emploi de plusieurs nouveaux médicaments*, Paris, mai 1836.

Magendie François, *Phénomènes physiques de la vie. Leçons professées au Collège de France*, Paris, 1842.

Lucrèce, *De la nature des choses*, M. Nisard, Paris, 1843.

Matthiole Pierre André, *Commentaires ... sur les six livres de Ped. Dioscoride ...*, Lyon, 1579.

Mérat F.V., de Lens A.J.,., *Dictionnaire universel de matière médicale, contenant l'indication, la description et l'emploi de tous les médicaments connus dans les diverses parties du globe,* Paris, 1829-1834.

Mérat F.V., de Lens A.J., *Supplément au dictionnaire universel de matière médicale et de thérapeutique générale ...*, Paris, 1846.

Moreau de Jonnes, *Rapport au conseil supérieur de santé sur le choléra-morbus pestilentiel (1831)*, Paris, 1831.

Nothnagel H., Rossbach M.J., *Nouveaux éléments de matière médicale et de thérapeutique, exposé de l'action physiologique et thérapeutique des médicaments*, Paris, 1880.

Nysten P.H., Littré M.P.E., Robin Ch., *Dictionnaire de médecine, de chirurgie, de pharmacie, des sciences accessoires et de l'art vétérinaire,* Paris, 1858.

Orfila M.J.B., *Traité des poisons*, Paris, 1815.

Orfila M.J.B., *Traité de toxicologie*, Paris, 1852.

Ozanam J.A., *Histoire médicale générale et particulière des maladies épidémiques, contagieuses et épizootiques,* Lyon, 1835.

Panckouke, *Dictionnaire des sciences médicales par une société de médecins ...,* Paris, 1812-1822.

Paré A., *Oeuvres complètes d'Ambroise Paré ...* par J.-F. Malgaigne, Paris, 1841.

Perrot Em., *Matières premières usuelles du règne végétal ...,* Paris, 1943-1944.

Pereira Jonathan, *The elements of materia medica*, Philadelphie, 1846.

Planchon Gustave, *Traité pratique de la détermination des drogues simples d'origine végétale*, Paris, 1875.

Pline, *Histoire naturelle ... avec la traduction en français par M. E. Littré*, Paris, 1877.

Pomet Pierre, *Histoire générale des drogues*, Paris, 1735.

Pouteau Cl., *Œuvres posthumes*, Paris, 1783.

Pringle, *Observations sur les maladies des armées dans les camps et les garnisons suivies de mémoires sur les substances septiques et anti-septiques et de la réponse à De Haen et à Gaber* ; Encyclopédie des sciences médicales, Paris, 1837.

Quincy John, *Pharmacopée universelle raisonnée où l'on trouve les critiques des principales préparations ...,* Paris, 1749.

Ramazzini Bernard, *Essai sur les maladies des artisans*, Paris, 1777.

Rayer P., *De la morve et du farcin chez l'homme*, Paris, 1837.

Renou Jean de, *Le grand dispensaire médicinal,* Lyon, 1623.

Renou Jean de, *Les œuvres pharmaceutiques*, Lyon, 1637.

Reuter de Rosemont Louis, *Traité de matière médicale, drogues végétales, drogues animales et de chimie végétale*, Paris, 1923.

Reuter de Rosemont Louis, *Histoire de la pharmacie à travers les âges*, Paris, 1932.

Roques Joseph, *Phytographie médicale ornée de figures coloriées de grandeur naturelle où l'on expose l'histoire des poisons tirés du règne végétal et les moyens de remédier à leurs effets délétères ...,* Paris, 1821.

Savy Paul, *Traité de thérapeutique clinique*, Paris, 1938.

Schröder J., *La pharmacopée raisonnée de Schröder commentée par Michel Ettmuller,* Lyon, 1698.

Schwilgué, C.J.A., *Traité de matière médicale*, Paris, 1818.

Sennert Daniel, *Institutionum medicinae libri V* ... Wittemberg, 1645.

Sennert Daniel, *Practicae medicinae*, Wittemberg, 1652-1664.

Serres (Olivier de), *Le théatre d'agriculture et le mesnage des champs*, Paris, 1605.

Singer Charles, *Histoire de la biologie*, édition française par le Dr. F. Gidon… Préface du Dr. Laignel-Lavastine … avec 181 figures, Paris, 1934.
Sobel André, *La vie tragique de Philippe I. Semmelweis, sauveur des mères*, Paris, thèse, 1934.
Stoll Maximilien, *Médecine pratique …*, traduction par P. A. O. Mahon … 1837.
Sydenham, *Médecine pratique ... avec des notes ... traduit en françois sur la dernière édition angloise par feu M.A.F. Jault …*, Paris, 1784.
Tardieu Ambroise, *De la morve et du farcin chroniques chez l'homme et les solipèdes*, thèse de doctorat, Paris, 1843.
Teyssou Roger, *La médecine à la Renaissance.* L'Harmattan, Paris, septembre 2002.
Teyssou Roger, *Dictionnaire mémorable des remèdes d'autrefois*, Paris, 2007.
Teyssou Roger, *Quatre siècles de thérapeutique médicale du XVIème au XIXème siècle en Europe,* Paris, 2007.
Triaire Paul, *Bretonneau et ses correspondants ouvrage comprenant la correspondance de Trousseau et de Velpeau avec Bretonneau ...*, Paris, 1892.
Tourtelle Etienne, *Elémens de matière médicale*, Strasbourg, 1802.
Trousseau Armand et Pidoux Hermann, *Traité de thérapeutique et de matière médicale*, Paris, 1841
Trousseau Armand, Pidoux Hermann, *Traité de thérapeutique et de matière médicale*, Paris, 1851.
Vallery-Radot, *La vie de Pasteur*, Paris, 1900.
Vallin Emile Arthur, *Traité des désinfectants et de la désinfection*, Paris, 1882.
Virey J.J., *Histoire naturelle des médicamens*, Paris, 1820.
Vitet Louis, *Matière médicale réformée ou pharmacopée médico-chirurgicale contenant l'exposition méthodique des médicaments simples ...*, Lyon, 1780.
Wecker Jean-Jacques, *Les secrets et merveilles de nature recueillis de divers auteurs & divisez en XVII livres ...* Lyon, 1653.
Zehnacker Hubert, Fredouille J.-C., *Littérature latine*, Paris, 2009.

Sciences aux éditions L'Harmattan

Dernières parutions

ONTOGÉNÈSE ET VARIATIONS GÉNÉTIQUES DE L'ARCHITECTURE DU SYSTÈME RACINAIRE DES MONO ET DICOTYLÉDONES MODÈLES
Varin Sébastien
Dans un contexte de changements globaux mondiaux, les plantes modèles sont prévues pour servir comme aide importante dans la compréhension du développement, de mécanismes de communications, de la production d'énergies, biocarburants, matériaux, aliments à partir des plantes. Interface biologique majeure au rôle clef dans un grand nombre de processus et en raison de sa sensibilité à l'environnement, le système racinaire sera présenté puisqu'il démontre une plasticité considérable mais contrainte génétiquement. Cette synthèse correspond au deuxième point d'une étude constituée de quatre tomes.
(26.50 euros, 254 p.)
ISBN : 978-2-343-10045-6, ISBN EBOOK : 978-2-14-003146-5

PLASTICITÉ ET INSTABILITÉ DÉVELOPPEMENTALE
Concept en biologie – Exemple des végétaux
Varin Sébastien
La plasticité est une idée introduite par Woltereck en 1909, juste après la séparation conceptuelle du génotype et du phénotype par Johannsen. Depuis, le caractère plastique des traits et le caractère évolutif du phénomène de plasticité ont été négligés. Or, Darwin l'avait prédit en signalant qu'il n'avait pas suffisamment insisté sur le rôle de l'environnement dans sa théorie de l'évolution. Cette étude est basée sur une rétrospective clarifiée du concept de Plasticité dans le monde animal et végétal. Cette synthèse correspond au premier point d'une étude constituée de quatre tomes.
(30.00 euros, 290 p.)
ISBN : 978-2-343-10046-3, ISBN EBOOK : 978-2-14-003147-2

IMPLICATION DES BACTÉRIES SOLVANTOGÈNES ET RHIZOBACTÉRIES ÉMETTRICES DE COV DANS LES CHANGEMENTS GLOBAUX ET LA PLASTICITÉ
Varin Sébastien
Les composés organiques volatils participent à des phénomènes perturbant les équilibres de l'atmosphère et contribuent aux changements globaux. Ils sont surtout émis par les sources biogènes. Ce livre est le quatrième point d'une étude composée de quatre tomes. Il s'intègre parfaitement dans une optique philosophique de biomimétisme. Il présente : les connaissances actuelles des échanges d'informations médié par des volatils entre les bactéries, les plantes et mammifères comme l'homme, et enfin, les perspectives techniques du concept de Plasticité des organismes dans ce contexte de changements globaux.
(45.00 euros, 542 p.)
ISBN : 978-2-343-10043-2, ISBN EBOOK : 978-2-14-003264-6

RHIZOBACTÉRIES ET PGPR ÉMETTRICES DE COMPOSÉS ORGANIQUES VOLATILS ET IMPLICATION PERMACULTURALE-AGRO-ÉCOLOGIQUE
Varin Sébastien
Les systèmes agricoles durables (biodynamie, agroforesterie, agroécologie et permaculture) reposent sur une cohérence milieu-système très forte, où le contexte pédoclimatique a une grande importance. L'équilibre de ce milieu vivant et complexe dépend de celui des hommes, des

animaux, des plantes et des micro-organismes du sol. Ces derniers représentent une importante part de la biodiversité de la planète. C'est à ce compartiment vivant et aux effets des rhizobactéries sur la plasticité des plantes, qu'est consacré ce livre correspondant au troisième point d'une étude constituée de quatre tomes.
(35.50 euros, 344 p.)
ISBN : 978-2-343-10044-9, ISBN EBOOK : 978-2-14-003265-3

BAROMÈTRES, MACHINES PNEUMATIQUES ET THERMOMÈTRES
Chez et autour de Pascal, d'Amontons et de Réaumur
Locqueneux Robert
Cet ouvrage présente à la fois une histoire et une anthologie des travaux de quelques physiciens qui ont conçu et fabriqué des baromètres, des machines à vide et des thermomètres, instruments qui, en leur temps (XVIe et XVIIIe siècles), furent des inventions nouvelles. Les travaux de trois auteurs sont privilégiés : Pascal, Amontons et Réaumur avec une remise en contexte de leurs ouvrages, des événements qui les motivent, des travaux qui les inspirent, des questions qu'ils se posent et des phénomènes qu'ils veulent interpréter.
(Coll. Acteurs de la Science, 21.00 euros, 204 p.)
ISBN : 978-2-343-04995-3, ISBN EBOOK : 978-2-336-37182-5

MILLE ANS D'ASTRONOMIE ET DE GÉOPHYSIQUE
D'Aristote au haut Moyen Âge
De Felice Pierre
Le ciel et la terre sont observés depuis la plus haute antiquité. Ne disposant pas d'instruments de mesure appropriés, les hommes proposent des explications incluant l'action divine ou s'en affranchissant. D'Aristote (IVe siècle avant J.-C.) jusqu'à Isidore de Séville (VIe-VIIe siècles après J.-C.), les auteurs grec, latin, médiéval ont compilé et décrit les connaissances de leur temps sur les astres, les phénomènes atmosphériques et géophysiques en tentant de démythifier le monde qui les entoure. Ce livre illustre aussi le difficile processus de naissance de la connaissance.
(Coll. Acteurs de la Science, 14.00 euros, 128 p., Illustré en noir et blanc)
ISBN : 978-2-343-03816-2, ISBN EBOOK : 978-2-336-36544-2

CE MONDE QUI VIENT
Sciences, matérialisme et posthumanisme au XXIe siècle
Basquiat Jean-Paul - Préface de Paul Basquiat
Le monde qui vient sera ce que nous en ferons. Encore faut-il avoir le courage de regarder l'avenir en face. C'est à cet effort salutaire que cet opuscule invite le lecteur. Appuyé sur les recherches les plus pointues, il propose de décrypter sous tous ses aspects le monde nouveau porté par l'évolution des sciences et des techniques.
(Coll. Questions contemporaines, 10.00 euros, 66 p.)
ISBN : 978-2-343-05055-3, ISBN EBOOK : 978-2-336-36475-9

MANUEL DES PROBABILITÉS OU MATHÉMATIQUES DE L'INCERTAIN
Laloire Jean-Claude - Préface de Michel Delecroix
Ce manuel présente les aspects pratiques de l'analyse des données et les aspects théoriques des probabilités. Cela permet à la fois de comprendre les phénomènes observés, d'en déduire une prévision et ainsi de se projeter vers l'avenir avec un maximum de sécurité. Les méthodes proposées s'appliquent aussi bien aux sciences humaines qu'aux sciences biologiques et médicales et sont mises en pratique à l'aide de nombreux exercices corrigés.
(48.00 euros, 504 p.)
ISBN : 978-2-343-04627-3, ISBN EBOOK : 978-2-336-36043-0

LA VALEUR DE L'ESPÈCE
La biodiversité en questions
Lherminier Philippe
Philippe Lherminier est généticien; il propose de s'interroger sans faux-semblant sur la valeur de l'espèce. Que perd-on lorsqu'une espèce s'éteint ? Quelle valeur disparaît ? Il y a de multiples

réponses : l'espèce vaut parce qu'elle est utile ou inutile, abondante ou rare, connue ou inconnue, ancienne ou récente, proche ou lointaine, ressemblante ou différente de l'homme, comprise ou mystérieuse.
(Coll. Acteurs de la Science, 13.50 euros, 128 p.)
ISBN : 978-2-343-04141-4, ISBN EBOOK : 978-2-336-35913-7

QUESTIONNEMENTS D'UN OCÉANOGRAPHE
Une immersion dans le monde de la recherche et les questions éthiques qu'elle soulève
Pichevin Thierry
Ce livre décrit de l'intérieur le travail de recherche en océanographie physique de Thierry Pichevin, son contexte, ses méthodes et ses enjeux procurant ainsi au lecteur une immersion dans le quotidien d'un chercheur. D'autre part, il procède à l'analyse éthique rigoureuse des questionnements rencontrés, tout en montrant que tout chercheur peut être confronté à des questionnements comparables.
(22.00 euros, 226 p.)
ISBN : 978-2-343-03444-7, ISBN EBOOK : 978-2-336-35786-7

À L'OMBRE DES FORÊTS
Usages, images et imaginaires de la forêt
Sous la direction de Philippe Billet, Claire Harpet et Jean-Philippe Pierron
Qu'est-ce qu'une forêt ? De quoi sont faites les forêts ? Nous construisons tous une image de la forêt empreinte de vécus et d'imaginaires, procédant d'une accumulation de souvenirs, de connaissances et de représentations médiatiques et institutionnelles. A l'aune d'une prise de conscience de la finitude des ressources naturelles et du changement climatique, il est fondamental de savoir ce que la «forêt» veut dire.
(Coll. Éthique, droit et développement durable, 26.00 euros, 248 p.)
ISBN : 978-2-343-02807-1, ISBN EBOOK : 978-2-336-35819-2

UN BOTANISTE AUTOUR DU MONDE
Afrique, Amérique, Australie
Delange Yves
L'auteur, botaniste, nous invite à la découverte des différents milieux naturels peu connus des Européens, notamment ceux encore peu altérés par la civilisation et caractéristiques de formations extrêmement riches sur le plan de la diversité biologique, tels que les mattorales ou hauts plateaux mexicains, le bush, le veld et le fynbos en Afrique australe, ou encore le mulga, le mallee et la jarrah forest australiens.
(Coll. Biologie, écologie, agronomie, 25.00 euros, 256 p.)
ISBN : 978-2-343-03492-8, ISBN EBOOK : 978-2-336-35415-6

CHERCHEURS, ÉTHIQUES ET SOCIÉTÉS
L'avenir de l'avenir
Patrice Thierry
Peu appréhendée par les décideurs, la biologie conditionnera nos sociétés, les rapports entre les hommes, entre eux et l'environnement. Le monde de la recherche est mal connu, parfois mal aimé ou craint. Il semble donc utile d'instituer un débat pour préciser les objectifs, les moyens, l'information et la vulgarisation, la propriété des résultats et l'appréhension des conséquences de la recherche en biologie.
(Coll. Ethique et pratique médicale, 31.00 euros, 298 p.)
ISBN : 978-2-296-57790-9, ISBN EBOOK : 978-2-296-50418-9

CAMILLE ARAMBOURG. UN PALÉONTOLOGUE, DE L'ALGÉRIE À L'AFRIQUE PROFONDE
Hadjouis Djillali - Préface de Yves Coppens
Depuis les plaines sahéliennes d'Oran à la Vallée de l'Omo en Éthiopie, en passant par les côtes du littoral atlantique, jusqu'au Moyen-Orient, Camille Arambourg aura fait connaître, au cours de ses recherches, non seulement les fossiles de l'Afrique mais également ceux des autres régions

du monde. Ce livre retrace le parcours de cet homme qui identifia plus de 230 taxons (familles, genres, espèces) de mammifères et de poissons.
(Coll. Acteurs de la Science, 25.00 euros, 242 p.)
ISBN : 978-2-296-96391-7

POUR UN RENOUVEAU DANS L'ENVIRONNEMENT
De l'antiscience à l'Intelligence Artificielle des systèmes complexes
Bouché Marcel B. - Préface de Richard Moreau
Nos institutions écartent toute évaluation environnementale sérieuse par la promotion d'une démarche antiscientifique. Ce livre décrit au contraire les démarches sérieuses des sciences et techniques et la problématique environnementale. La rigueur, qui fait habituellement défaut à ce secteur d'étude, est indispensable pour permettre l'Intelligence Artificielle appliquée rationnellement à nos évaluations environnementales et à la méthode scientifique dans les systèmes complexes.
(Coll. Biologie, écologie, agronomie, 38.00 euros, 384 p.)
ISBN : 978-2-296-96826-4

VOYAGES D'UN BOTANISTE EN EURASIE
France, Scandinavie, Italie, Grèce, Japon, Inde, Cambodge
Delange Yves
L'auteur, botaniste, nous présente ici nombre d'espèces végétales, à travers ses récits de voyages, des pays du nord de l'Europe jusque dans la lointaine Asie, avec des séjours dans différents espaces méditerranéens. Il livre également de nombreuses informations recueillies au cours de rencontres avec différentes cultures, concernant les productions agricoles, l'alimentation, les traditions culinaires, mais aussi diverses spiritualités vouées aux cultes de la nature, en Inde et en Extrême-Orient.
(Coll. Biologie, écologie, agronomie, 21.50 euros, 224 p.)
ISBN : 978-2-343-03491-1, ISBN EBOOK : 978-2-336-35416-3

COELACANTHE (LE), UNE ESPÈCE ANIMALE À L'ÉPREUVE DES MÉDIAS
Barrère Florent
Le coelacanthe est l'objet de bien des fantasmes : affaire commerciale dans les îles Comores ; course au «spécimen» naturalisé dans les muséums ; étude anatomique dans le seul but de conforter l'hypothèse du «grand-père de l'Homme»... Devenu à ses dépens vedette médiatique, le coelacanthe s'extraira de ce marasme par un retour à son objet scientifique initial : dans les années quatre-vingt, le coelacanthe est enfin filmé dans son milieu naturel.
(Coll. Champs visuels, 20.00 euros, 192 p.)
ISBN : 978-2-296-99785-1, ISBN EBOOK : 978-2-296-53096-6

RÉSEAUX (LES) DE NEURONES DE LA CONSCIENCE
Approche multidisciplinaire du phénomène
Rollet Guy
Cet ouvrage vise à la compréhension de la conscience. Il apparaît que les neurosciences computationnelles apportent incontestablement des éléments décisifs. Un réseau de neurones original est conçu pour coder une conscience *stricto sensu*, capable de raisonnement et de prise de décision. Celle-ci peut être orientée par les émotions. La capacité d'agir, la composition du Soi et la verbalisation de la pensée peuvent alors être envisagées
(Coll. Biologie, écologie, agronomie, 25.00 euros, 240 p.)
ISBN : 978-2-336-00597-3, ISBN EBOOK : 978-2-296-51375-4

Structures éditoriales du groupe L'Harmattan

L'Harmattan Italie
Via degli Artisti, 15
10124 Torino
harmattan.italia@gmail.com

L'Harmattan Hongrie
Kossuth l. u. 14-16.
1053 Budapest
harmattan@harmattan.hu

L'Harmattan Sénégal
10 VDN en face Mermoz
BP 45034 Dakar-Fann
senharmattan@gmail.com

L'Harmattan Cameroun
TSINGA/FECAFOOT
BP 11486 Yaoundé
inkoukam@gmail.com

L'Harmattan Burkina Faso
Achille Somé – tengnule@hotmail.fr

L'Harmattan Guinée
Almamya, rue KA 028 OKB Agency
BP 3470 Conakry
harmattanguinee@yahoo.fr

L'Harmattan RDC
185, avenue Nyangwe
Commune de Lingwala – Kinshasa
matangilamusadila@yahoo.fr

L'Harmattan Congo
67, boulevard Denis-Sassou-N'Guesso
BP 2874 Brazzaville
harmattan.congo@yahoo.fr

L'Harmattan Mali
Sirakoro-Meguetana V31
Bamako
syllaka@yahoo.fr

L'Harmattan Togo
Djidjole – Lomé
Maison Amela
face EPP BATOME
ddamela@aol.com

L'Harmattan Côte d'Ivoire
Résidence Karl – Cité des Arts
Abidjan-Cocody
03 BP 1588 Abidjan
espace_harmattan.ci@hotmail.fr

L'Harmattan Algérie
22, rue Moulay-Mohamed
31000 Oran
info2@harmattan-algerie.com

L'Harmattan Maroc
5, rue Ferrane-Kouicha, Talaâ-Elkbira
Chrableyine, Fès-Médine
30000 Fès
harmattan.maroc@gmail.com

Nos librairies en France

Librairie internationale
16, rue des Écoles – 75005 Paris
librairie.internationale@harmattan.fr
01 40 46 79 11
www.librairieharmattan.com

Librairie l'Espace Harmattan
21 bis, rue des Écoles – 75005 Paris
librairie.espace@harmattan.fr
01 43 29 49 42

Lib. sciences humaines & histoire
21, rue des Écoles – 75005 Paris
librairie.sh@harmattan.fr
01 46 34 13 71
www.librairieharmattansh.com

Lib. Méditerranée & Moyen-Orient
7, rue des Carmes – 75005 Paris
librairie.mediterranee@harmattan.fr
01 43 29 71 15

Librairie Le Lucernaire
53, rue Notre-Dame-des-Champs – 75006 Paris
librairie@lucernaire.fr
01 42 22 67 13

www.ingramcontent.com/pod-product-compliance
Lightning Source LLC
LaVergne TN
LVHW021150061026
849535LV00002B/411
9782343151489